心血管磁共振

病例解析与临床实践

主编 陆敏杰

中国健康传媒集团

中国医药科技出版社

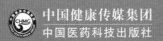

内 容 提 要

本书为心血管磁共振规范化培训教学指导用书。全书以国际指南和临床实践为理论依据，使读者迅速熟悉心血管磁共振的适应证、方法和基本临床应用。内容包括上下两篇，上篇为经典及疑难病例解析，包括磁共振经典及疑难病例分析，阐明心血管磁共振基本知识及心血管疾病的磁共振征象与诊断要点；下篇为病例实践与提高，包括实战病例分析，进一步巩固心血管磁共振知识并将其应用于临床。全书图文并茂，将教学与实践紧密结合，可供心血管专业医生、研究生、本科生学习参考，也可供相关医务工作者学习使用。

图书在版编目（CIP）数据

心血管磁共振：病例解析与临床实践 / 陆敏杰主编 . — 北京：中国医药科技出版社，2022.6

　ISBN 978-7-5214-3151-3

　Ⅰ . ①心… 　Ⅱ . ①陆… 　Ⅲ . ①心脏血管疾病－核磁共振成像－诊断学 Ⅳ . ① R540.4

　中国版本图书馆 CIP 数据核字（2022）第 064175 号

美术编辑　陈君杞
版式设计　锋尚设计

出版　**中国健康传媒集团**｜**中国医药科技出版社**
地址　北京市海淀区文慧园北路甲 22 号
邮编　100082
电话　发行：010-62227427　邮购：010-62236938
网址　www.cmstp.com
规格　889×1194mm　¹/₁₆
印张　27
字数　671 千字
版次　2022 年 6 月第 1 版
印次　2022 年 6 月第 1 次印刷
印刷　三河市万龙印装有限公司
经销　全国各地新华书店
书号　ISBN 978-7-5214-3151-3
定价　198.00 元

获取新书信息、投稿、为图书纠错，请扫码联系我们。

编 委 会

郭晓娟　首都医科大学附属北京朝阳医院

崔　辰　中国医学科学院阜外医院

曾国飞　重庆市中医院

戴琳琳　中国医学科学院阜外医院

编写秘书　何　健　中国医学科学院阜外医院

徐　晶　中国医学科学院阜外医院

插图及封面设计　王艺宁　中国医学科学院阜外医院

序言一

自20世纪三四十年代，物理学家伊西多·艾萨克·拉比（Isidor Isaac Rabi）、费利克斯·布洛赫（Felix Bloch）和爱德华·米尔斯·珀塞耳（Edward Mills Purcell）发现原子核与磁场以及外加射频场相互作用（磁共振现象），直到1977年7月3日全球首次完成患者磁共振检查，磁共振成像（MRI）已成为现代医学不可或缺的无创影像学检查之一。MRI的奠基人伊西多·艾萨克·拉比（1944）、费利克斯·布洛赫和爱德华·米尔斯·珀塞耳（1952）也因此分别获得诺贝尔物理学奖。

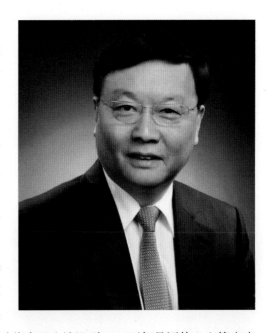

由于呼吸和心跳运动的影响，早期MRI无法对心脏进行成像。20世纪90年代以来，随着软硬件技术特别是心电门控、快速成像技术等发展，心血管磁共振（cardiovascular magnetic resonance，CMR）逐渐广泛应用于临床。进入21世纪，以国家心血管病中心阜外医院为代表的中国心血管磁共振进入了发展快车道，以钆对比剂延迟强化为代表的组织特征成像技术，帮助临床医生认识到CMR不仅是评估心血管疾病结构与功能的金标准，而且也在疾病的预后评估中发挥了重要价值，真正实现了CMR"一站式"检查；不仅能够对心血管疾病的形态、功能、组织、灌注、血流等全面检查，而且在微观结构上也能够进行定性和定量分析。

然而，CMR因其序列复杂、参数繁多、后处理及图像解读相对困难，在我国的推广普及尚不及其他部位磁共振检查，在此背景下，基于病例解析的《心血管磁共振：病例解析与临床实践》适时推出，非常必要。该书与以往的相关专著有所不同，它以临床病例解析的形式陈述CMR临床应用与进展，基本涵盖了常见的心血管疾病，同时还收录了部分罕见及疑难病例。既有以CMR为代表的影像学特征，也有相关的临床知识；既有深入浅出的解读分析，也有临床实践的场景。该书内容翔实，图文并茂，可适合不同专业水平的医生、研究生及规培生参考学习，是一部难得的心血管磁共振参考书，与我之前主编的《心血管病磁共振诊断学》构成姊妹篇。希望本书能对我国心血管磁共振科研与临床应用领域的发展起到积极的推动作用。

赵世华 教授，主任医师，博士生导师

亚洲心血管影像学会委员会主席

中国医学科学院阜外医院磁共振影像科主任

2022年4月

序言二

近年来，磁共振成像以其高空间和软组织分辨率、大视野、无电离辐射以及任意平面成像的优势，推动了多系统疾病的准确认知和精确诊断。在心血管疾病成像方面，磁共振成像更是优势突出，真正实现了心脏形态、功能、血流、组织特征及分子成像等"一站式"（one-stop-shop)成像。受益于国内多部心血管磁共振（cardiovascular magnetic resonance，CMR）专著的普及，CMR 检查在全国的开展有了"量"的提升，但"质"仍待优化。

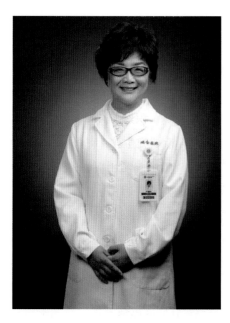

准确解读磁共振图像是诊断心血管疾病的基础，而严密清晰的分析思路则是精确诊断的保证，如何搭建好从"临床病史"到"明确诊断"这座"CMR桥梁"尤为重要。本书作者长期植根于心血管磁共振临床一线，独辟蹊径，从临床实践出发，基于一个个鲜活、具体的心血管疾病病例，从临床病史、CMR影像、初步诊断、CMR解读及诊断思路、最终诊断、点评/解析等方面，多角度、全方位地解析心血管疾病，配合CMR病例的实战演练，为读者提供宝贵的学习机会。

初读本书，跟随着作者的诊断思路，可深入浅出地学习心血管典型与疑难病例的CMR征象及其临床应用，逻辑严密，图文并茂；而在下篇的CMR病例实战部分，又可将自己的学习成果灵活地学以致用。全书体现了编者扎实的CMR理论知识和临床经验，相信无论对于初学者还是致力于提升心血管磁共振诊断水平的医学生、进修生、规培生、影像医生，甚至对于临床一线的心血管内外科医生都大有裨益。

这是一本在心血管磁共振领域具有国内领先水平的参考书，更是一本角度新颖、随手可及的心血管磁共振学习手册，我相信此书的出版将对于我国心血管磁共振的进一步规范化诊断应用以及临床医师的影像学知识普及都会起到良好的推动作用。

严福华 教授，主任医师，博士生导师
中华医学会放射学分会磁共振学组主任委员
上海交通大学医学院附属瑞金医院放射科主任
2022年4月

前言

心血管磁共振（cardiovascular magnetic resonance，CMR）作为一种无创的影像学检查方法，在心血管疾病的诊治过程中发挥着越来越重要的作用。但相对于国内已经广泛普及的其他部位磁共振检查，CMR在国内的推广普及程度明显滞后，原因较多，而其中CMR相对复杂的扫描方案及图像解读是重要的制约因素。

国家心血管病中心、中国医学科学院阜外医院作为全国心血管专业的"国家队"，2021年CMR检查病例数突破万例，积累了丰富的CMR临床应用经验。为在国内推广与普及CMR临床应用，在中国医学科学院北京协和医学院研究生教育改革项目基金的资助下，联合国内相关CMR专家及临床医生，共同编写了此书。

本书充分参考了国内外相关指南、专家共识及研究进展，并结合国内工作实际，以病例解析的形式，以临床实践的要求编写，试图通过全景式的解读分析各类型心血管CMR病例，力争使读者产生一种沉浸式的学习体验。全书分上、下两篇，上篇为CMR经典及疑难病例解析，旨在情景教学，引导读者解读、分析各种心血管疾患的CMR征象特征及阐述诊断思路，病例包括缺血性心脏病、各种非缺血性心脏病、心肌炎、心脏肿瘤、瓣膜病、先天性心脏病及大血管疾病等。下篇为CMR病例实践与提高，旨在学以致用，希望通过上篇的学习，以近似实际工作读片的方式，检验自己的学习效果。

本书不仅包括各种经典与疑难病例的CMR征象解读及临床思辨过程，还包括相关疾病的临床背景知识、手术病理结果（部分病例）、点评、最新研究进展及重要的参考文献，内容全面、翔实，可作为医学专业本科生、研究生、规培生、专培生、影像科及相关临床科室医生学习及工作的重要参考书籍。

"纸上得来终觉浅，绝知此事要躬行"，希望本书能为相关专业的医学生及临床工作者起到抛砖引玉的作用，但如同"世界上没有两片完全相同的叶子"一样，没有两个病例是完全相同的，临床具体工作中需要借鉴本书学到知识，灵活应用，去伪存真，正所谓"实践出真知"！

最后，衷心感谢中国医学科学院北京协和医学院、阜外医院各相关部门对本书编撰工作的大力支持！衷心期望本书能为大家的学习、工作及科学研究带来帮助！在本书编写过程中，得到了来自全国多家兄弟单位的支持与帮助，提供了部分精彩病例资料，在此一并表示衷心感谢！因受时间、精力及水平所限，书中错误、纰漏在所难免，部分观点可能不够准确，在此表示歉意，恳请广大读者批评指正，以便再版时予以更正与调整。

陆敏杰

2021年12月

主编简介

陆敏杰，临床医学博士，主任医师，博士研究生导师，中国医学科学院阜外医院磁共振影像科副主任，中国医学科学院心血管影像重点实验室（培育）主任。同时担任美国心脏病学会（FACC）会员，北美放射学会（RSNA）及欧洲放射学会（ESR）会员，中华医学会心血管病分会青年委员，中国医师学会心血管病分会青年委员，中华医学会放射学分会磁共振学组委员等十余个专业委员会常委、委员。

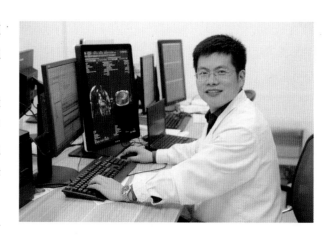

2001年毕业于浙江大学临床医学系，同年免试入北京协和医学院完成硕士及博士学位。2016~2017年公派赴美国国立卫生院（NIH）心肺血液研究所（NIILBI）留学访问。专业方向为心血管病影像诊断与介入治疗，尤其擅长心血管磁共振成像诊断。作为项目负责人主持包括国家自然科学基金（5项）等国家及省部科研基金十余项，发表科研论文一百五十余篇，其中第一及通讯作者论文六十余篇，包括Radiology（2篇），JACC: Cardiovascular Imaging（2篇），Circulation: Cardiovascular Intervention, European Heart Journal: Cardiovascular Imaging等SCI论文三十余篇。参编多部学术著作，并任《心血管病磁共振诊断学》副主编。国际学术大会(RSNA, ECR, SCMR, ISMRM)口头发言或展板交流二十余次，其中2012年荣获RSNA Travel Award奖，以主要完成人身份获得包括国家科技进步奖二等奖（2019，第二完成人）在内的多项国家及省部级科研奖励，2021年荣获中华医学会放射学分会青年荣誉会员。

目 录

下篇
病例实践与
提高

上篇

经典及疑难病例解析

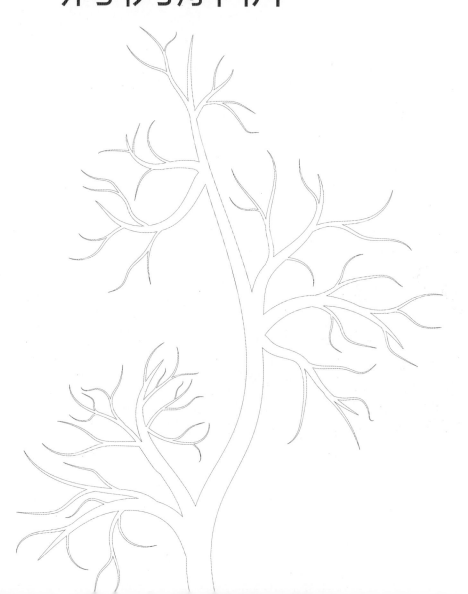

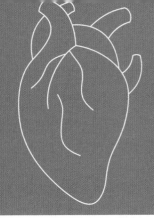

病例1
冠心病，急性心肌梗死

一、临床病史

　　男，70岁，发作性胸部不适10年，突发胸痛5小时入院。患者自10年前无明显诱因下偶感胸部不适，程度轻，3~5分钟可缓解，约每月发作一次，每次发作后自行服用阿司匹林、丹参片可缓解，未系统诊治。5小时前患者在家中修水管过程中突发胸痛，为胸骨后闷痛，伴大汗淋漓，程度重，无放射痛，无头晕、黑矇、意识障碍，无恶心、呕吐等，症状持续不缓解。11：00就诊于当地医院，查心电图提示：$V_1 \sim V_4$ 导联ST段抬高 0.2~0.3mV；心脏超声提示：前室间隔、左室前壁中下段室壁运动异常；予阿司匹林300mg、硫酸氢氯吡格雷片300mg、硝酸甘油静脉滴注、阿托伐他汀降脂等治疗，患者症状缓解，胸痛共持续2小时。于13：54到达急诊就诊，急查心电图提示：$V_1 \sim V_4$ 导联R波递增不良，ST段抬高0.1~0.2mV，T波双向或倒置；心梗三项：cTnI 5.870ng/ml，MYO 726.0 ng/ml，CK-MB 72.7ng/ml。入院诊断：急性左室前壁心肌梗死。

二、CMR

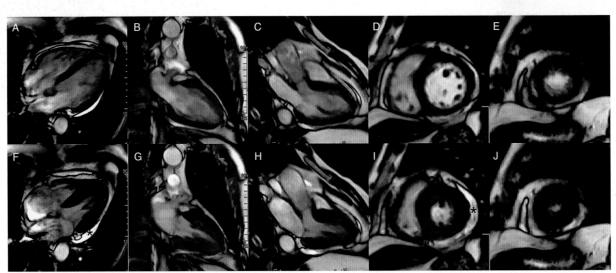

图1-1　A~E分别为四腔心、左室两腔心、左室流出道、左室短轴中段及心尖段电影序列舒张末期图，F~J分别为对应层面电影序列收缩末期图。左心房室无明显扩大，各节段室壁厚度正常（舒张末期室间隔厚度9~10mm，左室侧壁厚度5~6mm），整体收缩运动正常（LVEF 60%），心包少量积液信号（F，I*）

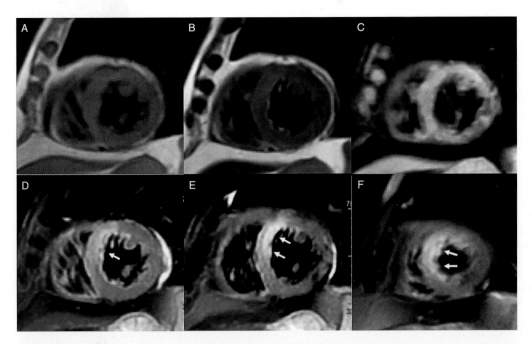

图1-2　A~E 分别为左室短轴中段层面 T1WI、T2WI、T1WI FS、T2WI FS 及 T2 STIR 序列图，F 为左室短轴心尖段 T2 STIR 序列图。左室前壁中远段及毗邻前间隔 T2WI FS 及 T2 STIR 序列可见高信号（D，E，F 白箭），提示心肌水肿，尤以 T2 STIR 序列更为显著

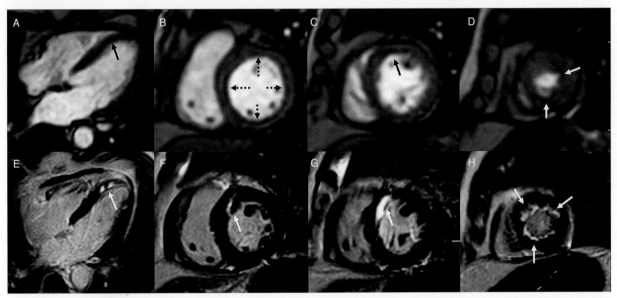

图1-3　A~D 分别为四腔心及左室短轴基底段、中间段及心尖段首过灌注均衡期图，E~H 为对应层面延迟强化序列图。左室前壁中远段及心尖部心内膜下灌注减低（A，C 黑箭；D 白箭），需要注意的是基底段广泛心内膜下灌注减低（B 虚线黑箭）为技术原因所致（Gibbs 伪影），延迟强化提示受累节段主要为心内膜下强化（E~H 白箭），为前降支供血区域

▍三、可能诊断

A．冠心病，陈旧性心肌梗死

B．急性心肌炎

C．冠心病，急性心肌梗死

▌四、CMR解读及诊断思路

　　患者为老年男性，突发胸痛且有心电图异常及心肌酶升高，提示心肌损伤，急性冠脉综合征或其他会引起心肌损伤的疾病（心肌炎）均有可能。磁共振功能成像显示心脏各房室不大，收缩功能在正常范围，左室节段性室壁变薄及运动异常不甚明显（图1-1），但左室心肌局部水肿（图1-2），此时应首先除外陈旧性心肌梗死。对比剂首过灌注序列显示相应节段（左室前壁中远段及毗邻前室间隔、心尖部）灌注减低，延迟强化（LGE）序列显示相应节段心内膜下强化（图1-3），因此可以确诊为急性心肌梗死。患者后续的冠状动脉造影检查提示左冠状动脉前降支及回旋支均为重度狭窄（图1-4），最终该患者的诊断为LAD支配区域急性心肌梗死。

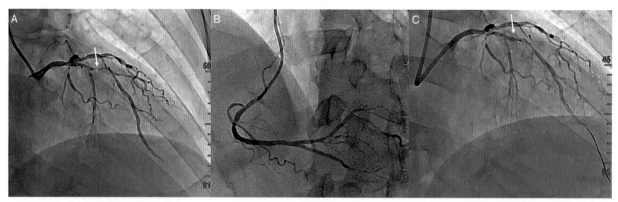

图1-4　A，B分别为左前降支（正位＋足位）及右冠状动脉（左前斜位）的造影图像，C为PCI术后与A同一位置的左前降支造影。前降支中段节段性重度狭窄（狭窄90%，A图白箭），右冠状动脉未见有意义狭窄，经PCI受累节段后狭窄明显减轻（C图白箭）

▌五、最终诊断

　　冠心病，急性心肌梗死，主要累及前降支供血区域

▌六、点评／解析

　　此案例中的患者在临床上表现为典型的急性冠脉综合征，但早期由于心肌水肿，受累节段室壁变薄及运动异常并不明显，左心房室亦无明显扩大，如果不扫描T2WI及对比剂延迟强化序列便极易误漏诊。由于患者为非透壁性心肌梗死，在急性期阶段，室壁可不变薄，甚至可因心肌水肿而轻度增厚，室壁收缩运动亦可基本保留，整体心功能可无明显下降；另外，由于心肌损伤，细胞外间隙扩大，甚至可合并纤维化（陈旧性心肌梗死期），钆对比剂在梗死区域流入、流出速度较正常心肌区域减慢，在对比剂注射后10～15分钟行延迟强化（LGE）扫描，梗死区域呈高信号，故而通过LGE技术可以评价梗死范围及其严重程度[1]。这种高信号的分布还具有如下特点：与"肇事"冠脉供血区域一致，随心肌缺血时间延长，逐渐由心内膜下向心肌中层发展，甚至发生透壁性强化。这种强化方式不同于非缺血性心肌损伤（如心肌炎），后者主

要表现为心外膜下和（或）心肌中层延迟强化。因此，对于任何怀疑急性心肌损伤的患者均应常规行基于T2的成像（T2WI、T2 STIR、T2 mapping等）及对比剂延迟强化。

CMR不仅在诊断心肌梗死方面具有重要价值，而且在疗效评价及预后评估中发挥重要作用，已被国内外指南推荐为缺血性、非缺血性心肌损伤评价的重要无创性检查手段[2]。尤其是基于T2的成像技术如T2 STIR等可以评价心肌水肿范围，即心肌梗死危险区（area at risk，AAR），而T2 mapping还可直接计算T2值并量化心肌水肿，从而反映心肌水肿的动态变化趋势[3]。基于CMR评价心肌梗死严重程度也被认为是心脏不良重构、不良预后的强有力预测因子[1]；此外，基于T2技术

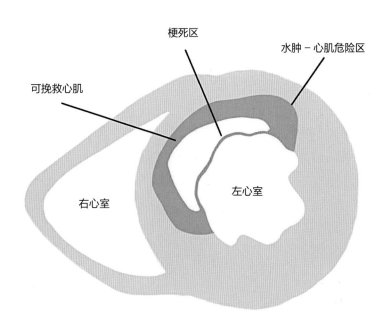

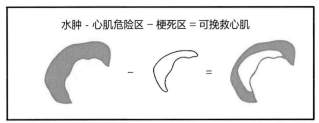

图1-5　急性心肌梗死可挽救心肌

评价的AAR与LGE评价的心肌梗死范围之差与AAR的比值称为心肌挽救指数（myocardium salvage index，即MSI=（AAR-LGE）/AAR，图1-5），MSI主要用于指导临床再血管化治疗，其与左室不良重构关系更为密切，是一个重要、独立的预后影响因子[4]。需要特别指出的是，对怀疑心肌缺血（如稳定型心绞痛）的患者，可以进行CMR负荷态（腺苷）、静息态首过灌注成像（first pass perfusion），缺血心肌区呈低灌注，表现为心内膜下心肌信号强度减低或峰值延迟。目前非对比剂增强新技术如T1 mapping、T1rho mapping、表观弥散系数（apparent diffusion coefficient，ADC）等也逐步用于梗死心肌评价，为钆剂禁忌者提供其他的无创评估手段[5]。

▌七、小结

急性心肌梗死具有较为典型的CMR影像学表现，通过CMR可以区分缺血性与非缺血性心肌损伤（如心肌炎），并可以评价心肌水肿、心肌梗死严重程度，计算MSI，可为临床治疗策略的选择及预后判断提供重要的决策依据。

▌八、参考文献

［1］Ekström K，Nepper-Christensen L，Ahtarovski KA，et al. Impact of multiple myocardial scars detected by CMR in patients following STEMI. JACC Cardiovasc Imaging, 2019 Nov, 12（11 Pt 1）：2168-2178.

［2］Thygesen K，Alpert JS，Jaffe AS，et al. Fourth universal definition of myocardial infarction（2018）. J Am Coll Cardiol, 2018 Oct 30, 72（18）：2231-2264.

［3］Verhaert D，Thavendiranathan P，Giri S，et al. MRI of reperfused acute myocardial infarction edema：ADC quantification versus T1 and T2 mapping. Radiology, 2020 Jun；295（3）：542-549.

［4］Eitel I，Desch S，de Waha S，et al. Long-term prognostic value of myocardial salvage assessed by cardiovascular magnetic resonance in acute reperfused myocardial infarction. Heart, 2011, 97（24）：2038-2045.

［5］Liu D，Borlotti A，Viliani D，et al. CMR Native T1 mapping allows differentiation of reversible versus irreversible myocardial damage in ST-segment-elevation myocardial infarction：an oxAMI study（oxford acute myocardial infarction）. Circ Cardiovasc Imaging, 2017 Aug, 10（8）：e005986.

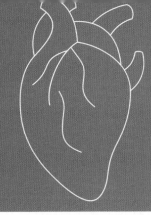

病例2
冠心病，急性心肌梗死
（微循环障碍）

一、临床病史

　　男，55 岁，发作性胸痛 3 小时入院。患者 2 天前于活动后出现发作性胸痛，可向后背部放射，伴胸闷，无气促、出汗，无反酸和胃烧灼感，无头晕、晕厥等不适，持续时间约 1~2 分钟，休息后症状可缓解。共发作 1~2 次，未予重视，未到医院诊治。约 3 小时前患者休息时出现胸痛，向后背部放射，伴胸闷、心悸、出汗、无恶心，无呕吐、气促，胸痛症状持续不缓解，速就诊于当地医院，查心电图提示：Ⅰ、aVL、V_1~V_6 导联 ST 段弓背向上抬高，给予硝酸甘油静脉滴注后转入我院急诊科。急查心电图提示：Ⅰ、aVL 及 V_1~V_6 导联 ST 段弓背向上抬高 0.1~0.6mV；心肌酶学提示：cTnI 0.065ng/ml，MYO 113.000ng/ml，CK-MB 3.380ng/ml。急送介入中心，急诊冠脉造影术提示单支病变，LAD 近段 100% 狭窄，植入 GuReater 3.5mm×24mm 支架 1 枚，回旋支及右冠状动脉未见有意义狭窄。PCI 术后 5 日行 CMR 检查。

二、CMR

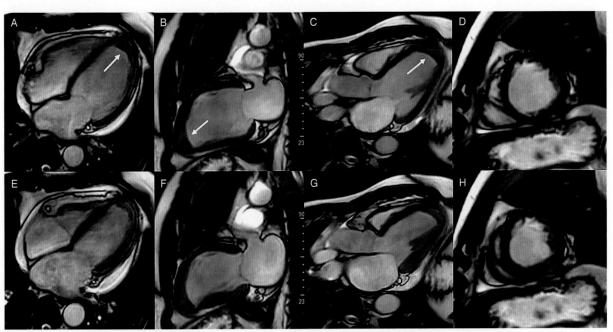

图 2-1　A~D 分别为四腔心、左室两腔心、左室流出道及左室短轴近心尖段电影序列舒张末期图，E~H 分别为对应层面电影序列收缩末期图。左心房室扩大（左房前后径 41mm，左室舒张末横径 60mm），左室前壁、前间隔壁中段室壁变薄，收缩运动明显减弱（LVEF 40%），心尖部呈矛盾运动，且左室心尖"增厚"（A~C，白箭），考虑附壁血栓可能性大，另可见少量心包积液

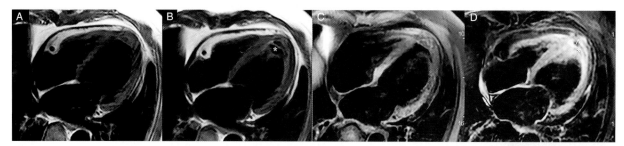

图 2-2　A～D 分别为四腔心非对比剂增强 T1WI、T2WI、T1WI FS 及 T2 STIR 序列图。心尖部附壁异常信号更为清晰（B，D，*）；另 T2 STIR 见心尖部相对高信号的心肌水肿内见到条状低信号或无信号区域（D，∧），提示心肌内出血（intramyocardial hemorrhage，IMH）

图 2-3　A～C 分别为四腔心不同时相的心肌首过灌注图；D～F 为相同时相左室短轴中段心肌灌注图。前降支供血区域灌注明显减低（E～F，白箭），心尖部附壁异常信号无明显血流灌注（B，C，白箭）

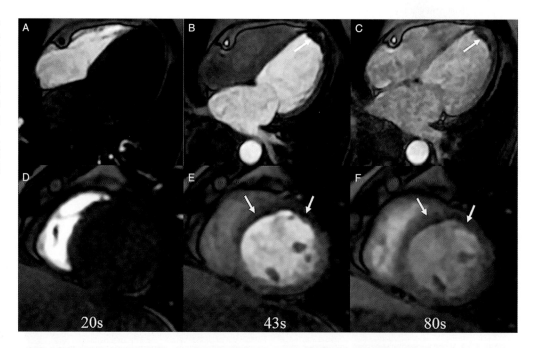

图 2-4　A～C 分别为四腔心对比剂延迟强化、对比剂增强后电影序列舒张末期及收缩末期图，D～F 为左室两腔心对应序列图。左室前壁、前间隔壁中段、心尖段透壁性强化，提示心肌梗死及心尖部附壁血栓形成（A～C 白实箭，D～F 虚线箭）。在梗死区域中心，可见低至无信号区域（D 实线箭），提示微循环栓塞（microvascular obstruction，MVO）

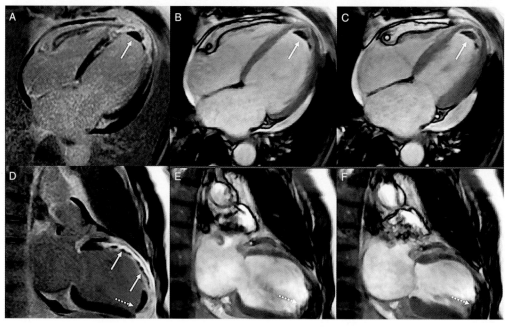

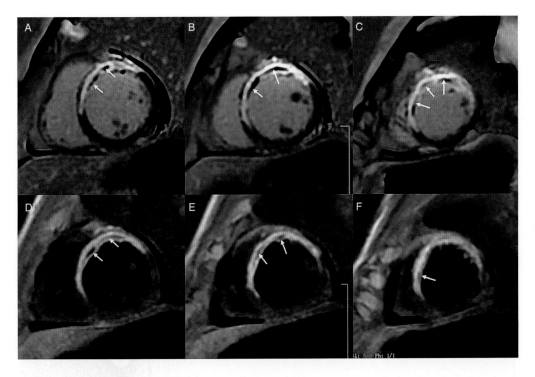

图2-5 A~C为左室基底段、中段及心尖段传统延迟强化序列图（亮血LGE），D~F为对应层面的黑血延迟强化图。室间隔及毗邻的左室前壁主要呈透壁性强化，在强化内部可见低信号区，类似于"三明治"，此为微循环栓塞区域（A~F箭）

三、可能诊断

A. 冠心病：陈旧性心肌梗死

B. 冠心病：急性心肌梗死伴心尖附壁血栓形成

C. 冠心病：左室前壁、前间隔壁中段、心尖段急性心肌梗死，伴心肌内出血、微循环栓塞及心尖附壁血栓形成

四、CMR解读及诊断思路

患者为中老年男性，以典型的急性冠脉综合征症状紧急就诊，相关心电图、心肌酶学结果均支持急性心肌梗死，并进行了及时的PCI术，术后行CMR检查以评估手术疗效及心脏受累程度。

CMR提示典型的与冠脉供血分布区域相匹配的左室节段性运动障碍（前降支供血区域），左室心尖部室壁瘤并附壁血栓形成（图2-1，图2-2），大部分受累区域为透壁性心肌梗死（图2-5），比较特殊的是，该患者参数成像及延迟强化提示梗死区域信号并不单一，提示存在比较复杂的病理特征（图2-2，图2-4，图2-5）。考虑到除了室壁瘤、附壁血栓等常见的心肌梗死后并发症，还有另一种比较常见的特殊病理生理改变，即MVO所致的无复流现象（No-reflow）及继发的IMH。No-reflow现象通常通过心肌首过灌注及延迟强化即可明确，但对于IMH，参数成像（特别是T2*/ T2* mapping）及延迟强化序列更具有优势，比较遗憾的是，该例患者未扫描T2*/T2* mapping，但结合延迟强化及T2 STIR成像，基本也可以明确。因此，该患者最终诊断为急性心肌梗死，累及左室前壁、前间隔壁中段、心尖段，伴梗死后IMH、MVO，左室室壁瘤及附壁血栓形成。

▌五、最终诊断

冠心病，急性心肌梗死，累及左室前壁、前间隔壁中段、心尖段，伴梗死后IMH、MVO、左室室壁瘤及附壁血栓形成。

▌六、点评／解析

与非透壁性心肌梗死不同，大面积的急性透壁性心肌梗死可引发快速的左室重构，包括心腔扩大和节段性收缩运动减低，因此诊断并不困难，常规的经胸超声心动图亦可完成，但CMR的价值并不限于此，CMR不仅可以评价心功能、心肌水肿、梗死的范围及其严重程度，更重要的是还可以评估急性心肌梗死相关的其他重要病理生理改变，如本例合并的附壁血栓、MVO和IMH[1]。已有较充分的循证医学证据表明MVO及IMH是急性心肌梗死患者临床预后不良的主要危险因素[2,3]，故而临床上应高度重视冠状动脉微循环功能障碍的评估，而CMR对此种病理特征的评估具有特殊优势。

既往文献报道的IMH和MVO在STEMI中的发生率不等，分别为25%～49%[4]、40%～50%[5]，形成机制也尚存争议。目前一般认为，冠状动脉阻塞后，除导致心肌缺血、坏死外，心脏微血管的内皮细胞亦因缺血而发生凋亡、坏死，内皮细胞间紧密连接的稳定性被破坏，内皮细胞间隙扩大，血管通透性增加，微血管损伤[4]。再灌注治疗后，原阻塞冠状动脉再通，血液中红细胞可经扩大的血管内皮细胞间隙及受损的内皮细胞膜漏出至心肌间质内，形成IMH[7]。红细胞含顺磁性血红蛋白分解产物，可缩短T2弛豫时间，因此IMH在T2WI序列上表现为高信号心肌水肿区内出现的低信号或无信号区域，该表现已得到病理学证实（图2-6），而CMR被认为是活体评价IMH的"金标准"[8]，除T2WI序列外，利用T2 mapping、T2* mapping、T1WI、磁敏感加权成像（SWI）也可以检测IMH[9]。

MVO的形成，可能是由于冠脉阻塞后，微血管内残余的红细胞、炎症细胞（如中性粒细胞）、微血栓等阻塞微血管以及微血管周围水肿、坏死心肌细胞及间质水肿压迫微血管所致。在发生MVO时，即使"肇事"血管再通，微循环功能和心肌灌注也不能恢复，这种现象称为"无复流"。MVO被认为是无复流的重要原因之一。CMR可以显示MVO，表现为LGE图像上高信号的梗死核心区内（白色）出现的无信号或低信号区域（黑色，图2-4）。也有报道认为，对比剂注射后1～3分钟进行早期增强扫描也可以检测MVO，表现为低灌注/低信号区域[10]。IMH发生时往往都伴有MVO，但有时需注意MVO不一定合并IMH。IMH、MVO的出现提示更为严重的心肌梗死，患者临床预后通常不佳，因此需格外关注[2,3]。

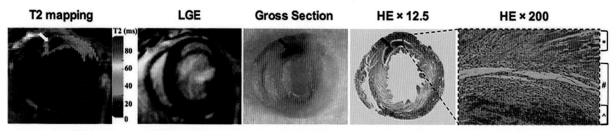

图2-6　心肌内出血的CMR与病理学对照图。T2 mapping 显示左室前壁、前间隔壁绿黄相间的高信号区域，T2值40～55ms，提示心肌水肿，在水肿区域可见蓝色的相对低信号区域，T2值24～30ms，该相对低信号区域位于梗死核心区，并通过病理学证实为心肌内出血

七、小结

急性透壁性心肌梗死，早期即可发生左室重构及心功能减低，甚至室壁瘤（附壁血栓）形成。CMR除明确诊断外，更重要的是评估包括IMH、MVO在内的AMI容易合并的其他重要的病理生理改变，尤其是再血管化治疗后（如PCI术后）IMH、MVO发生率较高，且IMH、MVO与患者不良预后有关，通过CMR检测有无IMH、MVO，对急性心肌梗死患者疗效评价、预后评估具有重要价值。

八、参考文献

［1］Wu KC. CMR of microvascular obstruction and hemorrhage in myocardial infarction. J Cardiovasc Magn Reson, 2012，29；14（1）：68.

［2］Carrick D, Haig C, Ahmed N, et al. Myocardial hemorrhage after acute reperfused ST–segment–elevation myocardial infarction：relation to microvascular obstruction and prognostic significance. Circ Cardiovasc Imaging, 2016 Jan，9（1）：e004148.

［3］Durante A, Laricchia A, Benedetti G, et al. Identification of high–risk patients after ST–segment–elevation myocardial infarction：comparison between angiographic and magnetic resonance parameters. Circ Cardiovasc Imaging, 2017 Jun，10（6）：e005841.

［4］Eitel I, Kubusch K, Strohm O, et al, Prognostic value and determinants of a hypointense infarct core in T2-weighted cardiac magnetic resonance in acute reperfused ST-elevation-myocardial infarction. Circ Cardiovasc Imaging, 2011. Jul, 4（4）：354-362.

［5］Eitel I, de Waha s, wöhHe J, et al. Comprehensive prognosis assessment by CMR imaging after ST-segment elevation myocardial infarction. J Am Coll Cardiol, 2014 Sep, 64（12）：1217-1226.

［6］Goddard LM, Iruela–Arispe ML. Cellular and molecular regulation of vascular permeability. Thromb Haemost, 2013 Mar，109（3）：407–415.

［7］Chappell D, Jacob M, Hofmann–Kiefer K, et al. Antithrombin reduces shedding of the endothelial glycocalyx following ischaemia/reperfusion. Cardiovasc Res, 2009 Jul 15，83（2）：388–396.

［8］Betgem RP, de Waard GA, Nijveldt R, et al. Intramyocardial haemorrhage after acute myocardial infarction. Nature reviews, Cardiology, 2015，12（3）：156–167.

［9］Chen W, Zhang B, Xia R, et al. T2 mapping at 7T MRI can quantitatively assess intramyocardial hemorrhage in rats with acute reperfused myocardial infarction in vivo. J Magn Reson Imaging, 2016 Jul，44（1）：194–203.

［10］Mather AN, Fairbairn TA, Artis NJ, et al. timing of cardiovascular MR imaging after acute myocardial infarction：effect on estimates of infarct characteristics and prediction of late ventricular remodeling. Radiology, 2011 Oct，261（1）：116–126.

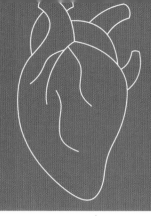

病例3
冠心病，陈旧性心肌梗死（室间隔穿孔）

一、临床病史

男，70岁，发作性胸痛、胸闷7个月。患者自诉于7个月前无明显诱因出现胸骨下段憋闷不适、轻度胸痛，伴出汗、气短，左前臂内侧酸痛不适，持续不缓解，病初患者未引起重视，3天后就诊于当地医院，诊断为：冠心病，急性下壁心肌梗死，三度房室传导阻滞。冠状动脉造影提示：右冠状动脉主干近段以远完全闭塞，前降支近段中度狭窄（50%），中段可见肌桥，对角支近段斑块形成，中段局限性中度狭窄（50%）。于右冠状动脉置入支架一枚，好转后出院。1个月前当地两家医院复查心脏超声分别提示：左室下壁心肌梗死，室间隔室壁瘤形成，室间隔穿孔；先天性心脏病，室间隔缺损（膜周部累及肌部），心室水平左向右分流，肺动脉收缩压59 mmHg，肺动脉高压。遂来我院进一步诊治。查体：血压127/69mmHg，心率72次/分，律齐，心前区可闻及全收缩期吹风样杂音。

二、CMR

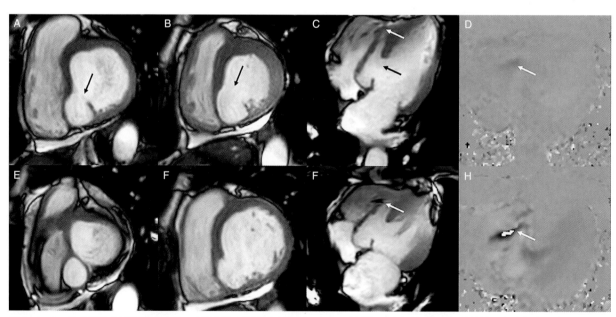

图3-1　A，B分别为左室短轴基底段、中段电影序列舒张末期图；C，D分别为四腔心电影序列及流速编码血流舒张末期图；E~H分别为对应层面及序列收缩末期图。左心室扩大（左室横径56mm），肌部室间隔可见较大破口（A~C，黑箭）并致室间隔分层，经下方小破口（C，白箭）与右室腔沟通，由于左室压始终大于右室压，无论舒张期（D，白箭）还是收缩期（H，白箭）均存在从左室向右室的分流信号，尤以收缩期更为显著

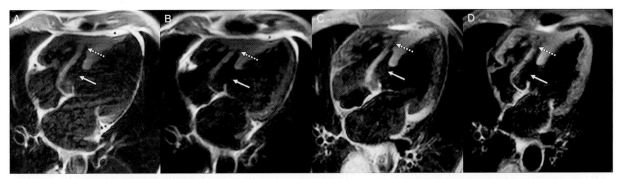

图 3-2　A~D 分别为非对比剂增强四腔心 T1WI、T2WI、T1WI FS 及 T2WI FS 序列图。心肌组织特征未见明确异常信号，室间隔可见连续性中断（实线箭）及小破口（虚线箭）

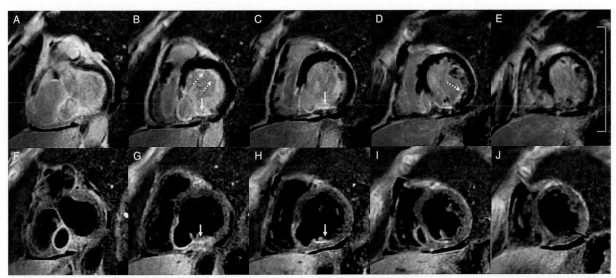

图 3-3　A~E 分别为连续层面左室短轴亮血延迟强化图；F~J 分别为对应层面黑血延迟强化图。黑血延迟强化可更清楚的显示室间隔延迟强化（F~I），另外对于心内膜下心肌梗死，黑血延迟强化较传统亮血延迟强化有优势，B~D 实线箭所指处为真实心内膜下强化，虚线箭所指处并非真实心内膜下强化

▎三、可能诊断

A. 冠心病，陈旧性下壁心肌梗死伴室间隔假性室壁瘤形成

B. 冠心病，陈旧性下壁心肌梗死伴室间隔室壁瘤，室间隔穿孔，室水平左向右分流为主

C. 冠心病，陈旧性下壁心肌梗死；先天性心脏病，室间隔缺损

▌四、CMR解读及诊断思路

　　患者为老年男性，既往（7个月前）有明确的冠心病、急性心肌梗死病史及PCI手术史，1个月前超声检查提示存在室水平分流（室间隔穿孔或室间隔缺损待定），为进一步明确诊断而行CMR检查。CMR提示后室间隔及毗邻左室下壁节段性室壁变薄并收缩运动减低，电影序列及流速编码的相位电影提示变薄区域局部连续性中断，并可见室间隔由左室向右室为主的分流信号（图3-1），非对比剂增强序列显示左室心肌组织特征未见异常（图3-2）。LGE提示上述区域（室间隔右室面近中段）透壁性强化，左室下壁近中段内膜下强化（提示心肌梗死，图3-3）。综合CMR征象、临床病史及冠脉造影结果，可以明确诊断为陈旧性心肌梗死，伴室间隔室壁瘤形成，但本例还需要确定室水平分流到底是先天的室间隔缺损还是继发于心肌梗死的室间隔穿孔。先天性室间隔缺损最常见的部位是室间隔膜周部，少数位于肌部近心尖部，而该病例室水平分流的位置与右冠供血区相符，按照临床上较倾向的"一元论"解释，本例首先考虑冠心病，陈旧性心肌梗死伴室间隔室壁瘤并局部穿孔。

▌五、最终诊断

　　冠心病，下间隔壁、下壁近中段陈旧性心肌梗死，室壁瘤形成，室间隔穿孔，室水平左向右分流

▌六、点评／解析

　　心肌梗死后左室重构，室壁瘤形成在临床上较为常见[1]，并可根据瘤壁组织病理特征分为真性室壁瘤和假性室壁瘤，前者瘤壁以纤维瘢痕为主，后者为室壁破裂后，被大量血栓及外层的心包粘连包裹所致。心肌梗死后真性室壁瘤的发生率约为8%～15%，以左室前壁、心尖部最多见，而下壁、侧壁室壁瘤少见，约占9%[2]。室间隔穿孔（ventricular septal rupture，VSR）为心肌梗死后的罕见并发症，发生率约0.2%，但致死率高，预后不佳[3]。约60%的VSR继发于左前降支闭塞所致的前壁心肌梗死，穿孔部位在前间隔壁或室间隔心尖部[4]；20%～40%的VSR继发于右冠状动脉（right coronary artery，RCA）闭塞所致的下壁心肌梗死，穿孔部位在下间隔壁[5]。然而，本例是由RCA闭塞导致的下壁心肌梗死，伴下间隔壁、下壁室壁瘤，室间隔心尖部穿孔，这种案例极为罕见[6]。此外，本例需要与假性室壁瘤及先天性室间隔缺损进行鉴别。真、假性室壁瘤的CMR鉴别要点见表3-1。在本例中，考虑室间隔穿孔而非先天性室间隔肌部缺损，除了前述原因外，还因为：①患者70岁，7月前出现心肌梗死症状前无室间隔缺损相关的临床表现；②室间隔穿孔部位与室壁瘤相沟通。心肌梗死后室壁瘤及室间隔穿孔常常需进行外科手术治疗。目前，心脏超声仍为心肌梗死后并发症评价的首选影像学方法，经食管超声对下壁或后壁室壁瘤评价的准确性优于经胸超声[7]。然而，受限于声窗、观察者诊断水平，对于少见、罕见病变的评价，观察者间一致性不佳，正如在本例中，不同的超声诊断者给出了不同的诊断，而CMR多参数、大视野的成像特点，可以克服心脏超声这方面的不足。

表 3-1　真性室壁瘤与假性室壁瘤的 CMR 鉴别诊断

	真性室壁瘤	假性室壁瘤
心肌受累节段形态	变薄	连续性中断
心肌受累节段运动	无运动或矛盾运动	—
瘤口	宽颈	窄颈
瘤壁	延迟强化，与正常心室壁连续	多数无延迟强化，粘连心包强化
瘤体附壁血栓	可有	几乎都有

七、小结

　　室壁瘤、室间隔穿孔均为心肌梗死后并发症，但两者同时发生的案例相对少见。CMR具有多参数、大视野成像的特点，能鉴别真性及假性室壁瘤，评价室壁瘤范围、室间隔穿孔的部位、穿孔大小及分流量，为临床干预提供决策依据。

八、参考文献

［1］Glower DG, Lowe EL. Left ventricular aneurysm. in：cardiac surgery in the adult. Edmunds LH（Ed），McGraw–Hill, New York, 1997.

［2］Meister SG. Giant inferior wall left ventricular aneurysm. Am Heart J, 1990，119：400–402.

［3］Anderson DR, Adams S, Bhat A, et al. Post–infarction ventricular septal defect：the importance of site of infarction and cardiogenic shock on outcome. Eur J Cardiothorac Surg，1989，3（6）：554–557.

［4］Birnbaum Y, Fishbein MC, Blanche C, et al. Ventricular septal rupture after acute myocardial infarction. N Engl J, Med 2002，347：1426–1432.

［5］Mishra A, Sanghi P, Batra R. Post–infarction ventricular septal defect–a case report. Kardiol Pol 2008，66：551–554.

［6］Zhang P, Pang X, Yu D, et al. Concurrent true inferoposterior left ventricular aneurysm and ventricular septal rupture secondary to inferior myocardial infarction：a case report. Eur Heart J Case Rep, 2018 Nov 27，2（4）：yty136.

［7］Sakaguchi G, Komiya T, Tamura N, et al. Surgical treatment for postinfarction left ventricular free wall rupture. Ann Thorac Surg, 2008 Apr，85（4）：1344–1346.

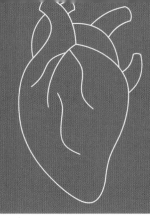

冠心病，陈旧性心肌梗死
（假性室壁瘤）

一、临床病史

　　女，72岁，胸痛反复发作半年。患者半年前解小便后出现胸前区疼痛，范围约手掌大小，向剑突下及肩背部放射，伴大汗，持续不缓解，无恶心、呕吐，无咯血、头晕。就诊于当地医院，查心电图提示：窦性心律，Ⅱ、Ⅲ、aVF、$V_7 \sim V_9$、$V_3R \sim V_5R$ 导联 ST 段抬高，V_1、aVL 导联 ST 段压低；心肌酶学提示：CK-MB 43.10ng/ml，cTnI 9.8ng/ml，遂诊断为冠心病，急性下壁、后壁心肌梗死。当地医院给予药物治疗，具体不详，症状缓解后出院。近半年来胸痛反复发作，为求进一步诊治入院，门诊以"冠心病，陈旧性心肌梗死"收住入院。入院查体：血压 110/60mmHg，心率 71 次 / 分，胸骨左缘第 5 肋间与左锁骨中线外 0.5cm 处触及心尖搏动。心脏超声提示：左室下壁中下段心肌变薄，局部中断伴心外液性暗区，考虑心肌梗死局部穿孔伴假性室壁瘤形成。冠状动脉造影提示：LCX 中段重度狭窄（90%）；RCA 多发斑块；PLA 中段重度狭窄（95%）；LAD 中段中度狭窄（50%）。

二、CMR

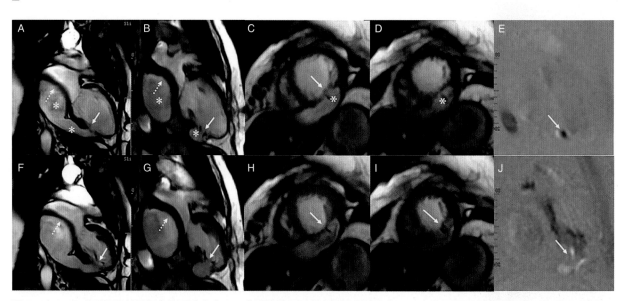

图 4-1　A~D 分别为连续两层左室两腔心（A，B）及连续两层左室短轴中远段（C，D）电影舒张末期图；F~I 为对应层面电影序列收缩末期图；E，J 分别为 A，F 对层面应的流速编码相位电影血流舒张末期及收缩末期图。左室下壁中远段见一室壁连续性中断，并向后上延伸形成巨大囊腔结构（*），囊腔前上部分见弧形充盈缺损影（A，B，F，G 虚线箭），提示血栓形成，囊腔通过两细小破口与左室腔沟通，破口呈低信号，内径约 2mm（A~C，F~I 实线箭），收缩末期囊腔体积较舒张末期增大。相位血流图提示囊腔内血流随左心室收缩而往返流动（E，J 实线箭）

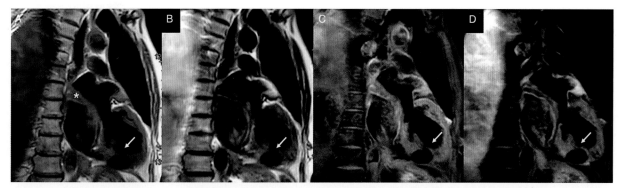

图 4-2　A~D 分别左室两腔心非对比剂增强 T1WI、T2WI、T1WI FS 及 T2WI FS 序列图。左心房室后巨大囊腔内大部为血液流空信号，少量附壁中高信号（A*），考虑为继发血栓形成，室壁破口清晰可见（A~D 箭）

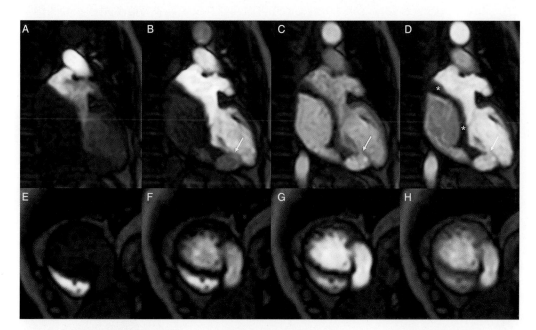

图 4-3　A~D 分别为左室两腔心不同时相的心肌首过灌注图；E~F 为对应时相的左室短轴远段心肌灌注图。心肌首过灌注可动态显示血流经室壁破口（B~D 箭）流入 / 流出左心房室后巨大囊腔以及囊腔内的持续性充盈缺损，即附壁血栓（D*）

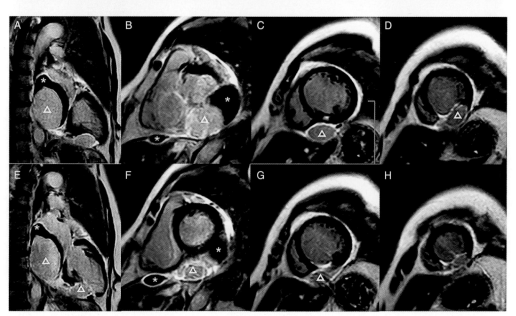

图 4-4　A，E 分别为左室两腔心连续两层的延迟强化序列图；B~D，F~H 分别为左室短轴切面连续层面的延迟强化序列图。左室下壁中远段透壁性强化，提示心肌梗死（RCA 支配区域），瘤体壁（心包）强化，但与左室壁不连续，瘤体内大部为血池充盈信号（△），局部瘤壁可见低信号充盈缺损（*），为附壁血栓形成

▌三、可能诊断

　　A. 冠心病：陈旧性下壁心肌梗死伴室壁瘤形成

　　B. 冠心病：陈旧性下壁心肌梗死伴假性室壁瘤形成

　　C. 左室下壁憩室

▌四、CMR解读及诊断思路

　　患者为老年女性，既往有明确的冠心病心肌梗死病史，此次因胸痛反复发作就诊，心电图、心肌酶学提示心肌损伤，超声心动图提示假性室壁瘤形成，冠状动脉造影证实三支病变，为进一步明确诊断及评估病情严重程度进行CMR检查。

　　CMR检查提示左室下壁中远段节段性运动异常，局部连续性中断且见异常分流信号，在左心房室后方见葫芦状巨大囊腔形成（图4-1），囊腔内大部呈血液流空信号，局部囊壁"增厚"，考虑为继发血栓形成（图4-1，图4-2）。通过对比剂增强首过灌注扫描，确认了囊腔与左心腔的血流连通关系，并可清楚地观察破口形态及大小（图4-3），延迟强化序列则进一步证实了左室下壁连续性中断，囊腔内主要为流动的血液，左房后方囊壁"增厚"部分为继发血栓形成，同时可见强化的壁层心包（图4-4）。

　　发生在心脏的瘤样外膨病灶包括真性室壁瘤、假性室壁瘤及憩室等。本例患者病史明确，且心脏憩室的瘤壁，具有与正常心肌相似的舒缩功能，即收缩时瘤体变小，舒张时瘤体增大，因此不支持先天性心脏憩室的诊断。所以，本例的重点主要在于真假室壁瘤的鉴别上，结合上一个病例中真假室壁瘤的鉴别要点（病例3，表3-1）。一般真性室壁瘤瘤颈大，瘤壁由完整的室壁（包括纤维瘢痕）组成，延迟强化可帮助明确；而假性室壁瘤，则有室壁的连续性中断，瘤壁为粘连心包，瘤颈小，瘤体内附壁血栓多见。本例应诊断为：冠心病，陈旧性下壁中远段心肌梗死，假性室壁瘤形成。

▌五、手术

　　该患者行假性室壁瘤修补术，术中可见：心包粘连紧密，松解后于下壁心尖部见菲薄的心外膜，切开后可见心肌有两个细小破口，血液经此流出心腔形成假性室壁瘤。

▌六、病理诊断

　　切除标本为假性室壁瘤腔内灰黄灰褐血栓一块，大小5cm×2cm×0.8cm，层状，质软，镜下所见如图4-5，病理诊断为混合血栓。

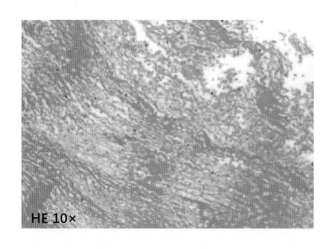

HE 10×

图 4-5　术后病理 HE 染色检查。无定形混合血栓，未见机化

▌七、术后CMR复查

患者术后临床症状改善，并于9个月后进行CMR复查，提示左心功能恢复良好（图4-6）。

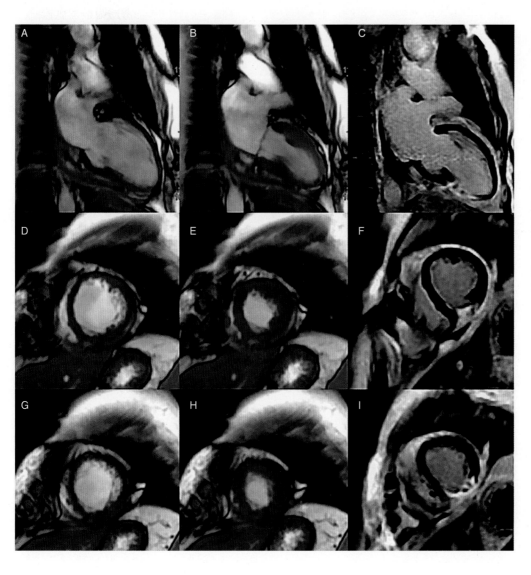

图 4-6　同一患者术后 CMR 复查图像。A~C 分别为左室两腔心电影序列舒张末期、收缩末期及延迟强化图，D~F 及 G~I 分别为对应时相两层左室短轴中远段切面序列图。左室下壁及左心房后假性室壁瘤已清除，原左室下壁破口缝合，左室容积较前缩小，左室下壁中远段可见透壁性延迟强化

▌八、最终诊断

冠心病：陈旧性下壁中远段心肌梗死，伴假性室壁瘤形成。

▌九、点评 / 解析

透壁性心肌梗死是假性室壁瘤形成的主要原因，其他原因还包括创伤、感染、心脏手术[1]。假性室壁瘤与真性室壁瘤的区别主要在于瘤壁组成成分不同[2]，真性室壁瘤的瘤壁是以纤维瘢痕为主的心肌壁，而假性室壁瘤的瘤壁则为纤维包膜或由心包粘连包裹而成，其他CMR鉴别点，详见病例3。由于纤维包膜较薄，假性室壁瘤破裂的发生率高达45%，因此在明确诊断后，应积极外科干预。对本例中患者，外科予以及时手术，缝合破口，清除假性室壁瘤及其内血栓，术后复查患者临床症状及心功能恢复好，手术效果满意。

需要指出的是，本例患者病史明确，CMR特征典型，诊断并不困难，但对于真假室壁瘤的鉴别有时并不容易，因为有些真性室壁瘤可具有假性室壁瘤的特征（如巨大、不规则、大量血栓，小瘤颈等），但瘤壁是否由真性室壁构成以及是否存在延迟强化是鉴别诊断的关键。

▌十、小结

真性、假性室壁瘤均为心肌梗死并发症，其中假性室壁瘤风险极高，需要及时准确做出评估，CMR可以通过多序列、多角度观察室壁连续性，评估瘤壁、瘤体、瘤颈及受累室壁节段运动异常，对比剂延迟强化特征可较好进行鉴别。

▌十一、参考文献

［1］Jones R H. Pseudoventricular aneurysms. West Virginia Medical Journal, 1977, 73（11）：287.

［2］Cho MN, Mehta SK, Matulevicius S, et al. Differentiating true versus pseudo left ventricular aneurysm：a case report and review of diagnostic strategies. Cardiol Rev, 2006 Nov–Dec, 14（6）：e27–30.

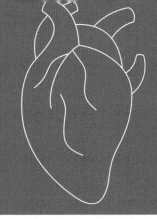

病例5
应激性心肌病

一、临床病史

女，79岁，发作性下颌酸胀5年，加重5天。5年前患者在快走、提重物等劳累时出现反复发作性下颌酸胀不适，休息10～20分钟可缓解，发作频繁时于当地医院输液治疗，期间医生曾建议患者住院进一步检查，但未住院。5天前患者上述症状加重，表现为下颌酸胀感程度加重，持续时间延长，且伴有头晕、乏力、出汗，就诊于附近医院，心电图检查提示急性前壁、下壁、后壁心肌梗死。予阿司匹林300mg嚼服，症状持续存在，遂至我院急诊科就诊，心电图未见异常，实验室检查：CK-MB 39 IU/L（参考范围：0～24 IU/L），1天后复查CK-MB降至正常。急诊冠状动脉造影提示冠状动脉粥样硬化病变，未见有意义狭窄（图5-1）。

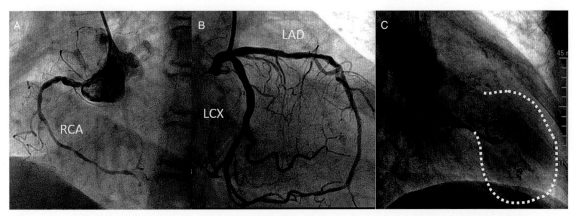

图5-1　A，B分别为选择性右冠状动脉左前斜位及左冠状动脉右前斜位造影；C为左心室造影。冠状动脉均衡型，左主干未见异常，左前降支（LAD）、回旋支（LCX）及右冠状动脉（RCA）主干管壁不规则，管腔轻度狭窄（＜50%）。左室造影显示左室近中段收缩运动正常，心尖部运动异常，收缩运动明显减弱，局部呈室壁瘤样改变（C，虚线轮廓）

▌二、CMR

图 5-2 A~C 为
左室两腔心电影序
列舒张末期（A）、
收缩末期（B）及
延迟强化（C）图
像；D~F 为对应
时相的四腔心序列
图。左室呈细口
状壶腹瓶改变，
基底段运动正常，
中远段运动减弱，
心尖略呈球样扩
张，整体收缩功能
轻度减低，LVEF
50.5%，延迟扫描
序列显示左室壁无
异常强化

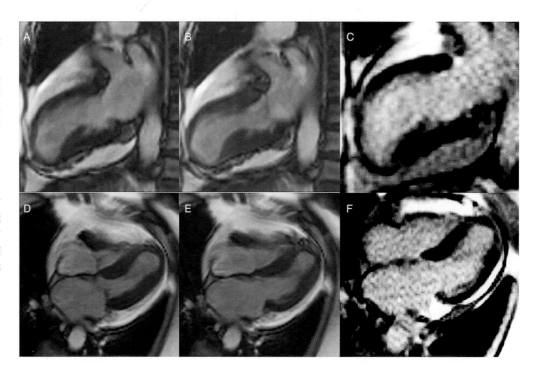

▌三、可能诊断

  A. 急性心肌炎

  B. 心肌梗死伴心尖部室壁瘤形成

  C. 应激性心肌病

▌四、CMR解读及诊断思路

  患者老年女性，因严重下颌酸胀致头晕、乏力等可疑心血管症状就诊，当地医院心电图提示急性心肌梗死，而我院检查中仅有CK-MB短暂轻度升高，心电图未见异常，冠脉造影未见有意义狭窄（图5-1）。CMR电影序列提示左室节段性运动异常，但无冠脉支配区域心内膜下延迟强化（图5-2），因此可以排除急性心肌梗死。患者无前驱感冒发热症状，CMR亦未见明确心肌炎典型的心肌水肿及延迟强化。结合患者有严重的下颌酸胀情况，躯体不适严重影响患者的日常生活及精神状态，诱发了心血管应激反应，致心尖球状改变并引起相关临床表现，因此，本病例诊断为应激性心肌病。患者于2年后复查CMR，提示心尖部功能恢复正常（图5-3）。

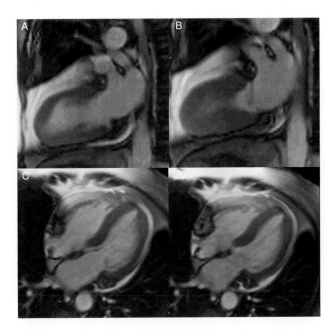

图 5-3　A~D 分别为左室两腔心及四腔心电影序列舒张末期（A，C）及收缩末期（B，D）图，同一患者 2 年后复查 CMR。原心尖球形扩张消失，左心室容积缩小，左室收缩功能改善，射血分数恢复至正常范围（LVEF 58.4%）

五、最终诊断

应激性心肌病

六、点评 / 解析

应激性心肌病（Takotsubo cardiomyopathy），又称为 Takotsubo 心肌病（TCM）、Takotsubo 综合征、心尖部气球样变综合征、心碎综合征、伤心综合征等。最早于 1991 年，由日本学者 Dote 等首先报道，文章指出心理或躯体在应激状态下可以诱发一过性左室功能不全，左心室造影显示左室心尖和前壁下段运动减弱或消失，基底部心肌运动代偿性增强，因而在收缩末期呈底部圆隆、颈部狭小，形似日本渔民捕捉章鱼的鱼篓，故得名 Takotsubo（章鱼瓶）心肌病。

应激性心肌病，是以左室中远段，尤其是心尖部可逆性室壁无运动，伴有胸痛，但心电图正常、心肌酶学正常或轻微升高、冠脉造影阴性为特征的疾病，多以急性冠脉综合征为临床表现[1]，近年研究发现，该病也可以神经或精神疾病为临床表现[2]。本病多见于绝经后女性，多与情绪相关，也可因躯体不适诱发（如本例），甚至部分患者也可无明显诱因[2]。本病发病机制尚不清楚，可能与冠脉痉挛造成心肌缺血、交感神经过度刺激后循环血液中去甲肾上腺素作为神经介质发挥作用、绝经后妇女雌激素水平减低、心脏对儿茶酚胺敏感性明显增强等因素有关。根据影像学表现，室壁球样扩张发生部位，应激型心肌病可以分为四个类型[2]：①心尖型（心尖部球形扩张），发生率 82%；②左室中段型（左室中段室壁球形扩张），发生率 15%；③基底型（基底段室壁球形扩张），发生率 2%；④局部型（左室局部扩张），发生率 1.5%，如图 5-4 所示。本病急性期的临床表现需与急性心肌梗死、心肌炎相似，CMR 均可表现为室壁运动异常、中远段及

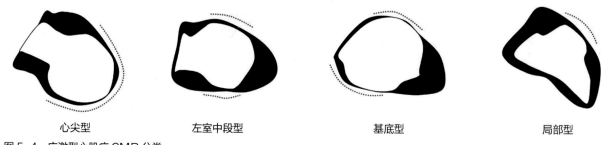

心尖型   左室中段型   基底型   局部型

图5-4 应激型心肌病CMR分类

心尖球形扩张、心肌水肿，但应激性心肌病无延迟强化，提示心肌可逆性损伤，可与急性心肌梗死、心肌炎鉴别。另外，CMR在本病的疗效评价、随访中有重要价值。

七、小结

应激性心肌病是一类具有相对典型临床表现及影像特征的特殊心肌疾患，一般预后良好。其临床表现类似于缺血性心脏病（被认为是MINOCA的一种亚型），而发病机制及治疗方案则更像是非缺血性心脏病。应激性心肌病CMR特征相对典型，因此对以急性冠脉综合征为临床表现而冠脉造影阴性的患者，推荐通过CMR检查鉴别急性心肌梗死、心肌炎及应激性心肌病。

八、参考文献

［1］Sharkey SW, Lesser JR, Zenovich AG, et al. Acute and reversible cardiomyopathy provoked by stress in women from the United States. Circulation, 2005 Feb 1，111（4）：472–479.

［2］Templin C, Ghadri JR, Diekmann J, et al. Clinical features and outcomes of Takotsubo（Stress）cardiomyopathy. N Engl J Med, 2015 Sep 3，373（10）：929–938.

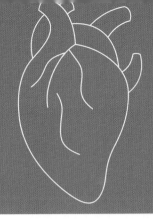

病例6
急性心肌炎

一、临床病史

男，36岁，腹泻、腹痛12天，憋气、咳嗽11天。患者于12天前无明显诱因出现腹泻、呕吐、上腹隐痛伴全身发热、出汗。当地医院查血常规"白细胞高"，予抗感染、解痉治疗，无明显改善，继而出现头晕、心悸、憋气、咳嗽症状，心肌酶学提示cTnI 6.8ng/ml，CK-MB 60ng/ml，BNP 2220ng/ml，D-二聚体1200ng/ml。心电图提示三度房室传导阻滞，右束支传导阻滞，左后分支阻滞。急诊以急性冠脉综合征收入院，查心电图$V_1 \sim V_4$导联异常Q波，电轴左偏，查冠状动脉CTA未见明显狭窄，为进一步明确诊断进行CMR检查。

二、CMR

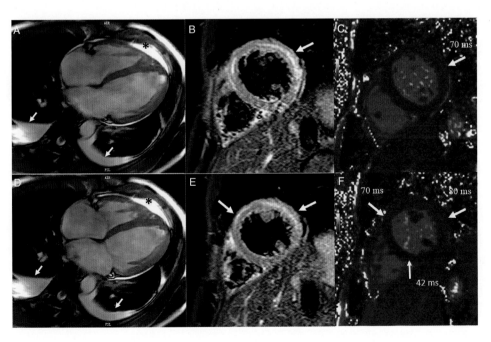

图6-1 A，D分别为四腔心电影序列舒张末期及收缩末期图；B，E分别为左室短轴切面T2 STIR图；C，F为B，E对应层面T2 mapping。心脏各房室容积正常或高限（左室舒张末横径55mm），左室整体收缩功能明显减低（LVEF 20%），少量心包积液（*）及双侧胸膜腔少量积液（A，D白箭）。T2 STIR序列显示左室前壁、侧壁及毗邻前间隔壁中段心肌高信号，提示心肌水肿（B，E箭），相同层面T2 mapping心肌水肿区域T2值70~80ms（C，F箭），高于未受累室间隔心肌T2值（42ms）

图 6-2　A，D 为分别左室短轴对比剂早期增强（EGE）图；B，E 分别为对应层面晚期延迟强化（LGE）图；C，F 分别为 B 对应层面的初始 T1 map 及 ECV map。EGE 显示左室前壁、侧壁及毗邻前间隔壁中段心外膜下、心肌中层高信号，提示心肌充血（A，D 箭）；LGE 显示前述区域高信号范围缩小，表现为心外膜下、心肌中层线样高信号（B，E 箭），提示心肌细胞坏死。相同层面初始 T1 map 及 ECV map 可见心肌受累区域初始 T1 值（1250~1487ms）及 ECV 值（50%）均明显高于正常心肌

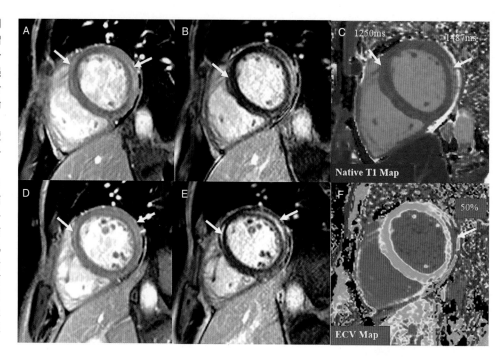

三、可能诊断

A. 扩张型心肌病

B. 急性心肌炎

C. 非冠脉阻塞性心肌梗死

四、CMR解读及诊断思路

　　患者为青年男性，近2周有感冒、发热病史，并相继出现头晕、心悸症状，心电图短期内从三度房室传导阻滞转变为异常Q波，结合心肌酶升高，急性冠脉综合征不能除外，然而患者年龄、临床症状及阴性的CTA结果均不支持该诊断。CMR电影序列提示左室容积正常高限，但收缩运动明显减低（图6-1），此时不能除外扩张型心肌病，但CMR组织学评估提示心肌水肿（图6-1 B，E）及心外膜下强化（图6-2 A，B，D，E），这与典型扩张型心肌病不符，T1，T2及ECVmapping亦提示左室侧壁明显心肌水肿（图6-1 C，F，图6-2 C，F）。另外，该例患者病变区域与冠脉分布不匹配，且延迟强化呈现心外膜下分布，故亦不支持心肌梗死（包括非冠脉狭窄性心肌梗死，MINOCA）。综上，结合临床有典型前驱感染病史，考虑心肌炎可能性最大。

▌ 五、心内膜活检病理

心内膜活检提示心肌细胞间较多多核巨细胞及淋巴细胞浸润，心肌细胞破坏。病理诊断：巨细胞心肌炎（右室间隔心内膜活检，图6-3）。

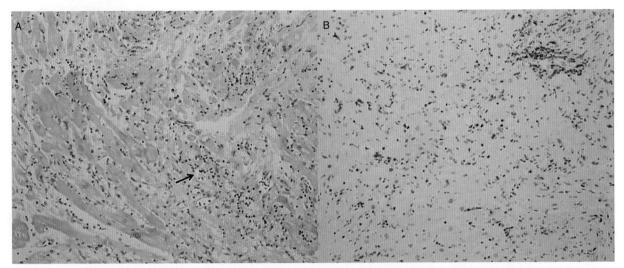

图6-3 A，B分别为心内膜心肌活检HE染色及CD3染色：心肌间多灶淋巴细胞浸润（箭），部分心肌细胞损伤

▌ 六、最终诊断

1. 急性心肌炎
2. 浆膜腔积液：心包积液（少量），两侧胸腔积液（少量）

▌ 七、点评/解析

心肌炎是心肌组织的炎性疾病，包括自身免疫性、中毒性和传染性（原生动物、真菌、细菌、病毒以及寄生虫）心肌炎，其中最常见的病因是病毒感染，而病毒性心肌炎最常见的组织学类型是淋巴细胞性心肌炎。2013年ESC提出疑似心肌炎诊断标准专家共识，以进一步提高对心肌炎的认识、有利于疑似心肌炎患者做进一步检查及治疗，见表6-1[1]。该表中符合一个或以上临床表现及一个或以上诊断标准，排除冠脉疾病、排除可以导致本次临床表现的先前存在的心脏疾病或心外疾病，可临床诊断心肌炎。

另一方面，心内膜活检组织病理学、病毒聚合链式反应（PCR）及免疫组化是诊断心肌炎的"金标准"[1]，但心内膜活检术技术要求高、有创，且存在取样误差[2]，而CMR可以无创反映心肌炎主要病理学改变，包括心肌水肿、毛细血管渗漏、充血、细胞坏死及纤维化瘢痕形成，故而对心肌炎的诊断及鉴别诊断具有重要价值。以往（2009年）的心肌炎CMR诊断标准，即路易斯湖标准（Lake Louise Criteria，LLC）包括：

①T2WI心肌局部或全心信号增高（心肌与骨骼肌信号强度比值≥2.0）；②早期增强（EGE）图像上心肌信号增强（心肌与骨骼肌整体信号强度增强率比值≥4.0）；③延迟强化（LGE）图像上，心外膜下和心肌中层的延迟强化，侧壁和下壁常见，强化区域通常与冠脉支配区域不匹配。符合以上标准中至少2项时可诊断心肌炎，当出现左心功能不全、心包积液时可作为心肌炎的支持诊断[3]。2009年LLC诊断心肌炎的敏感度、特异度、准确度分别为81%、71%、79%[4]。而近年来的研究表明，结合CMR新技术如T1 mapping[5, 6]，特征追踪技术[7]可以提高心肌炎诊断的敏感度、特异度。因此在2018更新的LLC中[8]，将原来的三项标准（T2WI、EGE及LGE）两项阳性更新为基于T2（T2WI或T2 mapping）的心肌水肿和基于T1（LGE、T1 mapping及ECV）的心肌损伤两项标准两项阳性[9]（表6-2）。虽然T2和T1相关参数均呈阳性时可提高诊断急性心肌炎的特异度，但在实际临床工作中，其中仅一项为阳性时仍不能完全排除心肌炎的诊断，且可在一定程度上支持急性心肌炎的诊断[9, 10]。

表6-1　临床疑似心肌炎诊断标准[1]

临床表现
• 急性胸痛，心包炎或假性缺血
• 新发作（3个月内）或恶化：休息或运动时呼吸困难，和（或）疲劳，伴或不伴左心衰竭和（或）右心衰竭体征
• 亚急性/慢性（＞3个月）或恶化：休息或运动时呼吸困难，和（或）疲劳，伴或不伴左心衰竭和（或）右心衰竭体征
• 心悸，和（或）不明原因的心律失常症状和（或）晕厥，和（或）心源性猝死
• 不明原因的心源性休克
诊断标准
Ⅰ. 心电图/动态心电图/负荷心电图
12导联心电图和（或）动态心电图和（或）负荷心电图异常，包括以下任何一种：一～三度房室传导阻滞，束支传导阻滞，ST/T改变（ST段抬高或非ST段抬高，T波倒置），窦性停搏、室性心动过速、心搏停止，心房颤动，R波高度降低，室内传导延迟（QRS波群扩大），Q波异常，低电压，期前收缩频发，室上性心动过速
Ⅱ. 心肌细胞溶解标志物
TnT/TnI升高
Ⅲ. 心脏成像的功能和结构异常（超声/血管/CMR）
新发，原因不明的左室和（或）右室结构和功能异常（包括无明显症状的患者偶然发现的情况）：心脏局部室壁运动或整体收缩或舒张功能异常，伴或不伴心室扩张，伴或不伴室壁增厚，有或无心包积液，有或无心腔内血栓
Ⅳ. CMR组织特征成像
心肌水肿：T2WI局部或整体心肌信号升高（心肌信号强度/骨骼肌信号强度≥2.0） 心肌充血：早期增强整体心肌信号强度/骨骼肌信号强度≥4.0 心肌坏死/纤维化：非缺血性延迟强化 支持性征象：心包积液、心脏舒缩功能不全

注：无临床症状者需符合≥2项诊断标准

表 6-2　心肌炎 CMR 的诊断标准[3, 8]

原来的路易斯湖标准 （满足 3 项中任意 2 项）	更新的路易斯湖标准 （2 项均满足）	诊断目标
主要标准		
T2 加权成像 局部 * 高 T2 信号或在 T2WI 像上整体 T2 信号强度比 ≥ 2.0	**基于 T2 的成像** 局部 * 高 T2 信号或在 T2 加权像上整体 T2 信号比 ≥ 2.0 或整体或局部心肌 T2 弛豫时间延长	心肌水肿
早期对比剂强化（EGE） 心肌 / 骨骼肌在 EGE 序列上信号比 ≥ 4.0 晚期对比剂强化（LGE） LGE 序列上的高信号呈非缺血性分布模式	**基于 T1 的成像** 局部或整体心肌初始 T1 值或 ECV 升高或 LGE 序列上的高信号呈非缺血性分布模式	T1 值升高——水肿（细胞内或细胞间），充血 / 毛细血管渗漏，坏死，纤维化 EGE——充血，毛细血管渗漏 LGE——坏死，纤维化，（细胞间急性水肿） ECV 值升高——水肿（细胞间），充血 / 毛细血管渗漏，坏死，纤维化
支持标准		
电影序列上的心包积液	电影序列上的心包积液或心包 LGE 阳性及 T1 mapping 或 T2 mapping 升高	心包炎
电影序列上端左室收缩期室壁运动异常	电影序列上端左室收缩期室壁运动异常	左室功能异常

注：* 局部是指至少 10 个连续像素区。

▌八、小结

虽然急性心肌炎好发于青少年及免疫功能减低的老年人，但也应对具有典型临床表现的青壮年提高警惕。而无论在诊断与鉴别诊断，还是疗效的随访上，CMR 均是该病最佳的无创影像学检查方法，建议有条件的单位使用。

▌九、参考文献

［1］Caforio AL, Pankuweit S, Arbustini E, et al. European society of cardiology working group on myocardial and pericardial diseases. current state of knowledge on aetiology, diagnosis, management, and therapy of myocarditis：a position statement of the european society of cardiology working group on myocardial and pericardial diseases. Eur Heart J, 2013 Sep，34（33）：2636–2648.

［2］Yilmaz A, Kindermann I, Kindermann M, et al. Comparative evaluation of left and right ventricular endomyocardial biopsy：differences in complication rate and diagnostic performance. Circulation, 2010 Aug 31，122（9）：900–909.

［3］Friedrich MG, Sechtem U, Schulz–Menger J, et al. International consensus group on cardiovascular magnetic resonance in myocarditis. Cardiovascular magnetic resonance in myocarditis：A JACC White Paper. J Am Coll

Cardiol, 2009 Apr 28，53（17）：1475–1487.

[4] Lurz P, Eitel I, Adam J, et al. Diagnostic performance of CMR imaging compared with EMB in patients with suspected myocarditis. JACC Cardiovasc Imaging, 2012 May，5（5）：513–524.

[5] Ferreira VM, Piechnik SK, Dall'Armellina E, et al. T（1）mapping for the diagnosis of acute myocarditis using CMR：comparison to T2–weighted and late gadolinium enhanced imaging. JACC Cardiovasc Imaging, 2013 Oct，6（10）：1048–1058.

[6] Francone M, Chimenti C, Galea N, et al. CMR sensitivity varies with clinical presentation and extent of cell necrosis in biopsy–proven acute myocarditis. JACC Cardiovasc Imaging, 2014 Mar，7（3）：254–63.

[7] Baebler B, Schaarschmidt F, Dick A, et al. Diagnostic implications of magnetic resonance feature tracking derived myocardial strain parameters in acute myocarditis. Eur J Radiol, 2016 Jan，85（1）：218–227.

[8] Ferreira VM, Schulz–Menger J, Holmvang G, et al. Cardiovascular Magnetic Resonance in Nonischemic Myocardial Inflammation：Expert Recommendations. Journal of the American College of Cardiology, 2018，72（24）：3158–3176.

[9] 徐晶，赵世华，陆敏杰. 心脏T2定量成像技术及其临床应用研究进展. 中华放射学杂志，2020，54（11）：1132–1136.

[10] 周笛，庄白燕，赵世华等. 心血管MR诊断心肌炎研究进展：基于2018《非缺血性心肌炎症诊断CMR标准修改》专家推荐意见. 中国医学影像技术，2019，35（10）：1574–1577.

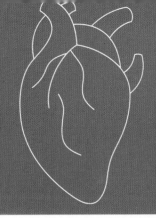

病例7
心脏结节病

一、临床病史

男，45岁，间断胸闷、憋气2年，加重1周。患者2年前无明显诱因在劳作、爬楼4层后出现胸闷、憋气。当地医院心脏超声考虑"扩张型心肌病"。1周来症状加重，入院进一步检查。心电图提示一度房室传导阻滞，右束支传导阻滞。本院心脏超声提示室间隔增厚，左室射血分数为63%。

二、CMR

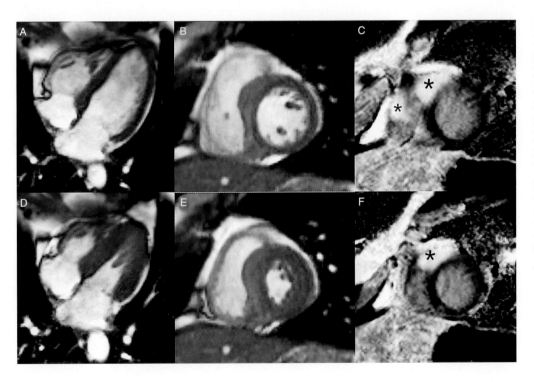

图7-1 四腔心及左室短轴切面舒张末期（A，B）及收缩末期电影图（D，E）；C，F为左室短轴延迟强化图。心脏房室无扩大，左心功能正常（LVEF 70.1%）；前室间隔、下间隔、右室前壁基底段、中段室壁肿块样增厚（最厚23mm），局部突入右室腔，并明显延迟强化（C，F*）

图 7-2　A，B 轴位胸部黑血序列；C，D 为胸部矢状位黑血序列及对比剂增强序列。中、后纵隔淋巴结明显增多、增大，增强扫描明显强化（*）

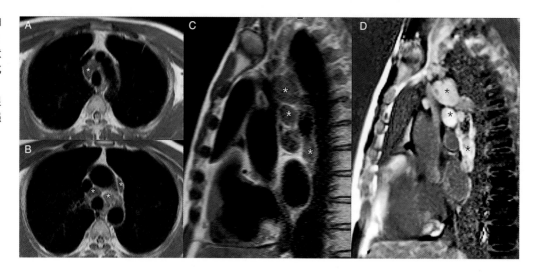

三、可能诊断

A. 肥厚型心肌病

B. 结节病

C. 转移瘤

D. Erdheim-chester 病

四、CMR解读及诊断思路

　　患者为中青年男性，因间断胸闷、憋气就诊，我院心电图提示一度房室传导阻滞，超声心动图提示室间隔增厚，但LVEF正常。CMR电影序列提示室间隔及毗邻左室前壁、下壁增厚，延迟强化相应区域均匀团块状强化（图7-1）。如果仅通过电影序列评估，该患者比较符合非梗阻性肥厚型心肌病（HCM）诊断标准，但有几点不符：①有明显的临床症状；②ECG提示一度房室传导阻滞，而HCM ST段改变更常见；③LGE亦不符合HCM常见的不均匀斑片状强化特征，尤其是前室间隔右室面，明显呈占位样改变，甚至右室腔内亦有异常强化，因此还需要与其他疾病鉴别。在图7-21黑血序列上，可以观察到纵隔内有较多肿大的淋巴结，且这些淋巴结亦呈明显强化（图7-2），故而本例基本可以确诊为结节病。此外，患者还做了胸部CT及全身PET检查，亦未发现其他肿瘤性病变，因此亦可排除转移性肿瘤。

　　还有一种需要鉴别的是Erdheim-Chester病，这是一种罕见的非朗格汉斯细胞组织细胞增多症，多个系统受累，如长骨（骨质硬化）、腹膜后纤维化、中枢神经系统、内分泌腺体、呼吸系统等，此外，40%～70%病例还会出现心血管受累，表现为右心房壁（后壁多见）、房室间沟、右室游离壁假肿瘤样肿块，心包积液，胸腹主动脉周围纤维化[1-3]。对于本例，综合临床及CMR表现可以排除Erdheim-Chester病。综上，该病最后诊断为心脏结节病。

胸部CT及核素检查结果：胸部CT显示双肺多发病变，纵隔多发肿大淋巴结。PET-CT：右肺下叶软组织影，大小约4.0cm×4.2cm×1.5cm，放射性摄取异常增高，SUV_{max}为5.2。双肺下叶胸膜下散在模糊斑片影，放射性摄取增高，SUV_{max}为2.3。纵隔见多发肿大淋巴结，较大者位于2R区，放射性摄取增高，SUV_{max}为6.0。双肺门多发肿大淋巴结，放射性摄取增高，SUV_{max}为3.7。心脏室间隔、右室前壁放射性摄取局限性增高，SUV_{max}为11.6。

█ 五、最终诊断

心脏结节病

█ 六、随访

患者按结节病诊治2年后复查CMR，病情较前明显减轻，原病灶明显吸收好转（图7-3，图7-4）。

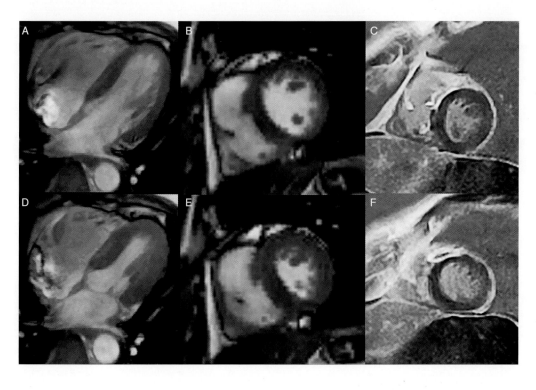

图7-3　同一患者治疗2年后CMR复查，A~F序列同图7-1。室间隔、右室前壁增厚程度明显减轻，室间隔右室面、心肌中层及右室前壁延迟强化较图7-1亦显著减少

图 7-4　同一患者治疗 2 年后 CMR 复查，A～C 序列同图 7-2。原纵隔淋巴结肿大消失

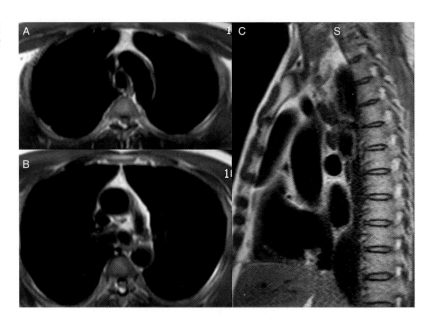

▌七、点评 / 解析

　　结节病是一种不明原因、多系统受累的肉芽肿性疾病，发病率（4.7～64）/10万人，具有地区及种族差异，女性多见[4]。90%的患者双肺受累，表现为双肺门、纵隔淋巴结肿大，肺内浸润性病变，肝、脾、皮肤、腮腺等器官、组织亦可受累，约5%的患者心脏受累[4, 5]。心脏超声是一线影像检查方法，虽然在检测心肌肉芽肿浸润方面的特异性有限，但仍可用于检测心脏结构和功能的改变[6]。结节病的超声异常表现主要包括：左/右心室功能异常、室壁增厚/变薄、不典型肥厚型心肌病合并室壁瘤形成、舒张功能障碍[6]。CMR延迟强化对结节病诊断、鉴别诊断有很大价值，常见基底段室间隔、左室游离壁多灶性心肌中层、外膜下均匀延迟强化，部分甚至呈透壁性延迟强化，右室游离壁受累也可发生[6]，如本例。心脏结节病诊断标准见表7-1。经病理学证实存在心外结节病证据，且心电图或心脏超声异常时，推荐CMR或PET评价心肌是否受累及受累程度（推荐级别Ⅱa）。心脏结节病患者在激素治疗3月后推荐行PET检查进行评价疗效，以决定是否更改治疗策略。本例患者经治疗后通过复查CMR进行疗效评价，可见纵隔肿大淋巴结消失，室间隔、右室游离壁受累程度明显缓解，如图7-3、图7-4所示。

表 7-1　心脏结节病诊断标准

心脏结节病诊断的两条途径
1．心肌组织学诊断 心肌组织学证实无其他病因导致的非干酪样肉芽肿
2．临床诊断（采用侵入性、非侵入性方法） 可能心脏结节病 （1）经过组织学证实的心外结节病 合并
（2）以下一个或多个条件 ①心肌病或心脏传导阻滞经激素 ± 免疫抑制剂治疗有效 ②不明原因 LVEF ＜ 40% ③不明原因持续性（自发性或诱导性）心动过速 ④Mobitz Ⅱ 型二级或三级心脏传导阻滞 ⑤^{18}F-FDG PET 心肌异常摄取，具有心脏结节病的摄取特征 ⑥CMR 延迟强化，具有心脏结节病的强化特征 ⑦镓阳性摄取，具有心脏结节病的摄取特征 合并 （3）排除其他导致心脏病变的原因

八、小结

　　心脏结节病是相对罕见病例，易误诊为HCM。对于临床表现不典型的HCM应警惕心脏结节病可能，特别是CMR等影像学检查提示心肌多灶性受累病变，伴纵隔或肺门淋巴结肿大、双肺浸润性病变时应考虑心脏结节病，必要时可行心肌活检。CMR有助于发现无症状心脏结节病，评价心肌受累严重程度及疾病是否处于活动期，并有助于疗效评价。

九、参考文献

［1］Diamond EL, Dagna L, Hyman DM, et al. Consensus guidelines for the diagnosis and clinical management of Erdheim–Chester disease. Blood, 2014 Jul 24，124（4）：483–492.

［2］Gianfreda D, Palumbo AA, Rossi E, et al. Cardiac involvement in Erdheim–Chester disease：an MRI study. Blood, 2016 Nov 17，128（20）：2468–2471.

［3］Haroche J, Cluzel P, Toledano D, et al. Images in cardiovascular medicine. Cardiac involvement in Erdheim–Chester disease：magnetic resonance and computed tomographic scan imaging in a monocentric series of 37 patients. Circulation, 2009 Jun 30，119（25）：e597–598.

［4］Birnie DH, Nery PB, Ha AC, et al. Cardiac Sarcoidosis J Am Coll Cardiol, 2016 Jul 26，68（4）：411–421.

［5］Morimoto T, Azuma A, Abe S, et al. Epidemiology of sarcoidosis in Japan. Eur Respir J, 2008 Feb，31（2）：372–379.

［6］Ayyala US, Nair AP, Padilla ML. Cardiac sarcoidosis、Clin Chest Med, 2008，29：493–508.

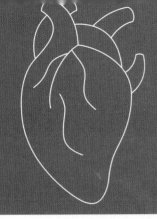

病例8
巨细胞心肌炎

一、临床病史

女，46岁，黑矇1年，加重伴13小时内晕厥1次。1年前讲课过程中出现黑矇，与体位改变、剧烈运动、排尿、转颈无关，无意识丧失及肢体活动障碍，持续约2～3秒钟后自行缓解，未予重视。11月前患者与人交谈时再次出现黑矇，持续约4～5秒钟后自行缓解，当地医院查动态心电图提示：交界区期前收缩，短阵交界区心动过速，多源性室性期前收缩。服用"稳心颗粒、拜新同"后，未再发作黑矇，但仍有心跳间歇感。半年前患者步行一层楼后再次出现黑矇，伴有心悸，无头晕、出汗、恶心、呕吐，无意识丧失，休息十余分钟后好转，此次症状发作后患者反复发作心悸，无黑矇。当地医院动态心电图提示：室性期前收缩呈短阵三联律，多形成对室性期前收缩，短阵多形室性心动过速，完全性右束支传导阻滞。查肌钙蛋白cTnI 290.7pg/ml（参考范围小于28pg/ml）。冠状动脉造影：未见异常。当地医院考虑：心肌病，室性期前收缩，室性心动过速，心功能Ⅲ级，建议上级医院就诊。14天前患者于宾馆休息时突发黑矇、心悸，伴有上肢抽搐，无意识丧失，无大小便失禁，家人诉其面色苍白，20秒钟后自行缓解，半小时后上诉症状再次发作，伴恶心、呕吐，呕吐物为胃内容物，伴有大汗、视物模糊，随后出现意识丧失，伴上肢抽搐。急诊入院，查血压110/70mmHg，心率160次/分，心电图检查提示室性心动过速；实验室检查示：NT-proBNP 3939.0 pg/ml，hs-cTnI 0.009 ng/ml，CK-MB 0.47ng/ml。心脏超声提示：室间隔及左室壁增厚，双房增大，左心功能减低，LVEF42%。PET-CT提示左心增大，间隔壁、右室壁代谢不均匀增高，心肌浸润性疾病可能性大，余未见明显异常代谢灶。

▎二、CMR

图 8-1 四腔心（A，D）、两腔心（B，E）及左室短轴基底段切面（C，F）电影序列舒张末期（A~C）及收缩末期（D~F）电影序列图。双房轻度扩大，室间隔轻度增厚（约14mm），左室收缩功能轻度减低（LVEF 40%），室间隔右室面信号偏高（D，F箭）

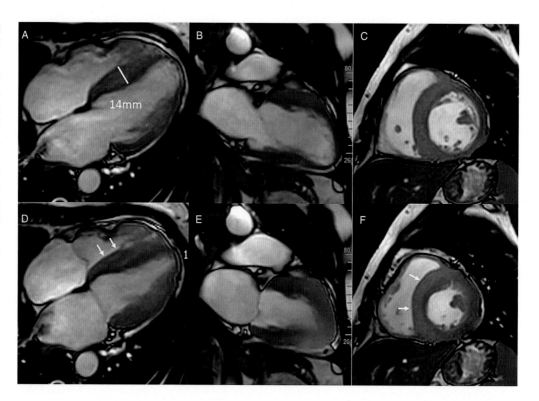

图 8-2 A，B，D，E分别为左室短轴中段切面T1WI、T2WI、T1WI FS 及T2 STIR 序列图；C，F分别为左室短轴及四腔心延迟强化图。室间隔右室面及前组乳头肌T2信号增高（D，E箭）并显著延迟强化（C，F箭）

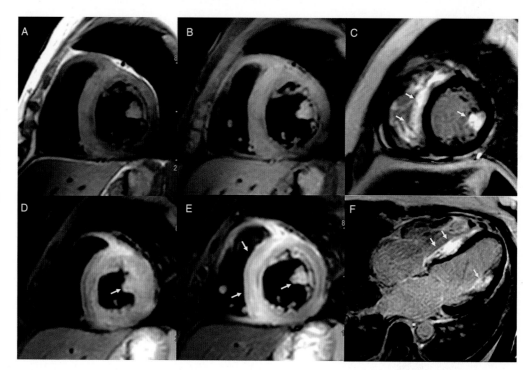

▌三、可能诊断

A. 结节病

B. 心肌炎或炎性心肌病

C. 淀粉样变性

D. 肥厚型心肌病

▌四、CMR解读及诊断思路

患者中年女性，因反复黑矇伴晕厥1次急诊入院，心电图（包括Holter）提示频发室性期前收缩、室性心动过速，考虑黑矇、晕厥可能继发于血流动力学不稳定的室性心律失常。超声心动图提示室壁增厚，左心功能轻度减低（LVEF 42%），病源性质不明。PET-CT提示左室代谢异常，考虑浸润性心肌病可能性大。CMR电影序列提示双房轻度增大，左室各壁轻度增厚或正常高限，收缩运动轻度减低（图8-1），所见与超声心动图一致。但是T2 STIR图像提示室间隔信号明显升高，延迟强化序列显示室间隔右室面及前组乳头肌明显异常强化（图8-2），此强化特征与心脏结节病非常类似，但有以下几点与结节病不符：①结节病心律失常多表现为传导阻滞，而非心动过速；②结节病常伴纵隔淋巴结肿大；③结节病的室间隔强化多局限于前间隔右室面，而非本例中的累及全部室间隔。此外，本例患者亦无引起左室继发性肥厚的相关疾病（如高血压等），虽有室间隔轻度增厚，但是其他CMR特征均不支持HCM诊断。关于淀粉样变性的鉴别本书多个病例已有较充分阐述，不再赘述。

综上，结合PET，本例考虑心肌炎或炎性心肌病可能性大。

▌五、心肌活检病理

患者住院期间行心肌活检，取材部位为右室间隔。心肌细胞间见较多多核巨细胞及淋巴细胞浸润，心肌细胞灶性坏死（图8-3）。病理诊断：巨细胞心肌炎。

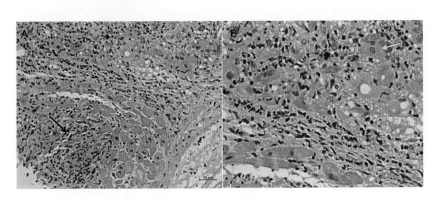

图 8-3　A / B 分别为低倍及高倍镜下心肌 HE 染色，取材部位为右室间隔，心肌细胞间见较多多核巨细胞（黄箭）及淋巴细胞浸润（黑箭），心肌细胞灶性坏死

▎六、最终诊断

　　巨细胞心肌炎

▎七、点评 / 解析

　　巨细胞心肌炎（giant cell myocarditis，GCM）是一种罕见而凶险的炎性心肌病变，具有发病急骤、心功能迅速恶化的特点，若不及时干预（如免疫抑制剂治疗、左心辅助治疗），中位生存时间仅为3个月。GCM好发于青壮年（平均年龄40岁），20%伴有免疫缺陷，病程中多数表现为急性心功能不全、50%表现为顽固性室速，不同程度心脏传导阻滞也常见[1, 2]。心内膜活检是诊断GCM的"金标准"，组织学显示多核巨细胞伴或不伴心肌细胞坏死，并伴有嗜酸粒细胞、组织细胞、淋巴细胞等炎性细胞浸润[3]。免疫组化可见CD3、CD20、CD68、CD4、CD8阳性表达，其中以CD4[+]T细胞浸润为著[4]，如本病例所示。目前GCM的CMR表现仅见于个案报道，主要表现包括：①左室扩大、LVEF减低；②多灶性室壁受累，以室间隔、下壁、侧壁受累多见，受累心肌水肿，在T2 STIR表现为高信号；③LGE序列可见非冠脉支配区域透壁性、心外膜下、心内膜下等多种延迟强化方式；④右室游离壁可同时受累[5]，也有心房受累的GCM案例[6]。

　　GCM与结节病鉴别有一定困难，结节病多有双肺弥漫病变、肺门、纵隔淋巴结肿大等表现，CMR有助于缩小临床鉴别诊断范围，并对心内膜活检提供术前指导。本例通过CMR检查发现室间隔右室面及右室前壁多灶性受累后，再行心内膜活检，提高了心内膜活检阳性率，并经病理证实为GCM，随后及时调整治疗方案（抗心衰、心律失常，激素联合免疫抑制剂）。1年后随访，超声提示心功能有改善，LVEF 47%；再次心内膜活检镜下见心肌细胞轻度肥大，空泡变性，灶性淋巴细胞浸润，未见巨细胞，多灶纤维瘢痕形成。右室间隔心内膜心肌活检见心肌炎症病灶中可见混合炎细胞，主要为CD4[+]T淋巴细胞和单核细胞，免疫组化结果：CD3（+），CD20（个别阳性），CD4（+），CD8（个别阳性），CD68（+）。综上，患者心脏疾病得到有效控制。

▎八、小结

　　巨细胞心肌炎与其他炎性心肌病相比，临床进展迅速，致死率高，准确诊断、及时干预，可提高患者预后，但确诊需行病理学检查；CMR扫描有助于识别心肌损伤或心衰的原因（缺血、炎性或心肌病），缩小临床鉴别诊断范围，并对心内膜活检靶点的选择提供依据。

九、参考文献

[1] L. T. J. Cooper, G. J. Berry, R. Shabetai. Idiopathic giant–cell myocarditis natural history and treatment. N Engl J Med, 1997, 1860–1866.

[2] R. Kandolin, J. Lehtonen, K. Salmenkivi, et al. Diagnosis, treatment, and outcome of giant–cell myocarditis in the era of combined immunosuppression, Circ Heart Fail, 2013, 15–22.

[3] Montero Santiago., Aissaoui Nadia., Tadié Jean–Marc., et al. Fulminant giant–cell myocarditis on mechanical circulatory support：Management and outcomes of a French multicentre cohort. Int J Cardiol, 253（undefined）, 2018, 105–112.

[4] Reuben A, Petaccia de Macedo M, McQuade J, et al. Comparative immunologic characterization of autoimmune giant cell myocarditis with ipilimumab. Oncoimmunology, 2017 Aug 8，6（12）：e1361097.

[5] Sujino Y, Kimura F, Tanno J, et al. Cardiac magnetic resonance imaging in giant cell myocarditis：intriguing associations with clinical and pathological features. Circulation, 2014 Apr 29，129（17）：e467–469.

[6] Arai Hirofumi., Kuroda Shunsuke., Yoshioka Kenji., et al. Images of atrial giant cell myocarditis. Eur Heart J Cardiovasc Imaging, 2018, 19（2）：243.

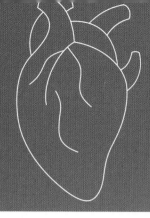

病例9
肥厚型心肌病中段梗阻
并心尖部室壁瘤

一、临床病史

男，45岁，反复心悸、胸闷6年，加重伴胸痛3个月。患者6年前出现活动后心悸、胸闷、气短，当地医院诊断为"肥厚型心肌病"，予以药物控制。近3月症状加重，快步行走后即感胸痛，休息后可缓解。夜间可平卧，无双下肢水肿，无明显胸痛，无头晕、眩晕、黑矇、晕厥。查体：血压110/60mmHg，心前区无隆起，触诊心尖搏动位于胸骨左缘第5肋间，左锁骨中线内侧0.5cm，心浊音界未见异常。心率65次/分，律齐，未闻及期前收缩，心音可，胸骨左缘3～4肋间闻及喷射状收缩期杂音。心电图提示：窦性心律，左心室高电压，ST-T改变。心脏超声提示：左室心尖部室壁瘤形成。冠脉CTA：未见明显狭窄（图9-1）。

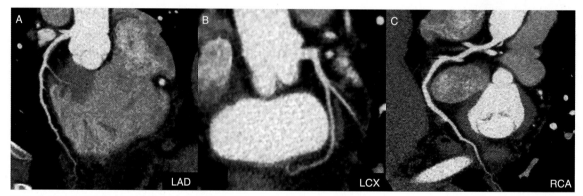

图9-1 A～C分别为对比剂增强CT冠状动脉成像前降支（LAD）、回旋支（LCX）及右冠状动脉（RCA）曲面重建。左主干、LAD、LCX及RCA主干及主要分支管壁规则，管腔通畅，未见狭窄

▍二、CMR

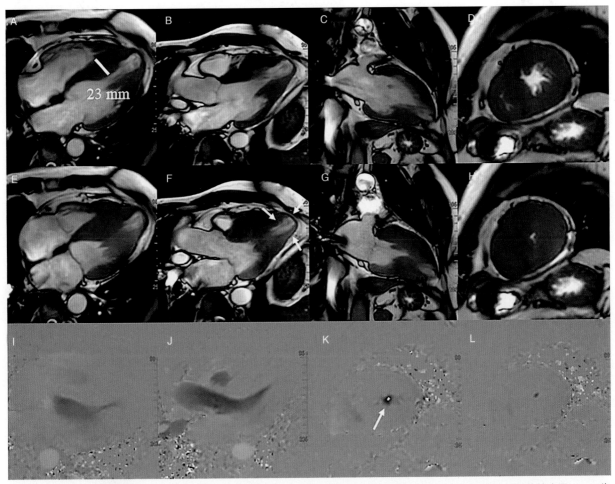

图 9-2 A~D 分别为四腔心、左室流出道、左室两腔心及左室短轴中段电影序列舒张末图；E~H 为对应层面收缩末图；I，J 为四腔心及左室流出道流速编码电影平面内收缩末血流图；K，L 为左室短轴中部流速编码电影通过平面收缩末血流图（K，峰值流速150cm/s；L，峰值流速 300cm/s）。左室各壁中远段室壁增厚，室间隔厚度约 23mm，心尖室壁变薄、外膨（F 箭）。收缩末期左室腔中段几近闭塞，将左室腔分隔成远端外膨心尖及近段基底部心腔，形成"沙漏状"改变，平面内流速编码电影提示左室腔中段收缩末期血流纤细（I，J），峰值流速明显增高（K，L）

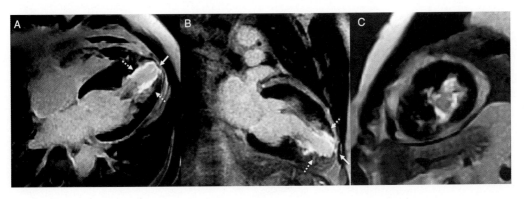

图 9-3 A~C 分别为四腔心、左室两腔心及左室短轴中远段延迟强化图。心尖部心肌明显强化，近段以心内膜下强化为主（虚线箭），远端心尖帽呈透壁性强化（实线箭）

▌三、可能诊断

    A. 冠心病，陈旧性心肌梗死并心尖部室壁瘤形成

    B. 非梗阻性肥厚型心肌病

    C. 梗阻性肥厚型心肌病伴心尖部室壁瘤形成

▌四、CMR解读及诊断思路

    患者中年男性，无明显冠心病相关危险因素，既往诊断为肥厚型心肌病（HCM），但近期（3个月来）出现活动后胸痛（心绞痛？）。查体胸骨左缘3~4肋间收缩期杂音，心电图提示左室高电压并ST-T改变，心脏超声提示心尖部室壁瘤形成。由于患者冠脉CTA正常，无高血压、高脂血症、糖尿病等冠心病相关危险因素，此次发病亦无典型急性冠脉综合征表现，因此暂不考虑冠心病心肌梗死。CMR提示左室壁增厚，室间隔最厚处23mm（图9-2），在除外继发肥厚的因素后，可以诊断为HCM，且左室流出道电影序列显示无流出道梗阻征象，所以非梗阻HCM似乎可以成立，但心尖部室壁瘤又如何解释？虽然通常所指的梗阻性HCM，是指左室流出道梗阻的HCM，但实际上，只要室壁肥厚并引起血流动力学梗阻的HCM均可称为梗阻性HCM，本例患者就是左室中段肥厚并致左室腔中部梗阻，继发形成心尖部室壁瘤（图9-2，图9-3）。

▌五、最终诊断

    梗阻性肥厚型心肌病，左室腔中部梗阻伴心尖部室壁瘤形成

▌六、点评 / 解析

    本例主要需要解释的是心尖部室壁瘤的病源性质。通常，室壁瘤特别是心尖部室壁瘤，被认为是冠心病、陈旧性心肌梗死后左室重构的结果，同时其他正常的心肌也会发生代偿性肥厚。本例中，虽然患者没有冠脉狭窄，但仍然需要考虑非冠脉狭窄性的心肌梗死（MINOCA）伴室壁瘤，但显然本例患者更应该诊断为梗阻性HCM。左室流出道梗阻是梗阻性HCM最常见的类型，但梗阻部位并不仅仅限于左室流出道，还可位于右室流出道、左室腔中部、左室心尖部等，即哪里有肥厚，哪里就有梗阻的可能。本例梗阻部位位于左室腔中部，梗阻以远心室腔在收缩期无法将血液排空，导致腔内压力明显升高，长此以往，心肌发生劳损并负性重构，包括室壁变薄、心内膜纤维化，晚期呈室壁瘤样改变。而冠心病所致的代偿性肥厚一般并不会导致心腔内梗阻。综上所述，本例患者最有可能的诊断是左室腔中部梗阻性HCM并心尖部室壁瘤形成。

    左室中部梗阻性HCM是一种特殊类型的梗阻性HCM，文献报道发生率约占HCM的2%[1]，一组纳入

225例HCM患者的研究结果显示，左室中部梗阻性HCM约占HCM的1.3%[2]。由于肥厚部分位于左室腔中部，左室收缩期可在梗阻远端（左室心尖部）和梗阻近端（基底部）之间形成压力阶差，长此以往，严重者可导致心尖部运动功能异常包括室壁瘤形成，因此该病需要与缺血性心脏病（心肌梗死）导致的室壁瘤鉴别。HCM心尖部室壁瘤形成与不良预后有关，如猝死、心律失常、血栓栓塞、进行性心衰等，需要进行一级预防性ICD干预，所以对该亚型的识别尤为重要[2]。此外，CMR有助于室壁瘤内血栓的检出，有助于临床判断抗凝治疗时机，以防止栓塞性卒中的发生。

七、小结

临床需要提高对左室中部梗阻性HCM这一少见亚型的认识，特别是伴有继发性室壁瘤形成的病例，需与缺血性心脏病进行重点鉴别。综合临床、超声及冠脉CTA一般可明确诊断，对于诊断不明的患者应考虑行CMR检查。

八、参考文献

［1］Maron MS, Finley JJ, Bos JM, et al. Prevalence, clinical significance, and natural history of left ventricular apical aneurysms in hypertrophic cardiomyopathy. Circulation, 2008 Oct 7，118（15）：1541–1549.

［2］Yang K, Song YY, Chen XY, et al. Apical hypertrophic cardiomyopathy with left ventricular apical aneurysm：prevalence, cardiac magnetic resonance characteristics, and prognosis.Eur Heart J Cardiovasc Imaging, 2020 Dec 1，21（12）：1341–1350.

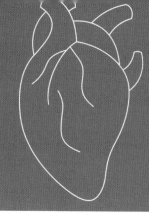

病例10
心尖肥厚型心肌病

一、临床病史

　　女，52岁，发作性胸闷、胸痛2年。3年前患者自觉心悸、头晕，于当地医院门诊就诊，诊断为"心律失常"，给予口服盐酸普罗帕酮及美托洛尔治疗，后无心悸发作。2年前患者于劳累后出现胸闷、胸痛，范围约手掌大小，性质描述不清，发作时无恶心、呕吐、黑矇、晕厥，无放射痛，含服速效救心丸或硝酸异山梨酯可于数分钟内缓解，无夜间发病。就诊于当地医院，诊断为"心脏供血不足"。为求进一步诊治，就诊于我院，门诊以"冠状动脉粥样硬化性心脏病"收入院。查体：血压110/60mmHg，心率74次/分，律齐，余无特殊。心脏超声提示：室间隔基底段稍厚，厚度约13mm。心电图提示：多个导联见深倒T波（图10-1）。

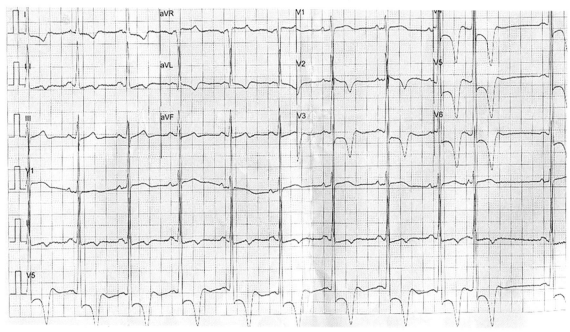

图10-1　标准12导联心电图。胸导联（V_2~V_6）ST段压低伴T波深倒（冠状T波）

▌二、CMR

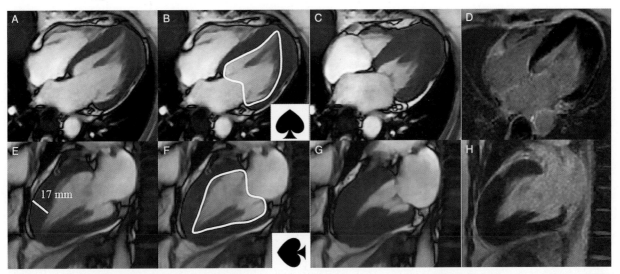

图 10-2　A~C 分别为四腔心电影序列舒张末期图（A，B）、收缩末期图（C）；D 为对应层面延迟强化图；E~H 分别为左室两腔心与 A~D 同序列图。左室心尖段室壁增厚（17mm），舒张末期左室心腔呈黑桃征（spade shape，B，F），收缩末期心尖闭塞，延迟强化序列显示增厚室壁无强化

▌三、可能诊断

    A. 高血压性心脏病

    B. 肥厚型心肌病

    C. 缺血性心脏病

▌四、CMR解读及诊断思路

    患者中老年女性，以发作性胸闷、胸痛就诊，心电图提示胸前导联广泛T波深倒（图10-1），临床怀疑冠心病。超声心动图提示局部室壁偏厚（室间隔13mm），未见明确节段性室壁运动异常。患者无明确高血压病史，本次就诊血压亦正常，因此高血压性心脏病可以排除。CMR提示左室心尖段室壁增厚，舒张末期左室心腔呈黑桃征（spade shape），收缩末期心尖闭塞，心肌未见明显异常强化（图10-2），结合患者心电图多个导联倒置大T波（giant negative T wave），本例可诊断为典型的心尖肥厚型心肌病。

▌五、最终诊断

心尖肥厚型心肌病

▌六、点评 / 解析

　　心尖肥厚型心肌病（apical hypertrophic cardiomyopathy，AHCM）是肥厚型心肌病的一种特殊类型，首次报道于1976年，亚洲人群尤其日本多见，约占HCM的25%。一组纳入225例HCM患者的研究结果显示，AHCM约占HCM的11%。由于左室心尖部室壁明显增厚，心尖部室腔明显变窄，而中段、基底段室腔相对正常，故而舒张期心室长轴位上呈现出形似扑克牌中黑桃样外观（ace-of-spades）。由于超声心动图近场效应，AHCM易误漏诊（如本例），但CMR可以识别这一特征性表现。此外，该类患者心电图检查胸前导联常常有倒置大T波，发生率约36%，且心尖部室壁越厚，倒置T波越大[1]。根据2014年ESC发布的HCM诊治指南，HCM的诊断标准为：左室一个或多个节段室壁厚度≥15mm，排除因其他负荷因素导致的室壁增厚[2, 3]。根据报道，对于伴有倒置大T波的患者，虽无临床症状，经CMR检查心尖室壁厚度尚未达到≥15mm这一诊断标准，如果具有下述表现，需要怀疑早期心尖肥厚型心肌病：①左室壁厚度由基底段至心尖段无逐渐变薄趋势，心尖部室壁仍较厚（AHCM约8mm，正常人约4mm），可超过左室中段室壁厚度；②心尖角减小（AHCM约88°，正常人约114°）；③LVEF正常或略升高；④伴或不伴心尖黑桃征外观[4]。这也说明CMR对AHCM早期诊断具有重要价值。AHCM根据肥厚部位的不同可以分为以下三型：①单纯心尖肥厚型（pure AHCM），室壁肥厚局限于心尖；②混合心尖肥厚型（mixed AHCM），心尖部室壁肥厚最为严重，室壁肥厚逐渐、连续的向左室中段，甚至基底段延续，在此型中可仅见心尖部、基底段室壁肥厚，而无左室中段肥厚；③心尖肥厚伴左室中段显著肥厚型（AHCM with predominant midventricular hypertrophy），非连续性心尖肥厚型，但以左室中段肥厚尤为显著。以上三型均可出现心尖部室壁瘤（图10-3）。一项纳入了1332例AHCM患者的研究发现，AHCM合并左心室心尖部室壁瘤的发生率约为2.3%，此类患者血栓形成风险增加，预后较差，中位随访时间为26个月，约27.6%的患者发生不良心血管事件，包括心源性死亡、进展性心衰和新发房颤等，但目前对该类患者的治疗尚无定论，建议植入ICD一级预防和抗凝治疗[5, 6]。CMR在AHCM病情监测中发挥重要作用，有助于该类患者的早期识别，并为临床管理提供依据。

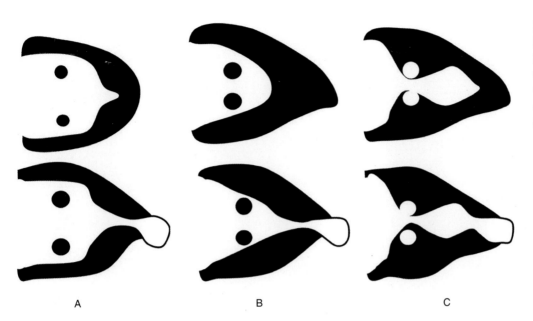

图 10-3　心尖肥厚型心肌病分类示意图。A. 单纯心尖肥厚型；B. 混合心尖肥厚型；C. 心尖肥厚伴左室中段显著肥厚型

A　　　　　　　　　B　　　　　　　　　C

■ 七、小结

对于心电图提示胸前导联T波深倒、但无明显心肌缺血的患者，应怀疑心尖肥厚型心肌病。超声心动图检查应特别关注心尖部，对于诊断不明确的患者，应进行CMR检查进一步明确。CMR有助于对心尖肥厚型心肌病患者进行早期诊断、分型、并发症（室壁瘤、血栓）等全方位的评估。

■ 八、参考文献

［1］Kitaoka H, Doi Y, Casey SA, et al. Comparison of prevalence of apical hypertrophic cardiomyopathy in Japan and the United States. Am J Cardiol, 2003 Nov 15，92（10）：1183–1186.

［2］Yang K, Song YY, Chen XY, et al. Apical hypertrophic cardiomyopathy with left ventricular apical aneurysm：prevalence, cardiac magnetic resonance characteristics, and prognosis. Eur Heart J Cardiovasc Imaging, 2020 Dec 1, 21（12）：1341–1350.

［3］Park SY, Park TH, Kim JH, et al. Relationship between giant negative T–wave and severity of apical hypertrophy in patients with apical hypertrophic cardiomyopathy. Echocardiography, 2010 Aug，27（7）：770–776.

［4］Nicholls M. The 2014 ESC guidelines on the diagnosis and management of hypertrophic cardiomyopathy have been published. Eur Heart J, 2014 Nov 1，35（41）：2849–2850.

［5］Jan M F, Todaro M C, Oreto L, et al. Apical hypertrophic cardiomyopathy：present status.Int J Cardiol, 2016, 222：745–759.

［6］Wu B, Lu M, Zhang Y, et al. CMR assessment of the left ventricle apical morphology in subjects with unexplainable giant T–wave inversion and without apical wall thickness ≥ 15 mm. Eur Heart J Cardiovasc Imaging, 2017 Feb, 18（2）：186–194.

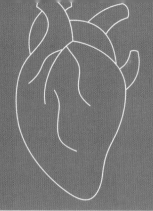

病例11
梗阻性肥厚型心肌病

一、临床病史

男，56岁，反复心悸、胸闷、气短10年，加重伴胸痛半年。患者10年前出现活动后心悸、胸闷、气短，当地医院诊断为"肥厚型心肌病"，给予药物控制。近半年来症状加重，爬楼2层后偶感胸痛，休息后可缓解，夜间可平卧入睡，无双下肢水肿，无明显胸痛，无头晕、眩晕、黑矇、晕厥。既往高血压十余年，药物控制佳，目前血压120/60mmHg。查体：心前区无隆起，触诊心尖搏动位于胸骨左缘第5肋间，左锁骨中线内侧0.5cm，心浊音界未见异常。心率60次/分，律齐，未闻及期前收缩，心音可，胸骨左缘第3~4肋间可闻及喷射状收缩期杂音，向心底部传导。心电图提示：窦性心律，左室肥大伴复极异常。心脏超声提示：室间隔肥厚，主动脉瓣跨瓣压差46mmHg，考虑梗阻性肥厚型心肌病。

二、CMR

图11-1 A~D分别为电影序列四腔心及左室流出道切面舒张末（A，C）及收缩末（B，D）图；E，F为左室流出道平面内及通过平面的流速编码血流图。左室壁普遍肥厚，以室间隔基底段为著，最厚约21mm，并部分突入左室流出道。左室流出道切面收缩末期可见"二尖瓣瓣前向运动（SAM）"征象（B，D白实箭），加重左室流出道梗阻，主动脉瓣处可见梗阻所致的高速血流信号（D，F白虚箭）

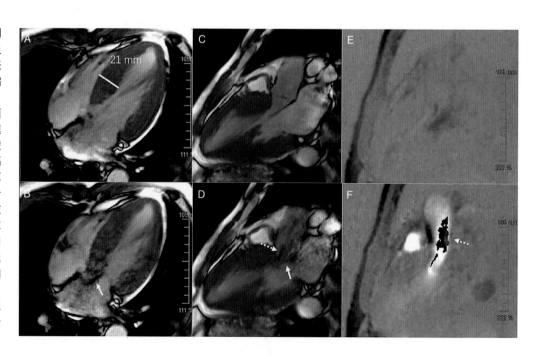

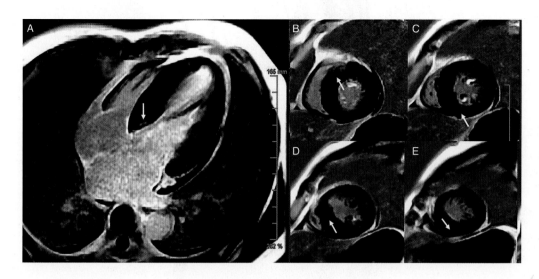

图 11-2　A. 延迟强化序列四腔心切面图；B~E 基底至心尖系列左室短轴切面延迟强化序列图。室间隔心肌壁内散在灶状（A 箭）及晕状（B~E 箭）强化，前后组乳头肌亦可见灶状强化

三、可能诊断

　　A. 梗阻性肥厚型心肌病（左室流出道）

　　B. 心肌淀粉样变性

　　C. Anderson-Fabry 病

　　D. 高血压性心脏病

四、CMR解读及诊断思路

　　患者为中老年男性，10年前当地医院诊断为"肥厚型心肌病"，近半年胸闷、气短症状加重。心电图提示窦性心律，左室肥大伴复极异常，超声提示梗阻性肥厚型心肌病。患者拟行Morrow术，术前进行MRI检查进一步评估。CMR提示左室壁普遍肥厚，以室间隔为著，伴流出道梗阻及少许晕状心肌纤维化（图11-1，图11-2）。考虑到患者既往有高血压病史，心肌普遍肥厚，需要跟高血压性心脏病，心肌淀粉样变性、Fabry病等浸润性心肌病鉴别。心肌淀粉样变性一般无流出道梗阻，典型者延迟强化呈弥漫粉尘状，临床心衰症状重，与本例不符；Fabry病一般发病年龄较轻，延迟强化以左室侧壁心内膜下多见，更重要的是Native T1一般降低，本例亦不符；本例患者虽有高血压病史，但目前控制尚可，且一般高血压继发的心肌肥厚很少导致流出道梗阻，所以本例首先考虑梗阻性肥厚型心肌病，高血压可以考虑为左室肥厚的部分原因。

五、手术及病理

　　术中所见：本例患者行Morrow术，术中可见室间隔26mm，切除心肌10.5g，室间隔至心尖有肌束连接。二尖瓣大致正常。停用体外循环后，窦性心律，血压110/60mmHg，左室流出道压差10mmHg，二尖瓣无明显反流。

　　病理所见：心肌细胞肥大，空泡变性，排列紊乱，灶性纤维瘢痕形成，符合肥厚型心肌病（图11-3）。

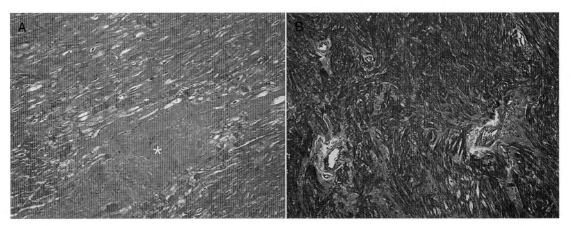

图11-3　术后病理心肌HE染色和Masson染色。A示心肌细胞肥大、纤维瘢痕形成（星号）；B示心肌细胞排列紊乱

▎六、最终诊断

　　梗阻性肥厚型心肌病

▎七、随访

　　患者术后1年CMR复查，左室流出道梗阻明显缓解，室壁厚度较前变薄，二尖瓣SAM征消失，未见二尖瓣关闭不全（图11-4）。

图11-4　同一患者Morrow术后复查，A~D为图1中A~D对应层面图；E，F四腔心及左室短轴对比剂延迟强化图。基底段室间隔较术前变薄，厚度约13mm，SAM征消失（白箭），未见左室流出道梗阻，延迟强化较前无显著改变

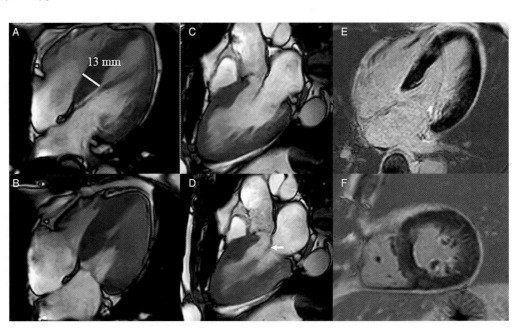

■ 八、点评 / 解析

肥厚型心肌病（hypertrophic cardiomyopathy，HCM）是以左心室心肌肥厚（一个或多个节段室壁厚度≥15mm，或者有明确的HCM家族史时，最大左室壁厚度≥13mm）、舒张功能减低、早期左心室无扩大为主要特征的非缺血性心肌病，一般认为是编码肌小节蛋白的基因突变所致，目前已发现二十余种基因的一万余种突变，但仍有相当部分患者（最高达50%）未明确突变基因[1]。HCM以室间隔非对称性肥厚常见，其次为左室中段肥厚、心尖肥厚、对称性（向心性）肥厚、局灶型肥厚，右室亦可受累，有相当部分患者合并左心室流出道梗阻，表现为静息或负荷状态时左室流出道压力阶差≥30mmHg，最高报道发生率约70%。由于该病致病基因的异质性，目前对该病的诊断仍基于影像学检查，以心脏超声为首选，以下情况推荐CMR检查：①可疑HCM，超声诊断不明确时（推荐等级Ⅰ，B）；②可疑心尖部肥厚或心尖室壁瘤的患者（Ⅱa，C）；③需进一步评估左心室结构、功能以及心肌纤维化时（Ⅱa，B）；④与其他类型左心室肥厚表现心肌病（如心肌淀粉样变性等）的鉴别诊断（Ⅱa，C）；⑤室间隔化学消融或室间隔切除术术前指导（Ⅱb，C）。

HCM需要与心肌肥厚的其他疾病进行鉴别，如心肌淀粉样变性、Anderson-Fabry 病、高血压性心脏病、运动员心脏等。HCM以非对称性肥厚多见，上述其他四种心脏改变多为向心性肥厚。此外，延迟强化（LGE）在鉴别诊断中，具有重要价值。HCM的LGE多位于肥厚心肌中层或前、后间隔右室插入点处心肌中层，呈斑片样强化[2]；心肌淀粉样变性主要表现为心肌弥漫分布的心内膜下延迟强化或透壁性强化[3]；Anderson-Fabry病的LGE常分布于基底段下侧壁心外膜下或心肌中层[4]；运动员心脏或运动负荷导致的心肌肥厚LGE少见。T1 mapping对肥厚型心肌病的鉴别也有帮助，心肌淀粉样变性Native T1值高于HCM，且增强后心肌T1信号强度接近血池T1信号强度的表现也具有特异性[3]，而Anderson-Fabry 病Native T1值减低[5]，高血压性心脏病及运动员心脏Native T1值也都低于HCM[6, 7]。

对于伴有流出道梗阻的HCM患者，符合以下条件时可考虑有创治疗（Morrow室间隔心肌切除术，酒精消融术）以缓解流出道梗阻，改善预后：流出道梗阻压力梯度≥50mmHg，心功能Ⅲ~Ⅳ级（NYHA），和（或）药物难以控制的反复劳累性晕厥[1]。对于经验丰富的中心，有创治疗也可扩大至：NYHA Ⅱ级患者静息状态下或诱发后（运动或Valsalva）流出道梗阻压力梯度≥50mmHg，中至重度二尖瓣反流伴SAM征，房颤或中至重度左心房扩大[8]。本例患者行Morrow术，术后1年复查CMR，流出道梗阻明显缓解（图11-3）。通常认为男性，年龄<50岁，左心房内径<46mm，无房颤的患者接受手术治疗后长期预后较好[9]。

■ 九、小结

肥厚型心肌病是最常见的原发性心肌肥厚型心肌病，以室间隔非对称性肥厚最为常见。对合并有其他可引起继发性左室肥厚的因素时，需综合考虑，并与高血压心肌病和浸润性心肌病进行鉴别，后两者多表现为心肌普遍肥厚；此外，还需以影像学为基础，结合临床、实验室检查综合考虑；其中，作为软组织分辨力最佳的CMR，在该病的诊断、鉴别诊断、疗效评价、术前/术后评价及预后评估中，均发挥重要作用。

十、参考文献

［1］Authors/Task Force members, Elliott PM, Anastasakis A, et al. 2014 ESC guidelines on diagnosis and management of hypertrophic cardiomyopathy: the task force for the diagnosis and management of hypertrophic cardiomyopathy of the European Society of Cardiology（ESC）. Eur Heart J, 2014 Oct 14，35（39）：2733–2779.

［2］Rudolph A, Abdel–Aty H, Bohl S, et al. Noninvasive detection of fibrosis applying contrast–enhanced cardiac magnetic resonance in different forms of left ventricular hypertrophy relation to remodeling. J Am Coll Cardiol, 2009 Jan 20，53（3）：284–291.

［3］Vogelsberg H, Mahrholdt H, Deluigi CC, et al. Cardiovascular magnetic resonance in clinically suspected cardiac amyloidosis: noninvasive imaging compared to endomyocardial biopsy. J Am Coll Cardiol, 2008, 51：1022–1030.

［4］Moon JC, Sachdev B, Elkington AG, et al. Gadolinium enhanced cardiovascular magnetic resonance in Anderson–Fabry disease. Evidence for a disease specific abnormality of the myocardial interstitium. Eur Heart J, 2003，24：2151–2155.

［5］Sado DM, White SK, Piechnik SK, et al. Identification and assessment of Anderson–Fabry disease by cardiovascular magnetic resonance noncontrast myocardial T1 mapping. Circ Cardiovasc Imaging, 2013，6：392–398.

［6］Hinojar R, Varma N, Child N, et al. T1 mapping in discrimination of hypertrophic phenotypes: hypertensive heart disease and hypertrophic cardiomyopathy: findings from the international T1 multicenter cardiovascular magnetic resonance study. Circ Cardiovasc Imaging, 2015，8（12）.

［7］Galderisi M, Cardim N, D'Andrea A, et al. The multi–modality cardiac imaging approach to the Athlete's heart: an expert consensus of the European Association of Cardiovascular Imaging. Eur Heart J Cardiovasc Imaging, 2015 Apr，16（4）：353.

［8］Menon SC, Ackerman MJ, Ommen SR, et al. Impact of septal myectomy on left atrial volume and left ventricular diastolic filling patterns: an echocardiographic study of young patients with obstructive hypertrophic cardiomyopathy. J Am Soc Echocardiogr, 2008，21：684–688.

［9］Desai MY, Bhonsale A, Smedira NG, et al. Predictors of long–term outcomes in symptomatic hypertrophic obstructive cardiomyopathy patients undergoing surgical relief of left ventricular outflow tract obstruction. Circulation, 2013，128：209–216.

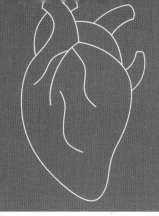

病例12
扩张型心肌病

一、临床病史

男，23岁，间断胸闷喘息8年，加重2个月。患者8年前出现活动时胸闷喘息，休息后可缓解，就诊于我院，门诊拟诊为"心肌受累疾患，心脏扩大，心功能不全"，给予药物治疗，症状仍间断发作。7年前心脏超声提示左心增大，心肌致密化不全，心功能不全，LVEF 33%。2个月前着凉后出现流涕咳黄痰，抗炎后稍好转，步行10米仍出现胸闷、喘息，休息后可缓解，偶有夜间阵发性呼吸困难，伴纳差、尿少，收住入院。血生化检查：NT-proBNP 9035.10 pg/ml；Holter：频发室性期前收缩（7623次/24小时），短阵室速，完全性右束支传导阻滞。心脏超声提示：全心扩大，心功能减低，LVEF 20%，肺动脉高压。胸片：两肺淤血。入院查体：体温36.6℃，心率68次/分，律齐，呼吸16次/分，血压108/67mmHg。心尖搏动位于第五肋间左锁骨中线外0.5cm，未触及震颤，心脏浊音界正常，未闻及心包摩擦音，听诊心音：$A_2 > P_2$，心尖部听诊区可闻及Ⅱ~Ⅲ级收缩期吹风样杂音。

二、CMR

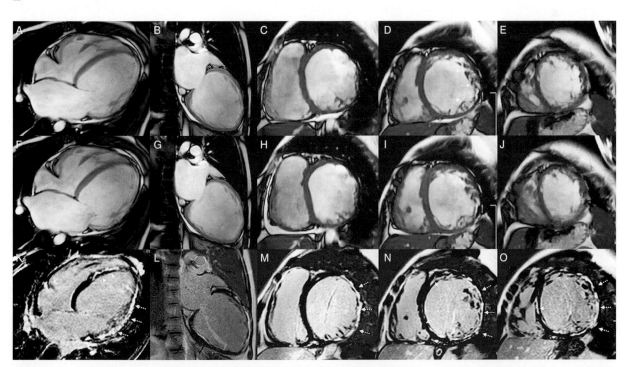

图12-1　A~E分别为四腔心、左室两腔心及三层左室短轴切面电影序列舒张末期图；F~J分别为对应收缩末期图；K~O分别为对应层面延迟强化图。左心房室明显扩大（左房前后径55mm，左室横径83mm），左室壁变薄（间隔壁厚度7~9mm，侧壁厚度2~3mm），左室壁普遍运动减弱，LVEF 11%。左室侧壁中远段肌小梁增多、增粗（D、E箭），而心尖未累及。延迟强化室间隔中远段及毗邻前壁、下壁心肌中层条状强化（K~O实线箭），左室侧壁基底-心尖段心外膜下/透壁性强化（K~O虚线箭）

▎三、可能诊断

A. 缺血性心脏病

B. 扩张型心肌病

C. 左室心肌致密化不全

D. 致心律失常性心肌病（左室型）

▎四、CMR解读及诊断思路

患者为年轻男性，有多年心衰病史，既往心脏超声提示左室心肌致密化不全可能。近期因心衰加重入院，心脏超声发现全心扩大、心功能不全，行CMR明确心衰原因。CMR提示左室扩大、室壁变薄、运动减弱，延迟强化左室侧壁及毗邻下壁透壁性强化（图12-1），需要与终末期缺血性心脏病（陈旧性心肌梗死）鉴别，后者表现为心内膜下或透壁性的延迟强化，但与冠脉分布区相匹配。此外，该患者除了左室侧壁透壁性强化外，室间隔心肌壁内还可见明显线状强化，且患者仅23岁，无冠心病危险因素及典型急性冠脉综合征发病史，故排除缺血性心脏病。

另外，CMR提示左室侧壁肌小梁增多、增粗及深陷的小梁间隐窝，局部非致密心肌与致密心肌之比达到心肌致密化不全标准，但累及范围小，心尖部致密化不全不明显，与左心严重心功能不全不匹配，因此考虑心肌过度小梁化为继发性改变。

综上，结合年龄、症状、体征、实验室检查及磁共振特征，首先考虑非缺血性心脏病，扩张型心肌病可能性大。

▎五、手术

患者完善各项检查后行原位心脏移植术，术中见：受体升主动脉较细，右冠脉扩张，供心冠状动脉较粗，未发现冠脉瘘或起源异常。双室明显扩大。

▎六、病理

大体所见：心脏重360g，双室扩张。左室侧后壁致密层减薄，肌小梁增多，非致密/致密层为2.0。

镜下见：左室侧壁小梁增多，心内膜纤维性增厚，致密层大量纤维脂肪替代，残余心肌细胞岛状分布，心肌细胞肥大、空泡变性，周围纤维组织增生（图12-2）。

病理诊断：（受体）扩张型心肌病，左室侧壁过度小梁化。

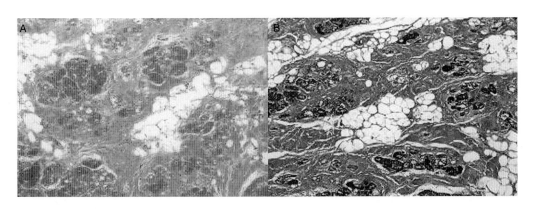

图 12-2　A，B 分别为移植后受体心脏左室心肌 HE 染色及 Masson 染色。心内膜纤维性增厚，致密层大量纤维脂肪替代，残余心肌细胞岛状分布，心肌细胞肥大、空泡变性，周围纤维组织增生

▊ 七、最终诊断

扩张型心肌病

▊ 八、点评 / 解析

扩张型心肌病（dilated cardiomyopathy，DCM）是以心室扩大和收缩功能障碍为主要特征的一组心肌病，诊断需排除负荷异常及缺血性心脏病导致的心室扩张。狭义的DCM是指特发性扩张型心肌病（idiopathic dilated cardiomyopathy，IDCM），约占50%，多与遗传易感性相关，广义的DCM可能是多种非缺血性病因导致心肌损伤的终末期表现，这些病因包括：中毒（如酒精）、心肌炎、围生期疾病、病毒感染（如艾滋病病毒）等[1]。

DCM主要病理改变包括心肌质量指数增加，心腔扩大，室壁正常或者变薄及心肌纤维化等，镜下心肌细胞弥漫性变性、萎缩，间质纤维化相互交织，遍及全心。CMR可以较好地反映DCM病理学改变：左心和（或）右心房、室扩大，早期左室壁厚度可正常，典型者室壁普遍变薄（<8mm），各节段室壁运动减弱，LVEF常低于40%，室间隔心肌中层细线样延迟强化，也可表现为点片状或弥散状强化，多沿心外膜下或心肌中层分布，与冠脉分布区域不匹配。根据典型的延迟强化特点，可与缺血型心肌病所致的心脏扩大鉴别。需要注意，DCM常伴有左室侧壁过度小梁化（hypertrabeculation），但通常不累及心尖部，据此可与左室心肌致密化不全鉴别。CMR除了提供诊断及鉴别诊断信息，还可用于DCM患者的危险分层和预后判断。研究表明DCM肌壁内强化与疾病进展中的主要心脏不良事件（如心律失常、心源性猝死、心衰）密切相关，是提示DCM不良预后的最强独立预测因子[2,3]。其他心肌组织特征定量技术，如T1 mapping也可用于DCM评价，在疾病早期阶段，LVEF尚无显著减低前，DCM患者心肌细胞外间质容积指数（ECV）升高，提示心肌间质已发生胶原蛋白沉积、细胞外容积扩大[4]。

另外需要特别指出的是，本病例左室侧壁明显变薄并异常强化，并非典型DCM的特征，而是致心律失常性心肌病左室受累型的相对特征性表现，且该患者移植前Holter提示频发室性期前收缩及短阵室速，术后病理提示心肌纤维（脂肪）浸润，以上均是致心律失常性心肌病的特征[5]。因此本病例诊断为致心律失常性心肌病（左室型）失代偿期亦可。实际上，对于处于终末期的非缺血性心肌疾患，常规病理有时亦是有一定局限性的，需要进一步基因检查进行佐证。

▌九、小结

CMR对于心脏扩大、心衰患者的病因分析、鉴别诊断具有重要价值。"腔大、壁薄、收缩运动减弱、室间隔心肌壁内强化"是DCM较为典型的CMR特征，同时DCM常伴有左室侧壁过度小梁化，临床工作中需要与左室心肌致密化不全鉴别。

▌十、参考文献

［1］Kadakia RS, Link MS, Dominic P, et al. Sudden cardiac death in nonischemic cardiomyopathy. Prog Cardiovasc Dis, 2019 May–Jun，62（3）：235–241.

［2］Assomull RG, Prasad SK, Lyne J, et al. Cardiovascular magnetic resonance, fibrosis, and prognosis in dilated cardiomyopathy. J Am Coll Cardiol, 2006 Nov 21，48（10）：1977–1985.

［3］Gulati A, Ismail TF, Jabbour A, et al. Clinical utility and prognostic value of left atrial volume assessment by cardiovascular magnetic resonance in non–ischaemic dilated cardiomyopathy. Eur J Heart Fail, 2013 Jun，15（6）：660–670.

［4］Fabian aus dem Siepen F, Buss SJ, Messroghli D, et al. T1 mapping in dilated cardiomyopathy with cardiac magnetic resonance：quantification of diffuse myocardial fibrosis and comparison with endomyocardial biopsy. Eur Heart J Cardiovasc Imaging, 2015 Feb，16（2）：210–216.

［5］He J, Xu J, Li G, Zhou D, et al. Arrhythmogenic left ventricular cardiomyopathy：a clinical and CMR Study. Sci Rep, 2020 Jan 17，10（1）：533.

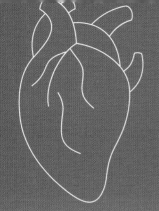

病例13
酒精性心肌病

一、临床病史

　　男，48岁，发作性胸闷、气喘5年，加重7天。患者5年前出现活动后胸闷、憋气，夜间不能平卧，活动耐量下降，无胸痛、晕厥、意识障碍。就诊于当地医院，诊断为"心脏扩大，心衰"，近5年来给予药物治疗，症状改善不明显。近1周胸闷、憋气加重。患者既往饮酒15年，啤酒5瓶/日。入院查体：体温36.6℃，心率68次/分，呼吸16次/分，血压108/67mmHg，心尖搏动位于第五肋间左锁骨中线外1.5cm，余无殊。心电图提示：房颤。心脏超声提示：全心增大，二尖瓣中至大量反流，三尖瓣少量反流，心功能减低，考虑心肌受累疾患。胸片提示：双肺轻度淤血，心影增大。

二、CMR

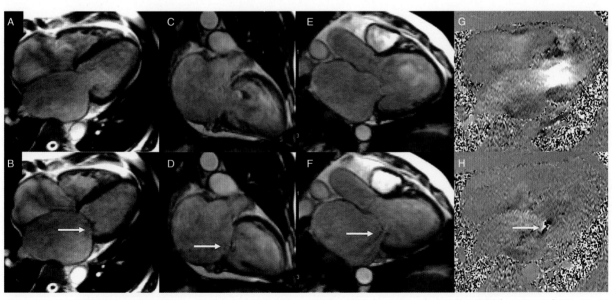

图13-1　A~F分别为电影序列四腔心、左室两腔心及左室流出道舒张末期图（A，C，E）及收缩末期图（B，D，F）图；G，H分别为四腔心流速编码血流相位舒张末及收缩末期图。全心增大，左心为著（左房前后径58mm，左室舒张期横径74mm）。左室各壁变薄（室间隔厚5~7mm，侧壁厚3~5mm），左室整体收缩功能减低（LVEF 23.8%），二尖瓣瓣环扩大，可见少中量反流信号（白箭），少量心包积液

图 13-2 A~F 为从基底至心尖系列左室短轴延迟强化图。左室各节段心肌未见明显异常强化

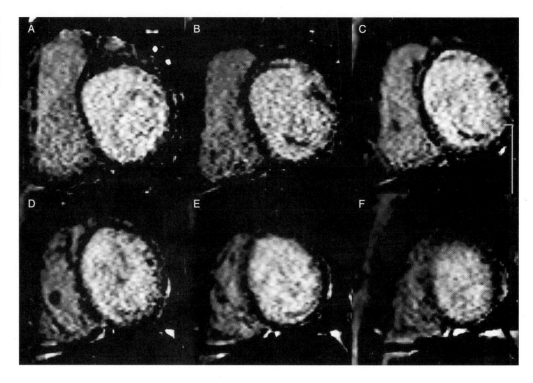

三、可能诊断

A. 扩张型心肌病

B. 酒精性心肌病

C. 心肌炎

D. 限制型心肌病

四、CMR解读及诊断思路

患者为中年男性，因进行性心衰加重就诊，既往有长期饮酒史，无其他心血管相关危险因素。心电图提示房颤，X线胸片提示双肺淤血，心脏超声提示全心大伴心功能减低。本例行CMR检查的目的是明确心衰病因。

多序列CMR提示患者全心扩大，以左心扩大并收缩功能降低为著，少量继发性心包积液（图13-1）。从短轴层面看，左室心肌未见明显局灶性延迟强化（图13-2）。虽然本例患者因房颤及严重心力衰竭无法屏气配合，单次激发的LGE图像空间分辨力较低，但可以满足诊断要求。

DCM是首先考虑的诊断。DCM通常表现为特发性左心扩大并功能衰竭，好发于青年甚至少年，CMR典型表现为左室腔大、壁薄、收缩运动减弱，约有30%~50%的患者出现室间隔心肌壁内条带状LGE。

心肌炎患者多有前驱感染病史，临床上常表现为胸痛、心律失常，实验室检查提示心肌损伤标记物

（如肌钙蛋白）升高，晚期可以导致心室扩大，心衰，扩张型心肌病是其不良转归之一。心肌炎导致的心脏扩大，心肌损伤更为严重，延迟强化表现为心外膜下、心肌中层甚至呈透壁性延迟强化，以侧壁受累多见。此例患者根据影像学表现结合临床病史可以排除心肌炎诊断。

限制型心肌病多表现为一侧心室或双心室充盈受限，心室容积正常或缩小，收缩功能正常或接近正常，双房扩大。本例虽有左房扩大，但左房扩大继发于左室功能不全，并与房颤有关，故而可以排除限制型心肌病诊断。

本例患者有长期饮酒史，虽然主要是啤酒，但每天的纯酒精量已经达到酒精性心肌病的诊断标准；此外，该患者LGE并未出现DCM常见的典型强化，所以本例最有可能诊断为酒精性心肌病。

五、手术及病理

手术 心脏移植术中可见左、右房轻度扩大，室壁厚度正常，右室中度扩大并室壁变薄，左室重度扩大并室壁变薄。

病理

大体病理所见：心脏重455g，球形增大，表面光滑。左室扩张明显，左室肌小梁扁平，心腔内未见血栓。

镜下所见：心肌细胞肥大，空泡变性，心肌间质纤维组织增生，呈网格状改变，以左室和室间隔为著。左室后壁心肌细胞部分肥大（图13-3）。

病理诊断（受体心脏）：符合酒精性心肌病改变。

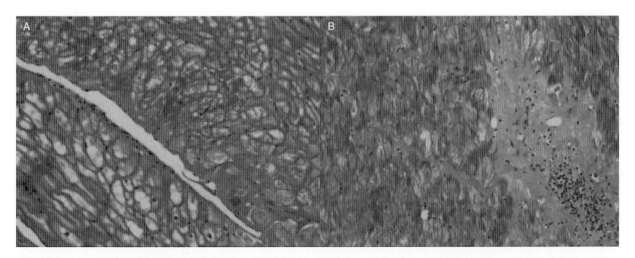

图13-3 A，B 分别为心脏移植术后受体心脏标本左室心肌 HE 染色及 Masson 染色。心肌细胞部分肥大、空泡变性显著、左室前后壁及室间隔中层多灶纤维瘢痕形成。瘢痕内及间质多灶 CD20[(+)] B 淋巴细胞为主浸润，偶见个别心肌细胞损伤。血管内皮细胞无肿胀，CD4（-）。心肌间质胶原纤维明显增多，毛细血管内皮形态正常，基底膜无多层改变，血管内外未见淋巴单核细胞浸润

▌ 六、最终诊断

酒精性心肌病，全心扩大并双室收缩功能减低，左心为著

▌ 七、点评 / 解析

酒精性心肌病（alcoholic cardiomyopathy，ACM）是由于长期大量饮酒（90g/天，≥5年）导致进行性心腔扩大、心功能不全的非缺血性心脏病[1]。ACM在酒精成瘾人群中的发病率约21%～32%[2]。临床上常表现为胸闷、气促、心律失常、进行性心衰，甚至发生心源性猝死。心律失常出现较早，并可能加重ACM的病程，最常见的是房颤，严重者可发生室性心动过速[1]。研究表明[3]，早期ACM通过及时诊断和有效干预，心功能可恢复正常，其中严格戒酒是治疗关键，然而若病情进展至终末期，常规抗心衰治疗往往效果不佳，需进行心脏移植，因此早期诊断对ACM患者的诊断、治疗及预后至关重要。病理学上，ACM与其他类型扩张型心肌病不易区分，均表现为：心腔明显扩大，镜下可见大量心肌细胞坏死、间质增生、纤维化及脂质沉积等[4]。尽管有研究显示ACM较IDCM心肌细胞坏死及间质增生程度更重[5]，但病理机制不同，ACM室壁厚度可处于正常范围，对鉴别诊断有提示性意义[6]。此外，DCM多为替代性心肌纤维化，故LGE多为明显的局灶性强化，而ACM多为反应性纤维化，传统的LGE由于缺乏正常心肌对照，可出现假阴性（如本例）。新的T1 mapping及ECV技术可以克服LGE定性评估的缺点，定量评估心肌间质纤维化。且DCM好发于青少年，室间隔心肌壁内纤维化较ACM多见且更明显[7]。但是，由于并不是所有的DCM均有延迟强化，因此CMR对ACM及DCM的鉴别有时比较困难，长期大量饮酒史是诊断关键[8]。

▌ 八、小结

酒精性心肌病是成年人（特别是男性）常见的继发性左心衰竭的原因，CMR虽可对心脏结构、功能及心肌组织学进行评估，但缺乏相对特异性征象，因此是排它性诊断，需要密切结合临床，长期大量饮酒史是重要诊断依据。

▌九、参考文献

［1］Djoussé L, Gaziano J M. Alcohol consumption and risk of heart failure in the Physicians' Health Study I. Circulation, 2007, 115（1）：34–39.

［2］Skotzko C E, Vrinceanu A, Krueger L, et al. Alcohol use and congestive heart failure：incidence, importance, and approaches to improved history taking. Heart Failure Reviews, 2009, 14（1）：51–55.

［3］Greenberg B, Fang J, Mehra M, et al. Advanced heart failure：Trans–Atlantic perspectives on the Heart Failure Association of the European Society of Cardiology position statement. European journal of heart failure, 2018, 20（11）：1536–1539.

［4］Rodrigues P, Santos–Ribeiro S, Teodoro T, et al. Association Between Alcohol Intake and Cardiac Remodeling. Journal of the American College of Cardiology, 2018, 72（13）：1452–1462.

［5］Li X, Nie Y, Lian H, et al. Histopathologic features of alcoholic cardiomyopathy compared with idiopathic dilated cardiomyopathy. Medicine, 2018, 97（39）：e12259.

［6］Ederhy S, Mansencal N, Réant P, et al. Role of multimodality imaging in the diagnosis and management of cardiomyopathies. Archives of Cardiovascular Diseases, 2019, 112（10）：615–629.

［7］Guzzo–Merello G, Cobo–Marcos M, Gallego–DeIgAdo M, et al. Alcoholic cardiomyopathy. World Journal of Cardiology, 2014, 6（8）：771–781.

［8］Mirijello A, Tarli C, Vassallo G A, et al. Alcoholic cardiomyopathy：What is known and what is not known. European Journal of Internal Medicine, 2017, 43：1–5.

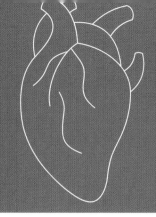

病例14
限制型心肌病

一、临床病史

　　男，15岁，间断咳嗽、乏力3年，加重1周入院。患者3年前出现活动时咳嗽、伴乏力，间断低热，无咳痰、胸闷、胸痛，无头晕、黑矇，当地医院胸片提示"心影增大"。心脏超声提示双心房、左室扩大，双室舒张功能减低，左室收缩功能轻度减低，下腔静脉显著增宽。予利尿、抗凝治疗，症状部分缓解，日常活动不受限。1年前突发脑梗，当地医院溶栓后恢复，未遗留后遗症，此后规律口服拜阿司匹林。近1周间断咳嗽、咳白痰，伴乏力、食欲差，夜间可平卧休息，能步行约500米。患者为求进一步治疗入院。查体：无特殊。血压108/70mmHg，心率72次/分，律齐。胸片提示：肺淤血、肺动脉段饱满，双房增大。心脏超声提示：双心房增大，轻度肺动脉高压，LVEF 50%。心电图提示：左、右心室肥厚，T波倒置。

二、CMR

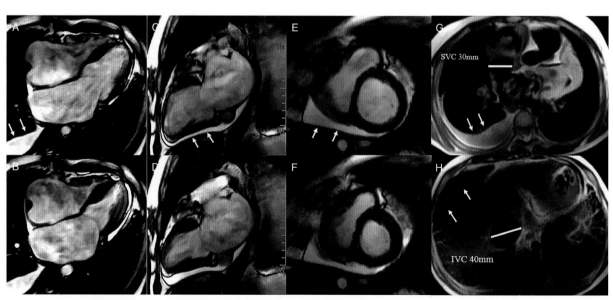

图14-1　A~F分别为四腔心、左室两腔心、左室短轴电影序列舒张末期图（A，C，E）、收缩末期图（B，D，F）；G，H分别为黑血序列心脏横轴位图。左、右心房明显扩大，左、右心室相对偏小，左室壁厚度不均匀，室间隔中远段及侧壁中段偏厚（室间隔14~15mm）。双心室舒张受限，收缩功能正常低限（LVEF 51%）。上、下腔静脉继发性扩张，内径分别为30mm、40mm，并可见少量心包积液（C，E箭），右侧少量胸腔积液（A，G箭）及腹腔积液（H箭）

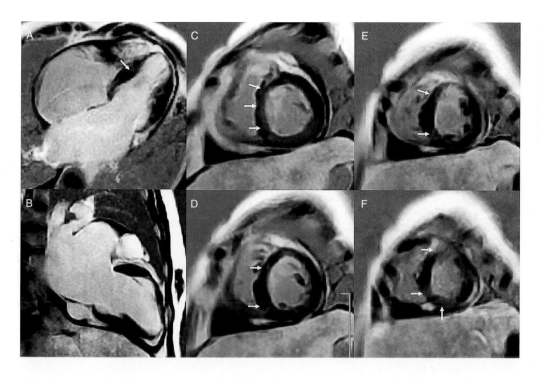

图 14-2　A，B分别为四腔心及左室两腔心延迟强化图，C~F分别为左室短轴延迟强化图。室间隔及心尖部心肌壁内浅淡晕状强化（箭）

▌三、可能诊断

A. 限制型心肌病

B. 肥厚型心肌病

C. 瓣膜病：二尖瓣、三尖瓣关闭不全

D. 缩窄性心包炎

▌四、CMR解读及诊断思路

患者为青少年男性，以进行性咳嗽、乏力3年就诊，1年前曾突发脑梗。心脏超声提示双房增大，心电图提示双心室肥厚，为明确诊断行CMR检查。

CMR提示双房明显扩大，左室壁正常或高限，收缩功能尚可（51%，图14-1），心肌少许淡晕状强化（图14-2）。临床上以心房扩大为主要影像学表现的疾病包括：先天性心脏病（如房间隔缺损、三尖瓣下移畸形）、风湿性心脏病（房室瓣狭窄或合并关闭不全）、压力负荷增加导致的终末期心脏疾病（如高血压性心脏病）、缩窄性心包炎、限制型心肌病或限制性表型的其他心肌病（如肥厚型心肌病、心肌淀粉样变性）。本例依据临床病史和影像学检查（超声、胸片、CMR）结果，可以排除先天性心脏病、风湿性心脏病和压力负荷增加导致的终末期心脏疾病。缩窄性心包炎心包增厚，右室压力大，压迫室间隔，室间隔变平直，可见室间隔摆动征，延迟强化可见脏层、壁层心包强化。本例左室壁无明显增厚，左室收缩功能正常低限，延迟强化不同于肥厚型心肌病、淀粉样变性等特征性的强化方式，可以排除限制性表型的其他心肌病。本例最可能诊断为特发性限制型心肌病。

五、手术所见

患者行原位心脏移植术，术中所见：心脏各房室壁厚度正常范围，双心房明显扩大。

六、病理

大体观：受体心脏重201g，表面光滑，双房扩大，右房局灶心内膜灰白色增厚，双室不大，心内膜不厚，未见血栓，心室壁厚度正常高限，左室壁厚1.2cm，右室壁厚0.5cm，室间隔1.1cm。切面未见明显瘢痕或纤维脂肪替代。

镜下观：心肌细胞轻度肥大，空泡变性，广泛排列为紊乱，小灶脂肪浸润，Masson染色间质纤维组织增生，未见替代性瘢痕，未见淀粉样物质沉积（图14-3）。

病理诊断（受体心脏）：限制型心肌病。

图 14-3　A，B 分别为受体心脏移植术后病理 HE 染色 及 Masson 染色。心肌细胞轻度肥大，排列紊乱，空泡变性（A箭），心肌间质纤维组织增生（B箭）

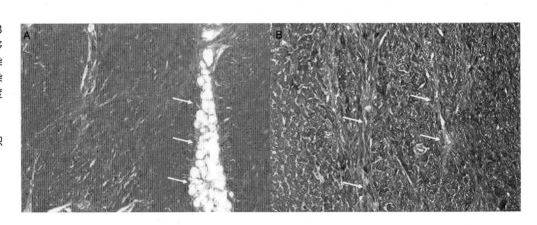

七、最终诊断

特发性限制型心肌病

八、点评 / 解析

限制型心肌病（restrictive cardiomyopathy，RCM）以心室舒张功能障碍为特征，是由于心内膜和（或）心肌病变导致心室充盈受限和舒张功能障碍，引起心室舒张末压力增高、心房扩大，而心室大小、室壁厚度及心室收缩功能正常或轻度降低的一类非缺血性心肌病。RCM可分为三型，即右室型、左室型及双室型，以右室型最常见，主要累及心室流入道与心尖，严重者流入道短缩、心尖闭塞，致房室瓣反流[1]。按照发病部位[1]，RCM还可分为心肌型和心内膜型。按照病因，心肌型又分为：①非浸润性（原发性），主要指特发性和部分家族遗传性心肌病，临床较少见，本例属于此型；②浸润性（继发性），通常指细胞和细胞间有异常物质沉积的一类心肌病，包括淀粉样变性、结节病、血色病、糖原沉积症、Fabry病等。心内膜型（继发性）指病变主要累及心内膜，如心内膜心肌纤维化、嗜酸粒细胞性心内膜心肌病等，具体请参考本书相关病例。

　　RCM患者因受累心室舒张功能受限，致心房回流受阻，心房明显增大，右心房扩大尤其明显，常合并上、下腔静脉扩张，这些征象在心脏超声及CMR均可较好显示[2]。限制型心肌病可合并心包积液、胸腔积液、腹腔积液，但无明显心包增厚，据此可与缩窄性心包炎相鉴别。

▌九、小结

　　特发性限制型心肌病临床较为罕见，血流动力学与缩窄性心包炎类似，但两者治疗方案及预后迥异，心包有无增厚及心肌有无病变是鉴别两者的关键，而CMR在诊断及鉴别诊断过程中提供关键信息。

▌十、参考文献

［1］Muchtar E, Blauwet LA, Gertz MA. Restrictive cardiomyopathy: genetics, pathogenesis, clinical manifestations, diagnosis, and therapy. Circ Res, 2017 Sep 15, 121（7）: 819–837.

［2］Habib G, Bucciarelli–Ducci C, Caforio ALP, et al. Multimodality imaging in restrictive cardiomyopathies: an EACVI expert consensus document In collaboration with the "working group on myocardial and pericardial diseases" of the European Society of Cardiology Endorsed by The Indian Academy of Echocardiography. Eur Heart J Cardiovasc Imaging, 2017 Oct 1, 18（10）: 1090–1121.

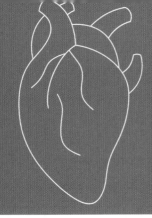

病例15
Löffler 心内膜炎

一、临床病史

　　男，43 岁，阵发性头晕，活动后喘憋 8 年，双下肢水肿 5 个月，加重 3 个月。患者 8 年前无明显诱因出现头晕，就诊于我院，超声心动图提示静息状态下心脏结构及功能未见异常。7 年前出现活动后呼吸困难，爬 1 层楼即可诱发，就诊于我院，心电图提示：窦性心律，$V_1 \sim V_6$ 导联 T 波倒置。超声心动图提示：双室心尖部探及中等实性回声，性质待定。1 年前发现"心房颤动"。3 个月前患者再发活动后呼吸困难，伴下肢水肿，就诊于我院。查体：血压 91/77mmHg，心率 82 次 / 分，心律绝对不齐，二尖瓣听诊区可闻及收缩期吹风样 3/6 级杂音。心脏超声提示：LVEF 66%，舒张功能受限，二尖瓣前叶脱垂，二尖瓣中大量反流，肺动脉高压，估测肺动脉压力 68mmHg。

二、CMR

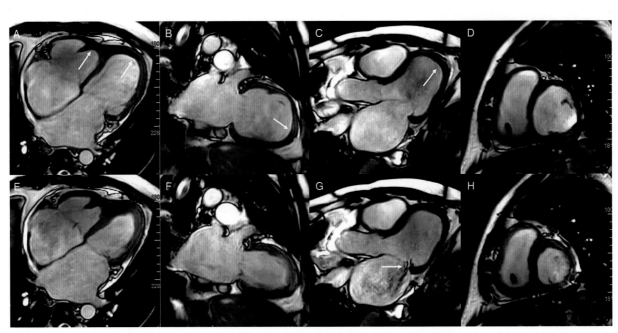

图 15-1　A～D 分别为四腔心、左室两腔心、左室流出道及左室短轴中段切面电影序列舒张末期图；E～H 分别为对应切面收缩末期图。双心房明显扩大（左房前后径 60mm，右房左右径 68mm），双室不大，收缩运动可（LVEF 53%），左右心室心尖部内膜增厚，心尖闭塞（A～C 箭），双室舒张受限。二尖瓣前叶脱垂，可见中大量反流信号（G 箭）

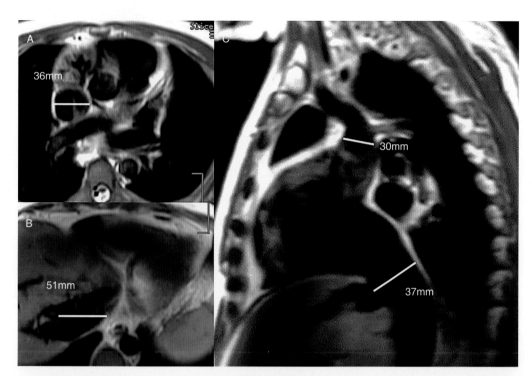

图 15-2　A，B 分别为黑血序列上下腔静脉轴位图；C 为矢状位图。由于心室舒张功能障碍，心房血流进入心室受阻，心房压增高，导致上、下腔静脉甚至肝静脉增宽

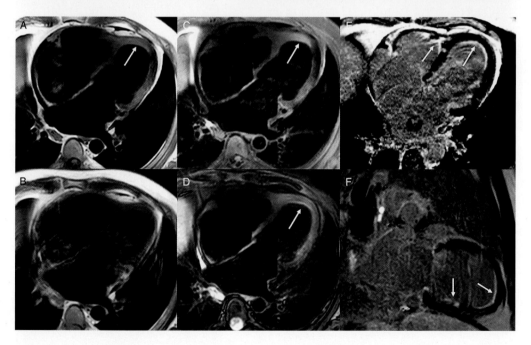

图 15-3　A，B 分别为四腔心 T1WI 及 T2WI；C，D 分别为对应序列抑脂序列；E，F 分别为四腔心及左室两腔心延迟强化图。左室心尖部心内膜下 T1 及 T2 信号轻度升高（A，C，D 箭），延迟强化左、右室内膜下线样强化，心尖部为著（E，F 箭）

▌三、可能诊断

A. 心尖肥厚型心肌病

B. 心脏瓣膜病，二尖瓣脱垂并中重度关闭不全

C. 限制型心肌病

D. 射血分数保留型心力衰竭

四、CMR解读及诊断思路

　　患者为中青年男性，因心衰就诊，超声心动图提示LVEF 66%，二尖瓣脱垂并中重度关闭不全，继发性肺动脉高压。CMR电影序列提示心尖增厚（图15-1），结合心电图T波倒置，需要与心尖肥厚型心肌病鉴别。但通常心尖肥厚型心肌病无明显临床症状，预后良好，若无腔内梗阻，一般无延迟强化或仅有少许心肌壁内强化。超声心动图提示二尖瓣脱垂及中重度关闭不全，然而CMR显示LGE的存在，无法用瓣膜病单独解释，且二尖瓣关闭不全通常以左心容量负荷增加为著（左心室扩大更显著），但本例中左、右心房均明显扩大。从血流动力学出发，本例符合限制型心肌病表现，如心房扩大、心室不大，上下腔静脉明显扩张（图15-2）。射血分数保留型心力衰竭（HFpEF）也以舒张功能障碍为特征，故需要与之鉴别。本例CMR延迟强化提示左、右室心内膜广泛异常强化（图15-3），因此首先考虑限制型心肌病。具体病因包括心内膜心肌纤维化（endomyocardial fibrosis）和Löffler心内膜炎（Löffler endocarditis），两者具有相似的影像学表现，但一般认为Löffler心内膜炎与嗜酸粒细胞有关，外周血嗜酸粒细胞通常明显增多，可高达50%~80%。追问病史发现该患者7年前曾在外院诊断为嗜酸粒细胞性白血病，予口服羟基脲及泼尼松、依玛替尼等治疗。6年前患者血常规嗜酸粒细胞降至正常。此后未有明显头晕及活动后呼吸困难。5年前患者自行停用依玛替尼半年，复查嗜酸粒细胞再次增多后恢复用药。目前血常规提示：白细胞总数32.75×10⁹/L↑，中性粒细胞绝对值8.4×10⁹/L，嗜酸粒细胞百分率66.2%，嗜酸粒细胞绝对值21.7×10⁹/L。红细胞总数3.01×10¹²/L↓，血红蛋白浓度80.0g/L↓，血小板总数112×10⁹/L。故而最终最可能诊断为Löffler心内膜炎。

五、病理

　　右室心内膜心肌活检。送检组织为纤维性增厚的心内膜，仅带少许心肌，光镜下见中性粒细胞及嗜酸粒细胞浸润，刚果红染色阴性。

　　病理诊断：嗜酸粒细胞性心内膜炎（Löffler心内膜炎，图15-4）。

图 15-4　A、B 分别为右心室心内膜活检组织低倍及高倍 HE 染色。中性粒细胞（白箭）及较多嗜酸粒细胞浸润（黑箭）

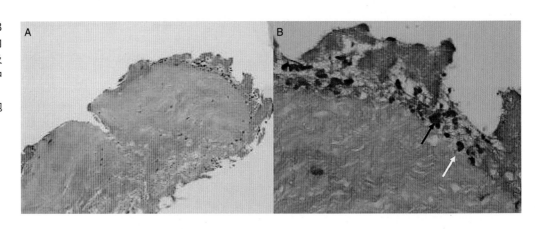

六、最终诊断

限制型心肌病，Löffler心内膜炎

七、点评 / 解析

Löffler心内膜炎也称为嗜酸粒细胞增多症（hypereosinophilic syndrome），与心内膜心肌纤维化（endomyocardial fibrosis，EMF）同属于心内膜心肌病，两者的病理学、病理生理学特征具有重叠性，均表现为进行性内膜增厚、瘢痕形成，增厚的内膜瘢痕引起心尖闭塞、心室充盈受限、心房扩大，形成限制型改变[1]；此外，内膜增厚可累及瓣下结构，引起房室瓣膜关闭不全。EMF多发生于热带及亚热带区域，年轻人多见。而Löffler心内膜炎多发生于温带地区，与嗜酸粒细胞增多相关，病情进展更为迅速，患者多死于心衰或与心衰相关的肝、肾、肺动脉疾病[2]。嗜酸粒细胞增多症可继发于白血病、肿瘤或炎性反应性病变如寄生虫感染、过敏、肉芽肿综合征等[3]。Löffler心内膜炎可以分为三个时期：①坏死期（持续数月）：嗜酸粒细胞具有心肌毒性，可导致心内膜炎，并触发受累内膜心肌细胞坏死；②血栓形成期：非特异性增厚的内膜组织中血栓形成，替代部分炎性心肌组织；③纤维化期：心内膜纤维化[4]。CMR可以反映Löffler心内膜炎的发展过程，典型者表现为一侧心室或双室心尖闭塞、闭塞心尖伴或不伴血栓形成、内膜下延迟强化（提示纤维化）及同侧或双侧心房高度扩大。通过CMR评价心肌受累部位可以较好地指导心内膜活检，提高阳性率[4]。本例在CMR检查后，行右室心内膜心肌活检确诊。

八、小结

Löffler心内膜炎、心内膜心肌纤维化是常见的限制型心内膜心肌病，两者病理学、病理生理学特征具有重叠性，CMR可以较好地反映疾病发展过程中的病理改变，并用于心内膜活检术前检查，提高活检阳性率。

九、参考文献

［1］Lofiego C, Ferlito M, Rocchi G, et al. Ventricular remodeling in Loeffler endocarditis：implications for therapeutic decision making. European journal of heart failure, 2005, 7（6）：1023–1026.

［2］Dendramis G, Paleologo C, Piraino D, et al. Coronary involvement in Churg–Strauss syndrome. Indian Heart J，2015 Nov–Dec，67（6）：586–588.

［3］Trachtenberg B H, Hare J M. Inflammatory cardiomyopathic syndromes. Circulation research, 2017, 121（7）：803–818.

［4］Legrand F, Klion A D. Biologic therapies targeting eosinophils：current status and future prospects. The Journal of Allergy and Clinical Immunology in Practice, 2015, 3（2）：167–174.

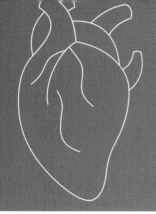

病例16
心内膜纤维化

一、临床病史

男，51岁，发现二尖瓣关闭不全6年，活动后胸闷、心悸1年，加重伴腹胀10天。6年前患者活动后时感胸闷，当地医院超声检查提示"二尖瓣关闭不全"，未处理。近1年来活动后（爬楼2层或行走500~600米）感胸闷加重伴心悸，偶感平卧呼吸困难，无咳痰，无胸闷、胸痛，无头晕、黑蒙，间断低热、乏力。查体：血压122/86mmHg，心率90次/分，律齐；听诊：心尖区收缩期乐音样杂音，余无殊。实验室检查：WBC 5.02×10^9/L，中性粒细胞46.0%，淋巴细胞44.8%，嗜酸粒细胞1.8%，嗜碱粒细胞0.8%，RBC 4.67×10^{12}/L，PLT 138×10^9/L，血沉2mm/h，高敏C-反应蛋白2.77mg/L；心电图提示：房颤，T波改变。超声心动图提示：二尖瓣中度关闭不全，二尖瓣前叶脱垂，心尖部血栓，心尖肥厚型心肌病可能性大。

二、CMR

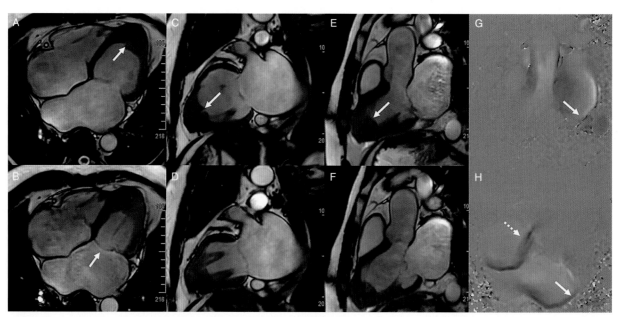

图16-1　A~F分别为四腔心、左室两腔心及左室流出道电影序列舒张末期（A，C，E）、收缩末期（B，D，F）图，G，H分别为左室流出道及四腔心流速编码序列平面内血流收缩末期图。双心房高度扩大，以左房扩大明显（左房前后径50mm）；左室远段及心尖内膜增厚（20mm），心尖闭塞，信号不均（A，C，E箭），左室容积缩小，充盈受限；收缩末期二尖瓣前叶脱入左心房（B箭），二尖瓣（G，H实线箭）、三尖瓣少中量反流（H虚线箭）

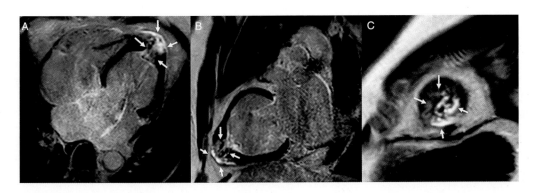

图 16-2　A~C 分别为四腔心、左室两腔心及左室短轴尖部延迟强化图。闭塞心尖透壁性或近透壁性强化，心尖闭塞中心区域局部低信号区，提示血栓形成伴机化可能

▌ 三、可能诊断

A. 心尖肥厚型心肌病

B. 陈旧性心肌梗死

C. Löffler心内膜炎（Löffler endocarditis）

D. 限制型心肌病，包括心内膜心肌纤维化（endomyocardial fibrosis，EMF）

▌ 四、CMR解读及诊断思路

　　患者为中老年男性，发现瓣膜病（二尖瓣关闭不全）6年，近1年症状加重。超声除提示二尖瓣中度关闭不全（二尖瓣前叶脱垂）外，还怀疑心尖肥厚型心肌病并心尖部附壁血栓形成，为进一步明确诊断，行CMR检查。

　　CMR提示心尖肥厚近闭塞，心内膜信号偏低；二尖瓣前叶脱垂并少中量反流信号，双房明显增大（图16-1）；对比剂延迟强化序列提示心尖部LGE并局部充盈缺损（提示血栓形成，图16-2）。按照肥厚型心肌病的诊断标准，该例患者可诊断为心尖肥厚型心肌病。心尖肥厚型心肌病以心尖部心肌肥厚（≥15mm）或心尖部心肌厚度与左室近中段室壁厚度相比无变薄趋势，舒张期左室呈"桃尖"样改变，可伴有肥厚心肌中层片状延迟强化为特征。但是，临床心尖肥厚型心肌病一般属良性病变，症状轻，除了心尖肥厚，无或仅有少许心肌纤维化。本例临床表现与影像学表现均与典型心尖肥厚型心肌病不同。本例CMR以左室心尖内膜增厚、心尖闭塞、左室舒张受限、左心房扩大、内膜下强化及血栓形成为特点，具有限制型心肌病病理生理改变，更符合心内膜心肌病（Löffler心内膜炎、EMF）表现；Löffler心内膜炎通常伴有外周血嗜酸粒细胞明显升高，而本例患者本次及既往外周血常规均未见嗜酸粒细胞增高，故考虑为特发性EMF。

▌ 五、手术及病理

　　手术　患者行冠状动脉旁路移植术、二尖瓣机械瓣置换术、三尖瓣成形术、左心耳封闭术、左心室血栓清除术；术中见左室心尖闭塞。取心尖部组织及二尖瓣送病理。

病理　心内膜纤维组织增生，表面附血栓组织，部分机化、钙化。病理诊断为：左室心尖心内膜心肌纤维化（图16-3）。

图 16-3　手术切除心肌标本 HE 染色。心内膜纤维组织增生（箭），未见嗜酸粒细胞浸润

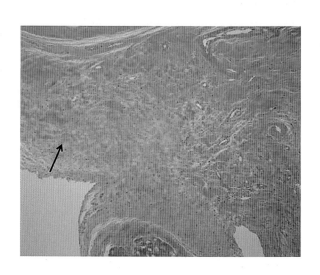

六、最终诊断

限制型心肌病，包括心内膜心肌纤维化

七、点评 / 解析

　　EMF和Löffler心内膜炎（即嗜酸粒细胞增多症）均属于心内膜心肌病，两者病理学、病理生理学特征具有重叠性，均表现为进行性内膜增厚、瘢痕形成，增厚的内膜瘢痕使心尖闭塞，心室充盈受限，心房扩大等限制型表现[1]。此外，内膜增厚可以累及瓣下结构，引起房室瓣膜关闭不全。EMF多发生于热带及亚热带区域，非洲常见，发病率约20%，年轻人多见，是最为常见的一类限制型心肌病[2, 3]。EMF通常与嗜酸粒细胞增多无关，目前认为其发病可能与基因、自身免疫（抗肌球蛋白抗体）及高铈饮食有关[4]。内膜纤维化可以累及一侧或双侧心室，引起受累心室心尖纤维性闭塞。纤维组织疏松附着于心内膜呈槽样结构（nidus），故血栓易弥漫分布于受累心内膜下。部分患者可处于疾病稳定期，但心内膜心肌纤维化仍可持续进展。1/3 ~ 1/2进展期患者2年内死亡，死因包括心衰、感染、心肌梗死、心源性猝死及术后并发症[5]。对于心内膜纤维化严重并出现心衰症状的患者，可以考虑手术治疗，手术方式为心内膜心肌纤维、血栓清除术+房室瓣成形/置换术。此手术死亡率较高，15%~25%[6]，且EMF可复发[7, 8]，但近一半患者接受手术治疗后可获得较长的生存期。本例患者通过CMR明确心脏受累部位，并做出初步诊断（心内膜心肌纤维化继发二尖瓣关闭不全），为临床提供手术方案依据[9-11]，患者经手术治疗后症状明显改善。

　　需要特别指出的是，极少数Löffler心内膜炎外周血嗜酸粒细胞可不高，但一般心内膜活检可见提示心肌嗜酸粒细胞浸润[12]。

八、小结

　　Löffler心内膜炎、心内膜心肌纤维化是常见的心内膜型限制型心肌病，两者病理学、病理生理学特征具有重叠性，CMR可以较好地反映疾病发展过程中的病理改变，但两者的鉴别还需依赖外周血常规嗜酸粒细胞计数及病理检查。

九、参考文献

［1］Grimaldi A, Mocumbi AO, Freers J, et al. Tropical endomyocardial fibrosis：natural history, challenges, and perspectives. Circulation, 2016 Jun 14, 133（24）：2503–2515.

［2］Mocumbi AO, Ferreira MB, Sidi D, et al. A population study of endomyocardial fibrosis in a rural area of Mozambique. N Engl J Med, 2008, 359：43–49.

［3］Ferreira B, Matsika–Claquin MD, Hausse–Mocumbi AO, et al. Geographic origin of endomyocardial fibrosis treated at the central hospital of Maputo（Mozambique）between 1987 and 1999［in French］. Bull Soc Pathol Exot, 2002, 95：276–279.

［4］Mocumbi AO, Ferreira MB, Sidi D, et al. A population study of endomyocardial fibrosis in a rural area of Mozambique. N Engl J Med, 2008, 359：43–49.

［5］D'Arbela PG, Mutazindwa T, Patel AK, et al. Survival after first presentation with endomyocardial fibrosis. Br Heart J, 1972, 34：403–407.

［6］Russo PA, Wright JE, Ho SY, et al. Endocardectomy for the surgical treatment of endocardial fibrosis of the left ventricle. Thorax, 1985, 40：621–625.

［7］Moraes CR, Buffolo E, Moraes Neto F, et al. Recurrence of fibrosis after endomyocardial fibrosis surgery［in Portuguese］.Arq Bras Cardiol, 1996, 67：297–299.

［8］Tang A, Karski J, Butany J, et al. Severe mitral regurgitation in acute eosinophilic endomyocarditis：repair or replacement? Interact Cardiovasc Thorac Surg, 2004, 3：406–408.

［9］Mocumbi AO, Yacoub S, Yacoub MH. Neglected tropical cardiomyopathies, II：endomyocardial fibrosis：myocardial disease. Heart, 2008, 94：384–390.

［10］Martin TN, Weir RA, Dargie HJ. Contrast–enhanced magnetic resonance imaging of endomyocardial fibrosis secondary to bancroftian filariasis. Heart, 2008, 94：1116.

［11］Qureshi N, Amin F, Chatterjee D, et al. MR imaging of endomyocardial fibrosis（EMF）. Int J Cardiol, 2011, 149：e36–e37.

［12］Fozing T, Zouri N, Tost A, et al. Management of a patient with eosinophilic myocarditis and normal peripheral eosinophil count：case report and literature review. Circ Heart Fail, 2014 Jul, 7（4）：692–694.

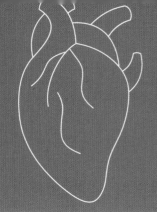

病例17
Danon病

一、临床病史

女，28 岁，胸闷、气短 7 个月，加重 1 个月。患者 7 个月前活动后感胸闷、气短，于当地医院检查，心脏超声提示"心脏扩大，心肌病可能"，给予美托洛尔、曲美他嗪治疗，症状有所缓解。近 1 个月来活动后胸闷、气短加重，多于下午出现，持续至次日晨起后逐渐改善，多伴有端坐呼吸、腹胀、纳差及双下肢浮肿。为进一步诊治，来我院就诊，门诊以"心力衰竭"收住入院。查体：血压 98/72mmHg，心率 110 次 / 分，心律不齐。心电图提示：频发性室性期前收缩，短阵室性心动过速。实验室检查：cTnI 2.23ng/ml，NT-proBNP 8147.5pg/ml，LDH 645IU/L，AST 113IU/L。心脏超声提示：室间隔增厚，厚度约 15mm，左室壁运动弥漫减弱，LVEF 18%。冠脉 CTA 提示：冠脉未见有意义狭窄。

二、CMR

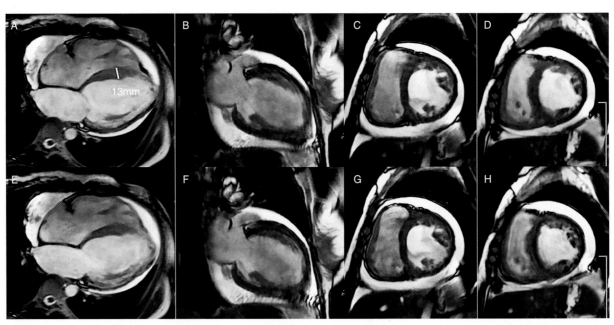

图 17-1　A～D 分别为四腔心、左室两腔心、左室短轴基底段及中部电影系列舒张末图；E～H 分别为对应层面收缩末图。左心房无扩大，左心室扩大，室间隔厚度约 13mm，左室壁运动普遍减弱，左室收缩功能明显减低，LVEF 13%，心包腔可见少、中量积液

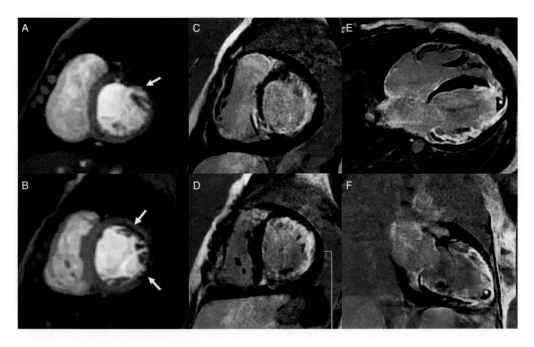

图 17-2　A，B 分别为首过灌注左室短轴基底段及中段切面；C，D 分别为对应层面延迟强化图；E，F 分别为四腔心及左室两腔心延迟强化图。首过灌注左室前壁基底段、中段及侧壁中段心内膜下灌注减低（白箭）。延迟强化左室前壁、侧壁及室间隔中远段、右室与下间隔插入点多发、弥漫性心内膜下及局部透壁性延迟强化；心尖见片状充盈缺损，提示血栓形成（*）

三、可能诊断

A. 非冠状动脉阻塞性心肌梗死

B. 心肌淀粉样变性

C. 肥厚型心肌病

D. Anderson-Fabry 病

E. Danon病（Danon Disease）

四、CMR解读及诊断思路

　　患者年轻女性，因胸闷、气短7月，加重1月，并出现心衰症状体征入院。对于心衰患者，需先行冠脉检查判断是否为缺血性心衰。本例冠脉CTA阴性，行CMR检测可以进一步明确心衰原因或缩小疾病鉴别诊断范围。CMR提示左室收缩功能明显减低，但室壁偏厚（室间隔13mm，图17-1），首过灌注发现心内膜下灌注减低，弥漫性心内膜下及局部透壁性LGE（图17-2），不符合与受累冠脉支配区域一致的冠心病心肌梗死LGE特点，故排除冠状动脉阻塞性心肌梗死。非缺血性心脏病中应首先应考虑致心肌肥厚的失代偿改变，包括高血压性心脏病、肥厚型心肌病、心肌淀粉样变性、Fabry病、Danon心肌病等。这些疾病除具有相应的临床病史、实验室检查、心电图改变外，CMR尤其是延迟强化序列在鉴别诊断中具有重要意义。高血压性心脏病代偿期室壁厚度正常高限或正常，失代偿期心腔扩大，室壁厚度正常，可见心肌中层条片状LGE；心肌淀粉样变性表现为内膜下环形LGE或"粉尘"样透壁LGE，TI scout（inversion time scout）心肌及血池信号改变有助于提示诊断（详见本书心肌淀粉样变性章节）；肥厚型心肌病多表现为肥厚心肌中层斑片样LGE，部分患者可伴小灶性或局限性内膜下LGE，可能与流出道梗阻导致的心肌缺血有关；Fabry病多表现为基底侧壁心外膜下或心肌中层LGE；Danon病多以室壁明显肥厚，大范围内膜下低灌注，多灶性、弥漫性心内膜下或透壁性LGE为主要特点，结合本例实验室检查提示的肝功能异常及乳酸脱氢酶明显升高，考虑诊断为Danon病（失代偿期）。

█ 五、基因检测

Lysosomal-associated membrane protein 2（*LAMP 2*，c.973delC）杂合突变

█ 六、最终诊断

Danon病（失代偿期）

█ 七、点评／解析

Danon病是一种罕见的X染色体显性遗传性疾病，是由于编码溶酶体相关蛋白2（lysosomal-associated membrane protein 2，LAMP2）的基因突变导致LAMP2功能减少或缺失，引起多个靶器官病变，尤其以心肌和骨骼肌细胞自噬性物质和糖原沉积、空泡形成为著。临床表现为心肌明显肥厚、近端骨骼肌乏力伴萎缩和智力发育迟缓三联征，可伴有心电图左室预激改变。Danon病常见于未成年男性，且不同性别起病时间、疾病严重程度有所差异。女性发病时间较晚，在28.9±14.2岁，临床表现不典型，以心脏受累常见（60%～100%），可无心外表现[1-4]，部分女性甚至终生未发病或症状轻微不曾就诊，仅在家系调查（基因检测）异常时一同被检出[5]；而男性发病时间在13.3±8.0岁，病情严重，病程短，常累及心脏，多数在20～30岁死亡。本例通过基因检测确诊为Danon病，而对于骨肌受累的疑似患者，也可以行肌肉活检诊断，但目前尚未达成诊断Danon病的共识。Danon病的CMR表现几乎仅见于个案报道和病例系列，通常认为其主要包括两种表型：肥厚表型和扩张表型，以肥厚型表型居多，临床上极易被误诊为原发性HCM或DCM。本例属于HCM表型，疾病早期左室向心性肥厚，射血分数保留，舒张功能不全，病情进展或疾病晚期亦可呈DCM样改变，左室扩大，收缩功能不全，但室壁变薄往往不明显，通过既往心肌肥厚病史可以明确分型。与原发性肥厚型心肌病不同，Danon病在钆首过灌注时心内膜下低灌注出现范围较广，延迟强化表现为与冠脉分布不匹配的、多区域心内膜下或透壁性LGE，提示本病心肌细胞坏死、心肌纤维化更加严重，且LGE以侧壁、右室与室间隔插入点和心尖部多见[6-11]。CMR可对本病治疗策略提供选择依据。Danon病提倡多学科综合治疗，针对心肌病，射血分数保留者可以参照原发性肥厚型心肌病治疗指南；伴有心律失常患者，建议行CMR评价心肌受累情况及纤维化严重程度，考虑ICD或射频消融治疗。需要注意，CMR提示心肌弥漫性、进展性纤维化者，需多次射频消融治疗，且疗效可能不佳。心衰进行性加重患者，需考虑心脏

移植。由于Danon病进展迅速，且目前尚无针对病因的治疗方案，一旦确诊，需及早进行心脏移植登记。

八、小结

心肌肥厚表型的心肌病具有一定的组织特征学表现，此类疾病确诊需结合基因学检查或心内膜活检，CMR有助于明确诊断或缩小鉴别诊断范围，并有助于指导治疗。

九、参考文献

[1] Yamada T, Shimojo S, Koori T, et al. Primary lamp–2 deficiency causes X–linked vacuolar cardiomyopathy and myopathy（Danon disease）. Nature, 2000，406：906–910.

[2] Danon MJ, Oh SJ, DiMauro S, et al. Lysosomal glycogen storage disease with normal acid maltase. Neurology, 1981，31：51–57.

[3] Boucek D, Jirikowic J, Taylor M. Natural history of Danon disease. Genet Med, 2011，13：563–568.

[4] D'souza RS, Levandowski C, Slavov D, et al. Danon disease：clinical features, evaluation, and management. Circ Heart Fail, 2014 Sep，7（5）：843–849.

[5] He J, Xu J, Chen L, et al. Clinical features and cardiovascular magnetic resonance characteristics in Danon disease. Clin Radiol, 2020 Sep，75（9）：712.e1–712.e11.

[6] Samad F, Jain R, Jan MF, et al. Malignant cardiac phenotypic expression of Danon disease（LAMP2 cardiomyopathy）. Int J Cardiol, 2017 Oct 15，245：201–206.

[7] Yu L, Wan K, Han Y, et al. A rare phenotype of heterozygous Danon disease mimicking apical hypertrophic cardiomyopathy. Eur Heart J, 2018 Sep 7，39（34）：3263–3264.

[8] Piotrowska–Kownacka D, Kownacki L, Kuch M, et al. Cardiovascular magnetic resonance findings in a case of Danon disease. J Cardiovasc Magn Reson, 2009 Apr 29，11（1）：12.

[9] Nucifora G, Miani D, Piccoli G, et al. Cardiac magnetic resonance imaging in Danon disease. Cardiology, 2012，121（1）：27–30.

[10] Etesami M, Gilkeson RC, Rajiah P. Utility of late gadolinium enhancement in pediatric cardiac MRI. Pediatr Radiol. 2016 Jul，46（8）：1096–113.

[11] Wei X, Zhao L, Xie J, et al. Cardiac phenotype characterization at MRI in Patients with Danon disease：A Retrospective Multicenter Case Series. Radiology, 2021 May，299（2）：303–310.

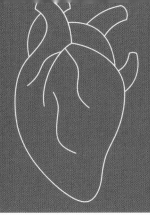

病例18
Anderson~Fabry病

一、临床病史

　　女，44岁，蛋白尿18年，活动后胸闷、气短11年。患者18年前在当地医院体检发现蛋白尿（24小时定量2.54g），行肾穿刺检查，病理结果：中~重度局灶增生性肾小球肾炎，结合临床不排除IgA肾病。予激素、环磷酰胺治疗，疗效欠佳。12年前患者无明显诱因出现阵发性心悸。就诊于外院，心电图提示：左心室肥大。心脏彩超未见明显异常，未予治疗。4年前患者于当地医院复查心电图提示期前收缩。心脏超声提示：梗阻性肥厚型心肌病。予酒石酸美托洛尔口服治疗，疗效不佳来我院就诊。

二、CMR

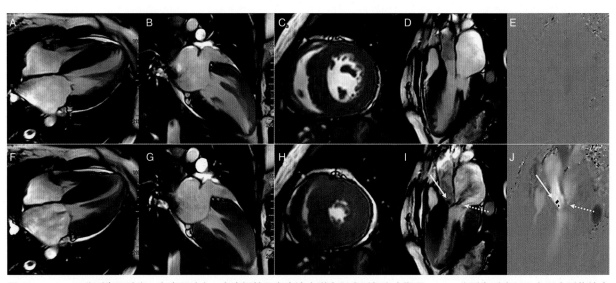

图18-1　A~D分别为四腔心、左室两腔心、左室短轴及左室流出道电影序列舒张末期图；F~I分别为对应层面电影序列收缩末期图；E，J分别为左室流出道舒张末及收缩末流速编码相位电影血流图。左房扩大，左、右心室壁弥漫性增厚，左室为著（室间隔18~20mm，左室侧壁14~15mm，右室游离壁5~7mm），肥厚室间隔基底段突入左室流出道，导致流出道狭窄及血流加速（J实线箭），二尖瓣前叶"SAM"征（I实线箭）及关闭不全（I，J虚线箭），进一步加重左室流出道梗阻

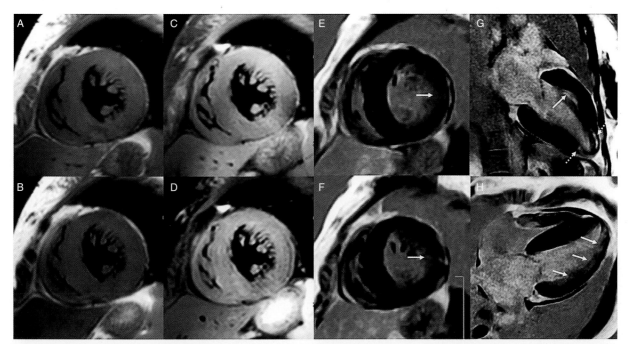

图 18-2　A~D 分别为非对比剂增强 T1WI、T2WI、T1WI FS 及 T2WI FS 序列；E，F 为延迟强化左室中段短轴切面；G，H 分别为延迟强化左室两腔心及四腔心切面。非对比剂参数成像心肌组织特征未见明显异常，延迟强化提示侧壁心内膜下较广泛晕状强化（E~H 实线箭）及心尖部心肌壁内灶状强化（G 虚线箭）

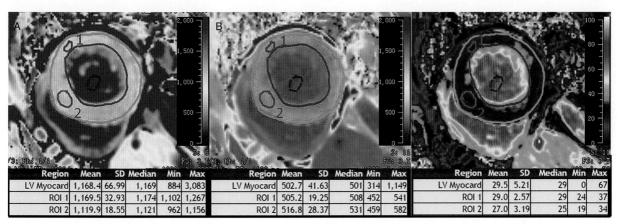

Region	Mean	SD	Median	Min	Max
LV Myocard	1,168.4	66.99	1,169	884	3,083
ROI 1	1,169.5	32.93	1,174	1,102	1,267
ROI 2	1,119.9	18.55	1,121	962	1,156

Region	Mean	SD	Median	Min	Max
LV Myocard	502.7	41.63	501	314	1,149
ROI 1	505.2	19.25	508	452	541
ROI 2	516.8	28.37	531	459	582

Region	Mean	SD	Median	Min	Max
LV Myocard	29.5	5.21	29	0	67
ROI 1	29.0	2.57	29	24	37
ROI 2	27.0	3.19	25	19	34

图 18-3　A~C 分别为左室短轴中段切面 Native T1 mapping、增强后 T1 mapping 及 ECV mapping。心肌 Native T1 值普遍偏低，ECV 值偏高[1]

▎三、可能诊断

  A. Fabry病

  B. 心肌淀粉样变性

  C. 梗阻性肥厚型心肌病

  D. Danon病

四、CMR解读及诊断思路

　　患者为中年女性，病史较长，以肾功能异常（蛋白尿）起病，而后主要因心脏症状就诊。肾活检提示IgA肾病不除外，但激素及化疗效果不佳。11年前超声心动图"未见异常"，3年前超声心动图提示梗阻性肥厚型心肌病，心血管症状进行性加重，并于去年出现黑矇，为寻求进一步诊治入院。CMR电影序列提示左室对称性、向心性肥厚，室间隔肥厚较显著，并左室流出道梗阻（图18-1）。右室壁亦增厚，少量心包积液。延迟强化提示侧壁与冠脉供血区域不匹配的心内膜下较广泛晕状LGE（图18-2）。T1 mapping及ECV mapping提示心肌Native T1值偏低而ECV值偏高（图18-3）。

　　对于弥漫性心肌肥厚的鉴别诊断主要从原发性、继发性考虑。原发性疾病包括最常见的肥厚型心肌病、心肌淀粉样变性及少见的Danon病、Fabry病等遗传代谢性心肌病；而继发性病因最常见的是高血压，年轻患者还需考虑先天性主动脉疾患（主动脉缩窄或主动脉瓣狭窄）。结合临床病史，本例患者无明确高血压病史和先天性主动脉疾患证据，因此可除外继发性疾病。心肌淀粉样变性、肥厚型心肌病、Danon心肌病均可表现为左室对称性肥厚，右室壁受累、增厚，但三者的延迟强化方式有所不同。心肌淀粉样变性表现为内膜下环形强化或透壁"粉尘"样强化；肥厚型心肌病以肥厚心肌中层斑片状强化，尤其是右心室与前、下间隔插入点处心肌中层斑片状强化为特点；Danon病表现为非冠状动脉支配区域广泛心内膜下强化，首过灌注亦可见内膜下低灌注。然而本例的延迟强化与上述疾患的常见延迟强化特征均不符，更为重要的是，本例Native T1值属于正常低限，ECV值偏高，而一般的心肌肥厚疾患，Native T1值升高，且与ECV值相对应，此种矛盾现象提示其为一种罕见的遗传代谢性心肌病Anderson-Fabry病。

五、基因检测

　　患者行基因检查，确定 c.140G>A, *p.W47X* 基因突变。

六、最终诊断

　　Anderson-Fabry病

▎七、点评 / 解析

Fabry 病，又称Anderson-Fabry病，是一罕见X-连锁显性遗传性代谢性疾病，人群发生率1/17万～1/4万[1]。Fabry 病是由于半乳糖苷酶α基因（galactosidase alpha gene，GLA）基因突变导致其编码的α-半乳糖苷酶A缺乏或功能下降，使酶作用底物酰基鞘鞍醇三己糖（globotriaosylceramide，Gb3）无法分解，在多种组织和器官内堆积，引起发作性神经痛和血管角质瘤，并相继出现神经、心、肾、眼、皮肤等多个器官的损害。未经治疗的患者会出现肾脏疾病，以蛋白尿最常见，平均诊断年龄为35～40岁。Fabry 病心脏受累常见，占Fabry患者的60%，Gb3在心肌细胞内沉积，心肌细胞空泡化、肥大，心肌细胞结构破坏、排列紊乱，导致以左室向心性肥厚为特征的形态改变，亦可形成非向心性肥厚，主要表现为非对称性室间隔肥厚和心尖肥厚。增厚的室间隔突入左室流出道，收缩期可见"SAM"征，左室流出道梗阻。右室受累、肥厚亦常见[2]。因此，Fabry心肌病与肥厚型心肌病不易鉴别，出现以下特征需警惕Fabry病：①左室对称性肥厚：绝大多数HCM为非对称性肥厚，对称性肥厚极其罕见；②LGE提示以左室侧壁心内膜下及心肌壁内粉尘样强化，且与典型HCM的室间隔插入部斑片状强化不同，约50%的Fabry病延迟强化见于左室基底段下侧壁心外膜下或心肌中层，但随着疾病进展，Fabry 病心脏多个节段发生严重纤维化，与肥厚型心肌病或其他原因导致的心肌肥厚延迟强化鉴别困难；③更为重要的是，T1 mapping若提示心肌T1值减低，具有特征性意义。Fabry心肌病糖鞘脂在心肌内沉积，可以降低心肌的T1时间，在Native T1图上可见散在分布的短T1信号区域（图18-3），而肥厚型心肌病或其他原因导致的心肌肥厚疾病（如高血压性心脏病、心肌淀粉样变性），Native T1一般升高。但需要注意的是，当Fabry病进展到晚期心肌纤维化严重时，Native T1值可能正常甚至升高。因此，对疑似Fabry病患者需要通过α-Gal-A活性测定和（或）GLA基因检测以明确诊断。

酶替代疗法（enzyme replacement therapy，ERT）和分子伴侣被认为是目前较为安全、有效的治疗方法，可以改善患者症状，提高生活质量。ERT前需要评价左室肥厚程度、心肌质量，尤其是有无心肌纤维化，心肌纤维化严重者，ERT疗效不佳。CMR通过定性与定量评估室壁肥厚严重程度、心肌质量、心肌纤维化程度评估患者预后[3-5]。

本例患者心肌纤维化较为严重，且出现了明显的流出道梗阻，该患者采取对症治疗方案——室间隔心肌切除术解除流出道梗阻、抗心律失常及心衰治疗，目前患者症状改善。

▎八、小结

心肌肥厚表型心肌病的诊断与鉴别诊断是CMR常见的临床应用场景，合理应用CMR有助于明确诊断或缩小鉴别诊断范围，并有助于指导治疗。相对于其他遗传代谢性疾病，Fabry病具有相对特征性的CMR表现，应该充分发挥CMR的应用价值，以期早期诊断及干预治疗，改善患者预后。

九、参考文献

［1］Gottbrecht M, Kramer CM, Salerno M. Native T1 and extracellular volume measurements by cardiac MRI in healthy adults: a meta–analysis. Radiology, 2019 Feb，290（2）：317–326.

［2］Putko BN, Wen K, Thompson RB, et al. Anderson–Fabry cardiomyopathy: prevalence, pathophysiology, diagnosis and treatment. Heart Fail Rev, 2015 Mar，20（2）：179–191.

［3］Deva DP, Hanneman K, Li Q, et al. Cardiovascular magnetic resonance demonstration of the spectrum of morphological phenotypes and patterns of myocardial scarring in Anderson–Fabry disease. J Cardiovasc Magn Reson, 2016 Mar 31，18：14.

［4］Perry R, Shah R, Saiedi M, et al. The role of cardiac imaging in the diagnosis and management of Anderson–Fabry disease. JACC Cardiovasc Imaging, 2019 Jul，12（7 Pt 1）：1230–1242.

［5］Sado DM, White SK, Piechnik SK, et al. Identification and assessment of Anderson– Fabry disease by cardiovascular magnetic resonance noncontrast myocardial T1 mapping. Circ Cardiovasc Imaging，2013，6：392–398.

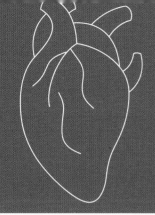

病例19
心肌淀粉样变性

一、临床病史

　　女，66岁，活动后胸闷气短1年，再发加重2天。1年前患者爬2层楼后出现胸闷，气短，无咳嗽、咳痰，无憋喘，无下肢浮肿，无胸痛，活动耐量逐渐下降。就诊于当地医院，动态心电图提示：窦性心律，房早，部分未下传，成对房早，短阵房速，室性期前收缩，ST-T改变（Ⅱ、Ⅲ、aVF、$V_4 \sim V_6$），一度房室传导阻滞；心脏超声提示：室间隔厚度22mm，左室后壁厚度18mm，LVEF 54%，室间隔基底段及左室游离壁运动幅度减低，考虑肥厚型心肌病；外院CMR提示：左室壁肥厚、运动功能减低，伴心内膜下弥漫性延迟强化，考虑缺血型心肌病可能；冠脉造影提示：右冠优势型，LM、LAD、LCX未见明显狭窄，第一对角支60%狭窄。予口服"阿司匹林、氯吡格雷、瑞舒伐他汀、依折麦布、螺内酯、磷酸肌酸钠、左卡尼丁、氨溴索"等治疗，病情好转后出院，出院后患者规律服药。2月前患者再次出现活动后胸闷、气短，症状逐渐加重，伴有咳嗽，咳白色泡沫痰，食欲不振，夜间憋醒，不能平卧，尿少，轻度活动明显受限。再次就诊于当地医院，诊断为非梗阻性肥厚型心肌病，全心心衰，心功能Ⅳ级，心律失常，予药物治疗。出院后自觉夜间可平卧，双下肢浮肿消退。2天前患者胸闷、气短症状再次加重，出现夜间憋醒，胸闷气短，不能平卧入眠，活动明显受限，食欲不振，尿少，双下肢浮肿。就诊于我院急诊，心脏超声提示：双房及左室增大，左室壁增厚，左心功能减低（LVEF 40%），二尖瓣、三尖瓣少量反流。为进一步明确诊治收住入院。查体：血压96/62mmHg，心率67次/分，心律绝对不齐。实验室检查提示：cTnI 0.025ng/ml，NT-proBNP 3441.00pg/ml。

▍二、CMR

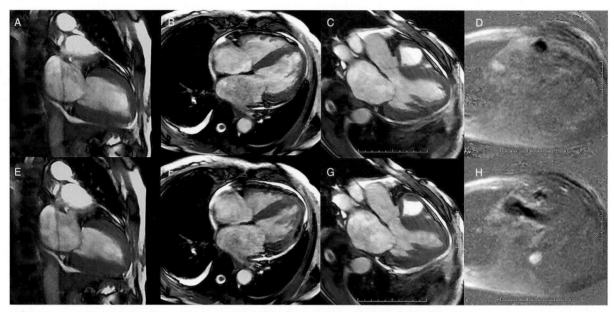

图 19-1　A～D 分别为左室两腔心、四腔心、左室流出道矢状位及左室流出道血流电影序列舒张末期图；E～H 分别为对应切面收缩末期图。双房增大（左房前后径 46mm，右房前后径 58mm），左室各节段普遍偏厚（室间隔 13～17mm，下壁 12～15mm）。左室整体收缩功能级舒张功能均明显减低（LVEF 37%）。左室流出道通畅

图 19-2　A～C
分别为左室短轴近
段（基底段）、中
段、远段（心尖
段）电影序列舒张
末期图；D～F 分
别为对应切面收缩
末期图。左、右心
室腔内径处于正常
或高限（左室横
径 52mm，右室
横 径 26mm）。
左室各节段普遍
偏 厚（室 间 隔
13～17mm，下壁
12～15mm）。左
室整体收缩功能级
舒张功能均明显减
低（LVEF 37%）

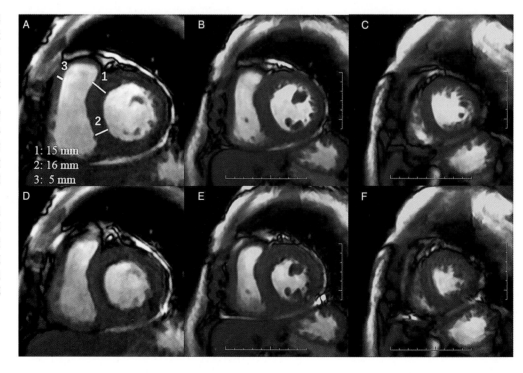

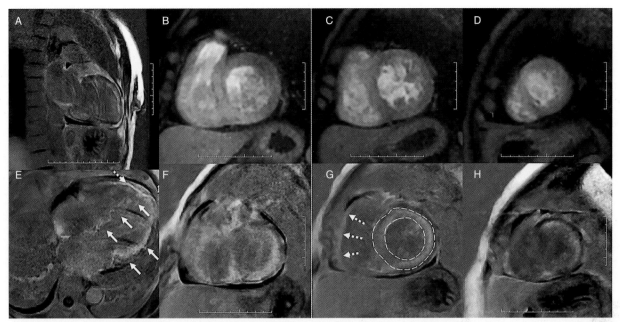

图19-3　A、E分别为左室两腔心及四腔心延迟强化图；B~D为左室短轴近、中、远段静息首过灌注图；F~H分别为短轴近、中、远段延迟强化图。首过灌注未见明显灌注减低或充盈缺损。左室两腔心、四腔心及左室短轴可见左室壁心内膜下、透壁性"粉尘"样强化（E实箭，G圈），右室壁亦可见强化（E，G虚线箭），血池信号强度低于心肌信号；另外，可见少量心包积液及右侧胸膜腔积液

▌三、可能诊断

    A.　心肌梗死

    B.　肥厚型心肌病

    C.　Danon病

    D.　Fabry病

    E.　心肌淀粉样变性

▌四、CMR解读及诊断思路

    患者老年女性，因反复心衰，加重2天入院，既往心脏超声均提示左室壁肥厚，射血分数减低。外院CMR亦提示室壁肥厚，因伴有内膜下强化，拟诊为缺血性心脏病。心肌梗死的CMR表现为内膜下或透壁性LGE，与受累冠脉分布一致，慢性期室壁通常变薄，甚至形成室壁瘤，但该例患者以心衰症状就诊，无其他心肌梗死相关特征，且冠脉造影未见有意义狭窄，因此，可排除缺血性心脏病。抗心衰、抗凝、心肌营养等药物治疗效果不佳，仍再发心衰。本次来院就诊，超声心动图提示左室壁增厚，左心功能减低。对于室壁肥厚类心肌病，需进行CMR明确诊断或缩小鉴别诊断范围。该患者室壁厚度虽然已达HCM诊断标准，但一般非梗阻性肥厚型心肌病属良性病程，预后好，而该患者心衰症状重，心肌延迟强化特征亦为非典型

肥厚型心肌病表现，故亦可除外。本例CMR提示左室壁弥漫性轻度增厚，左室收缩及舒张功能明显减低，右室壁及房间隔亦偏厚（图19-1，图19-2）。延迟强化显示左室由基底段至尖段呈心内膜下、透壁性"粉尘"样强化，且当血池对比剂已明显排空的情况下，左室心肌仍明显强化（图19-3）。这提示心肌内广泛异常物质沉积，属于浸润性心肌病范畴，以遗传代谢性疾患居多。该类疾患一般发病年龄较小，有的具有特殊的体貌特征（如Noonan综合征、Leopard综合征等），有的具有特殊的实验室检查异常（如Danon病等），有的具有特征性的CMR表现，如在Danon病章节提及，通过LGE分布特征可鉴别HCM（肥厚心肌中层斑片状强化）、Fabry病（左室基底段、中段心外膜下或心肌中层强化）、Danon病（广泛内膜下灌注缺损及延迟强化）等。除上述好发于未成年人的遗传代谢性心肌病外，老年人最常见的浸润性心肌病是心肌淀粉样变性，本例患者无论临床表现还是CMR征象均支持心肌淀粉样变性。

▌五、病理

右室间隔心内膜心肌活检：心肌细胞轻度肥大，空泡变性，间质内见无结构均质粉染物（图19-4），刚果红（+）；免疫组化：Kappa（-），Lambda（+），病理诊断：心肌淀粉样变性，轻链型。

图19-4　A，B分别为心内膜心肌活检的HE染色（A）及刚果红染色（B）。心肌细胞肥大，空泡变性，间质内见无结构均质粉染物

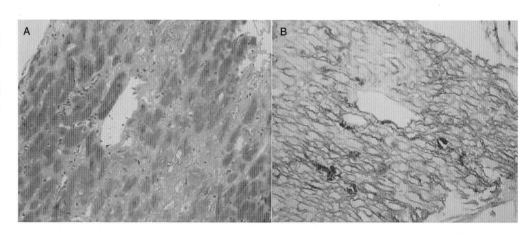

▌六、最终诊断

心肌淀粉样变性

▌七、点评 / 解析

心肌淀粉样变性（cardiac amyloidosis，CA）是淀粉样蛋白质在细胞外间隙沉积而致的多器官受累的浸润性疾病，临床上常见的类型为免疫球蛋白轻链型（AL）和甲状腺素转运蛋白型（ATTR）。ATTR可分为遗传型和野生型，后者也称为老年性系统性淀粉样变性。AL型主要由浆细胞增殖并分泌轻链蛋白所致，常累及心脏，临床预后最差，ATTR型预后相对较好[1, 2]。心脏是淀粉样变性主要受累的靶器官之一，心脏受累程度也影响患者的预后和治疗决策。CA的主要病理学表现包括淀粉样物质弥漫沉积在心肌细胞外间质、心内膜、瓣膜等处，导致心室壁、房间隔、瓣膜增厚，心肌僵硬度增加，顺应性降低，心脏舒张功能不全，呈现类似限制型心肌病的病理生理改变。CMR在CA的诊断及鉴别诊断中具有重要价值，主要表现为：①室壁呈向心性肥厚，左室心肌质量增加，左室舒张受限，收缩功能正常或保留，房间隔增厚，双心房增大[3]。②LGE主要有以下两种形式：广泛的不与冠状动脉分布匹配的心内膜下LGE和透壁性LGE，延迟强化采用PSIR扫描技术显示为佳，与AL型相比，ATTR型透壁性强化、右室受累更为常见[4]。③TI scout（inversion time scout）序列可以作为LGE的补充技术，对快速诊断CA具有较高灵敏度和特异度。正常人血池反转时间（inversion time，TI）短于心肌反转时间，在TI scout序列上可以观察到血池信号先于心肌信号变黑，而CA的特点是心肌与血池TI相似，甚至会短于血池，在反转恢复序列上表现为心肌信号先于血池变黑。④心肌受累的CA患者Native T1值及ECV值升高，Native T1及ECV技术可以作为CA影像诊断的另一重要补充技术。研究表明，采用1.5T 磁共振仪器扫描，CA患者心肌Native T1 值为（1149±63）ms，ECV值为（52±9）%，而正常对照组心肌Native T1 值为（1020±41）ms，ECV 值为（30±3）%，以Native T1值<1036 ms为标准，排除CA的阴性预测率可达98%，以Native T1值>1164 ms为标准，诊断CA的阳性预测率可达98%[5-7]，具体可参考本书另一典型CA病例。另外，CMR也可用于CA的预后评价。透壁性LGE往往提示疾病较为严重，预后不佳，死亡率高，Native T1和ECV值的升高，也提示疾病进展，与不良预后有关。

▌八、小结

心肌淀粉样变性是一类好发于老年人的浸润性心肌病，极易误诊为肥厚型心肌病，如延误治疗预后较差。CMR延迟强化对该病的诊断、鉴别诊断及疗效评估具有重要价值，但是对早期、心肌未广泛浸润或以其他器官系统受累为主的淀粉样变性，诊断可能受限，需要紧密结合临床，必要时进行病理活检协助诊断。

▌九、参考文献

［1］Rapezzi C, Merlini G, Quarta CC, et al. Systemic cardiac amyloidoses：disease profiles and clinical courses of the 3 main types. Circulation, 2009，120：1203–1204.

［2］Lachmann HJ, Booth DR, Booth SE, et al. Misdiagnosis of hereditary as AL（primary）amyloidosis. N Engl J Med, 2002，346：1786–1791.

［3］Dungu JN, Valencia O, Pinney JH, et al. CMR–based differentiation of AL and ATTR cardiac amyloidosis. JACC Cardiovasc Imaging, 2014 Feb，7（2）：133–142.

［4］Fontana M, Pica S, Reant P，et al. Prognostic value of late gadolinium enhancement cardiovascular magnetic resonance in cardiac amyloidosis. Circulation, 2015 Oct 20，132（16）：1570–1579.

［5］Baggiano A, Boldrini M，Martinez–Naharro A, et al. Noncontrast magnetic resonance for the diagnosis of cardiac amyloidosis. JACC Cardiovasc Imaging, 2020 Jan，13（1 Pt 1）：69–80.

［6］Pan JA, Kerwin MJ, Salerno M. Native T1 mapping, extracellular volume mapping, and late gadolinium enhancement in cardiac amyloidosis：a meta–analysis. JACC Cardiovasc Imaging, 2020 Jun，13（6）：1299–1310.

［7］Martinez–Naharro A, Kotecha T, Norrington K, et al. Native T1 and extracellular volume in transthyretin amyloidosis. JACC Cardiovasc Imaging, 2019（05），12（5）：810–819.

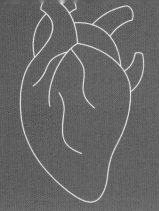

病例20
心肌致密化不全

一、临床病史

男，62岁，反复劳累后心悸、气短21年。一次感冒后加重，外院诊断为"扩心病、二尖瓣反流"，后坚持服药，自觉好转。无浮肿、尿少。无晕厥。本次为"扩心病"来院门诊复查，查体：血压90/50mmHg，心率59次/分。心脏无杂音。血常规（−）。心电图提示：窦性心律不齐，完全性左束支传导阻滞，偶发房早，偶见室内差异性传导，室性期前收缩（部分成对，部分间位）。心脏超声提示：心肌受累疾患，左房室扩大，左心功能偏低或低限（多次超声LVEF在33%~55%之间），二尖瓣后叶脱垂伴中重度关闭不全，左室心肌肌小梁明显增多，不除外心肌致密化不全。家族史：父亲可疑扩心病，70多岁去世。

二、CMR

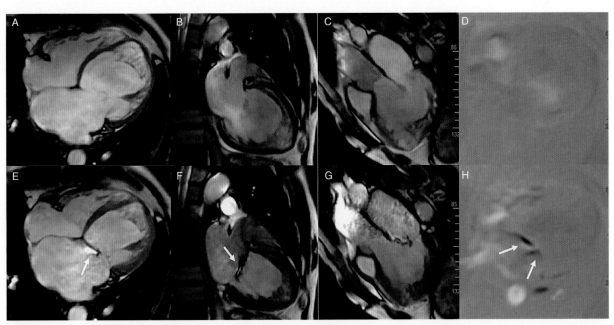

图20-1 A~D分别为四腔心、左室两腔心、左室流出道矢状位及左室流出道血流电影序列舒张末期图；E~H分别为对应切面收缩末期图。左心房室扩大（左室舒张末径73mm），左室各节段普遍偏薄（室间隔6mm，侧壁4mm）。左室整体收缩功能大致正常（LVEF 51%）。二尖瓣收缩期见中大量偏心性反流信号（E，F箭），血流成像反流束呈两股（H箭）。左室侧壁及心尖段肌小梁明显增多，小梁间隙加深，与心腔相通，非致密心肌与致密心肌之比为（3~4）:1

图 20-2　A~C
分别为左室短轴基
底段、中段、心尖
段电影序列舒张末
期图；D~F 分别
为对应切面收缩末
期图。左室侧壁、
心尖段增多的肌小
梁及小梁隐窝显示
更加明显。基底
段、中段、心尖段
的前壁、侧壁、下
壁均有受累，按左
心室 17 节段分段
法，受累节段数目
超过 10 个

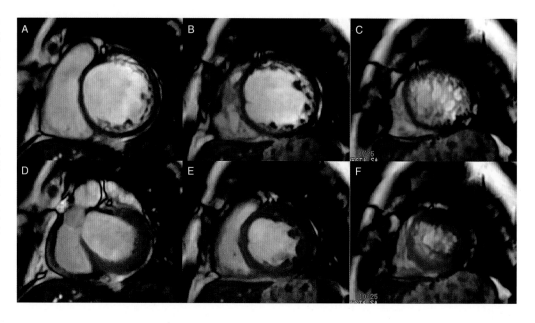

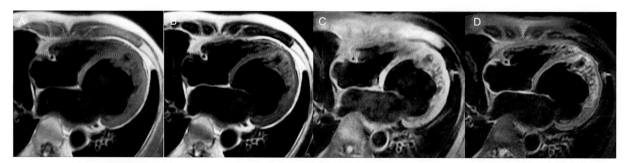

图 20-3　A，B 分别为四腔心 T1WI、T2WI 序列；C，D 分别为对应层面抑脂序列。左室心肌未见明确水肿信号。心尖段肌小梁增多，隐窝深陷，局部信号混杂，提示血流缓慢。左右室心外膜光整，与心外膜脂肪境界清晰

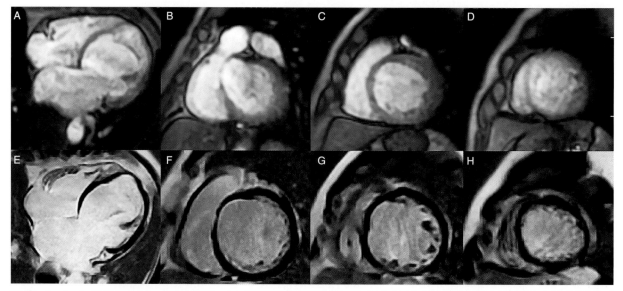

图 20-4　A~D 分别为四腔心，左室短轴近、中、远段静息首过灌注图；E~H 为对应切面延迟强化图。首过灌注未见明显灌注减低或充盈缺损，左室心肌未见明显延迟强化

三、可能诊断

A．孤立性左心室心肌致密化不全

B．扩张型心肌病

C．心脏瓣膜病，二尖瓣关闭不全（中重度）

D．心肌炎

四、CMR解读及诊断思路

患者为老年男性，反复劳累后心悸、气短21年。曾于感冒后加重，诊断为扩张型心肌病（DCM）并服药多年。既往复查心脏超声提示：左室心肌致密化不全不除外。本次CMR检查提示左心房室明显扩大，左室侧壁及心尖段肌小梁明显增多，小梁间隙加深，与心腔相通，非致密心肌与致密心肌之比约3～4，受累节段数目较多（图20-1，图20-2）。参数成像提示左室心肌未见异常信号（图20-3），心外膜光整。首过灌注及延迟增强扫描均未见异常（图20-4）。心电图提示完全性左束支传导阻滞，但目前左室收缩功能尚可，室间隔亦未见明显非同步运动。以上征象较符合左室心肌致密化不全表现，但需要与表现为心肌过度小梁化伴心脏扩大的其他疾病进行鉴别，如扩张型心肌病、瓣膜病、心肌炎等。

左室心肌致密化不全失代偿期常常进展为左心室扩大，极易与DCM混淆，但DCM的过度小梁化较少累及到心尖段，非致密心肌与致密心肌之比通常不超过2，且近半数DCM存在心肌LGE，典型者表现为肌壁间线样LGE。因此，本例CMR特征不支持DCM诊断。然而，该例患者的二尖瓣脱垂并继发性关闭不全，似乎不能单纯用继发于左室致密化不全导致的左心室扩大解释。考虑到该患者多年二尖瓣中大量反流病史（图20-1），CMR提示二尖瓣偏心性反流，符合二尖瓣后瓣脱垂表现，但单纯二尖瓣关闭不全与DCM相似，肌小梁厚度与致密心肌之比通常不超过2，且心尖部一般不受累，故而该例应诊断为"孤立性左心室心肌致密化不全；二尖瓣脱垂并中重度关闭不全；左心房室继发性扩大"。此外，本例病史提示感冒后病情加重，需要与慢性心肌炎鉴别。慢性心肌炎由急性心肌炎迁延而来，可进展为左心室扩大，延迟强化序列大部分病例会出现肌壁间或心外膜下LGE，而本例患者症状持续且没有LGE，故而本例亦不支持慢性心肌炎诊断。

五、最终诊断

1．孤立性左心室心肌致密化不全

2．二尖瓣脱垂并中重度关闭不全

3．左心房室继发性扩大并左室收缩功能轻度减低

六、点评 / 解析

　　左心室心肌致密化不全（left ventricle non-compaction，LVNC），是一种少见的先天型心肌病，最早由Grant于1926年提出[1]。通常认为LVNC是由心脏胚胎期心肌致密化过程异常停滞所致，可以合并其他先天性疾病，如地中海贫血、肥厚型心肌病、Digeorge综合征等，也可单独发生，称为孤立性左心室心肌致密化不全，还可表现为双室型或右室型。2006年美国心脏协会将LVNC归为遗传性心肌病，考虑为基因突变所致。文献报道指出有多种致病基因可能和LVNC相关，且至少30%～50%的患者存在遗传因素[2]，常染色体，性染色体，显性、隐性遗传均有报道，其中编码肌节蛋白的基因突变占比最多。

　　文献报道的LVNC发病率差别较大，可能和诊断标准的不一致有关。总体认为其发病率位于遗传性心肌病的第三位，位于DCM和HCM之后[3]。临床表现包括左心功能不全、心律失常、栓塞三大特征。病理主要表现为非致密化心肌细胞体积较小、水肿且伴有核萎缩，心肌纤维排列疏松，肌小节不完整，肌小节核心肌纤维周围有很多胶原纤维包绕[4]。通常认为，心肌致密化过程从右心室心外膜到左心室心外膜，从基底到心尖的顺序发生，因此致密化相对较晚的部位如心尖段、侧壁较易发生致密化不全，其中心尖段是否受累，已成为与其他类似病变鉴别的关键点。本例患者非致密心肌主要位于左室侧壁及心尖部，是典型的LVNC受累部位，同时24小时心电图提示多种形态的室性期前收缩，也支持LVNC的诊断。然而，该例左心功能尚无显著降低，CMR提示心腔内无明显继发血栓形成，故尚无体循环栓塞症状。

　　LVNC的影像学诊断主要依据超声和MRI。超声主要采用Jenni提出的收缩期诊断标准[5]：①增厚的心肌由两层结构组成，外层是薄的致密心肌，内层是相对较厚的非致密心肌，伴有粗大、增多的肌小梁和深陷的肌小梁隐窝；②深陷的肌小梁隐窝与心室腔相通；③收缩末期非致密心肌与致密心肌之比大于2；④不合并其他的心脏异常。基于该超声诊断标准，Petersen提出MRI诊断标准[6]：由于收缩期肌小梁聚集，隐窝观察不清，MRI不方便测量非致密心肌，所以改成舒张末期测量，以左室短轴非致密心肌与致密心肌之比大于2.3为标准，其他同超声标准。其后，Jacquier提出在MRI图像上勾画非致密心肌，计算非致密心肌质量与左室整体心肌质量的百分比，以大于20%为诊断标准[7]，后Grothoff又在Jacquier的基础上改进了诊断标准[8]。此外，也有人提出以非致密化心肌受累节段大于2（17段分段法）作为补充诊断标准。还有人利用Strain技术鉴别LVNC与DCM。最近，有文献提出名为碎片分析的软件技术诊断LVNC具有较高的敏感性和特异性[9]。但事实上，迄今为止，还没有为大众广为接受的诊断方法和诊断标准，现有的文献中难免存在过度诊断、观察者组间差异大或操作繁琐等缺点。目前临床上诊断LVNC，应该结合致密化不全的严重程度以及受累节段部位、数目来综合判断，心尖段较游离壁致密化不全越明显，非致密心肌与致密心肌比值越大，受累节段越多，则LVNC可能性越大。

　　除了诊断，CMR还可提供LVNC心肌组织特征，尤其是延迟强化序列。有研究认为，LVNC的延迟强化不局限于非致密心肌，左室其他部位致密心肌也有可能出现延迟强化，考虑为其他心肌失代偿性改变。研究表明LVNC心肌延迟强化与其不良预后相关[10]。但本例无明显心肌纤维化，提示其致密心肌尚属于代偿范围，整体心功能也保持在正常水平。

　　基因检测对LVNC的诊断具有一定价值，但由于LVNC的致病基因较多（基因异质性），且同一致病基因可以导致不同类型的心肌病，目前LVNC的诊断还是依靠形态学；但鼓励可疑LVNC患者进行基因检测，如果找到相关基因，可以验证形态学诊断，也为LVNC的进一步研究提供参考。

七、小结

在本例中，超声没有及时明确诊断LVNC，可能与近场效应导致的心尖观察不全有关，而CMR不仅可以克服这一缺点，还具有大视野、高软组织分辨率，可客观、直接地观察心肌结构、运动等优势，在LVNC诊断中尤其重要。

八、参考文献

［1］RT.grant. An unusual anomaly of the coronary vessels in the mal formed heart of a child. Heart, 1926, 13：273–283.

［2］Towbin JA. Left ventricular noncompaction：a new form of heart failure. Heart Fail Clin, 2010 Oct，6（4）：453–469.

［3］Towbin JA, Lorts A, Jefferies JL. Left ventricular non–compaction cardiomyopathy. The Lancet, 2015, 386（9995）：813–825.

［4］Tian L, Zhou Q, Zhou J, et al. Ventricular non–compaction cardiomyopathy：prenatal diagnosis and pathology. Prenat Diagn, 2015 Mar，35（3）：221–227.

［5］Jenni R, Oechslin E N, van der Loo B. Isolated ventricular non–compaction of the myocardium in adults. Heart, 2007, 93（1）：11–15.

［6］Petersen SE, Selvanayagam JB, Wiesmann F, et al. Left ventricular non–compaction：insights from cardiovascular magnetic resonance imaging. J Am Coll Cardiol, 2005, 46（1）：101–105.

［7］Jacquier A, Thuny F, Jop B, et al. Measurement of trabeculated left ventricular mass using cardiac magnetic resonance imaging in the diagnosis of left ventricular non–compaction. Eur Heart J, 2010, 31（9）：1098–1104.

［8］Grothoff M, Pachowsky M, Hoffmann J, et al. Value of cardiovascular MR in diagnosing left ventricular non–compaction cardiomyopathy and in discriminating between other cardiomyopathies. Eur Radiol, 2012, 22（12）：2699–2709.

［9］Zheng T, Ma X, Li S, et al. Value of cardiac magnetic resonance fractal analysis combined with myocardial strain in discriminating isolated left ventricular noncompaction and dilated cardiomyopathy. J Magn Reson Imaging, 2019, 50（1）：153–163.

［10］Cheng H, Lu M, Hou C, et al. Comparison of cardiovascular magnetic resonance characteristics and clinical consequences in children and adolescents with isolated left ventricular non–compaction with and without late gadolinium enhancement. J Cardiovasc Magn Reson, 2015 May 30，17（1）：44.

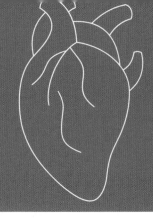

病例21
致心律失常性心肌病
（右室型）

一、临床病史

女，22岁，间断腹胀、下肢水肿4年，加重20天。患者于4年前无明显诱因出现腹胀、双下肢水肿，夜间不能平卧，就诊于当地医院。心脏超声检查提示：三尖瓣重度关闭不全，左、右心功能减低。给予强心、利尿药物口服，下肢水肿逐渐好转。2年前患者再次出现活动后气短症状，伴乏力、腹胀、食欲差，偶有心慌症状。就诊于我院，动态心电图提示房颤，频发室早；心脏超声检查提示：左、右心功能减低，LVEF 35%，三尖瓣大量反流，考虑心肌受累疾患。继续药物治疗，患者气短症状逐渐缓解，食欲较前稍好转。近1年来，患者劳累后气短乏力症状再次加重，夜间不能平卧，就诊于当地医院，建议心脏移植治疗。住院期间给予强心、利尿等药物治疗，血压曾低至60/30mmHg，给予补充蛋白等治疗后血压恢复至90/60mmHg，住院期间出现四肢紫癜，治疗后紫癜逐渐好转，下肢皮肤留有色素沉着。继续口服"地高辛、螺内酯、呋塞米、补达秀、万爽力、卡托普利、琥珀酸美托洛尔缓释片"药物治疗，患者活动后气短症状较前减轻。近20天来，患者症状再次加重，腹胀、食欲差，1周前于当地医院行心脏超声提示心房血栓，具体不详。现为进一步诊治收住入院。患者自发病以来，睡眠、精神、食欲欠佳，大便不畅，尿量减少，近1个月体重减轻3kg。查体：血压99/68mmHg，心尖搏动位于第五肋间左锁骨中线外0.5cm，心率118次/分，心律绝对不齐。实验室检查：NT-proBNP 1357.3pg/ml。心电图提示：室性期前收缩，心房颤动。24小时Holter提示：房颤，频发室早（>10000次/24小时）。心脏超声提示：右心室明显扩大，三尖瓣大量反流，左、右心室功能均减低（LVEF 40%），考虑心肌受累疾患。冠脉CTA提示：冠脉未见明显狭窄。

二、CMR

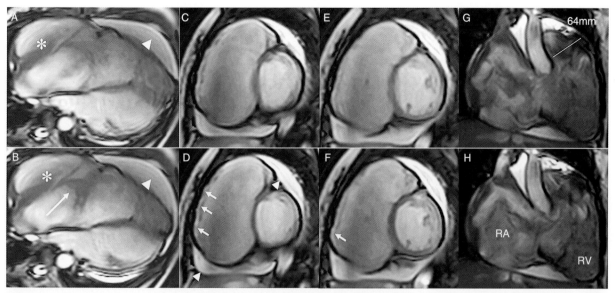

图 21-1　A~H 为四腔心（A，B）、左室短轴基底段切面（C，D）、左室短轴中段切面（E，F）、右室流出道切面（G，H）电影序列舒张末（A，C，E，G）及收缩末（B，D，F，H）图。右心房、室扩大（右房前后径 109mm，右室中部横径 58mm，右室流出道瘤样扩张，内径 64mm），右房内可见大片附壁中低信号（*），右室壁菲薄，与心外膜脂肪分界不清，右室整体收缩运动明显减弱（RVEF 20%，RVEDV 432.1ml，RVEDVi 272.6ml/m²）。收缩末期右室前壁不光滑，向外膨出，呈"憩室样"或"浅分叶样"改变（D，F 箭）。左室稍扩大，室壁变薄（室间隔厚度 8~10mm，左室下壁厚度 3~4mm），室壁收缩运动减弱（LVEF 21%，LVEDV 192.9ml，LVEDVi 121.7ml/m²）。三尖瓣环扩大（B 长箭），可见中大量反流信号。心包腔中量积液（A，B 三角箭头）

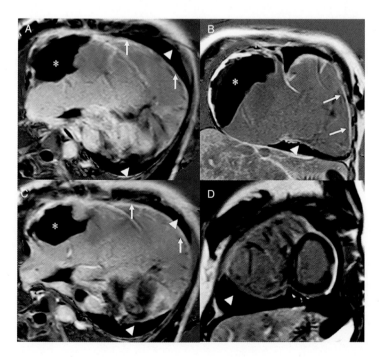

图 21-2　A，B 分别为连续层面四腔心延迟强化图；C，D 分别为左室短轴基底段及中段切面。菲薄右室壁呈透壁样高信号，考虑为心肌纤维脂肪替代（A~D 箭），右房外侧壁可见大块状附壁充盈缺损（*号），考虑为继发附壁血栓，心包积液为无信号区（A~D △号）

三、可能诊断

A. 扩张型心肌病

B. 先天性心脏病，Ebstein畸形

C. 右心室陈旧性心肌梗死

D. 致心律失常性心肌病（右室型）

四、CMR解读及诊断思路

患者青年女性，因频发心衰住院。心电图（包括Holter）提示房颤，频发室性期前收缩。超声心动图提示右心房、室高度扩大，左、右心室功能均减低，三尖瓣大量反流，诊断尚不明确。为进一步明确诊断而行CMR检查，CMR电影序列提示右心明显扩大，收缩功能明显降低，心肌组织特征成像提示右室壁广泛心肌脂肪与纤维替代（图21-1），右室壁呈透壁样强化（图21-2），结合心电图，可诊断为致心律失常性右室型心肌病（arrhythmogenic right ventricular cardiomyopathy，ARVC）。此外，患者为青年女性，右心房、室扩大并三尖瓣关闭不全，还需与以右心受累为突出表现的其他疾病鉴别，如先天性心脏病（Ebstein畸形，即三尖瓣下移畸形），累及右心室的陈旧性心肌梗死及DCM等。本例患者超声心动图及CMR电影均未见三尖瓣发育异常及附着位置异常，因此可排除Ebstein畸形；本例年龄、临床表现均不支持陈旧性心肌梗死，且没有冠心病危险因素；DCM晚期可有右室扩大并收缩运动减低，但一般左心房室扩大并功能减低更为显著，延迟强化一般以室间隔心肌壁内强化为相对特征性表现，因此本例也不符合。综上，本病例最可能诊断致心律失常性右室型心肌病，伴右心房血栓形成。

五、手术及病理

患者行原位心脏移植术。

术中所见　右房重度扩大，房壁轻度变薄，右室极重度扩大，室壁重度变薄；左房轻度单纯扩大，室壁厚度正常，左室中度扩大并室壁轻度变薄，心包腔未见积液。

病理检查

大体观：心脏重414g，表面光滑，左室扩张，心壁变薄，肌小梁细小，偏平。右室明显扩张，心内膜呈黄白色，心壁菲薄，局部全层为淡黄色组织替代，可透光。右房明显扩大，充满大量暗红色血栓。三支冠脉通畅。心脏测量：左室壁0.7cm，右室壁0.1cm，室间隔0.9cm，二尖瓣瓣环周径11.0cm，三尖瓣瓣环周径15.5cm。

镜下：右室心肌见大量纤维脂肪组织浸润，局部全层被替代。右心房心肌细胞肥大，其内见大量附壁血栓，图21-3。

病理诊断：致心律失常性右室心肌病。

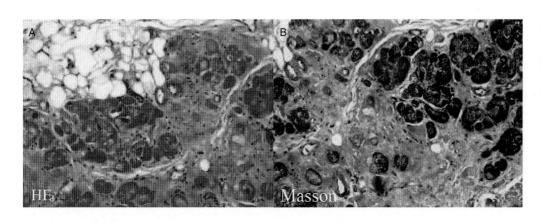

图 21-3 心脏移植术后受体心脏 HE 染色（A）及 Masson 染色（B）图。右室心肌被大量脂肪纤维组织替代

六、最终诊断

致心律失常性心肌病（右室型）伴右心房血栓形成

七、点评／解析

致心律失常性心肌病（arrhythmogenic cardiomyopathy，AC）是一类以右室和（或）左室心肌被纤维脂肪进行性替代为病理特征的遗传性心肌病，主要表现为心室扩大、收缩功能不全并伴有心脏电生理异常。最早于1982年报道的患者存在室性心律失常，病检发现右室心肌为纤维脂肪组织替代，被认为是一种先天性心肌发育缺陷（congenital defect of myocardial development），遂将其命名为"致心律失常性右室发育不良"（arrhythmogenic right ventricular dysplasia，ARVD）[1-4]。20世纪末随着基因检测技术的应用，发现本病系遗传性异质性疾病，将其命名为"致心律失常性右室心肌病"（ARVC）。较多学者采用"致心律失常性右室心肌病/发育不良"（ARVC/D）命名，既说明其是一种遗传性心肌病，也继承了本病最初的命名历史。目前将致心律失常心肌病分为三种表型，最常见的为孤立性右室受累为主（右室型，ARVC），晚期可出现左室受累，此外还包括左室受累程度为主（左室型，ALVC）和左右室同时受累（双室型）。本书将以ARVC为例，介绍致心律失常性心肌病的组织病理学特点、诊断标准、CMR表现及临床分期。

ARVC具有如下组织病理学特点：心肌细胞萎缩，心肌组织从心外膜下至心内膜下逐渐被纤维脂肪组织替代，最终导致右心室形态、功能异常。病变多累及"右室发育不良三角区"，即右室心尖部、三尖瓣下区和流出道。目前研究发现左室下侧壁亦容易受累，因此称为AC心肌受累"四角区"[5]。2010年修订的ARVC诊断标准中首次纳入CMR检查，并量化了右室容积、射血分数等测量指标，该诊断标准需满足两个主要因素，或一个主要因素加两个次要因素，或者满足四个次要因素（表21-1）。

表 21-1　致心律失常性右室型心肌病诊断标准[6]

诊断依据	主要因素	次要因素
家族史	一级亲属符合 ARVC 的 Task Force 标准 一级亲属经尸检或手术确诊为 ARVC 患者具有 ARVC 相关或可能相关的致病基因突变	一级亲属中有可疑 ARVC 患者但无法证实，而就诊患者符合目前诊断标准；可疑 ARVC 引起的早年猝死家族史（<35 岁）
心肌去极化或传导异常	右胸导联 $V_1 \sim V_3$ 有 Epsion 波	标准心电图无 QRS 波（<110ms）增宽，信号平均心电图至少 1/3 参数显示出晚电位；QRS 波滤过时程 ≥114ms；<40μV QRS 波终末时程 >38ms；终末 40ms 均方根电压 ≤20pV；无完全性右束支传导阻滞，测量 V_1、V_2 或 V_3 导联 QRS 波末端包括 R' 波初始，QRS 波终末激动时间 ≥55ms
心肌复极异常	右胸导联 T 波倒置（$V_1 \sim V_3$），或弥漫性 T 波倒置（14 岁以上，不伴右束支传导阻滞）	V_1、V_2 导联 T 波倒置（14 岁以上，不伴右束支传导阻滞），或 $V_4 \sim V_6$ 导联 T 波倒置；$V_1 \sim V_4$ 导联 T 波倒置（14 岁以上，伴有完全性右束支传导阻滞）
心律失常	持续性或非持续性左束支传导阻滞型室性心动过速，伴电轴向上（Ⅱ、Ⅲ、aVF 导联 QRS 波负向或不确定，aVL 导联上正向）	持续性或非持续性右室流出道型室性心动过速，左束支传导阻滞型室性心动过速，伴电轴向下（Ⅱ、Ⅲ、aVF 导联 QRS 波正向或不确定，aVL 导联上负向），或电轴不明确；Holter 显示室性期前收缩大于 500 个 /24 小时
室壁结构和运动异常	1. 二维超声心动图 右室局部无运动、运动减低或室壁瘤，伴有以下表现之一（舒张末期）：胸骨旁长轴（PLAX）右室流出道（RVOT）≥32mm 或 PLAX/BSA ≥19mm/m²；胸骨旁短轴（PSAX）RVOT ≥36mm 或 PSAX/BSA ≥21mm/m² 或面积变化分数（FAC）≤33% 2. 心脏磁共振 右室局部无运动、运动减低或右室收缩不协调，伴有以下表现之一：单位体表面积右室舒张末期容积（RV EDV/BSA）≥110ml/m²（男），≥100ml/m²（女），或右室射血分数（RVEF）≤40% 3. 右室造影 右室局部无运动、运动减低或室壁瘤	1. 二维超声心动图 右室局部无运动或运动减低，伴有以下表现之一（舒张末期）：29mm ≤ PLAX RVOT<32mm 或 16 ≤ PLAX/BSA<19 mm/m²；32mm ≤ PSAX RVOT< 36mm 或 18 ≤ PSAX/BSA<21mm/m²；33%< 面积变化分数 ≤ 40% 2. 心脏磁共振 右室局部无运动、运动减低或右室收缩不协调，伴有以下表现之一：100 ≤ RV EDV/BSA<110ml/m²（男），90 ≤ RV EDV/BSA<100ml/m²（女）；40%< RVEF ≤ 45%
组织学表现	至少一份心内膜活检标本形态学测量显示残余心肌细胞 <60%（或估计 <50%），伴有纤维组织取代右室游离壁心肌组织，伴 / 不伴脂肪组织取代心肌组织	至少一份心内膜活检标本形态学测量显示残余心肌细胞 60%~ 75%（或估计 50% ~ 65%），伴有纤维组织取代右室游离壁心肌组织，伴（不伴）脂肪组织取代心肌组织

ARVC的CMR表现主要包括：①形态学异常。右心室不规则扩大，流出道扩张尤为显著，右室游离壁变薄。右室流出道和（或）右室游离壁三尖瓣下区域可见特征性的局部皱缩，在收缩期表现更加明显，称为"手风琴征"。②室壁运动及心功能异常。右室心肌整体或局部收缩力减低、无收缩甚至反常运动；收缩期右室壁不光滑、局部膨出，呈"憩室样"或者"浅分叶"样改变（图21-1 D，F），严重者形成室壁瘤。目前将右室局部运动障碍、无运动或右室收缩不协调，伴有右心室容积指数男性≥110ml/m²，女性≥100ml/m²或RVEF≤40%作为ARVC的主要诊断条件之一。CMR对右室容积评价优于心脏超声。③心肌组织特征。虽然2010年ARVC的诊断标准里没有包括CMR组织特征（心肌纤维化和脂肪浸润）成像，但通过T1WI及脂肪抑制技术或水脂分离技术识别心肌脂肪浸润，延迟强化技术识别心肌纤维化及其严重程度，可以提高AC诊断的敏感度及特异度。ARVC脂肪浸润多出现在右室游离壁的心外膜下，常因右室壁变薄而呈透壁性浸润表现。延迟强化主要位于ARVC心肌受累"四角区"，在ARVC的早期阶段，三尖瓣下右室壁以及左室下侧壁可能是唯一受累的区域，多表现为心外膜下–心肌中层的延迟强化。由于右室壁较薄，可呈透壁性延迟强化表现。需注意，右室壁较薄，CMR评价右室壁心肌纤维脂肪替代不易与心外膜下脂肪区别，

尤其是老年及肥胖患者。④右心扩大、右心功能不全其他征象。三尖瓣关闭不全，右房扩大，腔静脉扩张，胸、腹腔积液、心包积液等[6]。根据症状及影像学表现，临床上可将ARVC分为四期：第一期为隐匿期，患者无症状，几乎无心脏形态学改变，但仍有猝死风险，多在年轻人剧烈运动时发生；第二期为症状明显期，临床上以反复发作的右室源性室性心律失常为特征，可见明显的右心室形态与功能异常；第三期为右心室弥漫加重期，表现为右心室整体收缩功能异常，右心衰竭，但无明显左心室受累表现；第四期为双室受累期，为疾病的晚期，双室受累，形态及功能呈现扩张型心肌病样改变。

AC的预后主要取决于心律失常表现（如室颤、持续性室性心动过速）、右室/左室/双室功能不全、心肌纤维脂肪替代严重程度等，识别AC的危险因素有助于为治疗策略的选择提供依据。值得注意的是，本病虽为遗传性疾病，但仅50%患者通过基因学检测发现基因突变（*PKP2*突变最常见）。综上，诊断本病需结合家族史、心电图改变、心脏功能结构及组织学进行综合评价（表21-1）。CMR可评价心功能及心肌纤维脂肪组织替代严重程度，在AC的危险分层中具有重要作用。

本例患者持续性心律失常、右室明显扩大、双室功能不全，右室心肌纤维脂肪替代严重，多种药物治疗效果不佳，最终进行心脏移植。以往经验显示，AC患者心脏移植术后1年、6年存活率分别为95%和88%。本例患者心脏移植后3年随访，日常生活不受限。

▌八、小结

近年来，致心律失常性心肌病的命名及诊断标准不断更新，反映了对该病发病机制、病理组织学、临床表现等认识的不断深入，也明确了影像学尤其是CMR在其诊断中的应用价值。需要注意的是，本病的诊断需结合家族史、心电图改变、心脏功能结构及组织学进行综合评价，心肌组织学、基因学有助于明确诊断。

▌九、参考文献

［1］Marcus FI, Fontaine GH, Guiraudon G, et al. Right ventricular dysplasia: a report of 24 adult cases. Circulation, 1982, 65: 384-398.

［2］Frank R, Fontaine G, Vedel J, et al. Electrocardiology of 4 cases of right ventricular dysplasia inducing arrhythmia. Arch Mal Coeur Vaiss, 1978, 71: 963-972.

［3］Thiene G, Nava A, Corrado D, et al. Right ventricular cardiomyopathy and sudden death in young people. N Engl J Med, 1988, 318: 129-133.

［4］Basso C, Thiene G, Corrado D, et al. Arrhythmogenic right ventricular cardiomyopathy. Dysplasia, dystrophy, or myocarditis? Circulation, 1996, 94: 983-991.

［5］Corrado D, Basso C, Judge DP. Arrhythmogenic cardiomyopathy. Circ Res, 2017 Sep 15, 121 (7): 784-802.

［6］te Riele AS, Tandri H, Bluemke DA. Arrhythmogenic right ventricular cardiomyopathy (ARVC): cardiovascular magnetic resonance update. J Cardiovasc Magn Reson, 2014 Jul 20, 16 (1): 50.

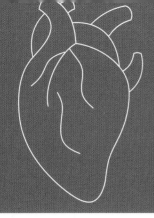

病例22
致心律失常性心肌病
（左室型）

一、临床病史

　　男，38岁，心悸、胸痛17天，加重2天。患者17天前午餐饮酒后休息时出现胸痛、心悸，放射至双上肢前臂，大汗，无明显胸闷、气短，无晕厥、黑矇，持续不缓解，约40分钟后至当地医院就诊，血压80/50mmHg。心电图提示：室性心动过速，心率216次/分。心脏超声：左心室扩大，左室舒张、收缩功能减低。考虑"心律失常，室性心动过速"，予盐酸胺碘酮静脉泵入（时间、剂量不详），症状无明显缓解，行电转复治疗1次转复窦性心律。转复后患者心悸、胸痛症状缓解。冠脉造影提示：冠状动脉未见明显狭窄。半月前患者于下午休息时再次出现胸痛、心悸，出汗，无晕厥、黑矇，再次电转复治疗1次后转复窦性心律，予盐酸胺碘酮200mg每日3次口服治疗并建议上级医院继续诊治。入我院急诊就诊。实验室检查提示：NT-proBNP 4955.40pg/ml，cTnI 0.653ng/ml，CK-MB 20.600ng/ml。心电图提示持续性室性心动过速。予盐酸胺碘酮150mg静推未转复窦律，予150J同步电复律1次转复窦律，后续盐酸胺碘酮1000μg/min静脉泵入，20分钟后患者心率偏慢，停用盐酸胺碘酮。予抗心律失常、保肝等对症支持治疗。24小时动态心电图提示：总心搏数87319次，平均心率60次/分，最慢心率44次/分，最快心率97次/分，窦性心律，偶发房性期前收缩（16次），室性期前收缩（121次），间歇性二度房室传导阻滞。复查实验室指标：cTnI 1.260ng/ml，肌红蛋白63.800ng/ml，CK-MB 22.500ng/ml。心脏超声提示：左室下后壁节段性室壁运动异常，左室增大，左室收缩功能减低，LVEF 46%。心电图提示：宽QRS波、心动过速，心室率202次/分。

▌二、CMR

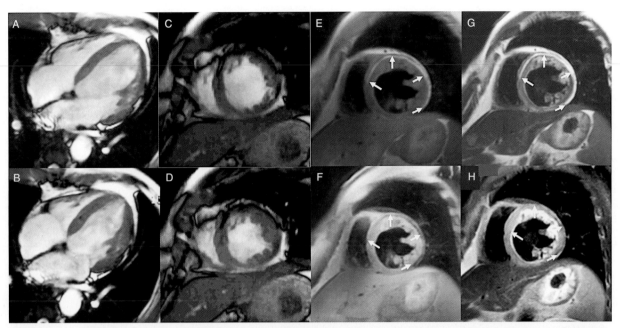

图 22-1　A~D 为四腔心（A，B）、左室短轴（C，D）电影序列舒张末（A，C）及收缩末（B，D）图；E，G 为左室短轴中段
T1WI 及 T1WI 抑脂序列；F，H 为同一层面 T2WI 及 T2WI 抑脂序列。左心室扩大（LV EDD 65mm），左室前壁中段室壁变薄，
左室收缩功能减弱（LVEF 40%）。T1WI 及 T2WI 左室乳头肌层面前间隔壁、前壁、侧壁心外膜下见线样高信号（白箭），脂肪抑
制序列呈线样低信号（E，G 白箭），提示脂肪沉积

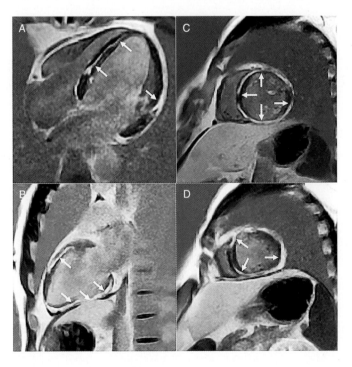

图 22-2　A~D 分别为四腔心、两腔心及两层左室短轴
延迟强化序列。室间隔基底段至心尖段心肌中层线样强
化，下壁、侧壁基底段至心尖段及前壁基底段心外膜下广
泛线样高信号（纤维及脂肪替代）。右室腔无扩大，收缩
功能正常，右室壁无脂肪沉积及延迟强化表现

▌三、可能诊断

A. 扩张型心肌病

B. 心肌炎

C. 心肌梗死

D. 致心律失常性心肌病（左室型）

▌四、CMR解读及诊断思路

　　患者青年男性，因反复室性心律失常致血流动力学不稳定就诊，多次抗心律失常药物甚至电复律治疗效果不佳，来我院进一步就诊。超声心动图提示左室增大，伴下后壁节段性运动异常，考虑心肌梗死可能。CMR提示左室扩大，局部收缩运动减低，左室心肌可见较广泛心外膜脂肪浸润征象（图22-1），延迟强化左室心肌广泛强化（图22-2），范围较脂肪替代更大，提示左室心肌广泛心肌纤维脂肪替代。虽然部分陈旧性心肌梗死可合并脂肪变，但本例患者为青年男性，无冠心病相关危险因素，亦无典型心肌缺血症状与体征，虽然超声心动图提示左室节段性运动异常，但CMR提示左室室壁变薄及运动异常的区域要明显大于超声，且与冠脉分布不匹配，因此可以排除冠心病，陈旧性心肌梗死。DCM也可发生部分脂肪替代[1]，但DCM多因心衰就诊，主要表现为左室扩大、室壁变薄、收缩功能不全，室壁尤其是室间隔心肌中层出现线样LGE。而本例患者除了部分纤维脂肪替代严重区域，其他大部分室壁变薄并不明显，左室EF值下降也不显著，故不考虑DCM。此外，心肌炎亦可呈心外膜下、心肌中层延迟强化，受累程度较重者室壁变薄，由纤维组织取代正常心肌组织，出现透壁性强化，但心肌炎心肌无脂肪替代。且该患者实验室检查及临床表现亦不支持心肌炎诊断。在临床上，心肌纤维脂肪替代最常见于ARVC，但该病常以右室受累为著，晚期才累及左心室（Ⅲ~Ⅳ期）。而本例患者右心结构、功能及组织学特征均无异常发现，以左室纤维脂肪浸润及顽固性室性心律失常为主要临床表现，结合相关文献（具体请参考本病例点评/解析部分），考虑较为罕见的致心律失常性左室型心肌病（ALVC）可能性大。

▌五、最终诊断

　　致心律失常性心肌病（左室型）或致心律失常性左室型心肌病

▌六、点评／解析

　　目前，相对于ARVC/D，尚无致心律失常性左室心肌病（arrhythmogenic left ventricular cardiomyopathy, ALVC）的诊断标准，临床对该病的认识不足，故而该病发生率远被低估[2,3]。尸检病理学研究报道，孤立性左室受累型占17%。临床上DCM、心肌炎、心脏结节病与ALVC较难鉴别[4]，且左室受累者心源性猝死发生率较高[5]，因此需要关注ALVC亚型，越来越多的报道呼吁在将来更新的AC诊断标准中增加ALVC亚型诊断标准。相关研究报道认为ALVC诊断标准包括：左心源性心律失常，肢体导联QRS低电压、下侧壁导联T波倒置；伴右束支传导阻滞的室性心律失常；左室功能及结构改变，如左室壁运动减弱、脂肪纤维替代正常心肌组织[4]。阜外医院亦总结一组ALVC病例的特点[6]：①频发源于左心室心肌的室性期前收缩；②心脏形态学表现为左心室扩大；③局部室壁被脂肪或纤维脂肪替代，左室下侧壁基底段及室间隔多见，相应节段变薄并收缩运动减弱，甚至形成室壁瘤样扩张。通过CMR不仅可以准确评价左室形态、功能，还可评价心肌组织特征。在CMR上，ALVC表现为正常心肌组织被脂肪纤维组织替代，脂肪浸润常由心外膜下发生，室间隔心肌中层可见延迟强化，而左室其他室壁延迟强化常见于心外膜下，正如本例所示；此外，CMR在临床治疗决策中也具有重要意义，尤其纤维脂肪替代严重者，通过射频消融抗心律失常疗效不佳。本例患者左室心肌受累广泛，入院后行电生理检查，诱发3种形态短阵室速，射频消融手术风险高而成功率低，遂最终植入ICD及予以抗心律失常药物治疗。

▋七、小结

ALVC是以左室起源的室性心律失常为特征的一类特殊类型的心肌病，典型者CMR表现为左心室收缩功能减低及左心室脂肪和（或）纤维替代。虽然在心律失常等临床表现方面与ARVC类似，但CMR"一站式"检查可显示出二者心脏形态、功能及心肌病变部位的显著不同。

▋八、参考文献

［1］Lu M, Zhao S, Jiang S, et al. Fat deposition in dilated cardiomyopathy assessed by CMR. JACC Cardiovasc Imaging, 2013 Aug，6（8）：889–898.

［2］Sen–Chowdhry S, Syrris P, Prasad SK, et al. Left–dominant arrhythmogenic cardiomyopathy：an under–recognized clinical entity. J Am Coll Cardiol, 2008，52：2175–2187.

［3］Coats CJ, Quarta G, Flett AS, et al. Arrhythmogenic left ventricular cardiomyopathy. Circulation, 2009，120：2613–2614.

［4］Corrado D, van Tintelen PJ, McKenna WJ, et al. International experts. Arrhythmogenic right ventricular cardiomyopathy：evaluation of the current diagnostic criteria and differential diagnosis. Eur Heart J, 2020 Apr 7，41（14）：1414–1429.

［5］Miles C, Finocchiaro G, Papadakis M, et al. Sudden death and left ventricular involvement in arrhythmogenic cardiomyopathy. Circulation, 2019, 9，139（15）：1786–1797.

［6］He J, Xu J, Li G, et al. Arrhythmogenic left ventricular cardiomyopathy：a clinical and CMR study. Scientific reports, 2020，10（1）：533.

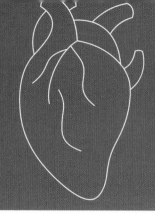

病例23
致心律失常性心肌病
（双室型）

一、临床病史

女，32岁，胸闷、气短3年，加重4个月。患者3年前因"感冒"后出现胸闷，伴气短、咳嗽，咳白色泡沫痰、纳差、尿少、双下肢轻度水肿，无晕厥、夜间阵发性呼吸困难，至当地医院就诊，考虑"扩张型心肌病、房颤"。予"美托洛尔缓释片、螺内酯、地高辛、可达龙"等药物治疗，症状较前明显好转，活动耐量不受限，血压（90～100）/65mmHg左右，心率50～60次/分之间。1年前因"肺炎"，上述症状再次出现，多次至当地医院就诊，无明显好转，遂至我院门诊就诊。超声心动图提示：左心房前后径29mm，左心室舒张末横径52mm，右心室横径34mm，LVEF 30%，三尖瓣中大量反流。实验室检查提示：NT-proBNP 2468.0 pg/ml。停用美托洛尔缓释片、可达龙，调整药物为替米沙坦（最大量）40mg qd、比索洛尔2.5mg qd、螺内酯20mg qd、地高辛0.125mg qd等。患者规律服药，症状好转，可上3层楼。3个月前步行约100米即出现胸闷、气短，且血压低，停用替米沙坦，继续美托洛尔缓释片（最大量）23.75mg qd、螺内酯20mg qd、地高辛0.125mg qd等治疗，症状仍无明显好转。为求进一步诊治入院。入院查体示：体温：36.4℃，血压：98/66 mmHg，心率57次/分，律不齐。心电图提示：多源性室性心律失常。患者神清，精神可，饮食欠佳，小便少，体力较前下降，体重无明显变化。

▌二、CMR

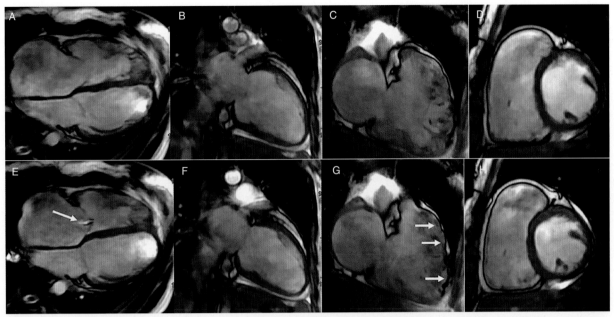

图 23-1　A~D 分别为四腔心、左室两腔心、右室流出道及左室短轴中段电影序列舒张末图；E~H 分别为对应位置电影序列收缩末期图。右心房、室明显扩大（右室舒张末期容积 221ml，容积指数 133ml/m²），右室壁薄，右室流出道扩张，横径 40mm。收缩末期右室流出道室壁呈瘤样膨出（手风琴征，G 箭），右室整体收缩运动明显减弱（RVEF 17%），三尖瓣少中量反流（E 箭）。左室亦扩大（左室舒张末期容积 151ml），左室壁厚度正常低限，收缩运动亦明显减弱（LVEF 33%）

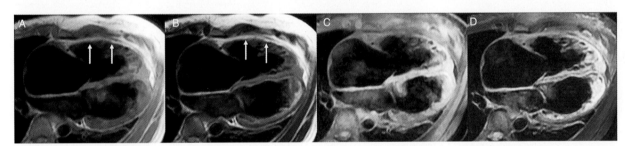

图 23-2　A~D 分别为四腔心 T1WI、T2WI、T1WI FS 及 T2WI FS 图。右心房室明显扩大，右室游离壁与心外膜分界不清（白箭），左室壁未见明确脂肪浸润

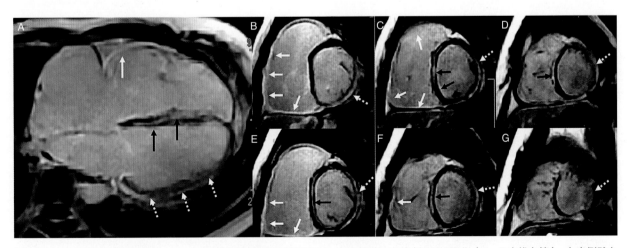

图 23-3　A. 四腔心延迟强化图，B~G 为系列左室短轴延迟强化图。右室前壁、下壁广泛延迟强化（A~F 实线白箭），左室侧壁心外膜下高信号（A~G 白虚线箭），室间隔心肌中层线样强化（A~G 黑箭）

三、可能诊断

A. 扩张型心肌病（双室型）

B. 心肌炎

C. 致心律失常性心肌病（双室型）

四、CMR解读及诊断思路

患者为青年女性，因反复心衰，药物控制不佳入院。心电图发现多源性室性心律失常，拟行CMR明确心衰及心律失常原因。CMR提示右心房、室及右室流出道扩大（图23-1，图23-2），右室收缩功能明显减低，收缩末期右室流出道室壁呈典型的"手风琴征"（图23-1），左心房室亦有扩大，左室收缩功能亦明显减低（图23-1）。对比剂延迟增强提示右室壁、左室侧壁及室间隔多发异常强化，提示心肌较广泛纤维脂肪组织替代（图23-3）。扩张型心肌病主要表现为左心受累，即左心房室扩大并左室收缩运动减弱，晚期右室扩大，延迟强化一般以室间隔肌壁间强化为特征，右室强化少见。心肌炎可出现心外膜下、心肌中层延迟强化，受累程度较重者室壁变薄，正常心肌组织被纤维组织所取代，呈透壁性强化，但心肌炎患者心功能降低程度通常较轻，甚至可在正常范围，心肌水肿所致的室壁变薄亦不明显，而且一般都有比较典型的临床过程及相关实验室检查异常。

本例患者心脏室壁结构及功能异常、心律失常（多源性室性心律失常），双室壁可见纤维脂肪组织替代正常心肌，均为致心律失常性心肌病的诊断依据，因此本例首先考虑致心律失常性心肌病，同时结合目前左心功能及组织特征异常，考虑致心律失常性心肌病（双室型）。

五、手术及病理

手术 患者行原位心脏移植术，术中见右房重度扩大并房壁中度变薄，右室极重度扩大并室壁重度变薄；左房轻度扩大并房壁轻度变薄，左室中度扩大并室壁中度变薄，心包腔无积液。

病理

大体观：心脏重197g，表面光滑。右心房及右心室扩张，右室壁变薄，最薄处心外膜与脂肪紧贴。左室轻度扩张。心脏测量：右室壁厚0.1cm，左室壁厚0.8cm，室间隔0.9cm。

镜下见：右室心肌间见大量脂肪及纤维组织浸润，局部全层替代。左室心肌细胞肥大，弥漫间质纤维组织增生（图23-4）。

病理诊断：（受体心脏）致心律失常性右室心肌病，全心弥漫间质纤维化。

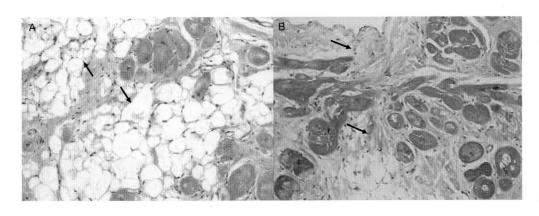

图23-4　受体心脏标本右室心肌HE染色（A）及左室心肌Masson染色（B）。右室心肌间见大量脂肪及纤维组织浸润，局部全层替代（A箭），左室心肌细胞肥大，弥漫间质纤维组织增生（B箭）

六、最终诊断

致心律失常性心肌病（双室型）

七、点评／解析

致心律失常性心肌病（arrhythmogenic cardiomyopathy，AC）按照心室受累先后及严重程度，可分为右室型、左室型及双室型[1]。双室型患者在疾病早期即出现双室受累，随着疾病的进展，双室进行性扩大、收缩功能不全。临床上表现为疾病早期即可出现右心源性或左心源性心律失常、全心充血性心力衰竭[2]。最近一则研究指出[3]，在通过病理证实的AC患者中，孤立性右心室受累占13%，孤立性左室受累占17%，双室受累者最多，占70%。该研究也进一步报道了纤维脂肪浸润部位的发生率[3]，左室基底段下壁68%，前侧壁58%，室间隔32%；右室前侧壁64%，右室流出道48%，下侧壁43%。本例患者心肌纤维脂肪替代发生在右室前壁、下壁及左室侧壁、间隔壁，与文献报道相符。基于CMR的三组AC分型预后亦不相同，孤立性右室受累的患者心源性猝死、ICD植入、心脏停搏等不良事件的发生率低于左室受累患者（左室型或双室型）[4]。关于AC的详细解析，参见前面两节致心律失常性心肌病的介绍。

八、小结

CMR在心衰、心律失常患者的诊断和鉴别诊断中发挥着重要作用。致心律失常性心肌病的诊断标准中也已纳入CMR评价心脏形态及功能的指标。尤其在左室受累时，CMR识别心肌脂肪纤维替代具有较高的灵敏度、特异度，可作为诊断致心律失常性心肌病的"支持"性依据。

■ 九、参考文献

［1］Corrado D, van Tintelen P J, McKenna W J, et al. Arrhythmogenic right ventricular cardiomyopathy：evaluation of the current diagnostic criteria and differential diagnosis. European Heart Journal, 2020, 41（14）：1414–1429.

［2］Cipriani A, Perazzolo Marra M, Bariani R, et al. Differential diagnosis of arrhythmogenic cardiomyopathy：phenocopies vs disease variants. Minerva Med, 2020.

［3］Miles C, Finocchiaro G, Papadakis M, et al. Sudden death and left ventricular involvement in arrhythmogenic cardiomyopathy. Circulation, 2019, 139（15）：1786–1797.

［4］Aquaro GD, De Luca A, Cappelletto C, et al. CMR and prognosis in arrhythmogenic RV cardiomyopathy. J Am Coll Cardiol, 2020，75（22）：2753–2765.

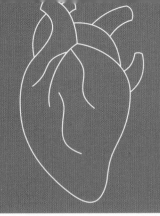

病例24
心脏血色素病

一、临床病史

　　男，23岁，间断胸闷、腹胀3个月，加重伴反复晕厥5天。患者3个月前活动后（步行300米）感胸闷，无胸痛、头晕、下肢水肿，当地医院就诊，心脏超声提示"心脏扩大"，服药（具体不详）后感好转。1个月前感冒后胸闷加重，伴腹胀、平卧咳嗽。当地医院就诊，心电图提示：阵发性心房颤动、室性期前收缩；心脏超声提示：全心大，LVEF 26%，诊断为"扩张型心肌病"。1周前患者再次发作晕厥5次（2天内），每次持续10秒左右，可转醒。当地医院诊断为：非持续性室性心动过速，扩张型心肌病、酒精性心肌病。建议上级医院就诊。患者饮酒6年，每天3000ml啤酒，发病后已戒酒1月，不吸烟。否认家族遗传性疾病史。入院后查体：血压102/67mmHg，胸骨左缘3～4肋间可闻及收缩期2/6级杂音。心梗三项：阴性；NT-proBNP 2706pg/ml；空腹血糖：8.11mmol/L；肝功能检查：ALT 67 U/L，AST 95 U/L，GGT 84 U/L；心电图提示：室性期前收缩；心脏超声提示：全心扩大，LVEF 22%，二尖瓣轻度关闭不全，三尖瓣中重度关闭不全。

二、CMR

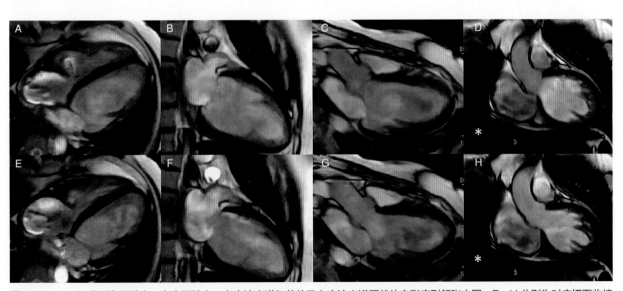

图24-1　A~D分别为四腔心、左室两腔心、左室流出道矢状位及左室流出道冠状位电影序列舒张末图；E~H分别为对应切面收缩末期图。左室轻度扩大（舒张末径58mm），室壁厚度大致正常（室间隔10mm，侧壁8mm），室壁运动普遍减弱，左室收缩功能不全（LVEF 21%）。需要注意的是，左室流出道冠状位膈下肝脏的信号明显降低（D，H＊号）

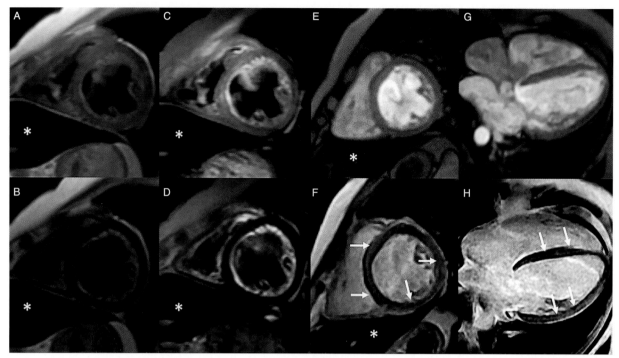

图 24-2 A，B 分别为四腔心 T1WI 及 T2WI；C，D 分别为对应层面抑脂序列；E，F 分别为左室短轴中段首过灌注与延迟强化；G，H 分别四腔心首过灌注与延迟强化图。T1WI 及 T2WI 心肌信号减低，以 T2WI 更为显著（B，D），肝脏信号各种序列均显著减低（A~F＊）。心肌首过灌注未见明显异常，延迟强化左室心肌壁内弥漫性晕状高信号（F，H 箭）

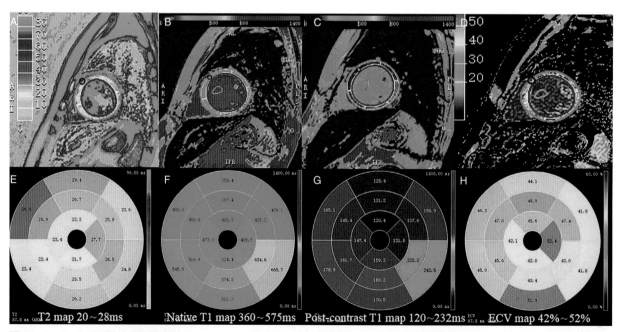

图 24-3 A~D 分别为左室短轴中段 T2 map、Native T1 map、增强后 T1 map 及 ECV map 图；E~H 分别为对应序列的定量分析左室各节段牛眼图。左室心肌 T2、Native T1、增强后 T1 值明显减低，而 ECV 值明显升高

图 24-4　A~C
分别为左室短轴基
底段、中段及心
尖段 3T MR 检查
T2* map 图。心肌
T2* 值明显减低，
感兴趣区 T2* 值
3.4~3.6ms（正
常人 1.5 T MR 扫
描 T2* 值 >20ms，
3.0T MR 扫描 T2*
值 >12ms）

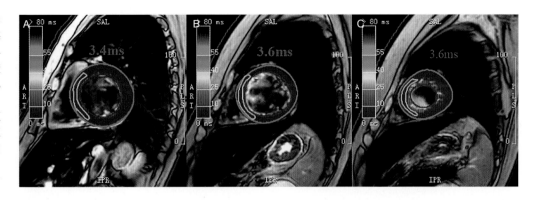

三、可能诊断

A. 扩张型心肌病

B. 酒精性心肌病

C. 铁过载心肌病

四、CMR解读及诊断思路

　　患者为年轻男性，因心脏扩大，心衰入院，伴高血糖、肝功能异常，既往有大量饮酒史，为明确心衰病因行CMR检查。CMR提示左室明显扩大，左室收缩功能显著减低（LVEF 21%，图24-1），室间隔基底段至心尖段心肌中层线样延迟强化（图24-2）。以上征象较符合扩张型心肌病磁共振表现，且患者有长期、大量饮酒病史，因此酒精性扩张型心肌病诊断不能除外。然而，CMR检查过程发现电影序列心外器官——肝脏信号明显减低（图24-1，图24-2），提示铁质沉积可能。因铁沉积或铁过载为系统性疾病，为排除心脏受累可能，行全套Tx mapping（包括T1、T2、T2*）检查（图24-3，图24-4），发现心肌Native T1、T2及T2*值均显著降低，尤以T2*值减低更为显著，具有特征性。腹部MR提示，除肝脏外，胰腺萎缩并T2WI信号明显减低。综合以上心脏、肝脏、胰腺多器官铁过载表现，可以解释本例患者心功能不全、肝功能异常、高血糖等临床症状。因此，尽管本例患者有大量饮酒史及扩张型心肌病表现，但结合心脏T2*mapping，应考虑主要病因为铁过载性心肌病。长期、大量饮酒加速或加重了心衰的发生、发展，但不是导致心衰的根本原因。

　　患者因此进一步完善血清铁代谢检查：血清铁57.16μmol/L（正常值范围：10.6~36.7μmol/L）、铁蛋白>1500μg/L（正常值范围：30~400μg/L）、转铁蛋白饱和度93.2%（正常值范围：20%~40%），血清学检查最终证实为铁过载；此外，本例患者肝脏、胰腺信号异常，胰腺萎缩，没有输血病史，考虑多器官铁过载，可能是原发性血色病所致。故本例患者拟诊断原发性血色病，确诊需通过基因学检查。

五、基因检测

经基因检查，证实受检者携带常染色体隐性遗传血色病2A型的致病突变*HJV*基因（图24-5）：c.18G>C纯合错义变异（*HJV*: p.Gln6His hom）和*HJV*基因c.962-963GC>AA纯合无义变异（*HJV*: p.Cys321Ter hom）。前述变异为in cis，家系验证受检者父母均为杂合携带者。

HJV：c.18G>C（*HJV*：p.Gln6His）

HJV：c.962_963GC>AA（*HJV*：p.Cys321Ter）

家系图谱如图24-5所示。

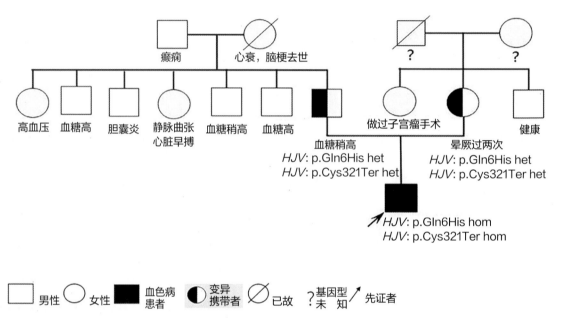

图 24-5　患者家系图谱

六、最终诊断

遗传性血色沉积病，继发铁过载心肌病

▌七、点评 / 解析

铁过载心肌病（iron overload cardiomyopathy，IOC）是心肌铁过载导致的以左心室进行性舒张、收缩功能不全为特征的心肌病，常继发于原发性血色病（hemochromatosis）或继发性血色病。目前原发性血色病分为以下四型[1]：1型，位于6号染色体的血色病基因*HFE*突变所致，也是最常见的原发性血色病；2型，位于1号染色体的*HJV*基因突变所致（2A）或19号染色体编码铁调素的*HAMP*基因突变所致（2B）；3型，位于7号染色体上编码转铁蛋白受体2的*TfR2*基因突变所致；4型，位于2号染色体上编码膜铁转运蛋白的*SLC40A1*基因突变所致。除了4型为常染色体显性遗传外，其他三型均为常染色体隐性遗传。继发性血色病系机体通过非胃肠道途径摄入大量铁所致，主要见于与输血相关的遗传性或获得性贫血患者，如地中海贫血、骨髓增生异常综合征、再生障碍性贫血、骨髓纤维化、铁粒幼细胞贫血等。

IOC根据心脏形态、功能改变可分为限制型和扩张型两种表型[2,3]。限制型主要表现为左室舒张功能不全伴充盈受限，LVEF保留；扩张型主要表现为左心室扩大，收缩功能不全。IOC早期主要表现为舒张功能不全，如果不能得到有效的干预，多进展为左心室扩大、LVEF降低、左心心力衰竭，甚至出现肺动脉高压、右心心力衰竭。然而，亦有小部分患者即使心肌铁过载程度严重，在疾病的终末期仍仅表现为左心室限制性改变。CMR T2*技术（包括黑血技术、亮血技术）通过识别T2*弛豫时间改变，可较早明确原发性或继发性血色病是否有肝脏、心肌铁过载，并定量评价铁过载的严重程度，具有无创、可重复性好等特点，被认为是革新IOC治疗策略、显著提高IOC生存率的重要技术[4]。

目前通常认为T2*值<20 ms（1.5 T），提示心肌铁过载，且T2*值与LVEF具有相关性；T2*值<10 ms，提示心肌重度铁过载，且发生心力衰竭及心律失常的可能性明显增加[5-7]。本例患者心肌T2*值3.4～3.6ms，伴有心功能不全，心律失常及多次晕厥。目前仍认为1.5T MR T2*值是评价心肌有无铁过载及其严重程度的标准。有研究报道，在3.0T设备上扫描，继发性血色病患者、正常对照组心肌T2*图像伪影较1.5T明显，3.0T心肌T2*值测量的一致性低于1.5T，但3.0T心肌T2*值与1.5T心肌T2*值具有较好的相关性（黑血技术r^2=0.931，*P*<0.001；亮血技术r^2=0.954，*P*<0.001），该研究认为3.0T MR同样可以用于心肌铁定量分析[8]。本例在3.0T MR设备上进行扫描，采用T2* mapping技术较好地做出了诊断，此外本例同时尝试利用T2 mapping、T1 mapping技术，发现患者心肌T2值减低（正常T2值40～50ms），Native T1、增强后T1值减低，ECV值升高。这些说明在铁过载状态下，铁在心肌细胞内、细胞间隙沉积不但可以缩短横向弛豫时间（T2时间），也可以缩短纵向弛豫时间（T1时间），心肌细胞外间隙扩大。目前，IOC诊断采用Kremastinos等[1]提出的标准：①心脏病变证据，尤其是左室舒张功能不全伴充盈受限；或左心室扩张伴LVEF降低；②铁过载证据血清铁蛋白>300 ng/ml，转铁蛋白饱和度>55%；③心肌铁沉积T2*值<20 ms（1.5T）或<12 ms（3.0T）。同时满足上述三个条件可以诊断IOC。此外，指南也建议采用CMR评价的心肌铁过载的严重程度，对IOC患者进行疗效评价。

■ 八、小结

　　CMR T2*技术可以较早明确原发性或继发性血色病患者是否存在心肌铁过载，并可以定量评价铁过载的严重程度，具有无创、可重复性好的特点，是铁过载心肌病诊断、随访及预后评估的重要无创检查手段；另外，通过本病例，也提示系统性疾病导致的心肌受累，心外器官的观察十分重要，能够提供疾病诊断的信息，而这也是CMR具有大视野、多参数评价病变的优势所在。

■ 九、参考文献

［1］Kremastinos DT, Farmakis D. Iron overload cardiomyopathy in clinical practice. Circulation, 2011 Nov 15，124（20）：2253–2263.

［2］Gujja P, Rosing DR, Tripodi DJ, et al. Iron overload cardiomyopathy：better understanding of an increasing disorder. J Am Coll Cardiol, 2010, 56：1001–1012.

［3］Farmakis D, Triposkiadis F, Lekakis J, et al. Heart failure in haemoglobinopathies：pathophysiology, clinical phenotypes, and management. Eur J Heart Fail, 2017 Apr，19（4）：479–489.

［4］Wood JC. History and current impact of cardiac magnetic resonance imaging on the management of iron overload. Circulation, 2009, 120：1937–1939.

［5］Anderson LJ, Holden S, Davis B, et al. Cardiovascular T2–star（T2*）magnetic resonance for the early diagnosis of myocardial iron overload. Eur Heart J, 2001, 22：2171–2179.

［6］Aessopos A, Fragodimitri C, Karabatsos F, et al. Cardiac magnetic resonance imaging R2* assessments and analysis of historical parameters in patients with transfusion–dependent thalassemia. Haematologica, 2007, 92：131–132.

［7］Marsella M, Borgna–Pignatti C, Meloni A, et al. Cardiac iron and cardiac disease in males and females with transfusion–dependent thalassemia major：a T2* magnetic resonance imaging study. Haematologica, 2011, 96：515–520.

［8］Alam MH, Auger D, McGill LA, et al. Comparison of 3T and 1.5T for T2* magnetic resonance of tissue iron. J Cardiovasc Magn Reson, 2016 Jul 8，18（1）：40.

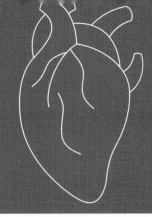

病例25
肥厚型心肌病（限制性表型）

一、临床病史

女，14岁，腹胀1年，活动后心悸、气短10个月。患者1年前出现腹胀，进食后明显，无恶心、呕吐、双下肢水肿等，未重视。10个月前于感冒后出现活动后心悸、气短，可上2层楼，夜间可平卧入睡，无双下肢水肿，无明显胸闷、胸痛，无头晕、眩晕、黑矇、晕厥。就诊于当地医院。实验室检查：NT-proBNP 1807 pg/ml。胸片提示：肺淤血。心脏超声提示：双房大，左室壁肥厚，考虑肥厚型心肌病。诊断为：肥厚型心肌病、心力衰竭。予"洛丁新、比索洛尔、螺内酯、呋塞米"口服。患者坚持服药，血压波动于（80~90）/（50~70）mmHg之间，心率60次/分，窦性心律。8月前患者活动耐量进行性下降，爬坡即感气短，且腹胀逐渐加重，活动后乏力明显，并曾于外出坐车后出现头晕一次，家属诉全身发绀，数分钟后自行缓解，血压、心率不详，无晕厥。于我院门诊复查，实验室检查：NT- proBNP 2697pg/ml，总胆红素升高（22.5~34.3μmol/L），超声心动图提示：双房扩大，室壁非对称性肥厚（左室中下部肥厚），双心室舒张充盈受限，运动激发试验阴性，左室流出道及左室中部均无梗阻。为进一步明确诊断和强化治疗，收治入院，心肺运动试验提示：PeakVO$_2$ 15.8ml/（min·kg），占预计值30%，VE/VCO$_2$ 42.6。漂浮导管检查［多巴胺1.0μg/（kg·min）］，测心率51次/分，血压100/58mmHg，PAP 44/13mmHg，PAWP 16mmHg，CVP 1mmHg，CI 1.7L/（min·m^2），CO 2.2L/min，PVR：294 wood。自病来，患者神清，精神可，饮食、睡眠可，二便如常，体力较前下降，体重无明显变化。

二、CMR

图 25-1　A~D 为四腔心（A，B）、左室短轴中段（C，D）电影序列舒张末期（A，C）及收缩末期（B，D）图，E，F 为分别四腔心及左室短轴中段延迟强化图。双心房明显扩大，双室无扩大，左室中段下间隔壁及毗邻下壁明显增厚，下壁厚度 19mm，右室侧壁前壁增厚，右室中段心腔变窄，双心室舒张受限，左室收缩功能保留（LVEF 60%）。室间隔心肌中层条片状延迟强化（白箭）。心包无增厚，可见微少量积液信号

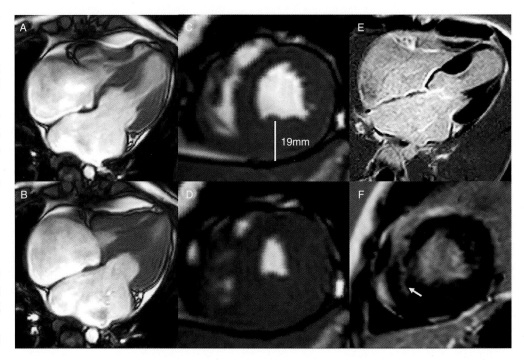

三、可能诊断

A. 限制型心肌病

B. 非梗阻性肥厚型心肌病

C. 肥厚型心肌病（限制性表型）

D. 缩窄性心包炎

四、CMR解读及诊断思路

患者为14岁女性，因活动耐力下降及双下肢水肿反复发作就诊。临床症状及体征均为心血管疾病常见表现，无明显特异性。实验室检查NT-proBNP明显升高，提示心力衰竭。超声心动图提示左室肥厚，考虑非梗阻性肥厚型心肌病可能性大。CMR电影序列显示双房明显扩大，左室壁局部厚度19mm，左室收缩功能正常范围，延迟强化提示肥厚心肌局部纤维化（图25-1），患者亦无其他引起左室肥厚的心内外因素，因此，CMR可诊断为肥厚型心肌病。非梗阻性肥厚型心肌病多无明显临床症状，甚至终生未发现，预后良好，但本例患者双心房明显扩大，心衰症状严重，不符合典型的非梗阻性肥厚型心肌病临床表现。

此外，其他各种检查包括心导管检查均提示心室舒张功能受限，心房血液回流受阻，心房扩大，并

合并上、下腔静脉扩张，肝淤血等限制型心肌病临床及血流动力学表现，因此，该例诊断为肥厚型心肌病伴限制性表型（hypertrophic cardiomyopathy with restrictive phenotype），其与典型的特发性限制型心肌病（restrictive cardiomyopathy，RCM）不同点主要在于特发性RCM室壁厚度多在正常范围内；此外，本例心包厚度正常，仅见微少量继发性心包积液，故可以排除缩窄性心包炎。因此，本例符合HCM诊断标准，但显然诊断为肥厚型心肌病伴限制性表型或肥厚限制型心肌病更为合适。

五、手术及病理

手术　术中见右心房室明显增大，心脏收缩差，左室壁厚。正中开胸，切除病心。双腔静脉法原位心脏移植。

病理

大体所见：心脏重215g，表面光滑，左右心房扩张，双室腔不大，心壁均肥厚，后室间隔厚度约17mm，右室壁厚度约6mm，左室侧壁及后壁切面见小灶瘢痕，心腔内未见血栓。冠脉三大支中远段管腔通常。

镜下所见：双心室及室间隔心肌细胞肥大、空泡变性，排列紊乱，局部间质纤维组织增生，小瘢痕形成，右室心肌内散在淋巴细胞浸润（图25-2）。冠脉通畅，右心耳外膜侧灶状淋巴细胞浸润。

病理诊断：（受体心脏）肥厚型心肌病。

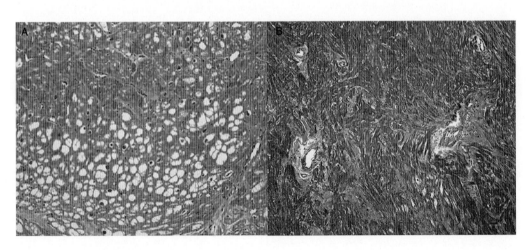

图 25-2　A、B 分别为受体心脏心肌 HE 染色及 Masson染色图。心肌细胞肥大、空泡变性（A）；心肌细胞排列紊乱，间质纤维组织增生（B）

六、最终诊断

肥厚型心肌病（限制性表型）

▌七、点评／解析

肥厚型心肌病（hypertrophic cardiomyopathy，HCM）是一种以左心室肥厚且不伴有心腔扩大（排除负荷或全身性疾病因素）为特征的遗传性心肌病，其临床表现和表型多样化[1]。大多数HCM患者可出现舒张功能障碍，且被认为是临床症状和运动受限的决定因素。HCM患者也可出现限制型心肌病的临床和血流动力学特征，Kubo等将这类肥厚型心肌病命名为肥厚型心肌病伴限制性表型（hypertrophic cardiomyopathy with restrictive phenotype），并认为这可能是HCM的亚型之一，约占HCM患者的1.5%[2]。如果能有效防止猝死，HCM患者具有较好的预后，但肥厚型心肌病伴限制性表型患者的预后极差，5年总生存率约为56%，与预后很差的特发性RCM相近[2]。

目前关于肥厚型心肌病伴限制性表型的CMR报道少见，一组研究发现伴显著限制性特征的HCM患者与非梗阻性HCM患者相比有以下不同。

1. **临床表现** 肥厚型心肌病伴限制性表型患者临床症状更为严重，心功能分级更差，更容易出现房颤、心包积液、晕厥和严重室性心律失常。

2. **肥厚型心肌病伴限制性表型的CMR主要表现** ①严重的心室舒张功能障碍，心室收缩功能保留；②心房显著扩大；③左室壁轻度增厚，多位于间隔壁和毗邻前壁、下壁，不伴有左心室流出道梗阻；④心室无扩大或轻度缩小，左心室长轴短缩；⑤延迟强化范围更广泛。

3. **预后** 与经典HCM相比，肥厚型心肌病伴限制性表型更容易发生HCM相关性死亡和心脏移植，5年生存率为81%，对照组生存率为94%（P<0.05）[4,5]。另外，Kubo等发现HCM的"限制性表型"与*MYH7*和*TNNI3*基因突变有关，而这些突变基因先前已被证实为HCM的致病基因[2,6]。

▌八、小结

肥厚型心肌病伴限制性表型是HCM的一种特殊亚型，与典型非梗阻性HCM相比，临床症状更重、预后较差，及早对其作出诊断具有重要的临床意义。具有非梗阻性肥厚型心肌病的形态特征及限制型心肌病的功能特征是该病的特征性表现，兼具形态、功能及组织特征优势于一体的MRI在诊断及全面评价HCM的这一特殊亚型方面具有重要价值。

▌九、参考文献

［1］Gersh BJ, Maron BJ, Bonow RO, et al. 2011 ACCF/AHA guideline for the diagnosis and treatment of hypertrophic cardiomyopathy, executive summary：a report of the American College of Cardiology Foundation/American Heart Association Task Force on Practice Guidelines. J Am Coll Cardiol, 2011，58（25）：2703-2738.

［2］Kubo T, Gimeno JR, Bahl A, et al. Prevalence, clinical significance, and genetic basis of hypertrophic cardiomyopathy with restrictive phenotype. J Am Coll Cardiol, 2007，49（25）：2419-2426.

［3］Galea N, Polizzi G, Gatti M, et al. Cardiovascular magnetic resonance（CMR）in restrictive cardiomyopathies. Radiol Med, 2020，125（11）：1072–1086.

［4］武柏林，陆敏杰，赵世华，等. 肥厚型心肌病伴限制性表型患者的临床及 MRI 特征 . 中华放射学杂志，2015，49（11）：818–822.

［5］Shuang Li, Bailing Wu, Gang Yin, et al. MRI Characteristics, Prevalence, and Outcomes of Hypertrophic Cardiomyopathy with Restrictive Phenotype. Radiology. Cardiothoracic Imaging, 2020, 2：4.

［6］Kim HY, Park JE, Lee SC, et al. Genotype–related clinical characteristics and myocardial fibrosis and their association with prognosis in hypertrophic cardiomyopathy. J Clin Med, 2020，9（6）.

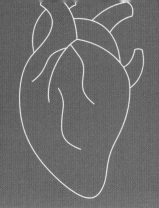

病例26
缩窄性心包炎

一、临床病史

男性，55岁，心悸伴双下肢水肿2个月。2个月前患者因糖尿病于当地医院查心电图提示：持续性心房扑动伴心悸不适，无胸闷、胸痛，无黑矇、晕厥，无恶心、呕吐等症状，夜间高枕卧位，无夜间阵发性呼吸困难，伴双下肢水肿。当地医院予"可达龙、华法林、呋塞米、螺内酯、倍他乐克"等药物口服治疗，效果不佳。2个月来患者快走时出现胸闷、气短，伴双下肢水肿，夜间可平卧入睡，无夜间阵发性呼吸困难。为进一步明确诊断和治疗入院，超声心动图提示：双房增大（左房前后径46mm），主肺动

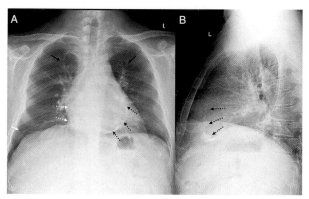

图26-1　X线正位及左侧位相。心影明显扩大，心影内心包区域可见弧形壳状高密度钙化（黑虚线箭）；右下心缘双房影（白虚线箭）提示双房扩大，双上肺静脉鹿角样扩张（黑实线箭）、右肋膈角出现Kerley B线（白实线箭），提示肺淤血

脉增宽；胸片提示：肺淤血，肺动脉段平直，双心房增大，心影区域可见壳状钙化（图26-1）；CT提示心包增厚及钙化（图26-2）。患者自发病以来，精神、饮食、睡眠可，二便正常，体重较前无明显变化。

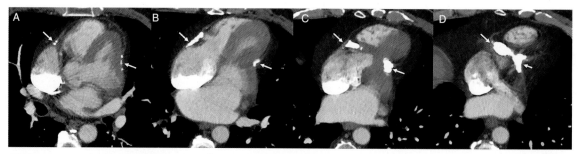

图26-2　A~D为对比剂增强CT心脏轴位成像。心包增厚，以左右房室沟及后房室沟为著（A~D箭），左室壁受压变形，左右心房增大，以左房增大更为显著

▌二、CMR

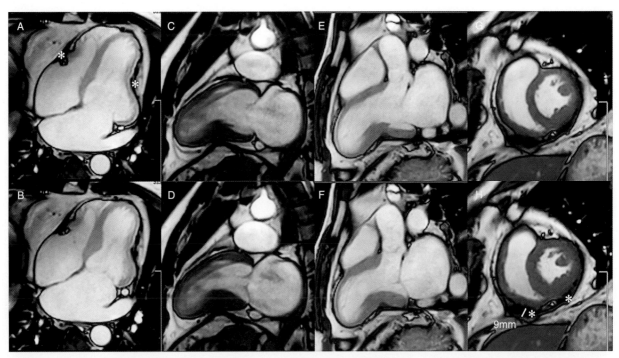

图 26-3　A~H 分别为四腔心（A，B）、左室两腔心（C，D）、左室流出道斜冠位（E，F）及左室短轴中部电影序列舒张末（A，C，E，G）及收缩末（B，D，F，H）图。心包不均匀增厚，以双侧房室沟及膈面心包处为著（＊号），最厚处位于膈面心包，厚度约 9mm。左右心室游离壁受压变形，左室侧壁中段及右房室沟可见明显束带样改变。双心房明显扩大，左室壁运动可，舒张功能异常，并可见明显的室间隔摆动征（动态成像可见）

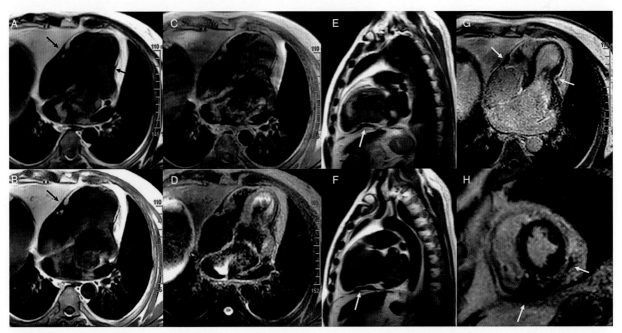

图 26-4　A~D 分别为四腔心 T1WI、T2WI、T1WI FS 及 T2WI FS 图；E，F 为矢状位 HASTE 图；G，H 分别为四腔心切面及左室短轴切面延迟强化图。心包不均匀增厚，以双侧房室沟及膈面心包处为著（A~F 箭），T1WI 及 T2WI 均为低信号，LGE 亦为低信号（G，H 箭），考虑钙化

▌三、可能诊断

    A. 限制型心肌病
    B. 缩窄性心包炎
    C. 心包积液

▌四、CMR解读及诊断思路

　　患者为中老年男性，因心悸、活动耐力下降及双下肢水肿就诊。超声心动图提示双房扩大，肺动脉增宽（肺动脉高压）；X线胸片提示心影区壳状钙化（图26-1），CT提示心包增厚及钙化（图26-2），临床怀疑缩窄性心包炎，行CMR明确诊断。CMR黑血及电影序列除了明确了超声心动图所示的心脏结构及功能改变外，还可见心室受压变形、舒张功能受限，动态电影可见舒张期室间隔摆动征（图26-3），增厚的心包T1WI及T2WI均为低信号，对比剂增强检查无延迟强化（图26-4），考虑为钙化（与CT一致），而心肌未见明确异常强化，结合双房增大，心室舒张明显受限，CMR可除外限制型心肌病，明确缩窄性心包炎诊断。

▌五、手术及病理

　　手术：术中见，纵隔无粘连，心包内粘连严重，心包腔消失，右室下壁、右房室沟、左室侧壁及膈面心包增厚明显，形成钙化及束带，最厚处约12 mm。右房表面及上、下腔静脉前方心包无增厚，柔软如正常。胸骨正中开胸，游离心包与纵隔胸膜及膈肌，按照左室、心尖、心底部、右室、右房室沟、膈面及上下腔静脉前方的顺序性心包壁层及脏层的剥脱，上达主动脉心包反折，下达膈肌中央腱深部，左右达双侧膈神经。切除标本送病理。

　　病理

　　大体观：灰白色膜片样组织一块，大小6.5cm×3.5cm×（0.2～0.5）cm，质硬，一面附脂肪，一面粗糙。

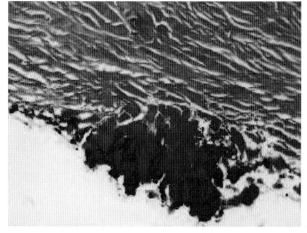

图26-5　术后标本光镜下HE染色。纤维组织增生，胶原纤维增多，部分钙盐沉积，心包层次不清，见新生血管及散在炎症细胞浸润，未见肉芽肿性炎症

　　镜下观：纤维组织增生，胶原纤维增多，部分钙盐沉积，心包层次不清，见新生血管及散在炎症细胞浸润，未见肉芽肿性炎症（图26-5）。

　　病理诊断：慢性非特异性心包炎。

▌六、最终诊断

缩窄性心包炎

▌七、点评／解析

正常心包在CMR上表现为线样低信号，厚度一般不超过2mm。心包增厚（3～4mm），部分可伴有钙化，在CMR上通常表现为局限性增厚的低信号影，心包强化，是诊断缩窄性心包炎的直接征象。间接征象包括电影系列可见心室呈管状，与呼吸相关的室间隔运动异常（如室间隔摆动征）；而限制型心肌病通常表现为双房扩大，双室无扩大，双室舒张功能减低，早期收缩功能保留，对比剂延迟强化多可出现心肌异常强化，心包无增厚；另外，本例胸片见心影内心包区域的壳状钙化，是缩窄性心包炎的直接征象；右下心缘双房影提示双房扩大，双上肺静脉鹿角样扩张、右肋膈角区Kerley B线，提示肺淤血，为缩窄性心包炎的间接征象。本例最终诊断为缩窄性心包炎。患者行心包剥脱术后，肺淤血情况明显改善。

缩窄性心包炎（constrictive pericarditis，CP）系心包瘢痕形成、心包钙化、心包囊正常弹性丧失，导致心脏舒张、收缩受限，心功能减退，引起全身血液循环障碍的疾病。对三级转诊中心（Stanford，Mayo Clinic，Cleveland Clinic and Groote Schuur Hospital）心包切除术后确诊的缩窄性心包炎病例的病因总结发现[1]，发达国家报告的病因依次是特发性或病毒性（42%~49%）、心脏手术后（11%~37%）、放疗后（9%~31%）（主要是霍奇金病或乳腺癌）、结缔组织疾病（3%~7%）、感染（3%~6%，为结核或化脓性心包炎）、其他原因（<10%，恶性肿瘤、创伤、药物所致、石棉肺、结节病、尿毒症心包炎）；在发达国家，结核病是引起缩窄性心包炎的一个罕见原因，而在发展中国家结核病是引起缩窄性心包炎的一个主要原因[2-5]。

缩窄性心包炎的病理生理特点为心室舒张及充盈受限。在无既往及伴随心肌疾病进展的情况下，典型的临床表现为左、右心室射血分数保留的右心衰症状及体征。临床表现为易疲劳、外周水肿、呼吸困难和腹胀，可有静脉淤血、肝大、胸腔积液和腹腔积液等体征。在典型及晚期病例中由于明显的心包增厚及机化、钙化导致收缩功能障碍，加重患者的血流动力学损害。

因其临床表现的多样性且无特异性，CP早期诊断较为困难。CMR可直接显示正常心包，因含纤维成分，在CMR上表现为线条样低信号。心包增厚被认为是缩窄性心包炎的重要特征，一般厚0.3～0.5 cm，有时可达1.0 cm左右，可为弥漫性或局限性[3]。CP的CMR表现如下。①心包增厚（3～4mm，可为弥漫性或局限性）、心包轮廓异常、心室变形；②血流动力学改变：左房或双房扩大及上、下腔静脉扩张；③室间隔摆动（舒张早期向左室异常摆动并在舒张中期向右室反弹）及室间隔"呼吸性摆动"（吸气时移向左室，呼气时移向右室），这是由于左右心室的舒张期充盈受限且相互依赖，充盈的不对称导致室间隔位置的快速移动；④钆对比剂增强显示心包膜延迟强化或活动期无强化（钙化）。有研究报道心包延迟强化可以作为CP患者抗感染治疗可恢复性的预测指标[6、7]。CP需要与限制型心肌病鉴别，鉴别点见表26-1。

表 26-1　缩窄性心包炎与限制型心肌病鉴别[8]

检查方法	缩窄性心包炎	限制型心肌病
体格检查	Kussmal 征，心包叩击征	反流性杂音，可有 Kussmal 征，第三心音（晚期）
心电图	低电压，非特异性 ST/T 改变，心房颤动	低电压，假性梗死，QRS 波可能增宽，电轴左偏，心房颤动
胸部 X 线	心包钙化（1/3 病例）	无心包钙化
超声心动图	室间隔摆动；心包增厚钙化；二尖瓣 E 峰流速随呼吸变化 > 25%；肺静脉 D 峰流速变化 > 20%；二尖瓣彩色 M 型血流速度（Vp）> 45cm/s；二尖瓣环组织多普勒 e' 峰 > 8.0cm/s	左心室小，心房大，心室壁可能增厚 E/A 比率 >2，DT（二尖瓣 E 峰衰减时间）缩短 二尖瓣彩色 M 型超声心动图血流速度（Np）< 45cm/s；二尖瓣血流随呼吸运动变化不显著 二尖瓣环组织多普勒 e' 峰 <8.0 cm/s
心导管检查	心室舒张早期充盈不受限且迅速充盈，舒张晚期充盈缩短并突然停止，形成"平方根"、$\sqrt{}$ 征，右心室舒张压和左心室舒张压通常相等，心室相互依赖（即评估收缩面积指数 >1.1）	明显的右室收缩压增高（>50 mmHg），休息或运动时左室舒张压大于右室舒张压 5 mmHg 或以上（右室舒张压小于 1/3 右室收缩压）
CT/MRI	心包厚度 > 3~4mm，心包钙化（CT），室间隔摆动（CMR 实时电影序列）	心包厚度正常（<3.0 mm），形态学和功能学检查发现心肌受累（CMR）

八、小结

　　缩窄性心包炎表现为心脏舒张、充盈受限，与限制型心肌病相似，但治疗方案迥异，因此准确鉴别诊断两种疾患具有重要的临床意义。CMR不但可直接评估心包增厚情况，亦可评估继发的舒张功能障碍，是鉴别两种疾病的最佳无创影像学方法。

九、参考文献

［1］Imazio M, Brucato A, Maestroni S, et al. Risk of constrictive pericarditis after acute pericarditis. Circulation，2011，124：1270–1275.

［2］Cameron J, Oesterle SN, Baldwin JC, et al. The etiologic spectrum of constrictive pericarditis. Am Heart J, 1987, 113（2 Pt 1）：354–380.

［3］Ling LH, Oh JK, Schaff HV, et al. Constrictive pericarditis in the modern era：evolving clinical spectrum and impact on outcome after pericardiectomy. Circulation, 1999, 100：1380–1386.

［4］Bertog SC, Thambidorai SK, Parakh K, et al. Constrictive pericarditis：etiology and cause–specific survival after pericardiectomy. J Am Coll Cardiol, 2004, 43：1445–1452.

［5］Mutyaba AK, Balkaran S, Cloete R, et al. Constrictive pericarditis requiring pericardiectomy at Groote Schuur Hospital, Cape Town, South Africa：causes and perioperative outcomes in the HIV era（1990–2012）. J Thorac Cardiovasc Surg, 2014, 148：3058–3065.

［6］Cheng H, Zhao S, Jiang S, et al. The relative atrial volume ratio and late gadolinium enhancement provide additive information to differentiate constrictive pericarditis from restrictive cardiomyopathy. J Cardiovasc Magn Reson, 2011 Feb 25, 13（1）：15.

［7］Imazio M, Brucato A, Adler Y, et al. Prognosis of idiopathic recurrent pericarditis as determined from previously published reports. Am J Cardiol, 2007, 100：1026–1028.

［8］Adler Y, Charron P, Imazio M, et al, 2015 ESC Guidelines for the diagnosis and management of pericardial disease. European Heart Journal, 2015, 36, 2921-2964.

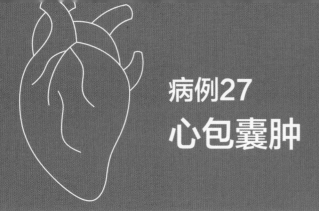

病例27
心包囊肿

一、临床病史

　　女性，31岁，2周前体检发现右心膈角占位，来我院门诊进一步检查。X线胸部后前位及左侧位右心膈角见稍高密度肿块影（图27-1），ECG正常。

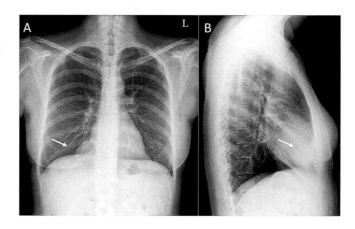

图27-1　A，B分别为心脏正侧位X线胸片。右侧心膈角区类圆形异常膨凸（白箭）

二、CMR

图27-2　A~D分别为四腔心T1WI、T2WI、T1WI FS及T2 STIR图；E，F分别为四腔心首过灌注及延迟强化图。右侧心膈角区纤维心包侧见滴水状薄壁病灶，大小约4.6cm×4.9cm，T1WI呈等、低信号，T2WI呈高信号。首过灌注及LGE病灶壁及瘤体均无强化（白箭），病灶壁完整，未见与心包腔沟通

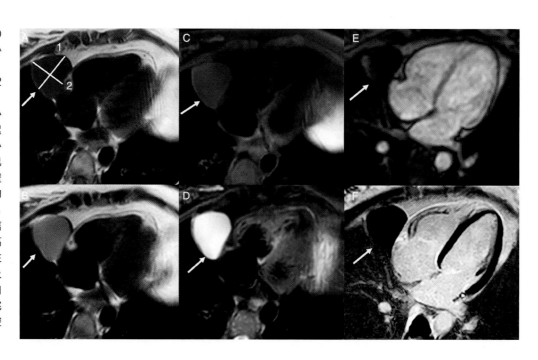

▌三、可能诊断

　　A．心包囊肿

　　B．心包憩室

　　C．纵隔畸胎瘤

▌四、CMR解读及诊断思路

　　患者为青年女性，无明显症状，因体检胸片发现右侧心膈角区占位行CMR明确诊断。通过CMR（图27-2）可以明确该病灶为起源于壁层心包的囊性灶，无延迟强化，心包囊肿可能性大，但需与纵隔畸胎瘤及心包憩室等鉴别。纵隔畸胎瘤为胚胎组织残留物，一般成分相对复杂，心包憩室通常表现为与心包相沟通的囊性病灶，即病灶心包侧壁不完整，部分病例随访可以发现病灶进行性增大。因此，本病例诊断为心包囊肿。

▌五、最终诊断

　　心包囊肿

▌六、点评／解析

　　心包囊肿（pericardial cysts，PC）是一种较为罕见的纵隔占位病变，发病率为0.01%，最常发生于右心膈角[1]，占纵隔肿块的6%[2]。心包囊肿是由于形成心包囊的间充质腔隙融合失败所引起，囊肿与心包腔隔绝，如果经蒂与心包腔相通则称为心包憩室。PC的发病率是心包憩室的3倍。临床上心包囊肿多无症状，约1/3患者可有胸痛、呼吸困难或反复咳嗽的症状。当囊肿过大时会引起压迫症状，常见的心包囊肿并发症如表27-1所示[3]。

表 27-1　心包囊肿并发症

1. 由于周围结构受压而引起的并发症	Ⅰ. 心脏压缩
	A. 心脏右侧受压伴有室间隔扁平或偏移
	B. 舒张功能障碍
	C. 右室流出道梗阻
	D. 肺动脉狭窄
	E. 二尖瓣脱垂
	F. 充血性心力衰竭
	Ⅱ. 肺受压：阻塞右主支气管，压缩相邻肺叶
2. 炎症	心包炎，心包囊肿
3. 心包压塞	可能由于：
	Ⅰ. 心包囊破裂
	Ⅱ. 心包囊内出血
	Ⅲ. 包虫心包囊肿破裂
4. 心源性猝死	
5. 其他	Ⅰ. 房颤
	Ⅱ. 囊肿侵犯上腔静脉和右室壁
	Ⅲ. 反复晕厥
	Ⅳ. 肺炎

　　心包囊肿多数患者无症状，通常是体检时行X线检查发现，有时难以与心包憩室鉴别。CT扫描是诊断和显示心包囊肿及其周围解剖结构的首选检查[4]。CMR心包囊肿表现为液性、薄壁、轮廓清晰的肿块，T1WI为低信号或中等信号，T2WI为高信号[5]。当囊肿内出血或蛋白水平升高时，T1加权上可能显示中等或高信号[5]。钆对比剂增强后心包囊肿不强化是其特征[6]。无症状患者一般不用手术治疗，当出现囊肿压迫周围结构、心脏受压、囊肿破裂或其他心血管并发症时需行手术治疗。

七、小结

　　CMR有助于心包囊肿或复杂性心包囊肿的诊断、鉴别诊断及随访，并能较好评价心包囊肿引起的心脏压迫，较小、不引起血流动力学意义的单纯囊肿可不进行特殊治疗，定期随诊即可。

八、参考文献

［1］Feigin DS, Fenoglio JJ, McAllister HA, et al. Pericardial cysts. A radiologic–pathologic correlation and review. Radiology, 1977 Oct，125（1）：15–20.

［2］Hynes JK, Tajik AJ, Osborn MJ, et al. Two–dimensional echocardiographic diagnosis of pericardial cyst. Mayo Clin Proc, 1983, 58（1）：60–63.

［3］Khayata M, Alkharabsheh S, Shah NP, et al. Pericardial Cysts：a contemporary comprehensive review. Curr Cardiol Rep, 2019 May 30，21（7）：64.

［4］Amr BS, Dalia T, Simmons A. Acute cardiac tamponade secondary to ruptured pericardial cyst：case report and literature review. J Cardiol Cases, 2018，18：43–46.

［5］Verhaert D, Gabriel RS, Johnston D, et al. The role of multimodality imaging in the management of pericardial disease. Circ Cardiovasc Imaging, 2010 May，3（3）：333–343.

［6］Klein AL, Abbara S, Agler DA, et al. American Society of Echocardiography clinical recommendations for multimodality cardiovascular imaging of patients with pericardial disease：endorsed by the Society for Cardiovascular Magnetic Resonance and Society of Cardiovascular Computed Tomography. J Am Soc Echocardiogr, 2013，26：965–1012.

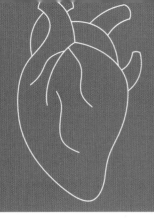

病例28
渗出性缩窄性心包炎

一、临床病史

男，48岁，间断双下肢及颜面浮肿15年，加重1年。患者15年前无明显诱因出现双下肢肿胀，活动后感胸闷、气短，无胸痛。当地医院治疗后（具体诊断不详）有好转，但病情反复。近1年来双下肢肿胀明显，并伴有颜面部浮肿，平路步行200米左右或上2层楼即可出现明显胸闷、气短，偶有夜间不能平卧。当地医院超声提示心包占位。为进一步诊疗入院。入院查体：双下肢轻度可凹陷性水肿，余无特殊。心电图：心房颤动。心脏超声：心包腔肿瘤可能性大，右心功能减低。心脏X线提示：心影内钙化。CT提示：右侧房室沟边缘钙化性占位性病变（图28-1）。

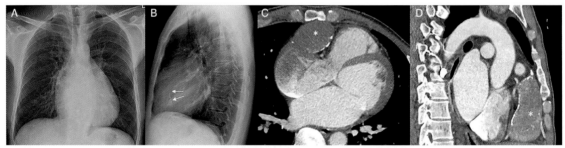

图28-1　A，B正侧位胸片；C，D分别为CT轴位及矢状位重建图。胸片提示两肺纹理大致正常，双房增大，心影内可见细线状钙化影（B箭）。CT提示右侧房室沟处卵圆形占位，边缘断续线状钙化，内部信号大致均匀，无明显强化（＊）

▌ 二、CMR

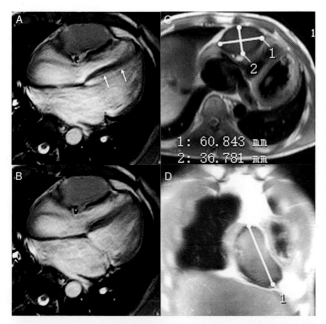

图 28-2　A，B 分别为电影序列四腔心切面舒张末期及收缩末期图；C，D 分别为 HASTE 轴位及冠状位相。右房室间沟心包内可见卵圆形占位，具有包膜，大小约 61mm×37mm×96mm（左右径 × 前后径 × 上下径），电影系列及 T2WI 病灶呈等 / 稍低信号。右室受压，室间隔变平，右室呈管状，右室充盈及舒张受限，右心房亦受压，右心房扩大，并可见室间隔 "摆动" 征（A 箭，动态电影）

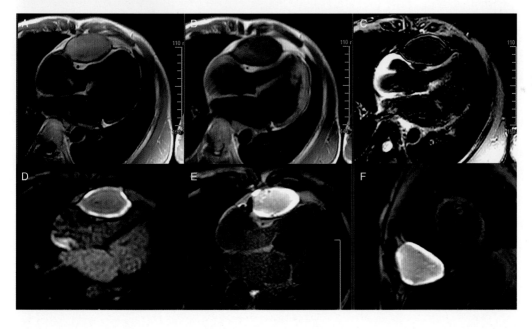

图 28-3　A~C 分别为四腔心 T1WI、T2WI、T2 STIR 图；D 为四腔心心肌首过灌注图；E，F 分别为四腔心及左室短轴位晚期延迟强化图。心包内占位 T1 呈中等偏高信号，T2 呈等偏低信号，周边为低信号环包绕，与右室心外膜分界清楚。首过灌注提示病灶轻度强化，晚期延迟强化则提示明显强化，瘤壁更为显著

▌ 三、可能诊断

A．心包囊肿

B．包裹性心包积液

C．缩窄性心包炎

D．心包血管瘤

▌ 四、CMR解读及诊断思路

患者中青年男性，渐进性活动耐力下降并双下肢水肿，超声心动图提示心包占位。既往无其他特殊病史。CMR提示右侧房室沟区囊性占位性病变，邻近右室及三尖瓣环受压致右室充盈及舒张功能受限（图28-2）。对比剂延迟强化序列提示该占位有厚壁包膜并明显强化（图28-3）。通过CMR检查，可以明确占位性病变的解剖及性质。首先从部位看，该占位位于心腔内，而心包囊肿多位于纤维心包侧（心包外生长），右侧心膈角区，且多为单纯囊肿，囊壁一般不强化。其他心包肿瘤，最常见的为间皮瘤，为实质性占位，且多伴有中大量心包积液，与本例不符。同时，该病灶呈进行性强化特征，需要与血管瘤鉴别，但血管瘤一般属于实性占位，电影及参数序列特征不支持。

本例心包右室面脏、壁层心包间病灶，增强检查病灶囊壁强化，病灶中心无强化，提示囊性病灶，可考虑包裹性心包积液，但电影及T2WI信号偏低，提示囊液黏稠，对比剂增强后囊壁明显强化，考虑非单纯性包裹性心包积液。同时，右心房、右室心尖部心包增厚、强化，右室受压、舒张受限情况，考虑局限性包裹性心包积液致缩窄性心包炎可能性大，具体病因待定。

▌ 五、手术及病理

手术   患者完善各种检查后行手术治疗，术中见心包内约拳头大小肿物，质硬，形状不规则，肿物包膜钙化，内为囊性，充满大量深褐色、黏土样内容物，与心脏粘连紧密。累及右房，右室前壁及膈面。

病理

大体观：外科所送标本为暗红色组织一块，大小8cm×8cm×4.5cm，质脆。膜片样组织两块，大小约5.0cm×9.0cm×（0.1~0.6）cm，表面粗糙，一面附少量脂肪，另一面附黯红色物质，部分质硬、钙化。

镜下观：心包纤维组织增生，局灶希纹样排列，心包腔侧大片坏死和纤维素性渗出伴出血，可见含铁血黄素和小灶钙盐沉积，未见内衬上皮或间皮。局灶心包层破坏，肉芽组织增生，小灶淋巴细胞浸润，抗酸染色（-）（图28-4）。

病理诊断：慢性非特异性心包炎，巨大机化性囊肿形成。

图 28-4 A，B 分别为 HE 染色低倍及高倍镜下心包组织病理图，心包腔侧大片坏死和纤维素性渗出伴出血（内容物形态），可见含铁血黄素和小灶钙盐沉积，未见内衬上皮或间皮。局灶心包层破坏，肉芽组织增生，小灶淋巴细胞浸润，抗酸染色（-）

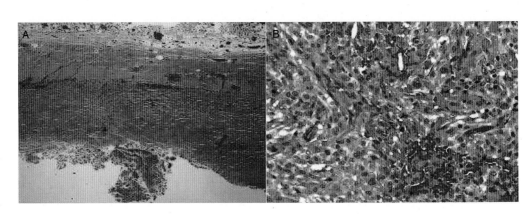

六、最终诊断

慢性渗出性缩窄性心包炎伴机化性包裹性积液

七、点评 / 解析

渗出性缩窄性心包炎（effusive constrictive pericarditis）是一种罕见的临床综合征，其特征为存在缩窄性生理特性的同时伴心包积液，通常导致混合型血流动力学特点，兼具缩窄和压塞的特征。这类患者可能会被误认为只有心包压塞，但引流心包积液后右心房压和肺楔压升高提示缩窄病变[1]。部分患者病程迁延，积液聚集，如在房室间沟聚集，形成包裹性积液，囊壁发生机化，形成慢性钙化性渗出性缩窄性心包炎（chronic calcific effusive constrictive pericarditis）。在发达国家，大多数渗出性缩窄性心包炎是特发性的，而发展中国家，渗出性缩窄性心包炎主要病因是结核病。其他已报道的原因包括辐射、肿瘤、化疗、感染（尤其是结核和化脓性）和心脏疾病术后等[2]。

无创影像手段可辅助诊断渗出性缩窄性心包炎。病程中心包脏层增厚、缩窄，通常其增厚程度难以通过影像手段检测，但在心包穿刺术后可通过超声多普勒成像检测到缩窄性心包炎[3]。CMR在缩窄性心包炎中的应用价值已被证实，不仅可评估心包厚度、心脏形态和功能，还可清晰显示胸腔内结构，鉴别缩窄性心包炎与限制型心肌病[4]。部分报道中常伴有心包钙化，可通过胸片、CT等检查手段显示，因此通过临床表现与多模态影像学联合可大大提高该病的诊断率。本文病例与个案报道一致[5]：CMR电影序列显示右室旁包裹性心包积液，心包增厚伴钙化，LGE显示心包增厚、强化。渗出性缩窄性心包炎往往具有心包积液或心包缩窄的临床特征，也可两者兼具。部分患者最初被诊断为单纯性心包压塞，然而在心包穿刺引流后则出现渗出性缩窄性心包炎表现。基于以上原因，建议在选择性心包穿刺时尽可能监测心包内压、右心压及体动脉血压[6]。由于脏层心包缩窄，因此必须行心包切除术，对钙化心包进行剥离，改善心室运动。

八、小结

渗出性缩窄性心包炎罕见，由于其兼具缩窄和压塞的特征，临床处理方式不同于急性心包积液心包压塞、缩窄性心包炎。认识该病，合理利用影像学手段及早诊断该病，对该病的临床治疗具有指导意义。

█ 九、参考文献

［1］Miranda W R, Oh J K. Effusive–constrictive pericarditis. Cardiology Clinics, 2017, 35（4）：551–558.

［2］Ntsekhe M, Shey Wiysonge C, Commerford P J, et al. The prevalence and outcome of effusive constrictive pericarditis：a systematic review of the literature. Cardiovascular Journal of Africa, 2012, 23（5）：281–285.

［3］Adler Y, Charron P, Imazio M, et al. 2015 ESC Guidelines for the diagnosis and management of pericardial diseases：the task force for the diagnosis and management of pericardial diseases of the European Society of Cardiology（ESC）, endorsed by：The European Association for Cardio–Thoracic Surgery（EACTS）. European Heart Journal, 2015, 36（42）：2921–2964.

［4］Klein AL, Abbara S, Agler DA, et al. American Society of Echocardiography clinical recommendations for multimodality cardiovascular imaging of patients with pericardial disease：endorsed by the Society for Cardiovascular Magnetic Resonance and Society of Cardiovascular Computed Tomography. Journal of the American Society of Echocardiography, 2013, 26（9）：965–1012.

［5］Michael C, Vardhmaan J, Cremer P C, et al. Chronic calcific effusive constrictive pericarditis：a rare entity within the spectrum of pericardial diseases—a case report. European Heart Journal—Case Reports, 6：6.

［6］Sagristà–Sauleda J, Angel J, Sánchez A, et al. Effusive–constrictive pericarditis. The New England journal of medicine, 2004, 350（5）：469–475.

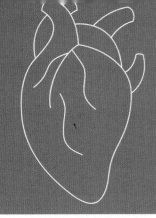

病例29
心脏移植后排异

一、临床病史

男，54岁，胸闷10年，再发9个月。10年前患者受凉感冒后出现胸闷、憋气症状，夜晚不能平卧，活动耐量下降，无明显胸痛、放射痛，无发热、咳痰、咯血等，无头晕、黑矇、晕厥、意识障碍，就诊于我院，诊断为"扩张型心肌病"，药物治疗后，症状改善，予出院。随后患者上述症状反复发作，多次住院治疗。6年前，上述症状再发加重。复查心电图提示：房颤；心脏超声提示：心脏扩大，二尖瓣大量反流，三尖瓣大量反流；诊断为"扩张型心肌病"。药物治疗效果不佳，胸闷反复发作并加重、伴双下肢水肿，多次就诊于我院。经内、外科会诊及伦理委员会讨论患者有心脏移植指征，6年前在全麻下行原位心脏移植术，术程顺利，术后病情好转。移植术后1月复查超声发现心包积液，行心包及胸腔穿刺引流，分别引流出液体550ml、600ml。复查心脏超声：LV 50mm，LVEF 65%。移植术后2年患者在我院门诊规律复诊，调整免疫抑制剂，近4年（移植术后2~6年）患者未规律服药及复查。2年前（移植术后4年）患者因"受凉"后出现发作性胸闷、憋气，伴恶心、双下肢轻度水肿，尿少，夜间高枕卧位，无发热、咳嗽、咳痰，收住入院。心脏超声提示：全心增大，左、右心功能减低，LVEF 36%。实验室检查提示：炎症因子（白介素 -1β、白介素 -2 受体、白介素 -6、肿瘤坏死因子）均显著升高，超敏 C- 反应蛋白（hs-CRP）11.66 mg/L，NT-proBNP 4496 pg/ml。考虑心脏移植后排斥反应，给予激素冲击治疗。9 月前患者自觉心慌，伴进行性胸闷加重，无双下肢水肿，自测心率 >100 次 /分，血压 120/90mmHg。心脏超声提示：左室大，LVEF 50%。口服利尿药物后好转，伴腰部及双下肢疼痛。为求进一步诊治收住入院。心电图提示：窦性心律，间歇一度房室传导阻滞，间歇二度房室传导阻滞，室性期前收缩。患者近 1月，精神欠佳，睡眠可，饮食差，大小便未见异常，体重未见明显增减。

▍二、CMR

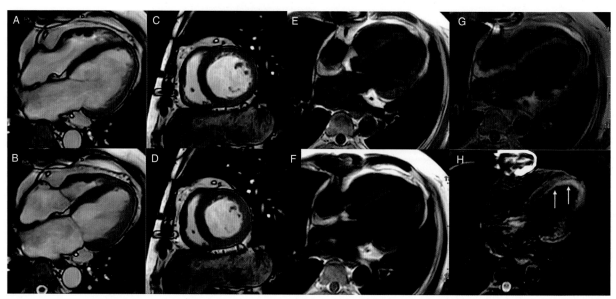

图 29-1　A~D 为四腔心（A，B）、左室短轴中段（C，D）电影序列舒张末（A，C）及收缩末（B，D）图；E~H 分别为四腔心 T1WI、T2WI、T1WI FS 及 T2 STIR 图。心脏移植后 6 年 CMR 左心房室扩大，左室壁厚度正常范围，运动减弱（LVEF 30%），T1WI、T2WI 及 T1WI FS 心肌信号未见明显异常，T2 STIR 室间隔远段及心尖部心内膜下信号增高（H 箭）

图 29-2　A~D 分别为连续左室短轴切面延迟强化图。左室 LGE 左室前壁、间隔壁基底段、中段、尖段内膜下细线样强化（A~D 白实线箭），室间隔心肌中层亦可见线样强化（A 白虚线箭）

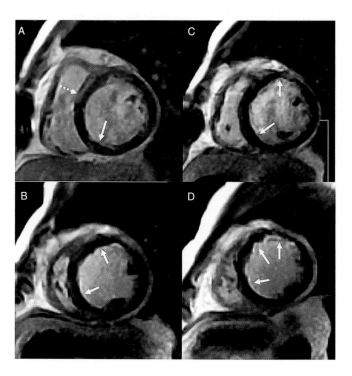

三、可能诊断

A. 心脏移植术后，移植心脏心肌炎

B. 心脏移植术后，移植心脏急性排斥反应

四、CMR解读及诊断思路

心脏移植术后患者，移植术前诊断为扩张型心肌病，移植术后4年（近2年）出现心衰症状与体征就诊，临床查体及超声心动图检查提示心脏扩大并左室收缩功能减低；此次入院为移植术后6年，临床为明确心衰原因行CMR检查。CMR常规心脏结构与功能检查左心房、室扩大，左室壁厚度正常范围但收缩功能明显减弱（LVEF 30%），T2 STIR提示局部心肌水肿（图29-1），心肌延迟强化以非冠脉分布的心内膜下LGE为主（图29-2）。此强化特征区别于心肌炎的LGE表现（心外膜与心肌壁内为主）。同时，结合患者多年未规律服用免疫抑制剂病史，患者心脏移植后CMR异常改变应考虑为心脏移植后排斥反应。

五、病理

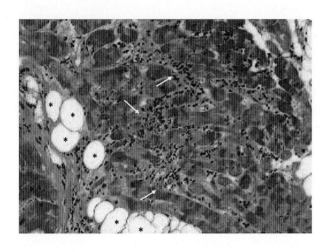

移植心脏室间隔右室面心内膜心肌活检（图29-3）：急性细胞性排异反应2R级，抗体介导的排异反应0级，免疫组化结果CD4（−），CD68（−），CD3（＋），CD20（＋）。

病理诊断：心脏移植后排斥反应。

图29-3　心脏移植后室间隔心内膜活检（HE染色）。心肌细胞间质内慢性炎性细胞浸润，局部脂肪增生

六、最终诊断

心脏移植后，移植心脏急性排异反应

▌七、点评 / 解析

心脏移植术是治疗终末期心力衰竭、提高生存率和生活质量最有效的治疗方法，但心脏移植术后急性排斥反应（acute cellular rejection，ACR）仍是威胁患者术后长期生存的主要原因[1]。ACR可能发生在心脏移植术后的任何时候，但最常见的是在移植术后的前6个月，1年后具有较低且恒定的排斥反应风险。研究发现，在移植后的第一年内20%～40%的患者发生至少一次ACR[2]，ACR的主要病理特征是由T细胞介导的、伴有巨噬细胞和淋巴细胞浸润的炎性反应，最终可导致心肌细胞坏死；另外，心肌纤维化也是ACR的病理特征，其发生机制尚不清楚，可能与心脏移植物血管病变（cardiac allograft vasculopathy，CAV），细胞和抗体介导的排斥反应[3]、移植前冷缺血损伤[4]、再灌注损伤[5]等因素有关，其中CAV病理组织学特征为弥漫性的冠状动脉内膜和中膜增厚，可累及心外膜动脉和微循环系统。早期发现排斥反应对移植后护理、及时干预至关重要。

诊断ACR的"金标准"是心内膜活检，但由于其有创性、相关严重并发症及采样误差，临床应用具有一定局限性。2015年欧洲心血管影像学会（EACVI）推荐同种异体心脏移植术后影像学随访与心内膜活检联合应用，监测移植心脏功能及是否发生移植物排斥反应（图29-4）[6]。

CMR在检测同种异体心脏移植ACR显示出较高临床应用价值。在一项评估CMR与心内膜活检对急性排斥反应诊断准确性的研究中，CMR具有高灵敏度（93%）和高阴性预测值（98%），说明CMR可作为心内膜活检前的常规筛查方法[7]。ACR因炎性细胞浸润、心肌细胞水肿、坏死，心肌损伤区域在T2WI上呈高信号，LGE分布具有多样性：心肌梗死型即内膜下延迟强化约37%、非心肌梗死型即心外膜下、心肌中层延迟强化约41%，两者均有约22%。LGE分布多样性可能提示ACR具有炎症细胞介导的心肌细胞损伤，也伴有血管病变导致的心肌缺血性损伤。近年来，基于CMR多参数心肌组织特征定量评价技术，如T2 mapping、T1 mapping等，应用于ACR的评价，受累心肌T2值及ECV升高，定量技术的应用提高了ACR诊断的灵敏度、特异度[8]。因此，CMR在检测心脏移植术后急性细胞排斥反应具有重要价值，可作为非侵入性诊断ACR的有用手段[9, 10]。

术后即刻评估：

– 重点行超声心动图以确定手术并发症和早期同种异体移植物功能障碍 *（必要时考虑住院期间连续评估）

出院前评估：

– 超声心动图全面地评估移植物功能

术后最初 6 个月的随访考虑使用超声心动图或 CMR 评估：

– 作为心内膜活检评估的补充

– 监测急性移植排斥反应

– 监测移植物功能

（每 3 个月至少进行一次超声心动图检查）

6 个月内随访：

– 超声心动图全面评估获得的基线参数可用于后续评估

6~12 个月的随访：

– 每次心内膜活检后进行超声心动图评估

– 如果有临床指征 # 可进行额外的超声检查

（每 3 个月至少进行一次超声心动图检查）

第 2 年随访：

– 每次心内膜活检后进行超声心动图评估

– 如果有临床指征 # 可进行额外的超声检查

（每 6 个月至少进行一次超声心动图检查）

2 年后的随访：

– 每次心内膜活检后进行超声心动图评估

– 如果有临床指征 # 可进行额外的超声检查

如果出现以下情况可考虑 CMR 检查：

– 超声心动图与心内膜活检结果相互矛盾

– 声窗受限，无法进行可靠的超声心动图评估

– 超声心动图指标下降

建议使用超声心动图或 CMR 监测急性移植排斥反应或功能障碍 *

图 29-4 *移植物功能障碍定义为：与移植后 6 个月基线水平相比，超声心动图评估的左心室射血分数 < 50%，且下降超过 10%；# 临床指征包括：出现心功能不全的新症状；心电图改变。
图片翻译自 Eur Heart J Cardiovasc Imaging. 2015 Sep；16（9）：919-948[6].

▎八、小结

　　本病例体现了CMR在心脏移植术后评价ACR及其严重程度的应用价值。CMR可作为心脏移植术后急性排斥反应的心内膜活检前的常规筛查方法，延迟强化和多参数心肌组织定量技术可提高诊断ACR的灵敏性和特异性，在ACR诊断中具有重要价值，可作为心脏移植术后监测心功能及ACR的常规检查方法。

▎九、参考文献

［1］Mattila SP. Heart transplantation. The past, present problems and future. Ann Chir Gynaecol Fenn, 1973，62（4）：185–189.

［2］Patel JK, Kobashigawa JA. Should we be doing routine biopsy after heart transplantation in a new era of anti–rejection? Curr Opin Cardiol, 2006 Mar，21（2）：127–131.

［3］Libby P, Pober JS. Chronic rejection. Immunity, 2001，14（4）：387–397.

［4］Pickering JG, Boughner DR. Fibrosis in the transplanted heart and its relation to donor ischemic time. Assessment with polarized light microscopy and digital image analysis. Circulation, 1990，81（3）：949–958.

［5］Syrjälä SO, Nykänen AI, Tuuminen R, et al. Donor heart treatment with COMP–Ang1 limits ischemia–reperfusion injury and rejection of cardiac allografts. Am J Transplant, 2015 Aug, 15（8）：2075–2084.

［6］Badano LP, Miglioranza MH, Edvardsen T, et al. European Association of Cardiovascular Imaging/Cardiovascular Imaging Department of the Brazilian Society of Cardiology recommendations for the use of cardiac imaging to assess and follow patients after heart transplantation. Eur Heart J Cardiovasc Imaging, 2015 Sep，16（9）：919–948.

［7］Butler CR, Savu A, Bakal JA, et al. Correlation of cardiovascular magnetic resonance imaging findings and endomyocardial biopsy results in patients undergoing screening for heart transplant rejection. J Heart Lung Transplant, 2015 May，34（5）：643–650.

［8］Vermes E, Pantaléon C, Auvet A, et al. Cardiovascular magnetic resonance in heart transplant patients：diagnostic value of quantitative tissue markers：T2 mapping and extracellular volume fraction, for acute rejection diagnosis. J Cardiovasc Magn Reson, 2018 Aug 27，20（1）：59.

［9］Dolan RS, Rahsepar AA, Blaisdell J, et al. Multiparametric cardiac magnetic resonance imaging can detect acute cardiac allograft rejection after heart transplantation. JACC Cardiovasc Imaging, 2019 Aug，12（8 Pt 2）：1632–1641.

［10］谢飞，李刚. 心血管磁共振诊断和监测心脏移植后急性排斥反应. 中国胸心血管外科临床杂志，2015，22（02）：151–154.

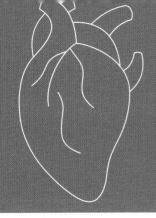

病例30
急性心包炎

一、临床病史

男性，35 岁，胸痛伴喘息 5 天。患者 1 周前受凉后出现发热，头痛，全身肌肉酸痛，无头晕、胸痛、呼吸困难。社区医院就诊，体温 38.3℃，诊断"感冒"。给予药物及物理降温治疗，当晚 8 点，患者体温降至 36.3℃，头痛、肌肉酸痛症状明显缓解。5 天前患者无明显诱因感胸痛，活动后（爬楼 3 层）胸闷，胸痛加重，无咳痰，无头晕、黑矇，伴有间断低热、乏力等。为求进一步诊治入院。心电图提示：窦性心动过速。心梗三项提示：cTnI 阴性，MYO 阴性，CK-MB 阴性。心脏超声提示：心包中等量积液。冠脉 CTA 提示：冠脉未见明确狭窄。

二、CMR

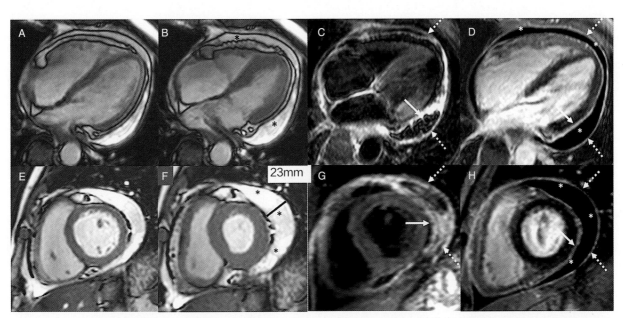

图 30-1　A~D 分别为四腔心电影序列舒张期、收缩期、T2WI 及延迟强化图；E~H 分别为对应序列的左室短轴切面图。左右心房、心室无扩大，左右室壁厚度及运动正常，左室收缩功能正常（LVEF 65%）。心包积液（*），主要位于右室侧壁及左室侧壁，最深处约 23mm，随心动周期变化，收缩期增宽，舒张期变窄。右室前壁、左室侧壁脏层（C，G 实线箭）、壁层（C，G 虚线箭）心包轻度增厚伴 T2WI 信号增高，提示水肿。延迟强化序列显示右室前壁、左室侧壁脏层（D，H 实线箭）、壁层（D，H 虚线箭）心包高信号，中间无信号区域为心包积液（*）

▊ 三、可能诊断

    A. 急性心肌炎

    B. 急性心包炎

    C. 缩窄性心包炎

    D. 限制型心肌病

▊ 四、CMR解读及诊断思路

    患者为青年男性，因胸痛、胸闷入院。入院后冠脉CTA检查呈阴性，初步可以排除冠心病可能。患者入院前1周有"感冒"病史，入院后虽心肌酶正常，但不能排除心肌炎导致心肌损伤的可能。进一步CMR检查提示无心肌受累表现（心肌水肿、心外膜下或心肌中层延迟强化），故可以排除心肌炎；CMR提示的心包积液、心包增厚及延迟强化（图30-1），提示心包疾病，如急性心包炎、缩窄性心包炎等。限制型心肌病也可伴有心包积液，但限制型心肌病主要表现为双心房扩大、心室充盈受限、收缩功能保留或轻度减低，无心包增厚及强化，据此可以排除。本病例还需要与缩窄性心包炎进行鉴别，后者主要表现为心包增厚，部分可见心包机化、钙化，CMR表现为局限性或广泛心包增厚伴低信号，心肌舒张功能受限，双心房扩大，双室受压、变形，室间隔可见"抖动征"。本例患者无心包钙化、心功能受限、心脏房室内径正常等，故可排外缩窄性心包炎诊断，考虑急性心包炎。

▊ 五、最终诊断

    急性心包炎，少中量心包积液

▊ 六、点评／解析

    心包为包裹心脏和大血管根部的纤维浆膜囊状结构，外层为纤维心包，内层为浆膜心包。浆膜心包又分为脏、壁两层，壁层紧贴在纤维心包内面，脏层覆盖于心肌层表面（即心外膜），脏、壁层心包在心脏大血管根部相互移行。正常心包腔内有15～30ml液体，当心包腔内液体量增加，超过50ml时，即心包积液，常见于心包炎或其他非炎症性心包疾病。CMR检测心包积液较为敏感，通常认为，舒张末期心包厚度>4 mm提示病理性心包积液。与其他影像检查方法如X线、超声心动图相比，CMR的敏感性更高，可发现少量、局限性的心包积液，且通过CMR不同序列信号的变化，可判断心包积液的性质（如漏出液、渗出液、血性积液或乳糜性积液）。另外，CMR可根据积液的深度，定量评价积液。①少量积液：心包脏、壁层间距5～14mm，积液量<100ml，常见于左室侧壁、右房侧壁；②中等量积液：心包脏、壁层

间距15～24mm，积液量100～500ml，常见于右室前部及心尖下外方；③大量积液：心包脏、壁层间距≥25mm，积液量>500ml，积液包绕整个心脏。

　　急性心包炎的诊断需至少满足以下两项标准[1, 2]：①非缺血性胸痛；②心电图示PR压低或ST段偏离；③听诊发现心包摩擦音；④二维超声心动图见心包积液。但2014年一项研究发现，冠脉检查阴性但持续性胸痛的患者，按上述标准，约1/5的心包炎患者不能被检出，而应用CMR检查，可以弥补传统诊断标准的不足。CMR评价心包炎具有优势，急性心包炎CMR表现为[3]：①增强扫描脏层和/或壁层心包延迟强化，特别是广泛的显著强化，提示急性心包炎可能性大，如本病例所示；②心包增厚（3～4mm）；③心包积液。因此，出现以下几种情况的患者应建议进行CMR检查[4]：①心脏冠状动脉检查阴性而持续胸痛的患者；②非缺血性胸痛患者，怀疑心包炎，但二维超声心动图未发现心包积液；③非缺血性胸痛患者，怀疑心包炎，但超声质量差或无法诊断；④心脏冠状动脉检查阴性，且无心脏以外可以引起胸痛的病因，但呈复发性胸痛的患者；⑤年轻患者伴不典型胸痛、冠心病可能性小。本例患者表现为持续性胸痛，但冠脉检查阴性，通过CMR检查后最终确诊急性心包炎。此外，急性心包炎引起的快速或大量积液会导致心包压塞，并引起相应临床症状，如心动过速、血压下降、奇脉、颈静脉怒张、心音低钝，心电图低电压及电交替[1, 5-7]。心包压塞在CMR上表现为大量心包积液，心包顺应性降低，室间隔受压变平或偶见"抖动征"，下腔静脉回流受阻可出现下腔静脉扩张。CMR检查发现心包压塞征象时，应立即结束检查，告知临床医生及时进行干预。

▌七、小结

　　心包积液临床表现为急性胸痛，冠脉检查阴性，但不能排除心源性胸痛，是强有力的CMR检查指征。CMR在急性心肌梗死、急性心肌炎，伴或不伴心包积液的急性心包炎等疾病的鉴别中具有较好的价值。

▌八、参考文献

［1］Imazio M. Pericarditis（Beyond the Basics）. UpToDate 2013. http：//www.uptodate.com/contents/pericarditis-beyond-the-basics.

［2］Adler Y, Charron P, Imazio M, et al. 2015 ESC Guidelines for the diagnosis and management of pericardial diseases：the task force for the diagnosis and management of pericardial diseases of the European Society of Cardiology（ESC），Endorsed by：The European Association for Cardio-Thoracic Surgery（EACTS）. Eur Heart J, 2015 Nov 7, 36（42）：2921-2964.

［3］Aldweib N, Farah V, Biederman RWW. Clinical utility of cardiac magnetic resonance imaging in pericardial diseases. Curr Cardiol Rev, 2018, 14（3）：200-212.

［4］Imazio M, Gaita F. Diagnosis and treatment of pericarditis. Heart, 2015 Jul，101（14）：1159-1168.

［5］Imazio M, Mayosi BM, Brucato A, et al. Triage and management of pericardial effusion. J Cardiovasc Med

（Hagerstown）, 2010 Dec，11（12）：928-935.

［6］Roy CL, Minor MA, Brookhart MA, et al. Does this patient with a pericardial effusion have cardiac tamponade? JAMA, 2007 Apr 25，297（16）：1810-1818.

［7］Ristić AD, Imazio M, Adler Y, et al. Triage strategy for urgent management of cardiac tamponade：a position statement of the European Society of Cardiology Working Group on myocardial and pericardial diseases. Eur Heart J, 2014 Sep 7，35（34）：2279-2284.

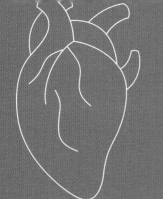

病例31
心包缺如

一、临床病史

男，53 岁，活动后胸闷、气促。血液生化及心电图未见异常，自发病以来精神、睡眠，二便可。CT 检查示局部心包未见（图 31-1）。

二、CMR及CTA

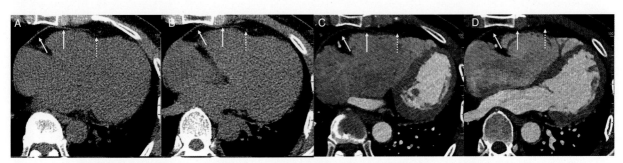

图 31-1　A，B 为非对比剂增强 CT 心脏轴位相；C，D 为对应层面对比剂增强心脏轴位相。右心房室侧心包清晰（白实箭），于右室游离壁侧逐渐变薄并于右室中部消失（白虚箭），以远右室壁局部向外膨突

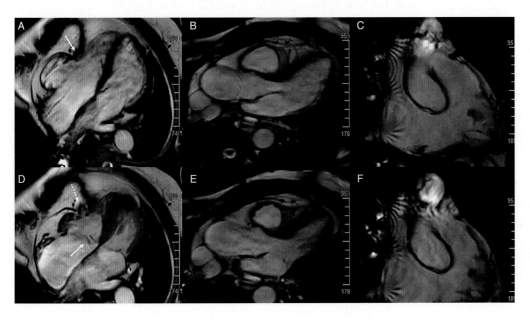

图 31-2　A～C 为四腔心、左室流出道及右室流出道电影序列舒张末期图；D～F 为对应层面收缩末期图。壁层心包于右室中段消失，右室于心包消失处形成切迹（A箭），三尖瓣环扩大，并见少中量反流信号（D箭），室间隔偏直，右心房室偏大，收缩末右室局部小室壁瘤样膨凸（D白虚线箭），余右室收缩功能大致正常，左心房室大小及功能未见异常

图31-3　A~C为四腔心、心室短轴基底段及中段延迟强化图。壁层心包轻度增厚，主要呈低信号，外缘呈高信号（A，B箭），心肌未见异常强化

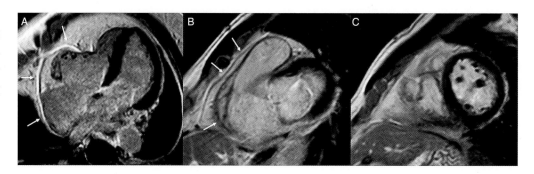

三、可能诊断

A. 致心律失常性右室型心肌病

B. 心包缺如

C. 右室憩室

四、CMR解读及诊断思路

患者中年男性，因活动后胸闷、气促就诊。心电图及实验室检查未见明显异常。CMR及CT示右心室形态失常，CMR电影提示右室游离壁局部小室壁瘤样膨凸（图31-2），因此需要与致心律失常性右室型心肌病（ARVC）鉴别。ARVC右室壁可表现为局限性瘤样扩张，收缩期更为显著（呈矛盾运动），但本例瘤样扩张室壁具有收缩运动（收缩期明显回缩，室壁增厚），因此与ARVC不同；另外，ARVC临床症状更为严重，如晕厥、心衰、猝死等，心电图表现为室性心律失常，CMR常见心肌脂肪浸润，延迟增强扫描可见心肌纤维化，右心室局部或整体功能减低，而本例患者症状较轻且非特异，血液生化及心电图未见异常发现，CMR表现与典型ARVC特征也不相符，因此不考虑ARVC。

另一个需要鉴别的是右室憩室，心室憩室为通过较窄的瘤颈与心室腔相连的附加腔室，憩室壁由心内膜、心肌和心外膜组成，与周围心室壁有同步的收缩、舒张运动，右室憩室多发生于右室心尖和基底（可为宽基底憩室），但本例右室膨出部恰好位于壁层心包消失处，心包残端边缘固定于右室游离缘上，右心室游离壁前部、心尖部及左心室周围未见心包，延迟强化后残存心包显示更为清楚（图31-3）。综上，考虑为心包部分缺如，右室局部膨突考虑为心包缺如所致。

五、最终诊断

先天性心包部分缺如，三尖瓣继发性关闭不全（轻中度）

六、点评 / 解析

先天性心包缺如（congenital absence of pericardium，CAP）是一种罕见疾病，发病率<1/10000，男女比例为3：1。心包在胚胎发育的第五周由胸膜心包膜融合形成，但由于左或右心导管过早萎缩等，胸膜心包膜融合过程失败，从而使心包完全或部分发育不全，导致心包缺如[1]。心包缺如分完全性心包缺如及部分性心包缺如，多数患者临床无症状[2]。部分患者由于合并冠状动脉受压导致心肌缺血[3]、心脏组织或肺组织通过小的缺口如心包孔疝出和（或）嵌顿[4]、心脏缺乏心包导致运动幅度过大[2]、心脏向左偏移导致三尖瓣反流[5]等产生相应临床症状而需要相应的临床处置，因此，无创性影像评估对有症状患者至关重要。

CAP可分为五个亚型：完全性心包缺如、完全性左侧或右侧心包缺如、部分性左侧或右侧心包缺如。其中完全性左侧心包缺如是最常见的亚型[6, 7]，占所有类型的70%，完全性右侧心包缺如占17%，完全性心包缺如占9%，部分性左侧或右侧心包缺如（3%～4%）[8]。

CMR具有良好的软组织对比，可清晰地显示低信号心包及高信号心包周围脂肪组织[2]，通过心肌首过灌注及延迟增强扫描序列可评估心肌是否存在缺血或梗死[9]，因此CMR是诊断及评估先天性心包缺如的重要检查方法。冠状动脉CTA检查可在显示心包缺如的同时，观察冠状动脉是否被缺如的心包边缘所压，是评估本病的重要补充手段。对临床怀疑心包缺如的患者，需要行CT及CMR检查，CMR表现为[8, 10]：①心包层的缺失；②在心脏无扩大的情况下心脏轴线极度左旋；③肺组织插入主动脉与肺动脉之间的前间隙或膈肌与心底之间；④心包局部缺损者可见心肌组织突出于缺损处；⑤心尖活动度过大，正常情况下心尖活动度约1.5～2mm，该病心尖活动度可达15mm；或心脏呈"泪滴"状。

心包缺如的主要不良并发症包括左心耳嵌顿、梗阻导致心源性猝死等。心包缺如主要依靠手术治疗，手术的目的是防止心脏疝出及嵌顿[11]。一般大的缺损如完全性心包缺如、完全性左或右侧心包缺如可不需治疗，局部缺陷和心脏疝出等有症状患者需接受手术治疗。

本例患者为中老年男性患者，活动后胸闷、气促，CMR及CTA发现的左心室及部分右心室心外膜周围无线状低信号或等密度心包，为诊断本病的直接征象。本例心包缺如范围较小，仅引起三尖瓣反流及右心室基底部局限性囊袋状扩张，临床症状轻微，CTA证实冠状动脉未被缺如的心包边缘所压，MRI延迟强化序列未见心肌缺血、梗死征象，因此本例心包缺如未合并严重并发症。

七、小结

虽然心包缺如较为罕见，且多数患者无临床症状，但其合并的心脏相关并发症不容忽视。CMR及冠脉CTA是诊断及评估该病并发症的重要影像学检测方法，可以为临床干预提供重要依据。

▍八、参考文献

［1］Nasser WK. Congenital diseases of the pericardium. Cardiovasc Clin, 1976，7（3）：271–286.

［2］Shah AB, Kronzon I. Congenital defects of the pericardium：a review. Eur Heart J Cardiovasc Imaging, 2015，16（8）：821–827.

［3］Chassaing S, Bensouda C, Bar O, et al. A case of partial congenital absence of pericardium revealed by MRI. Circ Cardiovasc Imaging, 2010, 3（5）：632–634.

［4］Finet G, Bozio A, Frieh JP, et al. Herniation of the left atrial appendage through a congenital partial pericardial defect. Eur Heart J, 1991, 12（10）：1148–1149.

［5］Goetz WA, Liebold A, Vogt F, et al. Tricuspid valve repair in a case with congenital absence of left thoracic pericardium. Eur J Cardiothorac Surg, 2004，26（4）：848–849.

［6］Spodick DH. Risk prediction in pericarditis：who to keep in hospital? Heart（British Cardiac Society），2008，94（4）：398–399.

［7］Van Son JA, Danielson GK, Schaff HV, et al. Congenital partial and complete absence of the pericardium. Mayo Clin Proc, 1993，68（8）：743–747.

［8］Klein AL, Abbara S, Agler DA, et al. American Society of Echocardiography clinical recommendations for multimodality cardiovascular imaging of patients with pericardial disease：endorsed by the Society for Cardiovascular Magnetic Resonance and Society of Cardiovascular Computed Tomography. Journal of the American Society of Echocardiography, 2013，26（9）：965–1012.

［9］Dweck MR, Williams MC, Moss AJ, et al. Computed tomography and cardiac magnetic resonance in ischemic heart disease. J Am Coll Cardiol, 2016，68（20）：2201–2216.

［10］Aldweib N, Farah V, Biederman RWW. Clinical utility of cardiac magnetic resonance imaging in pericardial diseases. Curr Cardiol Rev, 2018, 14（3）：200–212.

［11］Date N, Komatsu T, Fujinaga T. Congenital partial pericardial defect confirmed based on spontaneous pneumothorax：a case report and literature review. Int J Surg Case Rep, 2020, 75：227–230.

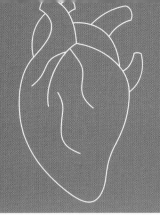

病例32
大动脉炎

一、临床病史

　　女，44岁，反复胸闷、气促4个月，双下肢水肿1周。4个月前，患者活动后出现胸闷、气促，活动耐量减低，每次持续时间约数分钟，休息后可缓解，无明显咳嗽、咳痰，无胸痛，无夜间端坐呼吸、阵发性呼吸困难，无胸痛、咯血，无黑矇、晕厥、心悸，无恶心、呕吐，无意识丧失，无发绀，无面色苍白、皮肤湿冷，无视物旋转、耳鸣。就诊于当地医院，查体：右上肢血压146/46mmHg，心脏超声提示心脏扩大，考虑"扩张型心肌病"可能。予利尿、降脂等治疗后好转出院。出院后未规律服药，症状反复。1周前患者再次出现胸闷、气促，伴双下肢凹陷性水肿，水肿程度不随体位改变而改变。尿量较前明显减少，每天1~2次，每次约300ml。为进一步诊治来我院就诊。实验室检查：白蛋白31.5g/L，天门冬氨酸氨基转移酶44.00IU/L，超敏C-反应蛋白22.14mg/L，纤维蛋白原6.37g/L，血沉38mm/h（0~20 mm/h）。心脏超声提示：心脏结构、功能未见异常。冠脉CTA提示：冠脉未见明显狭窄。

二、CMR

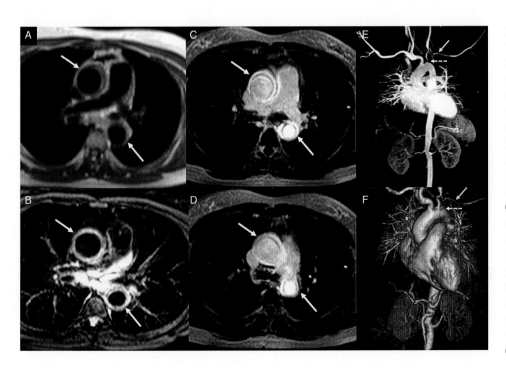

图32-1　A，B分别为T1WI及T2WI STIR序列肺动脉水平轴位相；C，D分别为对比剂增强肺动脉水平及主动脉弓下水平轴位相；E，F分别为对比剂增强主动脉MRA MIP图和VR图。升主动脉及降主动脉管壁不均匀增厚（A箭），T2WI-STIR示受累管壁水肿呈高信号（B箭）。MRI增强示升主动脉、降主动脉管壁明显强化，呈双环征（C，D白箭），降主动脉管腔变窄。左颈总动脉起始部狭窄（红箭），左锁骨下动脉近端闭塞（白色虚箭），由左侧椎动脉供血，左锁骨下动脉管腔较对侧纤细（黄箭）

▌三、可能诊断

  A. 大动脉炎

  B. 巨细胞动脉炎

  C. 主动脉壁间血肿

  D. 主动脉粥样硬化

▌四、CMR解读及诊断思路

  患者为中青年女性，因反复胸闷、气促及双下肢水肿就诊。首次超声心动图提示心脏扩大，心功能不全，考虑扩张型心肌病。治疗后复查超声心动图心脏结构及功能恢复正常。MRA主动脉管壁及管腔成像提示主动脉及头臂动脉管壁环形增厚并多发狭窄、闭塞改变（图32-1）。以上信息提示患者心衰症状的病因可能是血管病变，而非心脏本身，故而基本可以排除扩张型心肌病。

  患者无高血压、高脂血症等粥样硬化危险因素，且为中青年女性，主动脉管壁均匀增厚，以头臂动脉受累为著，故基本可以排除动脉粥样硬化性疾病。此外，实验室检查显示C-反应蛋白及血沉明显升高，提示炎症性血管病变可能性最大，包括常见的大动脉炎（Takayasu arteritis，TA）及罕见的巨细胞动脉炎（giant cell arteritis）。巨细胞动脉炎患者年龄通常>50岁，常伴有风湿性多肌痛，最常累及颈外、颈内动脉及其分支。本例通过MRA检查发现多支头臂动脉狭窄/闭塞性病变，升、降主动脉管壁无动脉粥样硬化改变。临床随后对患者进行补充体格检查：左上肢皮温较对侧低，脉搏减弱；右上肢血压146/46mmHg，左上肢血压74/46mmHg。综上，本例诊断为大动脉炎。

  需要指出的是，本例不考虑主动脉壁内血肿，其病理特征是主动脉中膜与外膜之间出血，虽然也表现为主动脉壁半月形或环形增厚>5mm，不伴有内膜片、假腔形成，但增强扫描增厚的管壁通常无强化，临床上，患者通常有急性胸痛症状，多伴有动脉粥样硬化，部分患者可见主动脉溃疡形成。本例临床及影像学表现与此不符，故可以排除主动脉壁内血肿诊断。

▌五、最终诊断

  大动脉炎，头臂动脉型

▌六、点评／解析

  主动脉炎是一大类累及主动脉的炎性病变，病因较多，可以分为风湿性、感染性（如梅毒性主动脉炎、结核性主动脉炎）和特发性，其中TA和巨细胞动脉炎是最常见的非风湿性大血管炎性病变。TA是一种罕见的累及胸腹主动脉及其分支和肺动脉的炎症性疾病，全球均有报道，尤其在亚洲人群中发病率较高为（1~2）/百万。TA的好发年龄为20~30岁，女性多见，约占80%~90%[1]。病理特征为血管壁肉芽肿性炎症，伴有内膜增生和中膜及外膜纤维化。大动脉炎病因尚待阐明，但有证据表明TA存在遗传易感性、环境诱因、微生物、病原体和（或）其他抗原成分时，会引发免疫反应，致病性T细胞和巨噬细胞侵入血管壁产生炎性反应[2]。美国风湿病学会制定的TA诊断标准如下：①发病年龄<40岁；②四肢活动时乏力、不适，以上肢较显著；③一侧或双侧脉搏减弱；④双上肢血压差距>10mmHg；⑤主动脉或其主要分支处闻及杂音；⑥排除动脉硬化、纤维肌肉发育不良或类似原因引起的主动脉及其主要分支，或上肢或下肢近端的大动脉狭窄、闭塞；⑦病变常为局灶性或节段性。符合以上标准中的3条即可诊断为TA。此外实验室检查血沉、C-反应蛋白升高、白细胞增多等亦提示TA[3]。临床上TA表现为慢性、逐渐加重和减弱的过程，分为早、晚两期，早期尚未出现脉搏减弱，主要以非特异性症状如发热、盗汗、乏力等为主；晚期以主动脉及其主要分支狭窄、闭塞、动脉瘤形成及缺血性症状为主，出现脉搏减弱和（或）跛行[4]。

2011年我国风湿病学组TA诊治指南推荐进行"临床分型"，其中Ⅰ型为头臂动脉型（主动脉弓综合征），主要表现为头部及上肢症状；Ⅱ型为胸-腹主动脉型，主要表现为高血压或下肢缺血症状；Ⅲ型为广泛型（具有上述2类特征），可同时表现为头部及高血压等症状；Ⅳ型为肺动脉型，表现为呼吸道症状。本例表现为头臂动脉开口处管壁增厚、狭窄，属于Ⅰ型——头臂动脉型。此外，肺动脉受累时呈"枯树枝"状改变，同时伴肺动脉高压；肾动脉受累管壁增厚、管腔狭窄，甚至闭塞，致肾脏萎缩；冠状动脉受累冠脉开口处及近端管壁增厚致管腔狭窄、闭塞，甚至导致心肌梗死[5]。血管造影是诊断动脉狭窄的金标准，但血管造影属有创操作，并且存在电离辐射，尤其不适宜评估儿童TA[6]。TA早期炎症改变包括管壁炎性细胞浸润、水肿、管壁增厚，以上病理改变可在MR上充分显示，有助于在动脉狭窄、闭塞或动脉瘤样扩张发生之前及早诊断该病[7]。TA活动期，T2加权像显示受累管壁水肿呈高信号，LGE上可以表现为受累血管壁有异常增厚、强化，早期管壁内膜肿胀，强化不明显，中膜及外膜炎性浸润，呈明显强化，表现为"双环征"（图32-1）。磁共振血管造影（MRA）显示主动脉管腔多发狭窄、附壁血栓形成、主动脉瓣尖增厚、心包积液等。最常见的狭窄部位是降主动脉，而升主动脉则多呈扩张表现[3]。

TA常需要与巨细胞动脉炎和特发性主动脉炎相鉴别。巨细胞动脉炎是一种累及大、中动脉的慢性血管炎性疾病，病理表现为血管壁肉芽肿性炎，急性期主要表现为内弹力纤维层破裂，多核巨细胞、淋巴细胞浸润，慢性期血管壁进行性纤维化[3]。巨细胞动脉炎好发于70~80岁人群，约60%与风湿性多肌痛相关，临床常表现为头痛、颞动脉压痛，也可出现复视、一过性黑矇及突然失明等[8]。美国风湿病学会制定的诊断标准如下：①发病时年龄>50岁；②新发局部头痛；③颞动脉压痛或与颈动脉粥样硬化无关的颞动脉搏动减弱；④血沉≥50mm/h；⑤镜下管壁以单核细胞浸润为主或多核巨细胞为主的肉芽肿性炎。符合以上标准中的3条即可诊断巨细胞动脉炎。巨细胞动脉炎的影像学特征与大动脉炎类似，均表现为血管壁增厚，管腔弥漫性狭窄、闭塞，T2WI管壁水肿呈高信号，增强扫描可见管壁强化，但巨细胞动脉炎最常累及颈动脉颅外分支，如颞动脉，出现颞动脉压痛，也可累及上肢动脉、椎动脉、肠系膜动脉、冠状动脉、主动脉及其分支等[8]。特发性大动脉炎是一种特发的非感染性主动脉炎性疾病，主要包括慢性腹主动脉周围炎或孤立性胸主动脉炎，多为亚临床性表现，孤立性胸主动脉炎常无临床症状，腹主动脉周围炎可出现背部或腹部疼痛，部分患者腹膜后纤维化，可引起输尿管梗阻、急性肾衰竭[9]。病例诊断时可见心内、中、外膜大量浆细胞浸润。影像学检查中表现为管壁增厚，管腔扩张、狭窄，血管周围炎性反应，常合并动脉瘤，特发性胸主动脉炎中约96%患者合并胸主动脉瘤。磁共振扫描同时可发现腹部组织器官异常，如腹膜后纤维化导致输尿管狭窄[10]。

▌七、小结

　　主动脉炎，尤其是巨细胞动脉炎发病率低，临床表现不特异，很多患者因继发心衰就诊，易误漏诊，需引起临床重视。对于中青年女性心衰患者，需常规测量四肢血压，如发现不对称，需进行相关实验室及影像学检查排除大动脉炎。总之，根据TA相对特殊的发病年龄及性别、受累血管，尤其是特征性的CMR表现，不难做出诊断。

▌八、参考文献

［1］Nastri MV, Baptista LP, Baroni RH, et al. Gadolinium-enhanced three-dimensional MR angiography of Takayasu arteritis. Radiographics：a review publication of the Radiological Society of North America, Inc 2004，24（3）：773-786.

［2］Tamura N, Maejima Y, Tezuka D, et al. Profiles of serum cytokine levels in Takayasu arteritis patients：potential utility as biomarkers for monitoring disease activity. Journal of Cardiology, 2017，70（3）：278-285.

［3］Restrepo CS, Ocazionez D, Suri R, et al. Aortitis：imaging spectrum of the infectious and inflammatory conditions of the aorta. Radiographics：a review publication of the Radiological Society of North America, Inc 2011，31（2）：435-451.

［4］Matsunaga N, Hayashi K, Sakamoto I, et al. Takayasu arteritis：protean radiologic manifestations and diagnosis. Radiographics：a review publication of the Radiological Society of North America, Inc 1997，17（3）：579-594.

［5］Sanchez-Alvarez C, Mertz LE, Thomas CS, et al. Demographic, clinical, and radiologic characteristics of a cohort of patients with takayasu arteritis. The American Journal of Medicine, 2019，132（5）：647-651.

［6］Soliman M, Laxer R, Manson D, et al. Imaging of systemic vasculitis in childhood. Pediatric Radiology, 2015，45（8）：1110-1125.

［7］Choe YH, Han BK, Koh EM, et al. Takayasu's arteritis：assessment of disease activity with contrast-enhanced MR imaging. AJR American Journal of Roentgenology, 2000，175（2）：505-511.

［8］Bley TA, Weiben O, Uhl M, et al. Assessment of the cranial involvement pattern of giant cell arteritis with 3T magnetic resonance imaging. Arthritis and Rheumatism, 2005，52（8）：2470-2477.

［9］Gornik HL, Creager MA. Aortitis. Circulation, 2008，117（23）：3039-3051.

［10］Raman SV, Aneja A, Jarjour WN. CMR in inflammatory vasculitis. Journal of cardiovascular magnetic resonance：official journal of the Society for Cardiovascular Magnetic Resonance, 2012，14（1）：82.

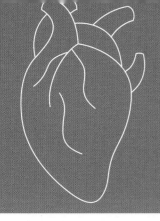

病例33
心脏纤维瘤

一、临床病史

女，57岁，胸闷1周。1周前，患者感胸闷，无胸痛，无头晕、黑朦、晕厥，无咳嗽、咳痰、咯血，无恶心、呕吐等。就诊于当地医院，冠脉CTA提示：左前降支近中段狭窄75%，钝缘支狭窄50%，右冠状动脉未见明确狭窄，同时发现左室占位，性质待定；24小时动态心电图提示：窦性心律，平均心率75次/分，最慢55次/分，最快110次/分，房性期前收缩36个，室性期前收缩4个。给予阿司匹林、阿托伐他汀、单硝酸异山梨酯等药物口服。为进一步明确占位性质及诊治，就诊于我院。查体：无特殊。胸片提示：左心缘局限性膨隆（图33-1）。超声心动图提示：心尖部心肌内占位。静态心肌显像提示：心尖部血流灌注受损，符合心肌内占位性病变。PET-CT全身代谢显像提示：心尖部心肌内软组织影，无明显代谢增高，考虑良性病变可能性大。

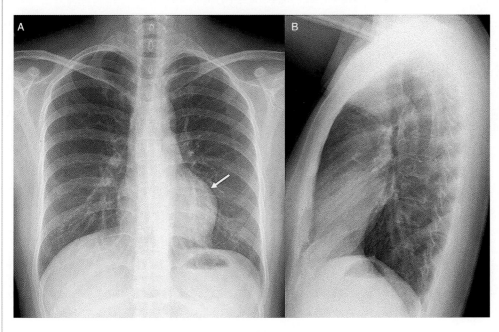

图 33-1 A，B 分别为心脏后前位正位相（A）及左侧位相（B）。左上心缘局限性膨隆（A箭），余未见异常

▍二、CMR

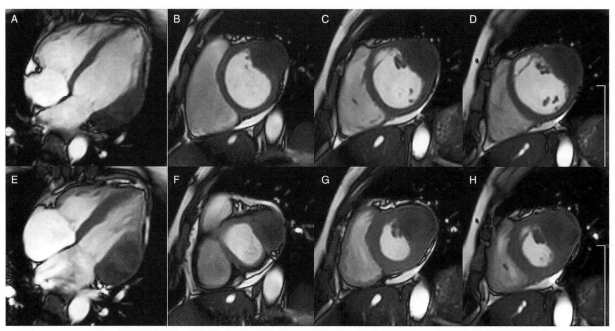

图 33-2　A~D 分别为四腔心及短轴近中段连续 3 层电影序列舒张末期图；E~H 为对应层面电影序列收缩末期图。左室侧壁近中段及毗邻前壁可见一略低信号较大壁内占位病变，大小约 5.4cm×2.5cm×3.1cm，呈膨胀性生长，与正常心肌分界欠清

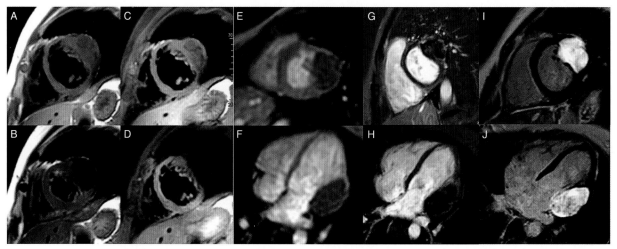

图 33-3　A~D 分别为非对比剂左室短轴切面 T1WI、T2WI、T1WI FS 及 T2WI FS 图；E，F 分别为心肌首过灌注平衡期图；G，H 为对应层面增强早期图；I，J 分别为对应层面延迟强化图。该占位 T1 呈略低信号（A，C），T2 呈明显低信号（近乎无信号，B，D），信号大致均匀，早期无明显灌注，增强早期周边少许强化（G，H），延迟强化瘤体呈较均匀明显高信号，与心肌分界清楚

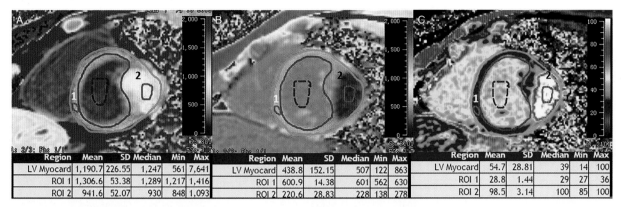

Region	Mean	SD	Median	Min	Max
LV Myocard	1,190.7	226.55	1,247	561	7,641
ROI 1	1,306.6	53.38	1,289	1,217	1,416
ROI 2	941.6	52.07	930	848	1,093

Region	Mean	SD	Median	Min	Max
LV Myocard	438.8	152.15	507	122	863
ROI 1	600.9	14.38	601	562	630
ROI 2	220.6	28.83	228	138	278

Region	Mean	SD	Median	Min	Max
LV Myocard	54.7	28.81	39	14	100
ROI 1	28.8	1.44	29	27	36
ROI 2	98.5	3.14	100	85	100

图 33-4　A~C 分别为左室短轴切面初始 T1 map 图、对比剂增强后 T1 map 图及 ECV map 图。与正常心肌对比（ROI 1），该占位初始 T1 值及增强后 T1 值均显著降低，且以后者为著，ECV 值则显著增加（达 98.5%），提示该占位主要为胶原纤维

▌三、可能诊断

A. 心脏纤维瘤

B. 心脏横纹肌瘤

C. 肿块型肥厚型心肌病

▌四、CMR解读及诊断思路

　　患者中年女性，因发现心脏占位，为明确病变性质接受CMR检查。其CMR图像具有如下特点：①左室侧壁近中段占位性病变（图33-2）；②T1呈略低信号，T2呈明显低信号或极低信号，信号均匀，边界清楚（图33-3）；③首过灌注病灶无明显强化，早期钆剂增强扫描，仅瘤体周边轻度强化，提示为乏血供病变（图33-3）；④晚期瘤体呈大致均匀明显强化（图33-3），T1 mapping及ECV分析进一步证实该占位主要由胶原纤维组织构成（图33-4）；⑤无心包积液及胸腔积液。根据以上特点，该例需要在纤维瘤及肥厚型心肌病心肌纤维化之间进行鉴别。心脏壁内、乏血供肿块，首先需要考虑肿块型肥厚型心肌病（HCM），其肿块样肥厚的心肌与邻近心肌在多个扫描系列（如T2WI、T1WI、首过灌注等）信号强度近似，可无延迟强化或肥厚心肌中层斑片状强化，而本例信号特点与HCM差异较大，故而诊断为纤维瘤可能性大。此外，发生于婴幼儿的纤维瘤还需要与横纹肌瘤鉴别，后者多见于婴幼儿（年龄更小），亦属于壁内良性肿瘤，但一般多发、与正常心肌信号近似，钆剂延迟增强扫描明显强化，常合并脑室周围结节性硬化。

五、手术及病理

手术　患者完善各项检查后行心室占位切除术，术中见左心室侧后壁肿物与周围组织分界清晰，近房室环处心内膜受压严重，左室后壁心内膜薄弱。

病理

大体观：肿物呈灰白色，大小约6.5cm×3.5cm×3cm，无明显包膜，表面不光滑，可见部分灰红色肌肉组织，切面灰白、实性、编织状、质韧。

镜下观：肿瘤由大量胶原纤维组织组成，其内散在少量纤维细胞，纤维细胞未见异型，部分区域可见增生纤维组织与心肌细胞混杂，散在多灶钙盐沉积（图33-5）。

病理诊断：（心脏肿物）心脏纤维瘤。

图 33-5　A，B 为不同视野下肿瘤 HE 染色图。肿瘤由大量无定形胶原纤维组织组成，部分区域可见增生纤维组织与心肌细胞混杂

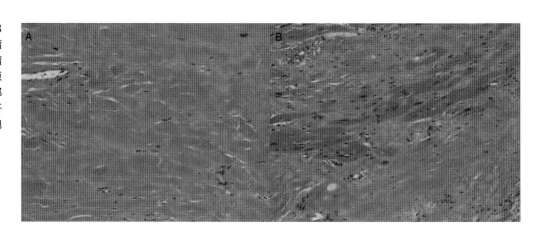

六、最终诊断

左室心肌纤维瘤

七、点评/解析

心脏纤维瘤（cardiac fibromas）是第二常见的原发性心脏肿瘤，常见于儿童及青少年，多数患者婴儿期即出现纤维瘤，也有报道称在痣样基底细胞癌综合征（nevoid basal cell carcinoma syndrome，NBCCS）患者中，发病年龄可高达60岁[1]。心脏纤维瘤多单发，最常累及左室壁及室间隔，室壁受累发生率分别为左室壁（57%）、右室壁（27.5%）、室间隔（17%）[2]。息肉相关综合征患者，如家族性腺瘤性多发息肉病及加德纳综合征（Gardner syndrome），也可以并发心脏纤维瘤，好发于心房[3]。纤维瘤属良性肿瘤，通常随心脏生理性生长而增大，在17~20岁时随心脏发育停止而停止生长。因可能导致腔内阻塞、流入/流出道阻塞、冠状动脉受损、血栓栓塞及心律失常等，临床上心脏纤维瘤患者可出现晕厥、心悸、胸痛等，心力衰竭、心源性猝死的可能性增高。体格检查时心脏听诊可闻及心脏杂音[1]。病理大体上表现为心室肌壁内孤

立的、边界清晰的软组织肿块。镜下通常由成纤维细胞组成，极少出现异型性，其边缘可浸润心肌。随着年龄增长，细胞密度减低，而胶原含量逐渐增多，一般无囊变、出血、坏死，瘤体中心可出现钙化[4]。心脏纤维瘤的CMR主要表现为[5]：①肌壁内边界清晰的占位，相应节段心肌受压，变薄，呈包膜状围绕肿瘤；②与邻近心肌相比，肿瘤T1WI呈均匀等或稍低信号，若瘤体中心钙化时可见斑片状低信号，T2WI呈低信号，这一点可与其他心脏肿瘤相鉴别；③由于纤维瘤乏血供，首过灌注无强化，但由于纤维瘤主要由成纤维细胞组成，包含大量胶原，细胞外容积增大，故而晚期延迟强化明显。

　　本病需要与肿块型HCM和横纹肌瘤相鉴别[6]。肿块型HCM表现为局限性心肌肥厚，呈肿块样，无占位效应，T1WI、T2WI信号均匀，与正常心肌信号一致，LGE无强化或肥厚心肌中层斑片状强化；横纹肌瘤是婴幼儿最常见的原发性心脏肿瘤，多在1岁以前出现，50%患者合并结节性硬化，CMR通常表现为多发、直径较小的心室肌壁内占位，T1WI肿瘤与邻近心肌信号接近，T2WI信号稍高于邻近心肌信号强度，增强扫描常明显强化。由于横纹肌瘤发病位置较深，边界欠清，且多发病灶常见，因此较难进行手术干预，但多数横纹肌瘤随着患儿岁数增长可自发性缩小、甚至消失。

▋ 八、小结

　　心脏纤维瘤具有非常特征性的CMR表现，组织特征成像对心脏纤维瘤的诊断及鉴别诊断具有重要价值，甚至可与组织病理学相媲美。CMR是纤维瘤患者随访、围术期评估首选的无创性影像学手段。

▋ 九、参考文献

[1] Zheng XJ, Song B. Left ventricle primary cardiac fibroma in an adult：a case report. Oncology letters, 2018，16（4）：5463–5465.

[2] Cho JM, Danielson GK, Puga FJ, et al. Surgical resection of ventricular cardiac fibromas：early and late results. The Annals of Thoracic Surgery, 2003，76（6）：1929–1934.

[3] Yang HS, Arabia FA, Chaliki HP, et al. Images in cardiovascular medicine. Left atrial fibroma in gardner syndrome：real–time 3–dimensional transesophageal echo imaging. Circulation, 2008，118（20）：e692–696.

[4] Grunau GL, Leipsic JA, Sellers SL, et al. Cardiac fibroma in an adult AIRP best cases in radiologic–pathologic correlation. Radiographics：a review publication of the Radiological Society of North America, Inc 2018，38（4）：1022–2026.

[5] O'Donnell DH, Abbara S, Chaithiraphan V, et al. Cardiac tumors：optimal cardiac MR sequences and spectrum of imaging appearances. AJR American Journal of Roentgenology, 2009，193（2）：377–387.

[6] Fieno DS, Saouaf R, Thomson LE, et al. Cardiovascular magnetic resonance of primary tumors of the heart：A review. Journal of cardiovascular magnetic resonance：official journal of the Society for Cardiovascular Magnetic Resonance, 2006, 8（6）：839–853.

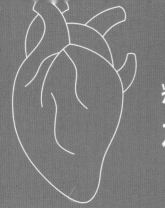

病例34
左房黏液瘤

一、临床病史

男，50岁，胸闷、气促半年，加重2个月。半年前，患者出现胸闷、气促症状，伴体力活动稍受限及间断低热、乏力，无胸痛、头晕、黑矇等，近2个月胸闷、气促症状加重。心脏超声提示：左房占位，二尖瓣瓣口舒张期梗阻，肺循环高压，右心功能减低。

二、CMR

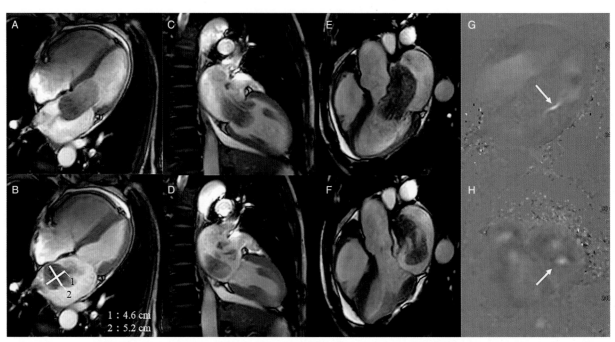

图34-1　A～F分别为四腔心（A，B）、左室两腔心（C，D）及左室流出道（E，F）舒张末期及收缩末期电影图；G，H分别为四腔心流速编码平面内血流相位收缩期图及左室短轴二尖瓣口流速编码通过平面血流相位收缩期图。左心房内分叶状肿块，信号均匀，带蒂，附着于房间隔卵圆窝附近，质地柔软，变形性强，具有较大活动度，舒张期经二尖瓣口突入左室（A，C，E），致瓣口梗阻（G，H箭），收缩期回纳入左心房（B，D，F）。左心房继发性明显扩大，心包少量继发性积液

▌三、可能诊断

    A. 左房黏液瘤

    B. 左房血栓

    C. 左房纤维瘤

    D. 左房血管肉瘤

▌四、CMR解读及诊断思路

    中年男性患者，因胸闷、气促入院检查，心脏超声提示左心房占位，为明确病变性质，行CMR检查。病灶具有如下CMR特点：左心房内均质性分叶肿块，带蒂、附着于房间隔卵圆窝附近；活动度较大，舒张期突入左心室，收缩期回纳入左心房内。本例具有典型的心脏黏液瘤CMR特点（图34-1），诊断不难。因本例病灶舒张期阻塞二尖瓣口，左心房血流通过二尖瓣进入左心室受阻，左房血流淤积，致左心房扩大、压力升高，肺静脉回流受阻，继而引起肺动脉高压；而左室排血量减少及肺动脉高压，可引起患者胸闷、气促，体力活动受限等症状。至于患者间断性低热及乏力，可能与黏液瘤产生和释放的细胞因子（如IL-6）、肿瘤坏死引起的机体免疫反应有关。发生于左心房内的占位还需要与血栓、其他心脏肿瘤鉴别。血栓多继发于左心衰竭、左心房室扩大或房颤，左心耳血栓常见，多为宽基底、活动度小，延迟增强无强化。心脏原发性肿瘤又分为良性与恶性肿瘤，良性以黏液瘤多见，其次为纤维瘤，恶性以血管肉瘤多见。心脏纤维瘤多位于心室壁内，左室壁多见，T2WI多为低信号，对比剂首过灌注一般无强化，延迟扫描明显强化，与本例不符；心脏原发性血管肉瘤极为罕见，90%发生在右心房，宽基底侵犯心房壁，不具活动性，早期即可出现心包积液。虽然该病例有少量心包积液，但其主要继发于左心排血障碍，与恶性肿瘤的大量血性积液不同。

▌五、手术及病理

    手术 术中见肿块大小约5cm×4cm，基底部附着于房间隔，可脱入二尖瓣瓣口。二尖瓣瓣环扩大，瓣叶对合不良。切除部分房间隔，完整取出肿物。

    病理

    大体观：类球形肿物一个，大小5.5 cm×5.0 cm×3.5 cm，重52g，蒂部面积1.2 cm×1.2cm，肿瘤表面光滑，灰白灰褐相间，切面实性、质软、胶胨状。

    镜下观：肿瘤内含大量黏液样基质，肿瘤细胞排列呈小团状、条索状，局部出血，蒂部见少量心肌，房间隔见瘤细胞浸润（图34-2）。病理诊断：（左房）黏液瘤。

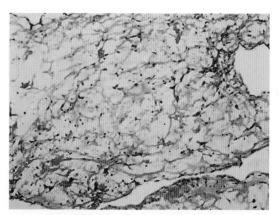

图34-2 肿瘤标本HE染色。肿瘤内含大量黏液样基质，肿瘤细胞排列呈小团状、条索状

六、最终诊断

左心房黏液瘤

七、点评 / 解析

心脏黏液瘤（cardiac myxoma）是心脏最常见的原发性良性肿瘤，约占心脏良性肿瘤的一半以上，75%~80%发生在左心房，其中90%附着于卵圆窝附近，15%~20%发生在右心房，5%发生在心室或呈多灶性[1-4]，罕见者可发生于二尖瓣，发病率为1%（1/68例黏液瘤病例中有1例）[5]。黏液瘤大多数呈息肉状，表面光滑，有浅分叶。显微镜下，黏液瘤通常由富含多糖的黏液基质组成，部分区域可有出血、含铁血黄素沉着和纤维化，在10%的病例中可以看到钙化，尤其是位于右心房的黏液瘤。黏液瘤组织学类型的多样性决定了其影像学表现的多变性，多数信号均匀，如合并钙化、出血或陈旧性出血、纤维化，信号复杂。约20%的心脏黏液瘤患者无症状，多数患者可出现以下一个或多个表现[1]：①瓣膜梗阻症状，肿瘤出入房室瓣时，可出现不同程度的瓣口梗阻症状，二尖瓣口梗阻可导致左心功能不全症状（如呼吸困难、夜间阵发性呼吸困难、端坐呼吸、肺动脉高压、肺水肿，严重者可发生晕厥、猝死），三尖瓣口梗阻可导致右心功能不全症状（如肢体水肿、腹腔积液、肝大等）；②外周血管栓塞症状，黏液瘤因其黏液基质成分，松散、易脱落，容易引起血管栓塞，由于左心房黏液瘤常见，所以更易出现体循环栓塞，如脑动脉、视网膜动脉、下肢动脉、肾动脉、冠状动脉等；③全身症状，如体重减轻，疲劳，虚弱，可能类似感染性心内膜炎（发热、关节痛、嗜睡等），可能与黏液瘤产生和释放细胞因子（如IL–6）、肿瘤坏死引起的机体免疫反应有关。超声心动图是心脏肿瘤的首选影像学检查方法。CMR电影序列可以准确评估黏液瘤的位置、附着部位和对心脏功能的影响，可显示病变随心动周期的运动及评估通过房室瓣时可能造成的血流暂时性阻塞。黏液瘤的CMR表现包括：边界清楚、光滑、球形或浅分叶状肿块，常带蒂；T1WI呈低~中等信号，出血区域可能为等或高信号；T2WI可因肿瘤成分混杂而信号不同；增强及延迟强化病灶多呈不均匀强化[6-11]。遗憾的是，本例患者未行对比剂增强CMR检查，肿瘤组织特征，可参阅本书其他黏液瘤病例。需要指出的是，黏液瘤虽是良性肿瘤，但因可能导致严重并发症（如瓣膜梗阻、体循环动脉栓塞），首选手术切除治疗。心房黏液瘤完全切除通常可以治愈，复发率较低（1%~3%），而心室黏液瘤、多发性黏液瘤（如Carney综合征患者）复发率较高（12%~22%）[12]。

八、小结

黏液瘤具有较为典型的CMR表现，因其可能导致严重的并发症，首选手术切除治疗。CMR可以准确评价黏液瘤的发生及附着部位、大小、房室瓣梗阻情况等，有助于手术决策及手术方案的制定。

▌九、参考文献

［1］Burke A, Jeudy J, Jr, Virmani R. Cardiac tumours: an update. Heart, 2008, 94: 117–123.

［2］Bjessmo S, Ivert T. Cardiac myxoma: 40–years experience in 63 patients. Ann Thorac Surg, 1997, 63: 697–700.

［3］Reynen K. Cardiac myxomas. N Engl J Med, 1995, 333: 1610–1617.

［4］Pinede L, Duhaut P, Loire R. Clinical presentation of left atrial cardiac myxoma. A series of 112 consecutive cases. Medicine (Baltimore), 2001, 80: 159–172.

［5］Pinede L, Duhaut P, Loire R. Clinical presentation of left atrial cardiac myxoma. A series of 112 consecutive cases. Medicine (Baltimore), 2001, 80: 159–172.

［6］Abbas A, Garfath–Cox KA, Brown IW, et al. Cardiac MR assessment of cardiac myxomas. Br J Radiol, 2015, 88 (1045): 599.

［7］Motwani M, Kidambi A, Herzog BA, et al. MR imaging of cardiac tumors and masses: a review of methods and clinical applications. Radiology, 2013, 268: 26–43.

［8］Grebenc ML, Rosado–de–Christenson ML, Green CE, et al. Cardiac myxoma: imaging features in 83 patients. Radiographics, 2002, 22: 673–689.

［9］O' Donnell DH, Abbara S, Chaithiraphan V, et al. Cardiac tumors: optimal cardiac MR sequences and spectrum of imaging appearances. AJR Am J Roentgenol, 2009, 193: 377–387.

［10］Sparrow PJ, Kurian JB, Jones TR, et al. MR imaging of cardiac tumors. Radiographics 2005, 25: 1255–1276.

［11］Hoey ET, Mankad K, Puppala S, et al. MRI and CT appearances of cardiac tumours in adults. Clin Radiol, 2009, 64: 1214–1230.

［12］Grebenc ML, Rosado de christenson ML, Burke AP, et al. Primary cardiac and pericardial neoplasms: radiologic–pathologic correlation. Radiographics, 20 (4): 1073–1103.

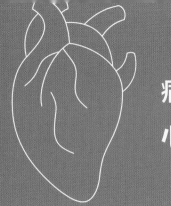

病例35
心脏血囊肿

一、临床病史

男，42岁，心悸、胸闷2年，发现左室肿物1个月。2年前，患者劳作后或爬3楼后感心悸、胸闷，无胸痛，无咳嗽、咳痰，无憋喘，无下肢浮肿。未行任何诊治。其后活动耐量逐渐下降。1个月前就诊于当地医院，心脏检查提示：左心室二尖瓣肿物。ECG未见异常，入我院进一步诊治。

二、CMR

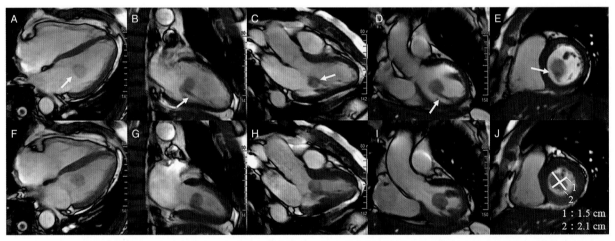

图35-1 A~E分别为四腔心、左室两腔心、左室流出道矢状位、左室流出道冠状位及左室短轴中段切面舒张末期电影序列图；F~J分别为对应层面收缩末期电影序列图。左室腔内占位（A，E箭），无蒂，附着于二尖瓣前瓣、腱索及左室后组乳头肌（B~D箭），边缘清晰，瘤体活动度较大，于心动周期内随血流摆动，收缩期突向左室流出道，左室流出道未见高速血流及梗阻表现，二尖瓣启闭可，无反流。左、右心房心室无扩大，室壁运动正常

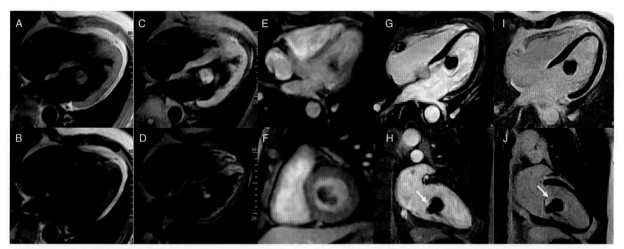

图 35-2　A～D 分别为四腔心 T1WI、T2WI、T1WI FS 及 T2WI FS，E，F 分别为四腔心及左室短轴心肌首过灌注均衡期图；G，H 分别为对应层面早期延迟强化图（EGE）；I，J 为晚期延迟强化图（LGE）。该占位 T1WI 以等信号为主，中心呈低信号，T2WI 以低信号为主，病灶中心及下份呈高信号（D）。首过灌注病灶内未见对比剂填充，EGE 及 LGE 上该占位二尖瓣环侧明显强化（H，J 箭），与血池信号一致，其余大部无强化

三、可能诊断

A. 左室黏液瘤

B. 二尖瓣乳头状弹力纤维瘤

C. 二尖瓣感染性赘生物

D. 左室囊肿

四、CMR解读及诊断思路

青年男性患者，因心悸、胸闷入院，心脏超声提示二尖瓣肿物，为明确病变性质，行CMR检查。病灶具有如下CMR特点：左室腔内无蒂肿物、附着于二尖瓣前瓣、腱索及左室后组乳头肌；活动度较大，收缩期突向左室流出道，但未见左室流出道梗阻（图35-1）；占位呈稍长T1、T2信号，局部信号欠均匀；首过灌注提示病灶乏血供，晚期基本无强化/仅周边少许强化（图35-2）。

二尖瓣的占位需要考虑黏液瘤、乳头状弹力纤维瘤、二尖瓣感染性赘生物及囊性病变（囊肿）。二尖瓣黏液瘤临床上少见，多有蒂，T2WI信号复杂，并呈不均匀延迟强化；乳头状弹力纤维瘤，直径小，一般在10mm左右，均质，T1WI低信号、T2WI低信号，并可见明显延迟强化；二尖瓣赘生物多由感染性心内膜炎所致，多伴有相关临床症状（如发热、黄疸、贫血等），血培养多为阳性，CMR显示赘生物呈"蓬草样"不规则外形，常发生于房室瓣的心房面，增强扫描无强化表现。以上疾病特征，均与本例表现不相符，本例为左室腔内附着于二尖瓣前瓣、腱索及左室后组乳头肌的囊性病变，故而诊断为囊肿可能大。

▌五、手术及病理

手术：术中观察病灶附着于左室后内侧乳头肌，腱索及二尖瓣前瓣叶的A$_2$和A$_3$交界处。切开瘤壁，血液涌出，肿物即塌陷，剪除瘤壁的大部分，剩下部分与乳头肌、腱索和二尖瓣紧密融合附着。

病理

大体观：囊样组织一块，面积2.5cm×1.6cm，囊壁厚0.1cm，囊壁光滑。

镜下观：囊壁由疏松及致密纤维组织构成，散在少量淋巴细胞浸润，内衬单层扁平上皮（内皮细胞），见图35-3。

病理诊断：（左室）血囊肿。

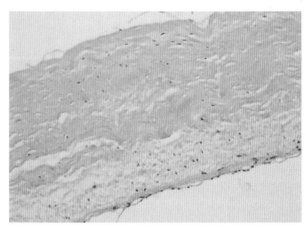

图35-3　切除标本病理 HE 染色。囊壁由疏松及致密纤维组织构成，散在少量淋巴细胞浸润，内衬单层扁平上皮（内皮细胞）

▌六、最终诊断

左室血囊肿

▌七、点评／解析

心脏血囊肿（blood cyst）在胎儿和儿童中常见，最早由Elasser在1844年提出。随着年龄增大，血囊肿可逐渐缩小、消失，故在成人群体中非常罕见[1]。血囊肿多发生在房室瓣，最常见于二尖瓣，少数见于主动脉和肺动脉瓣[2]。囊肿本身并无明显临床症状，但可引发瓣膜功能障碍及反流，也可引发左室流出道的梗阻[3]。血囊肿的发生主要与血管内皮损伤有关[3]。病理上显示囊肿的囊壁由内皮细胞组成，其内充满血液，囊肿内腔与心室通过内皮细胞形成的管道相互沟通。超声是诊断心脏瓣膜血囊肿的首选方法[4]，表现为血液充盈性囊肿，囊壁薄，其内充满无回声血液，收缩期呈充盈状态，舒张期可发生形变。彩色多普勒显示囊肿内部血流与心室血流相互沟通，但超声对于确定囊肿性质和分型有一定的难度。CMR可显示病灶大小、性质及与周围软组织关系等[4]，在T1WI上血囊肿呈等信号，T2WI和脂肪抑制序列上呈高信号；电影序列中，在高信号的血池衬托下囊肿呈低信号，其位置和形态可随心动周期发生改变；首过灌注无明显强化，晚期延迟强化扫描显示对比剂通过囊壁内皮细胞所形成的管道进入瘤体内部，瘤体内因有对比剂充填而呈高信号，与心血池信号相同。本病例中T2WI瘤体内部少许高信号影，提示慢血流进入，延迟扫描病灶边缘强化，与血池信号一致，提示对比剂流入。

血囊肿需要与二尖瓣赘生物、黏液瘤和乳头状弹力纤维瘤鉴别[5]。赘生物通常位于瓣膜顶端，与瓣膜受损相关，呈蓬松状，常有感染性心内膜炎、风湿性心脏病等临床病史。黏液瘤有宽窄不一的蒂与二尖瓣相连，活动度大，病灶呈长或等T1、稍长T2信号，通常瘤体内信号不均匀，电影序列显示病灶的位置、形态随心动周期发生变化，增强扫描呈均匀或不均匀强化，瘤蒂和瘤壁强化。乳头状弹力纤维瘤一般好发于主动脉瓣，其次为二尖瓣，表现为长T1、短T2信号，一般直径小于1 cm，增强扫描强化明显。

■ 八、小结

　　成人二尖瓣血囊肿在临床上罕见，超声在其定性、诊断上有一定难度，CMR检查有助于准确了解病灶的大小、性质及与周围组织的关系等信息，有助于明确诊断或缩小鉴别诊断范围。CMR对比剂延迟强化扫描序列中观察到与左心相通的囊袋状结构，并与左心血池信号一致，可以辅助血囊肿诊断。

■ 九、参考文献

［1］Hauser A M, Rathod K, McGill J, et al. Blood cyst of the papillary muscle. Clinical, echocardiographic and anatomic observations. The American Journal of Cardiology, 1983, 51（3）: 612–613.

［2］Gu J, Chen Y, Zhang H, et al. Multimodality images of a giant blood cyst originating from the bicuspid aortic valve. Circulation, 2014, 130（19）: e165–166.

［3］Bezak B, Artemiou P, Hudec V, et al. Blood cyst of the anterior mitral leaflet causing severe mitral regurgitation. Journal of Cardiac Surgery, 2019, 34（11）: 1354–1355.

［4］Cianciulli T F, Ventrici J F, Marturano M P, et al. Blood cyst of the mitral valve: echocardiographic and magnetic resonance imaging diagnosis. Circulation Cardiovascular Imaging, 2015, 8（2）: e002729.

［5］Choo W S, Steeds R P. Cardiac imaging in valvular heart disease. The British Journal of Radiology, 2011, 84 Spec No 3（Spec Iss 3）: S245–257.

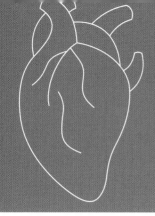

病例36
右房血管肉瘤

一、临床病史

男，47岁，间断胸闷发作20天。20天前，患者出现胸闷、气促症状，伴体力活动稍受限，无胸痛、头晕、黑矇等。心电图提示：频发房早，阵发性房颤。当地医院心脏超声提示：右心房占位。为求进一步诊治来我院就诊。

二、CMR

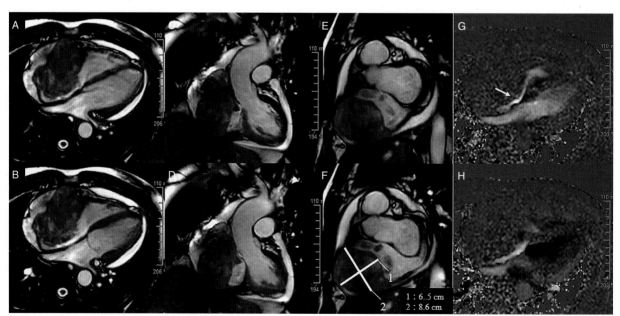

图36-1 A~F为四腔心（A，B）、左室流出道斜冠位（C，D）、左室短轴心底部（E，F）舒张末期（A，C，E）及收缩末期（B，D，F）电影序列图；G，H为四腔心舒张期及收缩期流速编码血流图。右心房巨大肿块，与右心房外侧壁分界不清，突入右心房腔内生长，并累及三尖瓣环及邻近右室壁，肿瘤活动度差，局部堵塞三尖瓣口（G箭），中等量心包积液，左右心室大小及功能正常

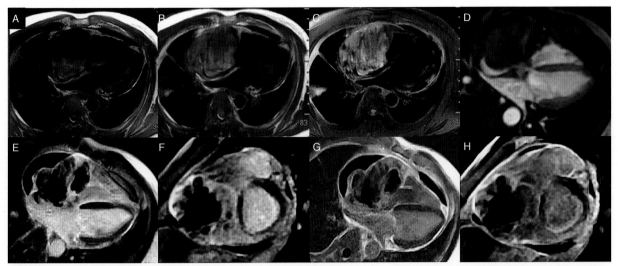

图 36-2　A~D 分别为四腔心 T1WI、T2WI、T2WI FS 及首过灌注图；E，F 分别为四腔心及左室短轴基底段早期延迟强化（EGE）图；G，H 为对应层面晚期延迟强化（LGE）图。该占位信号不均匀，T1WI、T2WI 呈稍高/等低信号，T2WI FS 肿瘤边缘以高信号为主，瘤体中部呈低信号。首过灌注可见条片状早期充盈及血管影，EGE 及 LGE 扫描肿瘤边缘强化明显，中心坏死部分无强化

▌三、可能诊断

A. 右心房血栓

B. 右心房良性肿瘤

C. 右心房恶性肿瘤

▌四、CMR解读及诊断思路

　　中年男性患者，短期内出现胸闷、气促、活动耐力下降。超声心动图提示右心房占位，进行CMR检查进一步明确占位性质。CMR提示右心房外侧壁一巨大不规则占位，与右房壁分界不清，并主要向右房腔内生长，累及三尖瓣环及邻近右室壁，三尖瓣口轻度变窄，右心房有效容积明显变小，肿瘤活动度差（图36-1）。肿瘤内部信号不均匀，T1WI、T2WI呈稍高/等低信号，T2WI FS肿瘤边缘以高信号为主，瘤体中部呈低信号，提示肿瘤出血、坏死。首过灌注可见条片状早期充盈及血管影，EGE及LGE扫描肿瘤边缘强化明显，中心坏死部分无强化（图36-2）。以上诊断右房占位明确，但还需明确占位的性质。

　　血栓是常见的心房占位病变，但通常继发于基础疾病（房颤、心功能不全、血液高凝状态），多好发于心房耳部，T1WI、T2WI信号可以不均匀，但一般无强化表现，而本例患者为中年男性，既往体健，目前左右心功能正常，且增强扫描边缘强化明显，因此可排除血栓，考虑肿瘤性病变。心脏良性肿瘤多形态规则、边缘光滑，无浸润生长，T1WI和T2WI信号均匀，增强扫描无、弱或均匀强化，心包积液少见。当出现以下征象时提示恶性：多发病灶、肿块较大（长径＞5cm）、外形不规则或边界不清、广泛浸润、侵犯右心系统的肿瘤、侵犯心包或胸膜（积液、结节灶）、T1WI和T2WI肿瘤信号不均匀（出血、坏死）、肿瘤强

化、血性心包积液（T1WI高信号）。综上，本例CMR提示为较大的形态不规则、信号不均匀、增强明显不均匀的占位性病变，且合并心包积液，以上征象提示其为恶性肿瘤可能性大。

五、手术及病理

手术　术中探查肿瘤发生于右房前外侧壁，大小5cm×6cm×8cm，无完整包膜，充满右房并生长至心房外，浸润右室前壁（未破坏三尖瓣叶），阻挡上、下腔静脉血流回流，至三尖瓣口探查右室内无病变。考虑肿物广泛浸润右侧房室壁，无完整切除可能，遂清除部分肿物及血栓。

病理

大体观：灰褐色碎组织一堆，大小9cm×7.5cm×3cm，质软，局部灰白，局部有光滑包膜。

镜下观：肿瘤内见大小不等的血管腔，肿瘤细胞呈梭形或上皮形，核分裂象易见（图36-3）。

病理诊断：（右心房）血管肉瘤（图36-3）。

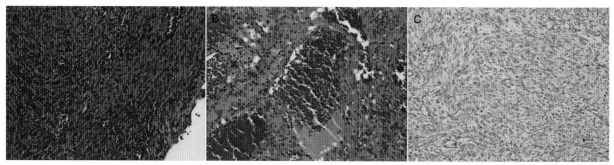

图36-3　A～C分别为低倍、高倍HE染色及免疫组化染色。肿瘤内见大小不等的血管腔，肿瘤细胞呈梭形或上皮形，核分裂象易见，间质胶原蛋白沉积。免疫组化结果：CD31（＋），CD34（＋），Vimentin（＋），Ki67（index 30%），CEA（－），AE1/AE3（－），D_2-40（－），Desmin（－）

六、最终诊断

右心房腔内恶性肿瘤（血管肉瘤）

七、点评／解析

心脏肿瘤多为转移瘤（文献报道90%以上），原发肿瘤少见，且多为良性肿瘤（如黏液瘤），恶性肿瘤约占心脏原发性肿瘤的10%～25%。心脏原发性肿瘤按发病部位具有一定的流行病学特征（表36-1）。心脏肉瘤好发于右心房（如本例），是最常见的心脏恶性肿瘤，约占心脏恶性肿瘤的95%，好发于30～40岁。肉瘤具有快速生长、广泛浸润、阻塞心腔、易转移的特点，预后差，中位生存时间约6个月[1-4]。心脏肉瘤具有不同的组织学类型，包括血管肉瘤、横纹肌肉瘤、纤维肉瘤、骨肉瘤、平滑肌肉瘤、脂肪肉瘤、未分化肉瘤，其中以血管肉瘤最常见，约占40%。血管肉瘤也好发于右心房，常伴有右心衰、血性心包积液及心外转移，转移好发部位依次为肺、肝脏、脑、淋巴结、骨、肾上腺、脾脏。镜下肿瘤由大量来源于血管壁的增生迅速、广泛浸润的未分化细胞构成，肿瘤内有广泛的出血和坏死[5-10]。血管肉瘤具有两种大体特点。①局灶型：边界清晰的肿块，突入右心房，导致右心房梗阻；②弥漫型：肿瘤广泛浸润右心房和心包，甚至侵犯腔静脉、三尖瓣、右心室，导致右心衰或心包压塞。CMR能较好评估血管肉瘤的两种类型，局灶型表现为右心房内边界清晰的巨大肿块，弥漫型表现为广泛浸润右房壁肿块，伴心包受累（心包增厚、积液、心包结节、心包下脂肪层消失），T1WI、T2WI信号不均匀，提示肿瘤出血、坏死。由于肿瘤血管丰富，首过灌注可见肿瘤强化，肿瘤中心坏死，边缘多为纤维成分，延迟增强见肿瘤周边高信号，瘤体中心低信号[11-13]。心脏血管肉瘤对放化疗不敏感，由于肿瘤广泛浸润（如本例血管肉瘤呈弥漫性浸润），往往只能进行部分切除。表36-2总结了各种常见心脏肿瘤的CMR特征，但各种良性、恶性肿瘤具有一定的好发部位（表36-1），在CMR上具有一定组织学信号特征（表36-2），两者相结合有助于诊断。

表 36-1 心脏肿瘤好发部位

好发部位	占位
右房	淋巴瘤、血管肉瘤
左房	血栓、黏液瘤、纤维肉瘤、骨肉瘤、平滑肌肉瘤（后壁）、未分化肉瘤
瓣膜	乳头状弹力纤维瘤、赘生物
心室	纤维瘤（壁内）、横纹肌瘤（壁内）
心腔	脂肪瘤（壁内、腔内）、血管瘤（腔内）、横纹肌肉瘤（壁内）、转移瘤
心包	心包囊肿、转移瘤

表 36-2 心脏肿瘤发生率及 CMR 组织学特征

类别	肿瘤	好发部位	T1WI	T2WI	电影序列	增强	外形
良性心脏肿瘤	黏液瘤	左房（房间隔）	信号多样	信号多样	低信号	有	不均质、边缘光整
	脂肪瘤	无	高信号	高信号	等信号	无	均质、边缘光整
	乳头状弹力纤维瘤	瓣膜	等信号	等信号	低信号	延迟增强	小（＜1cm）
	横纹肌瘤	心房心肌内/腔内	等信号/高信号	等信号	低信号	与心肌一致	婴儿多见、多发；随年龄增加肿瘤自发性消失
	纤维瘤	心室心肌内	等信号	等信号	低信号	多样	单发，规则
	嗜铬细胞瘤	心包内（左房顶部）		高信号		有	分叶状
	血管瘤	心室心肌内/腔内	等信号	超高信号	信号多样	有且多样	不均质

续表

类别	肿瘤	好发部位	T1WI	T2WI	电影序列	增强	外形
恶性肿瘤	血管肉瘤	右房、心包及心肌浸润	多样（混杂）	多样（混杂）	低信号	有	不均质、"菜花状"
	横纹肌肉瘤	无	等信号	高信号	—	有	
	恶性纤维组织细胞瘤	左房（后壁）	等信号	高信号	—	有	轻度不均质
	淋巴瘤	心包积液、心内肿块	等信号	等信号	低信号	有	多样
	恶性心包间皮瘤	心包	等信号	高信号	低信号	有	不均质（无心肌浸润）
	转移瘤	多部位、心包积液	低信号	高信号	低信号	有	常多发
非肿瘤性心脏占位	血栓	心房/附件（瓣膜病/房颤）心室（患病）	等~高信号	等~高信号	低信号	无（慢性期可有）	与血栓形成时间相关
	瓣膜赘生物	瓣膜	不可见	不可见	低信号	无	蓬松状
	脂肪性肥大房间隔	房间隔	高信号	高信号	等信号	高信号	"驼峰状""哑铃状"，卵圆窝不受累或相对较轻
	包虫囊肿	左室（室间隔）	低信号	超高信号		无	周围低信号（囊肿周围）
	胸膜心包囊肿	右心膈角	低信号	超高信号		无	轮廓清晰

▎八、小结

　　血管肉瘤是最常见的心脏原发恶性肿瘤，好发于右心房，信号不均、边界不清、强化不均匀、合并心包积液是其相对特征性的CMR表现。因此，CMR是评价肿瘤性质、大小、侵犯部位及毗邻组织的最佳无创影像学检查手段，建议有条件的单位将其作为心脏占位性病变明确诊断的常规检查。

九、参考文献

［1］Butany J, Nair V, Naseemuddin A, et al. Cardiac tumours：diagnosis and management. Lancet Oncol, 2005，6（4）：219–228.

［2］Isambert N, Ray–Coquard I, Italiano A, et al. Primary cardiac sarcomas：a retrospective study of the French sarcoma group. Eur J Cancer, 2014，50（1）：128–136.

［3］Patel SD, Peterson A, Bartczak A, et al. Primary cardiac angiosarcoma – a review. Med Sci Monit, 2014，20：103–109.

［4］Silver MD, Gotlieb AI, Schoen FJ. Cardiovascular pathology. 3rd ed. Philadelphia：Churchill Livingstone, 2001，598.

［5］Ferguson ER, Walsh GL. Sarcomas of the heart and great vessels. In：Pollock RE, editor. Soft tissue sarcomas. Hamilton：CB Decker Inc, 2002.

［6］Butany J, Yu W. Cardiac angiosarcoma：two cases and a review of the literature. Can J Cardiol, 2000, 16：197–205.

［7］Ge Y, Ro JY, Kim D, et al. Clinicopathologic and immunohistochemical characteristics of adult primary cardiac angiosarcomas：analysis of 10 cases. Ann Diagn Pathol, 2011, 15：262–267.

［8］Look–Hong NP, Pandalai PK, Hornick JL, et al. Cardiac Angiosarcoma Management and Outcomes：20–year single–institution experience. Ann Surg Oncol, 2012, 19：2707–2715.

［9］Hamidi M, Moody JS, Weigel TL, et al. Primary cardiac sarcoma. Ann Thorac Surg, 2010, 90：176–181.

［10］Ananthasubramaniam K, Farha A. Primary right atrial angiosarcoma mimicking acute pericarditis, pulmonary embolism, and tricuspid stenosis. Heart, 1999, 81：556–58.

［11］Akkaya Z, Gursoy A, Erden A. The disastrous "sun ray" sign in cardiac magnetic resonance：an indicator of angiosarcoma. Cardiol Young, 2014, 24：929–931.

［12］Chen Y, Li Y, Zhang N, et al. Clinical and Imaging Features of Primary Cardiac Angiosarcoma. Diagnostics（Basel）, 2020，10（10）：776.

［13］Motwani M, Kidambi A, Herzog BA, et al. MR imaging of cardiac tumors and masses：a review of methods and clinical applications Radiology, 2013 Jul, 268（1）：26–43.

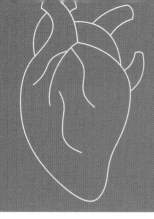

病例37
心脏弹力纤维瘤

一、临床病史

女，69岁，阵发性胸闷、胸痛9年，加重20天。9年前，患者无明显诱因出现胸闷、胸痛，以胸骨后为主，伴后背疼痛，伴心慌及全身乏力，伴头晕、出汗，无反酸、胃烧灼感，无头痛、恶心、呕吐，休息后症状持续约1小时左右自行好转，就诊于当地医院，诊断为"冠心病"，予口服药物（具体不详）。其后患者上述不适偶有发作，间断口服"阿司匹林肠溶片、丹参片"等药物。20天前患者上述症状频繁发作，症状及性质同前，经口服"丹参滴丸、救心丸"后休息，症状持续20分钟左右可好转，就诊于当地医院诊断为"冠心病，不稳定型心绞痛，心功能Ⅲ级（NYHA分级）"，予静脉输液（具体不详）及口服"阿司匹林肠溶片、氯吡咯雷、立普妥、曲美他嗪、苯磺酸氨氯地平、奥美沙坦、雷贝拉唑钠肠溶片"。心脏彩超提示：左心增大，主动脉瓣钙化伴反流（少量），左室舒张功能减低。动态心电图提示：窦性心律，频发室性期前收缩，偶发房性期前收缩，完全性右束支传导阻滞。运动平板实验提示：阳性，$V_2 \sim V_6$导联在运动期间可见ST段水平及下斜行压低大于0.1mV，恢复期持续数分钟逐渐恢复，无心律失常，无症状不适。为求进一步诊治来我院就诊。心脏超声提示：肺动脉瓣上探及一大小约15mm×11mm中等回声异常团块。冠脉CTA提示：冠状动脉右优势型；三支钙化，钙化积分771分；前降支（LAD）近段重度狭窄＞70%；中段不规则狭窄；回旋支（LCX）近段不规则狭窄近50%，以远不规则狭窄，中段局部略扩张；右冠状动脉（RCA）开口后重度狭窄＞70%；中段不规则狭窄以第二转折处为著，以远不规则重度狭窄、闭塞。主肺动脉于瓣上水平腔内可见一充盈缺损。冠状动脉造影提示：LAD近段80%狭窄，中段90%狭窄；LCX中段70%狭窄，第一钝缘支（OM1）70%狭窄；RCX中段50%狭窄，远段100%狭窄。

▌二、CMR

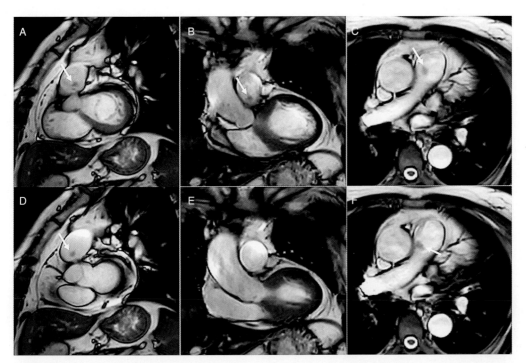

图 37-1　A~C 分别为左室短轴基底段、主肺动脉根部冠状位及左肺动脉根部轴位电影系列舒张末图；D~F 分别为对应层面收缩末图。主肺动脉动脉瓣上一低信号小结节（白箭），大小约 7mm×10mm×8mm，边缘清晰，细蒂与肺动脉瓣相连（动态电影可见），瘤体活动度好，随心动周期规律运动

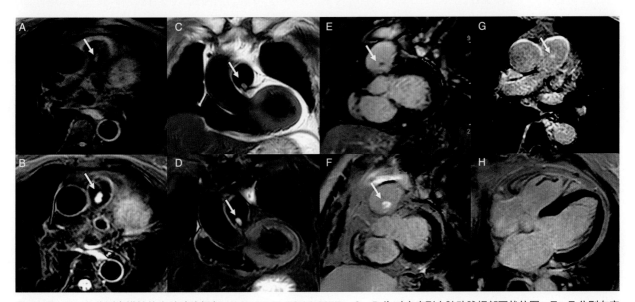

图 37-2　A，B 分别为横轴位主肺动脉根部 T1WI FS 及 T2WI STIR；C，D 为对应序列主肺动脉根部冠状位图；E，F 分别左室短轴基底段（显示肺动脉根部）早期延迟强化（EGE）及晚期延迟强化（LGE）图；G，H 分别为主肺动脉根部轴位及四腔心 LGE图。占位在 T1WI 呈等信号（A 箭），T2WI 呈中高信号（C 箭），T2 STIR 信号更高（B，D 箭），EGE 无强化（E 箭），LGE 明显均匀强化，信号强度高于血池（F，G 箭），左室心肌未见异常强化（H）

▎三、可能诊断

　　A. 肺动脉瓣机化血栓

　　B. 肺动脉瓣赘生物

　　C. 肺动脉瓣乳头状弹力纤维瘤

▎四、CMR解读及诊断思路

　　老年女性患者，既往有冠心病病史，入院心脏超声及冠脉CTA检查发现肺动脉瓣上占位性病变。为评价心肌组织特征，明确肺动脉瓣占位病变性质，行CMR检查。CMR提示病变部位与超声、CTA相同，病变活动度大（图37-1），呈等T1、长T2信号，早期无强化（提示乏血供），延迟明显强化（提示含纤维成分，图37-2），并随肺动脉瓣启闭活动，诊断需考虑机化血栓、赘生物、乳头状弹力纤维瘤等。血栓的形成需要血流动力学相关条件，而该患者一般情况良好，无诱发血栓形成的相关疾患，虽冠脉造影提示多支冠脉重度狭窄，但目前心功能良好，CMR信号特征也不符合血栓，故可以排除。瓣膜赘生物通常继发于感染性心内膜炎，形态多呈蓬松状，瓣叶结构损伤，以关闭不全常见，而本例症状、特征及相关实验室检查均不支持，CMR提示肺动脉瓣上信号均匀占位、类圆形、边缘规整、明显强化、肺动脉瓣膜无受损表现，故可排除肺动脉瓣赘生物。因此，该占位性病变首先考虑良性肿瘤，本例信号特点符合胶原纤维丰富的乳头状弹力纤维瘤特点。由于本例患者冠心病诊断明确，择期行冠状动脉旁路移植术+肺动脉瓣膜肿物切除术。

▎五、手术及病理

　　手术　患者完善检查后，择期行冠状动脉旁路移植术，肺动脉瓣膜肿物切除术，术中见肿物长在肺动脉瓣隔叶缘上，活动度大，与瓣叶组织界限清楚，将其完整切除。

　　病理

　　大体观：椭球形肿物一个，大小1.5cm×1.0cm×0.7cm，重2g，蒂部面积0.5cm×0.2cm，肿瘤表面呈细乳头状，灰黄。

　　镜下观：肿瘤由较多乳头组成，乳头中间部为纤维组织，其中散在较多弹力纤维，乳头表面被覆内皮细胞（图37-3）。

　　病理诊断：乳头状弹力纤维瘤。

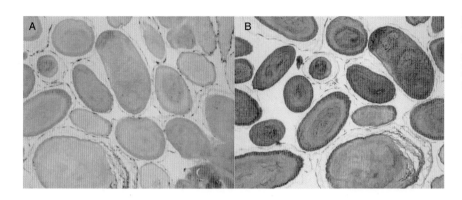

图 37-3　术后标本 HE 染色及弹力纤维染色（ET+VG）肿瘤由较多乳头组成，乳头中间部为纤维组织，其中散在较多弹力纤维，乳头表面被覆内皮细胞

六、最终诊断

肺动脉瓣乳头状弹力纤维瘤

七、点评 / 解析

乳头状弹力纤维瘤（papillary fibroelastoma）起源于心内膜，80%发生于主动脉瓣或二尖瓣膜[1]。根据尸检报告心脏乳头状弹力纤维瘤的发生率约10%，是最常见原发性心瓣膜肿瘤，肿瘤一般较小，平均直径约10（2～70）mm[2]。心脏乳头状弹力纤维瘤可发生于任何年龄段，最常见于60岁，男、女发病率大致相等。组织病理特征表现为由不规则、致密的纤维核及外层疏松的结缔组织构成，其表面有一层肥厚的内皮细胞覆盖，呈乳头状生长[3]。临床上多数患者无明显症状，为偶然发现，如本例。部分患者由于肿瘤、血栓或瘤栓导致的栓塞就诊[4]。大多数病例可由超声发现并诊断，而部分不典型及位于心尖部的病例则需行CMR明确诊断。

乳头状弹力纤维瘤在CMR上多表现为一较小的圆形均质肿块，部分呈蒂样附着于瓣膜上。电影序列显示低信号结节影，周围出现湍流，T1WI呈与心肌等信号的结节，T2WI呈中高信号，延迟强化肿瘤表现为明显强化[5]。乳头状弹力纤维瘤主要需与血栓和赘生物鉴别。血栓在急性或亚急性时T1WI显示高信号，亚急性或慢性血栓在T2WI呈低信号。另外还可通过对比剂延迟增强进行鉴别，血栓无延迟强化[6]。赘生物通常位于瓣膜顶端，与瓣膜受损相关，通常发生于感染性心内膜炎、风湿性心脏病等情况下。

心脏乳头状弹力纤维瘤的发生很少与瓣膜功能相关。另外虽然脂肪瘤较少发生于瓣膜，但可通过压脂序列鉴别脂肪瘤与乳头状弹力纤维瘤[7]。乳头状弹力纤维瘤虽然是良性肿瘤，出现以下情况建议行手术切除[2]：①出现临床症状如脑栓塞、心绞痛；②无显著症状但位于左心系统；③具有活动性；④直径＞1cm。

▌ 八、小结

　　乳头状弹力纤维瘤多为偶然发现，常附着于主动脉瓣膜或二尖瓣膜上，肺动脉瓣罕见，一般超声心动图可满足诊治需要，但部分病例发生部位相对特殊，应考虑CMR检查，进一步明确诊断并提供手术依据。

▌ 九、参考文献

［1］Araoz P A, Mulvagh S L, Tazelaar H D, et al. CT and MR imaging of benign primary cardiac neoplasms with echocardiographic correlation. Radiographics：a review publication of the Radiological Society of North America, Inc, 2000, 20（5）：1303–1319.

［2］Alkadhi H, Leschka S, Hurlimann D, et al. Fibroelastoma of the aortic valve. Evaluation with echocardiography and 64–slice CT . Herz, 2005, 30（5）：438.

［3］Carino D, Nicolini F, Molardi A, et al. Unusual Locations for Cardiac Papillary Fibroelastomas. The Journal of Heart Valve Disease, 2017, 26（2）：226–230.

［4］Gowda R M, Khan I A, Nair C K, et al. Cardiac papillary fibroelastoma：a comprehensive analysis of 725 cases. American Heart Journal, 2003, 146（3）：404–410.

［5］Wintersperger B J, Becker C R, Gulbins H, et al. Tumors of the cardiac valves：imaging findings in magnetic resonance imaging, electron beam computed tomography, and echocardiography. European Radiology, 2000, 10（3）：443–449.

［6］Motwani M, Kidambi A, Herzog B A, et al. MR imaging of cardiac tumors and masses：a review of methods and clinical applications. Radiology, 2013, 268（1）：26–43.

［7］Surdacki A, Kapelak B, Brzozowska–Czarnek A, et al. Lipoma of the aortic valve in a patient with acute myocardial infarction. International Journal of Cardiology, 2007, 115（1）：e36–38.

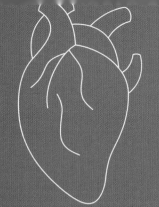

病例38
扩张型心肌病（炎性）

一、临床病史

女，41岁，体检发现心脏扩大4年，胸闷、乏力3年，加重3个月。4年前，患者体检时发现心脏扩大，就诊于当地医院，心脏超声提示左房、室扩大，室间隔及左室壁运动普遍减低，左室收缩功能不全（LVEF 40%），诊断为扩张型心肌病。出院后间断服药1年。其后3年症状反复，多次入院治疗，均诊断为"扩张型心肌病"。近3个月胸闷、乏力加重，来我院就诊。实验室检查：NT-proBNP 8195pg/ml。心电图提示：完全性左束支传导阻滞。心脏超声提示：左心房、室扩大，二尖瓣少～中量反流，左室收缩功能减低（LVEF 30%）。冠脉CTA提示：未见明确狭窄。漂浮导管检查［多巴胺3μg/（kg·min），米力农0.25μg/（kg·min）］提示：血压（88～100）/（60～78）mmHg，心率65～80次/分，肺动脉压52.5/24.5（33.5）mmHg，肺毛细血管楔压11～39mmHg，中心静脉压1～11mmHg，心排血量1.8～3.3L/min，心指数1.2～2.2L/（min·m²），肺循环阻力185～573ds/m⁵。

二、CMR

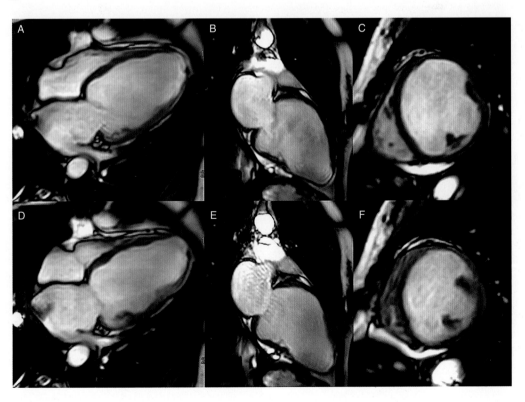

图 38-1 A～C 分别为四腔心、左室两腔心及左室短轴中段电影序列舒张末期图；D～F 分别为对应层面电影序列收缩末期图。左心房室扩大，以左室扩大更为显著，基底段至心尖段室壁变薄，室壁运动普遍减弱（LVEF 17%）

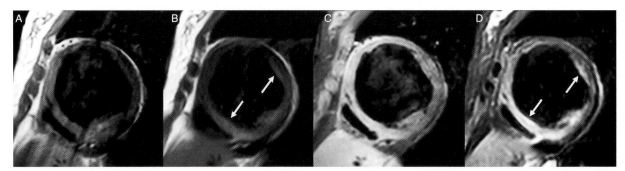

图 38-2　A~D 分别为四腔心 T1WI，T2WI，T1WI FS 及 T2 STIR 图。后室间隔及左室前侧壁 T2 信号增高（B，D 箭），以 T2 STIR 相更为显著（D 箭）

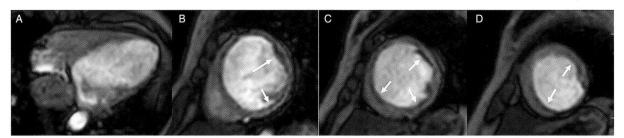

图 38-3　A~D 分别为四腔心及连续三层左室短轴心肌灌注均衡期图。左室心内膜下较广泛心肌灌注减低（B~D 箭），范围较图 38-2 中 T2 信号升高区更广

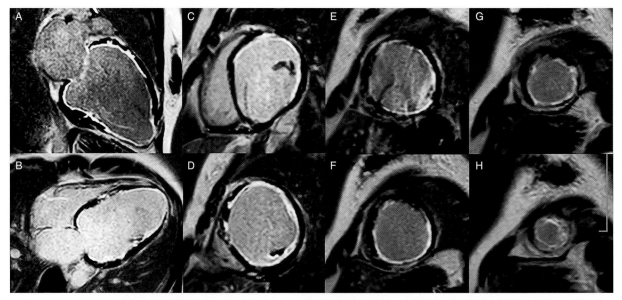

图 38-4　A，B 分别为左室两腔心及四腔心延迟强化图；C~H 分别为从基底段到心尖段系列左室短轴切面延迟强化图。左室前壁、侧壁基底段至心尖段、左室前、下间隔壁、下壁中段至心尖段广泛内膜下延迟强化，局部累及心肌中层

三、可能诊断

  A. 心肌炎

  B. 心肌梗死

  C. 扩张型心肌病

  D. 炎性扩张型心肌病

四、CMR解读及诊断思路

  中年女性患者，因心衰入院，入院后心脏超声提示左心扩大，左室收缩功能不全，冠脉CTA检查未见明确狭窄。为明确心衰病因，进行CMR检查。CMR表现为左心室扩大、室壁变薄、室壁运动普遍减弱（图38-1），参数成像局部心肌水肿（图38-2），首过灌注较广泛心内膜下灌注减低（图38-3），延迟强化广泛、多灶性、多种形式（心内膜下为主及心肌中层，图38-4），提示心肌细胞广泛坏死或纤维化形成。需要注意的是，左室下侧壁中远段内膜面心腔侧可见"虫蚀样"低信号充盈缺损影，提示小血栓形成。

  本例广泛心肌受累并导致心衰，需要判断患者心衰病因是缺血性还是非缺血性，以便下一步临床治疗策略选择。尽管该患者冠脉检查阴性，但对于内膜下广泛延迟强化的病例，需要考虑心肌梗死（非冠脉阻塞性心肌梗死）、心肌炎。心肌梗死LGE位于心内膜下或由心内膜下向心肌中层、甚至透壁发展，并且与冠脉支配区域一致。本例LGE分布较为广泛，分布形式多样（心内膜下为主及心肌中层），但LGE区域并非冠脉支配区域。对于大面积心肌梗死，慢性期梗死严重区域室壁变薄，常可见室壁瘤形成，未受累室壁，因代偿收缩能力相对于受累区域有增强、室壁增厚。心肌梗死伴血栓形成，血栓多位于心尖，依据大小不同，可呈肿块状、斑块状、点结状等，较少见内膜面心腔侧"虫蚀样"血栓形成。依据上述特征可与心肌梗死进行鉴别。

  心肌炎的延迟强化形式多样，通常以侧壁、下壁心外膜下、心肌中层LGE常见，但广泛非冠脉支配区域心内膜下LGE也可见于心肌炎，而扩张型心肌病则一般无心内膜下强化。本例患者不仅有扩张型心肌病的形态功能改变，又有心肌炎的组织特征改变，因此考虑炎性扩张型心肌病可能性大。

五、手术

  患者完善检查后行原位心脏移植术。

█ 六、病理

大体观：受体心脏重217g，冠脉三大主支管腔通畅。左室明显扩张，心内膜弥漫性增厚、灰白色，肌小梁扁平，心尖部灰白色组织替代。室间隔切面见多灶灰白色瘢痕。左室壁厚8mm，右室壁厚4mm，室间隔11mm。

镜下见：冠脉未见粥样硬化改变。心肌细胞部分肥大、空泡变性，右室及室间隔心内膜下为主，部分全层弥漫性、多灶性心肌坏死，纤维脂肪组织替代，部分残存心肌细胞呈岛状分布。纤维瘢痕组织中散在多灶性淋巴细胞浸润，未见巨细胞。

病例诊断：（受体心脏）炎性心肌病，以左室扩张、弥漫性心内膜下炎性坏死和纤维化为特征。

█ 七、最终诊断

炎性扩张型心肌病

█ 八、点评 / 解析

扩张型心肌病（dilated cardiomyopathy，DCM）是在没有异常负荷情况（高血压，瓣膜疾病）下左心室或双心室扩张和收缩功能障碍的一组心肌病。DCM的病因分为遗传性和非遗传性，但在某些情况下，遗传易感性与外部或环境因素可以相互作用。据报道，遗传突变导致的DCM约占35%，非遗传性诱因包括心肌炎、药物、毒素以及代谢和内分泌失调[1-3]。心肌炎（myocarditis）是一种心肌炎性疾病，可通过心内膜活检确诊，典型的组织学表现为淋巴细胞浸润，但也存在嗜酸粒细胞或巨细胞炎症，据报道，约6%~30%的心肌炎患者会发展为与心脏功能恶化相关的DCM[5-7]。心肌炎最常见的病因是急性病毒感染及系统性炎性疾病，如特发性炎症性肌病（idiopathic inflammatory myopathies，IIMs）。2008年欧洲心脏病学会（ESC）制订的心肌病分类中使用了炎性扩张型心肌病（inflammatory dilated cardiomyopathy，iDCM）的诊断名称，并明确其定义为心室扩大和射血分数下降，同时心肌活检有炎症。iDCM是与炎症相关的DCM中的一个亚组，此类患者预后差。Wojnicz等研究显示免疫抑制剂等抗炎治疗可显著改善iDCM的病情[8]。因此及早对iDCM做出正确诊断、采取适当治疗措施对临床具有重要意义。iDCM的诊断标准为：左室（或双室）扩大、心功能降低的DCM患者活检发现心肌淋巴细胞+巨噬细胞≥14个/mm[9]。虽然心内膜活检仍是检测心肌炎症的"金标准"，但由于其有创性和采样误差，在我国临床上较少使用。

目前，心脏磁共振（CMR）已成为一种极具前景的无创评估心肌炎症手段，在临床诊断iDCM中具有重要价值[10-13]。iDCM的CMR主要表现如下。①心肌水肿（T2WI）：在同一层图像上局部或整体心肌相对于局部骨骼肌的信号强度比＞2.0时，提示心肌T2信号增加；②充血和毛细血管渗透（EGE）：在同一层面图像上心肌相对局部骨骼肌的信号强度比＞4.0时认为心肌有早期强化；③坏死和纤维化（LGE）：表现为心外膜下或中层的延迟强化，多位于左室下壁及侧壁，呈多灶、散在、点片状分布。需要注意的是，广泛非冠脉支配区域心内膜下延迟强化也可见于心肌炎，如IIMs。IIMs是一组骨骼肌病，临床表现为对称性、近端肌无力，与炎症浸润的组织病理学有关。根据不同的临床病理特征，IIMs包括不同的亚型：多发性肌炎、皮肌炎、包涵体肌炎和坏死性自身免疫性肌病。IIMs除了肌肉表现外，还可累及多器官和组织，包括皮肤、关节、心脏、肺和胃肠道。13%～72%的IIMs患者出现心脏受累的亚临床表现，不到10%的患者出现心脏受累的表现，包括心肌炎、充血性心力衰竭、心律失常等。心血管受累通常发生于肌肉受累之前，并且是IIMs死亡的主要原因之一。有研究发现IIMs相关心肌炎LGE最常累及左室基底段（74.2%）和中段（71.0%），心肌中层（54.8%）和心内膜下（51.6%）的发生率高于心外膜下（19.4%），其中弥漫性LGE模式（即受累心肌节段＞8）是常见的，这可能与IIMs相关心肌炎患者血清中AMA-M_2抗体有关，提示IIMs AMA抗体阳性患者应进行心脏病的筛查和监测[4]。研究发现相当多的心肌炎和特发性扩张型心肌病患者中血清中AMA抗体阳性，AMA抗体可结合线粒体内膜蛋白，阻断载体蛋白的特定位点，降低心肌线粒体ADP／ATP交换，从而致线粒体能量代谢失衡，这为线粒体损伤引起免疫介导的心肌细胞功能障碍提供了可能的机制[13]。另一种需要注意的心内膜下强化的炎症性疾病为嗜酸粒细胞增多综合征，该病是一种较为罕见的、以心肌的嗜酸粒细胞浸润为特征的心肌炎，即嗜酸粒细胞心肌炎（eosinophilic myocarditis，EM），发生率约为0.5%，在心脏移植患者中约占3%～7%，其主要的病因包括超敏反应或过敏反应（包括药物反应）、感染、恶性肿瘤、血管炎和嗜酸粒细胞增多综合征。EM的LGE可表现为心内膜下弥漫性强化（右室更为常见），但是其分布同冠脉供血区域无明显相关[12]。

目前，有研究表明CMR新技术（如T2 mapping，T1 mapping）可以敏感地检测到心肌炎症。与T2WI相比，T2 mapping能更准确地识别急性心肌水肿；T1 mapping可以检测到LGE不敏感的弥漫性心肌纤维化。2018年更新的路易斯湖标准指出，结合对水肿敏感的CMR T2WI或T2 mapping技术和至少1个基于T1的组织特征技术，可显著提高心肌炎诊断准确性。另外，支持诊断标准还包括心包积液、心包增厚及血栓形成等。由于炎症反应引起凝血系统过度活化以及心室收缩功能减低可导致急性心肌炎患者血栓形成风险增加。在LGE、T1mapping、T2 mapping上心包高信号提示可能存在活动性心包炎症。

▌九、小结

本例为非常罕见的炎症性扩张型心肌病，兼具扩张型心肌病及非典型心肌炎CMR表现，极易与心肌梗死（MINOCA）、心肌炎及扩张型心肌病混淆，第一时间做出准确诊断的难度较大。在实际工作中，一方面要仔细分析相关征象，同时还需要积极查阅相关文献拓宽知识面，提高对一些罕见或非典型的心肌受累疾患的诊断能力。

▌十、参考文献

［1］ Elliott P, Andersson B, Arbustini E, et al.Classification of the cardiomyopathies：a position statement from the European Society Of Cardiology Working Group on Myocardial and Pericardial Diseases. European Heart Journal, 2008，29（2）：270–276.

［2］ Pinto YM, Elliott PM, Arbustini E, et al.Proposal for a revised definition of dilated cardiomyopathy, hypokinetic non–dilated cardiomyopathy, and its implications for clinical practice：a position statement of the ESC working group on myocardial and pericardial diseases. European Heart Journal, 2016，37（23）：1850–1858.

［3］ Weintraub RG, Semsarian C, Macdonald P.Dilated cardiomyopathy.Lancet（London, England）, 2017，390（10092）：400–414.

［4］ Liu Y, Fang L, Chen W, et al. Identification of characteristics of overt myocarditis in adult patients with idiopathic inflammatory myopathies. Cardiovasc Diagn Ther, 2020，10（3）：405–420.

［5］ Kuchynka P, Palecek T, Masek M, et al. Current diagnostic and therapeutic aspects of eosinophilic myocarditis. Biomed Res Int 2016, 2016：2829583–6.

［6］ Afzal S, Ahmed T, Saleem T, et al. Loeffler's Endocarditis and the diagnostic utility of multimodality imaging. Cureus, 2020，12（8）：e10061.

［7］ Imanaka–Yoshida K.Inflammation in myocardial disease：From myocarditis to dilated cardiomyopathy.Pathology International, 2020，70（1）：1–11.

［8］ Wojnicz R, Nowalany–Kozielska E, Wojciechowska C, et al. Randomized, placebo–controlled study for immunosuppressive treatment of inflammatory dilated cardiomyopathy：two–year follow–up results. Circulation, 2001 Jul 3；104（1）：39–45.

［9］ Maisch B, Portig I, Ristic A, et al. Definition of inflammatory cardiomyopathy（myocarditis）：on the way to consensus. A status report. Herz, 2000 May，25（3）：200–209.

［10］ Voigt A, Elgeti T, Durmus T, et al.Cardiac magnetic resonance imaging in dilated cardiomyopathy in adults—towards identification of myocardial inflammation.European Radiology, 2011，21（5）：925–935.

［11］ Ferreira VM, Schulz–Menger J, Holmvang G, et al.Cardiovascular magnetic resonance in nonischemic myocardial Inflammation：expert recommendations.Journal of the American College of Cardiology, 2018，72（24）：3158–3176.

［12］ Friedrich MG, Sechtem U, Schulz–Menger J, et al. Cardiovascular magnetic resonance in myocarditis：a JACC white paper. Journal of the American College of Cardiology, 2009，53（17）：1475–1487.

［13］ Albayda J, Khan A, Casciola–Rosen L, et al. Inflammatory myopathy associated with anti–mitochondrial antibodies：A distinct phenotype with cardiac involvement. Semin Arthritis Rheum, 2018，47（4）：552–556.

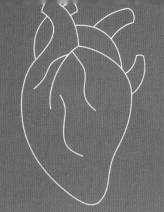

病例39
马方综合征

一、临床病史

男，28岁，胸闷、心慌1个月。1个月前，患者劳累后出现胸闷、心慌，休息后症状可缓解，无胸痛，无咳嗽、头痛、头晕，无恶心、呕吐，无腹痛、腹泻，无四肢关节疼痛，双下肢无水肿，遂就诊于我院。否认"高血压、糖尿病、冠心病"病史。查体：血压120/80mmHg，心律齐，心率81次/分，主动脉瓣听诊区闻及舒张期杂音，四肢细长，指（趾）头细长不匀称，毛细血管搏动征阳性。心脏彩超提示：①主动脉根部、窦部囊袋样扩张，升部瘤样扩张；②主动脉瓣中度关闭不全致左室内径增大。冠脉CTA提示：左心室增大，主动脉窦和升主动脉根部明显扩张，建议行CMR检查。

二、CMR

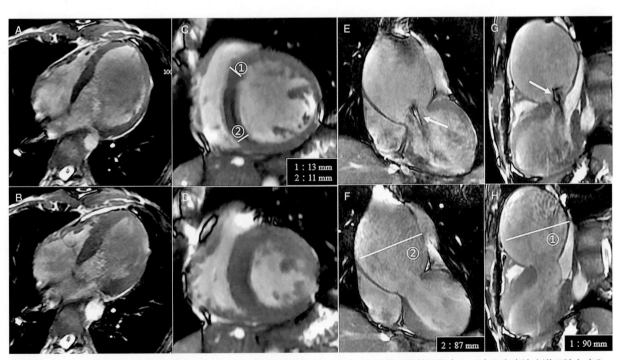

图39-1　A~H分别为电影序列四腔心（A，B）、左室短轴中部（C，D）、左室流出道斜冠位（E，F）及左室流出道三腔心（G，H）舒张末期（A，C，E，G）及收缩末期图（B，D，F，H）。主动脉窦和升主动脉根部瘤样扩张，最宽处内径约90mm，邻近主肺动脉受压，舒张期主动脉瓣中大量反流信号（E，G箭），左心室高度扩大（LVEDVi 183.6ml/m^2），但左室壁厚度达正常高限，间隔壁厚度约11~13mm，收缩功能正常尚可（LVEF 56.2%）

图 39-2　A，B 为升主动脉根部 SSFP 亮血及 T2WI TSE 黑血序列；C~F 分别为四腔心、左室短轴中部及左室流出道切面延迟强化序列；F 为 3D MRA MIP 重建图。主动脉根部瘤样扩张，管壁尚规则，管腔未见内膜片，延迟强化左室心肌轻度晕状强化，提示少许心肌纤维化，升主动脉管壁明显线状强化（E 箭），MRA 主动脉根部瘤样呈典型之"蒜头征"（F）

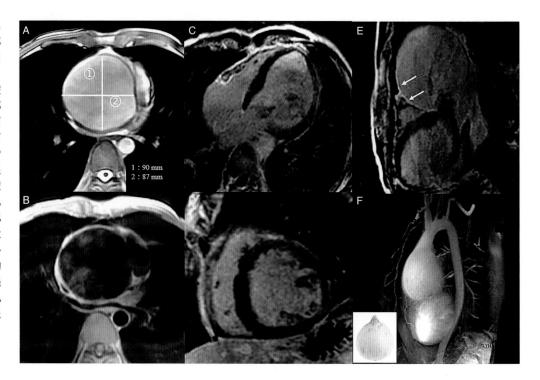

▌三、可能诊断

    A. 马方综合征

    B. 先天性主动脉窦瘤

    C. 主动脉瓣狭窄后升主动脉扩张

    D. 高血压性心脏病

▌四、CMR解读及诊断思路

　　患者为青年男性，既往无高血压病史。超声及CT均提示升主动脉扩张。CMR除主动脉病变外，还提示主动脉瓣重度关闭不全，左心房室显著扩大，心肌未见明显纤维化（图39-1，图39-2）。

　　对于主动脉根部扩张的疾病通常会考虑先天性主动脉窦瘤、主动脉瓣狭窄后升主动脉扩张、高血压性心脏病及马方综合征等。先天性主动脉窦瘤患者常为主动脉窦的孤立性局限性向外膨出，范围较小，可合并窦瘤破裂。主动脉瓣环、主动脉瓣和升主动脉内径均在正常范围内，同时不伴有躯体骨骼及眼部改变。

　　主动脉瓣狭窄后升主动脉扩张患者主动脉瓣增厚、开放受限，瓣上血流速度增快，一般多见于中老年患者，年轻者发病多伴瓣膜发育畸形（如二瓣化畸形）。高血压性心脏病常见于中老年患者，一般均有长期高血压病史，主动脉病变以升主动脉中段扩张明显，一般根窦部不扩张。根据以上特点可以排除前三种疾病。

　　本例患者主动脉窦和升主动脉根部瘤样扩张，呈"大蒜头征"，无高血压病史，查体发现四肢细长、指（趾）头细长不匀称、主动脉瓣区舒张期杂音以及毛细血管搏动征，为典型"马方综合征"表现。

五、最终诊断

　　马方综合征，升主动脉瘤样扩张并主动脉瓣关闭不全（中重度），左心房室继发性扩大

六、点评／解析

　　马方综合征（Marfan syndrome，MFS）是一种由原纤维蛋白-1（FBN-1）基因突变引起的常染色体显性遗传结缔组织疾病。马方综合征心血管系统病理改变表现为主动脉中层的囊性坏死、中层弹力纤维断裂、黏液瘤样变和囊肿形成。平滑肌排列不规则、增生，外膜可有不同程度纤维化，最常见于主动脉瓣环至无名动脉口的升主动脉近端部分，严重者累及主动脉全层。主动脉瓣环的扩大、窦瘤或升主动脉夹层可引起主动脉瓣关闭不全。二尖瓣及腱索黏液瘤样病变是发生二尖瓣关闭不全的病理基础。男女均有发病，发病率为1/5000～1/3000，主要累及眼、肌肉骨骼和心血管三大系统，主要临床特点包括：全身管状骨细长、蜘蛛样指（趾）、关节松弛、脊柱侧弯、漏斗胸等；眼晶状体脱位或半脱位，临床表现为高度近视；心脏大血管常好发主动脉窦和近段升主动脉瘤样扩张，可并发主动脉瓣反流和急、慢性主动脉夹层，亦可合并其他先天性心血管畸形。多数患者死于主动脉夹层、破裂、充血性心力衰竭等心血管系统疾病[1]。

　　马方综合征可根据2010年修订的Ghent疾病分类学进行确诊（表39-1，表39-2）[2]。目前治疗马方综合征心血管并发症的目的在于减缓主动脉根部扩张的速度。当主动脉根部达到直径4.5 cm或以每年0.5 cm以上的速度生长时，应手术预防夹层的发生。因此对于心血管系统（尤其是主动脉根部病变）评估和监测显得尤为重要。2010年美国心脏病学会／美国心脏协会／美国胸外科协会胸主动脉指南推荐[3]，在初次诊断MFS和诊断后6个月时推荐进行超声心动图检查，评估MFS患者主动脉窦和升主动脉情况，且应至少每年进行1次监测。

　　CMR在MFS的疾病管理中亦有重要价值[4-7]。MFS患者心血管受累在CMR上的表现如下：①主动脉窦和近段升主动脉瘤样扩张。"瘤体"与正常或轻度扩张节段的主动脉分界清楚，主动脉三个窦瘤样扩张，典型者呈"大蒜头征"。这些形态学改变都可以通过心脏磁共振的黑血序列、电影序列或MR血管成像（MRA）观察到。黑血序列瘤腔内呈流空效应，瘤壁光滑。术前对于MFS患者Valsalva窦水平的主动脉根部直径的测量尤为重要，因为在临床上该直径对于筛选外科主动脉根部置换的适应证至关重要。有研究证实CMR电影序列和超声心动图均可用于评估MFS患者的主动脉根部直径（心室收缩末期），CMR电影具有更高的重复性，对于胸廓骨骼畸形的MFS患者可以提供更精确的测量[5]。MRA的优势在于可以评估MFS患者整个主动脉和分支血管的形态。有研究发现，34%符合MFS诊断标准的患者出现胸主动脉降部扩张，31%出现主动脉分支血管（如髂动脉、腹腔动脉、肾动脉和右锁骨下动脉）扩张[6]。②主动脉瓣反流。引起左心室容量负荷过重，左心室心肌肥厚、继发性扩大，伴或不伴左室射血分数减低。电影序列可见舒张末期主动脉瓣瓣

口的无信号涡流区，另外CMR可以定量评价左心室扩张的程度、精确测量左室射血分数及室壁厚度，对全面评价病变程度有重要意义[7]。③主动脉夹层形成。CMR能清楚地显示主动脉夹层及其内膜瓣、真假腔和夹层范围。④心包积液及胸腔积液等并发症。

表 39-1　2010 年修订的马方综合征 Ghent 诊断标准

在无家族史的情况下
（1）Ao（Z ≥ 2），且晶状体异位可诊断为 MFS
（2）Ao（Z ≥ 2），且 FBN1 基因突变可诊断为 MFS
（3）Ao（Z ≥ 2），且系统评分 ≥ 7 分可诊断为 MFS
（4）晶状体异位，*FBN*1 基因突变，且先前发生过主动脉瘤可诊断为 MFS

在有家族史的情况下
（5）晶状体异位，且有 MFS 家族史可诊断为 MFS
（6）系统评分 27 分，且有 MFS 家族史可诊断为 MFS
（7）Ao（20 岁以上 Z ≥ 2；20 岁以下 Z ≥ 3），且有 MFS 家族史可诊断为 MFS
注：Ao, 瓦氏窦水平主动脉直径（Z 值评分）或者主动脉夹层；*FBN*1 基因突变；系统评分见表 39-2

表 39-2　2010 年修订版 Ghent 诊断系统评分

	临床特征	分数
3 种及以上面部特征	长形头颅、眼球内陷、睑裂下斜、颧骨发育不全、颌后缩	1
腕征和指征	同为阳性 仅 1 个阳性	3 1
后足畸形	足外翻合并扁平足 扁平足	2 1
肘关节外展受限		1
鸡胸		2
漏斗胸或胸部不对称		1
上半身 / 下半身比例 * 减少或上肢跨长 / 身高 >1.05		1
脊柱侧凸或胸腰部脊柱后凸		1
髋臼前突		2
硬脊膜膨出		2
二尖瓣脱垂		1
近视 >3 屈光度		1
皮纹萎缩（牵拉痕）		1
气胸		2

* 上半身 / 下半身比例：白种成人 < 0.85，黑种成人 <0.78，儿童 0 ~5 岁 <1，6 ~7 岁 < 0.95，8 ~9 岁 < 0.9，超过 10 岁 < 0.85，暂无亚洲人数据。

▌七、小结

心脏磁共振可以无创性全面评估、监测马方综合征患者心脏及大血管病理和解剖学改变，评价心功能及心肌组织特征，对指导临床治疗有重要意义，推荐马方综合征心血管病变随访及术前的常规无创影像学检查。

▌八、参考文献

［1］Cañadas V, Vilacosta I, Bruna I, et al. Marfan syndrome. Part 1：pathophysiology and diagnosis. Nat Rev Cardiol, 2010 May，7（5）：256–265.

［2］Loeys BL, Dietz HC, Braverman AC, et al. The revised Ghent nosology for the Marfan syndrome. J Med Genet, 2010 Jul，47（7）：476–485.

［3］Hiratzka LF, Bakris GL, Beckman JA, et al. 2010 ACCF/AHA/AATS/ACR/ASA/SCA/SCAI/SIR/STS/SVM guidelines for the diagnosis and management of patients with thoracic aortic disease. Circulation, 2010 Apr 6, 121（13）：e266–369.

［4］Bannas P, Rybczynski M, Sheikhzadeh S, et al. Comparison of cine–MRI and transthoracic echocardiography for the assessment of aortic root diameters in patients with suspected marfan syndrome. RoFo：Fortschritte auf dem Gebiete der Rontgenstrahlen und der Nuklearmedizin, 2015, 187（11）：1022–1028.

［5］Bannas P, Groth M, Rybczynski M, et al. Assessment of aortic root dimensions in patients with suspected Marfan syndrome：intraindividual comparison of contrast–enhanced and non–contrast magnetic resonance angiography with echocardiography. International Journal of Cardiology, 2013, 167（1）：190–196.

［6］Mariucci EM, Lovato L, Rosati M, et al. Dilation of peripheral vessels in Marfan syndrome：importance of thoracoabdominal MR angiography. International Journal of Cardiology, 2013, 167（6）：2928–2931.

［7］Kiotsekoglou A, Moggridge JC, Child AH, et al. The role of advanced echocardiography and cardiovascular magnetic resonance in the assessment of myocardial function in Marfan syndrome–An update. Echocardiography（Mount Kisco, NY），2017, 34（5）：760–767.

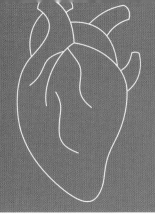

病例40
肢端肥大症性心肌病

一、临床病史

女，43岁，胸闷、气促20天，加重3天伴双下肢浮肿。患者20天前轻微劳作后感胸闷，气促，无胸痛、头痛、黑矇、晕厥，夜间不能平卧，需高枕卧位，偶有咳嗽，无咳痰、咳粉红色泡沫痰、咯血。服用中药（具体不详）治疗后，无缓解。近3天感胸闷、气促加重，并双下肢浮肿，时感腹胀、纳差。为求进一步诊治入院。实验室检查：NT-proBNP 7823 pg/ml。心电图提示：短阵室速。胸片提示：心脏明显扩大，左室增大为主，呈"主动脉型"心外形改变。心脏超声提示：左房、左室内径增大，左室壁肥厚，运动普遍减弱，左室收缩功能指标降低，左室舒张功能不全I级；主动脉内径增宽，升部瘤样扩张；主肺动脉内径增宽；少量心包积液。既往史：8年前发现垂体瘤，外院手术。1年前血压升高，最高180/120mmHg，血压控制不住。

二、CMR

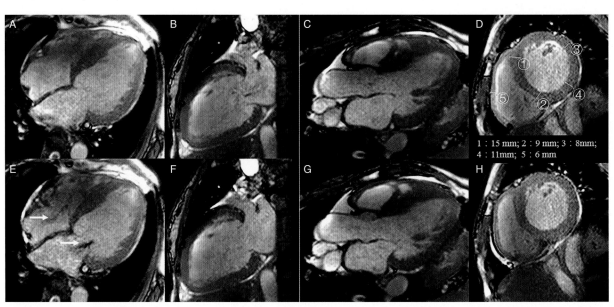

图40-1　A~D分别为四腔心、左室两腔心、左室流出道及左室短轴中段电影序列舒张末期图；E~H分别为对应层面电影序列收缩末期。左心室扩大（左室前后径63mm），左室壁弥漫性增厚，室壁收缩普遍减弱（LVEF 15%）。二尖瓣、主动脉瓣少量反流（E箭），少量心包积液

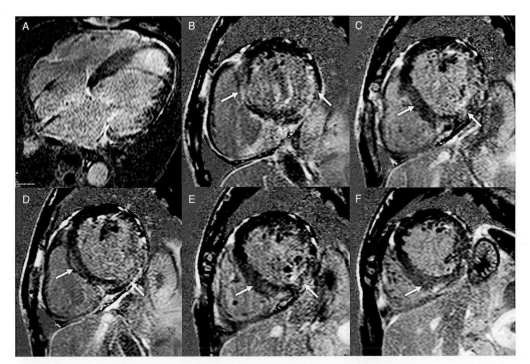

图 40-2　A 为四腔心延迟强化图；B~F 为左室短轴系列延迟强化图。室间隔基底段至心尖段及毗邻左室下壁心肌中层、心外膜下至心肌中层线样、斑片状延迟强化（白箭）

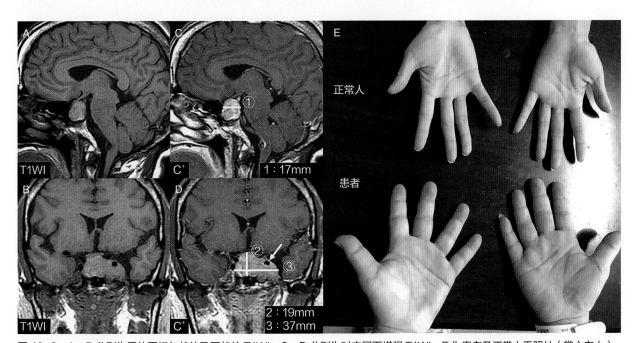

图 40-3　A，B 分别为垂体平扫矢状位及冠状位 T1WI；C，D 分别为对应层面增强 T1WI；E 为患者及正常人手照片（掌心向上）。垂体 MR 提示蝶鞍扩大并可见占位性病变，呈等 / 短 T1 信号肿块，大小约 17mm×37mm×19mm（前后径 × 左右径 × 上下径），向上突破鞍隔，压迫视交叉，向左生长包绕海绵窦及颈内动脉海绵窦段（D 箭），并呈不均匀明显强化。患者双手与同龄、女性双手比较手指更粗大（E）

▍三、可能诊断

    A. 肢端肥大症性心肌病

    B. 高血压性心脏病

    C. 扩张型心肌病

▍四、CMR解读及诊断思路

　　中年女性患者，因心衰入院，既往有垂体瘤手术史、高血压史。入院胸片提示心脏明显扩大，左室增大为主，呈"主动脉型"心外形改变。进一步行心脏超声检查提示，左室扩大、室壁增厚，左心功能不全。为明确心衰原因患者行CMR检查。CMR具有如下特点：左室离心性肥大，收缩功能不全（图40-1）；非缺血性延迟强化（心肌中层、心外膜下至心肌中层为主，图40-2）。结合患者有高血压病史，易倾向于高血压性心脏病诊断。但患者高血压病史较短（约1年），高血压导致心衰可能仅仅是其中一个因素。结合患者有垂体瘤手术史，详细面询患者病史、并行体格检查：患者身高155cm，体重55kg，鼻唇宽大，手指粗大（图40-3）。患者8年前因垂体大腺瘤，在外院行垂体瘤手术，因垂体瘤包绕颈内动脉，行垂体瘤部分切除术，术后病理提示：垂体生长激素细胞腺瘤，免疫组化，ACTH（-），FSH（-），LH（-），PRL（-），TSH（-），GH（+）。为进一步证实患者心脏扩大，心功能不全可能与垂体瘤有关，建议患者复查垂体MR及垂体激素检查。垂体MR提示：垂体未见显示，蝶鞍内、鞍上肿块，向左生长包绕海绵窦及颈内动脉海绵窦段，提示肿瘤复发（图40-3）。垂体激素检查：生长激素 80.00ng/ml（女性正常值0.06~6.88ng/ml），泌乳素 32.6 ng/ml（6.2~23.5ng/ml），促卵泡生成素 2.70mIU/ml（3.90~10mIU/ml），促黄体生成素 0.52mIU/ml（15.10~53.30mIU/ml），雌二醇 10pg/ml（<45pg/ml），孕酮 0.28ng/ml（0.40~1.40ng/ml），睾酮 5ng/ml（10~1295ng/ml）。结合CMR及临床资料，本例患者诊断为肢端肥大症性心肌病（失代偿期）可能大，高血压因素并存。

▍五、最终诊断

　　肢端肥大症性心肌病，高血压因素并存

▍六、点评/解析

　　肢端肥大症性心肌病（acromegalic cardiomyopathy）是指与肢端肥大症相关的心脏并发症，几乎涉及心血管系统的所有方面，如心肌细胞和心肌细胞间质成分、心脏收缩和舒张功能、瓣膜性心脏病和心脏电生理紊乱[1]。肢端肥大症性心肌病是由于血液循环中生长激素（GH）和胰岛素样生长因子-1（IGF-1）浓度病理性升高，导致心肌细胞肥大、心室扩大，心脏舒缩功能障碍和外周血管阻力增加，并伴有高血压、血脂异常和胰岛素抵抗的系统性疾病。生长激素和胰岛素样生长因子-1升高最常见于垂体大腺瘤[2]。

肢端肥大症性心肌病的特征性改变为双室肥大、心脏舒张和收缩功能障碍及瓣膜关闭不全。尽管两个心室壁的厚度均有明显增加，但以左心室和室间隔增厚最为常见，其特有的主要组织学改变是心肌广泛的间质纤维化[3]。肢端肥大症性心肌病的心血管系统临床表现多与高血压类似，但常伴有肢端和软组织过度生长、关节疼痛、糖尿病、高血压等，因为疾病进展隐匿，故难以诊断，早期识别和治疗对于避免慢性心血管损伤至关重要。肢端肥大症性心肌病临床表现取决于心功能不全的程度及时程，心功能不全的发展分为三个主要阶段（表40-1）[1-5]。早期，在生长激素和胰岛素样生长因子-1的作用下心脏收缩力增强，心排血量增加，处于高动力状态；随着疾病进展，心肌间质胶原沉积、纤维化，心肌细胞坏死，导致舒张功能障碍，患者可出现劳力性呼吸困难，但疾病仍处于隐匿阶段；多数患者进入充血性心力衰竭阶段才就诊，此时多伴有心律失常、瓣膜病变，甚至冠心病，预后不佳，1年及5年死亡率分别为25%、37.5%[6]。

表40-1　肢端肥大症性心肌病心功能不全的发展阶段

阶段	疾病活动年限	特点
早期	＜5年	心室收缩力增强，外周血管阻力减小，心排血量增加
中期	＞5年	双心室肥厚，舒张性功能障碍，心脏功能受损
晚期	＞15年	收缩及舒张功能障碍，充血性心力衰竭，瓣膜病变，冠心病及心律失常

根据疾病发展阶段的不同，CMR的影像学表现也有所不同[7]。双心室肥厚是其特征性表现，晚期心脏扩大，心脏功能减低，舒张功能减低较收缩功能减低出现早且更为严重，心肌纤维化常见。在一项基于CMR的肢端肥大症患者研究中，约13.5%（5/40）的患者出现延迟强化，其中1例为广泛的中层延迟强化，1例为透壁性的延迟强化，其余患者为较小范围的心肌中层延迟强化[8]。

本病主要的鉴别诊断是高血压性心脏病。高血压性心脏病表现为对称性的左室向心性肥厚，心脏舒张或（和）收缩功能障碍，约有50%的患者发现心肌中层斑片状延迟强化[8]。肢端肥大症患者通常伴有高血压，因此患者以心脏病症状来诊时，易误诊为高血压性心脏病。详细的病史采集，包括对患者的体格检查、实验室检查，有无垂体大腺瘤病史，对于本病诊断至关重要。本病系为垂体生长激素细胞腺瘤分泌生长激素所致，生长抑素类似物、多巴胺激动剂、生长激素受体拮抗剂可以抑制血液循环中生长激素和胰岛素样生长因子-1作用，减轻左室肥大并改善心脏功能。主要治疗方法为经蝶鞍垂体瘤切除术，如垂体瘤包绕海绵窦、颈内动脉无法完全切除肿瘤时，需要进行后续的放射治疗。对于部分已发展到心衰的患者，需多学科（如影像科、心内科、内分泌科、麻醉科、神经外科）合作，评价患者是否具备手术条件及指征。

七、小结

CMR在心衰患者的病因分析中具有重要价值，系统性疾病累及心脏并导致心衰的情况并不少见，影像科医生需要详细询问患者病史，结合实验室检查、基因学检查、心内膜活检等资料，必要时进行体格检查，寻找更多的信息，帮助诊断或缩小鉴别诊断范围。

八、参考文献

［1］Sharma A N, Tan M, Amsterdam E A, et al. Acromegalic cardiomyopathy：epidemiology, diagnosis, and management. Clinical Cardiology, 2018, 41（7）.

［2］Castellano G, Affuso F, Conza P Di, et al. The GH/IGF–1 Axis and Heart Failure. Curr Cardiol Rev, 2009，5：203–215.

［3］Colao A, Marzullo P, Di Somma C, et al. Growth hormone and the heart. Clin Endocrinol（Oxf）, 2001，54：137–154.

［4］Nascimento GC, Oliveira D, Torres M, et al. Acromegalic cardiomyopathy in an extensively admixed population：is there a role for GH/IGF–I axis? Clin Endocrinol（Oxf）, 2013，78：94–101.

［5］Sharma MD , Nguyen AV , Brown S , et al. Cardiovascular disease in acromegaly. Methodist Debakey Cardiovascular Journal, 2017, 13（2）：64.

［6］Bihan H, Espinosa C, Valdes–Socin H, et al. Long–term outcome of patients with acromegaly and congestive heart failure. J Clin Endocrinol Metab, 2004 Nov，89（11）：5308–5313.

［7］Kim M S, Choi H W, Seo Y S, et al. Dilated cardiomyopathy in acromegaly：a case report with cardiac MR findings. Investigative Magnetic Resonance Imaging, 2019, 23（4）：395.

［8］dos Santos Silva CM, Gottlieb I, Volschan I, et al. Low frequency of cardiomyopathy using cardiac magnetic resonance imaging in an acromegaly contemporary cohort. J Clin Endocrinol Metab, 2015，100：4447–4455.

［9］Giesbrandt KJ, Bolan CW, Shapiro BP, et al. Diffuse diseases of the myocardium：MRI–pathologic review of nondilated cardiomyopathies. AJR Am J Roentgenol, 2013, 200：W266–273.

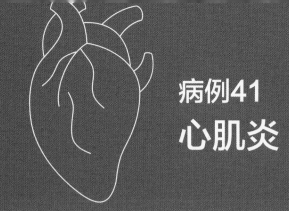

病例41
心肌炎

一、临床病史

男，66岁，胸闷憋气9个月，意识丧失心肺复苏后8个月。9个月前，患者无明显诱因出现活动后胸闷、憋气，多于快走或爬楼梯后出现，伴大汗，无咳嗽、咳痰，无腹泻、腹痛，无胸痛、恶心、呕吐，无黑矇、晕厥等，休息1~2分钟症状好转。胸闷憋气进行性加重。8个月前，患者夜间睡眠中憋醒，伴胸闷、大汗，无胸痛、晕厥、意识丧失、发热等，自服丹参滴丸10粒，数分钟后好转，就诊于当地医院。血压100/60mmHg，实验室检查：TnI 1.56ng/ml，BNP 10162.94pg/ml；心电图提示：窦性心律，心率80次/分，电轴左偏，Ⅱ、Ⅲ、aVF，$V_2 \sim V_3$导联可见异常Q波，完全性右束支传导阻滞，T波改变。考虑为"急性冠脉综合征、心力衰竭"，抗血小板、利尿、扩血管等药物治疗，效果不佳。住院期间患者出现突发意识丧失，心电监护提示持续室性心动过速、心室颤动，予利多卡因抗心律失常，电除颤、胸前锤击后转为窦律，继续口服胺碘酮治疗。实验室检查：ALT 1116IU/L，AST 1082U/L，Cr 216μmol/L，WBC 13×10^9/L；超声心动图提示：LVEF31%，LV 舒张末径56mm，RV前后径35mm，予抗感染、保肝、利尿、扩血管等治疗，患者仍有憋喘，先后予左西孟旦、新活素治疗，憋喘症状仍有反复。6月前，患者憋喘再次加重，查WBC 8.5×10^9/L，Cr144μmol/L，ALT 528U/L，AST 248U/L，K 4.6mmol/L，TnI 0.13ng/ml，BNP 12715pg/ml。冠脉造影提示：慢血流，未见明显冠脉狭窄。为求进一步诊治入我院。实验室检查：NT-proBNP 31065.20pg/ml↑。床旁超声提示：LVEF 30%，LA 52mm，LV 60mm，全心增大，二尖瓣少中量反流，三尖瓣近中量反流，全心功能减低，少量心包积液。床旁胸片提示：双肺淤血，左心增大，伴左心功能下降。考虑为心肌炎、心肌病可能性大。无创呼吸机辅助通气，IABP辅助循环，予IABP置入，触发方式：心电图，反搏比1:1，反搏压110mmHg，同时予激素抗炎、抗感染、保肝、利尿、强心等治疗，IABP置入并行心肌活检。心电监护提示心率、血压不能维持，气管插管，有创呼吸机辅助通气，持续胸外按压，同时阿托品、肾上腺素静推，多巴胺、肾上腺素、利多卡因静脉泵入，IABP辅助治疗，纠酸、扩容等治疗，患者仍为昏迷状态，IABP反搏压71mmHg，BP 88/52mmHg，心率105次/分，SpO_2 97%。此后继续有创呼吸机辅助通气，IABP辅助支持。邀请外院神经内科主任医师会诊意见：患者中度昏迷状态，考虑缺血缺氧性脑病，建议利尿、营养神经，故予博司捷营养神经。继续激素抗炎（静脉甲强龙400mg×3+200mg×1+100mg×1+80mg×3，后改为泼尼松60mg口服qd，一周减5mg，最终减为35mg qd），免疫球蛋白20g qd×7天，期间反复出现室性心动过速、伴血流动力学不稳，予电复律、利多卡因泵入、盐酸胺碘酮片口服抗心律失常治疗（盐酸胺碘酮片累积剂量16g），继续抗感染、利尿、补钾、升压等治疗，病情逐渐好转，神志逐渐恢复，拔除气管插管、拔除IABP，循环稳定，未再出现室速发作，但患者仍有心衰频繁发作，经内外科伦理委员会讨论一致建议完善各项检查后行心脏移植治疗。

▌二、CMR

图 41-1　A~D 分别为电影序列四腔心（A，B）及左室短轴中部（C，D）舒张末（A，C）及收缩末图（B，D）。左房及双心室明显扩大，以左心房室扩大为著，左室壁变薄，室壁运动普遍减弱（LVEF 20%）

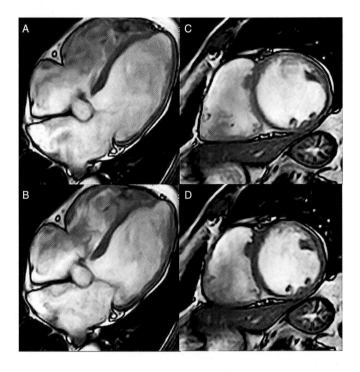

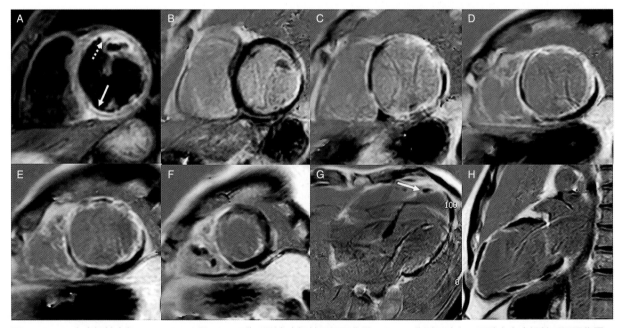

图 41-2　A. 左室短轴中部 T2WI STIR 图；B~F 为系列左室短轴延迟强化图；G，H 分别四腔心及两腔心左室短轴延迟强化图。左室下壁中段内膜下 T2 高信号（白实线箭），左室前壁高信号（白虚线箭）为室壁运动减弱慢血流所致。延迟强化左室各壁广泛强化，以心外膜及室间隔右室面为著，局部为透壁性强化或心内膜下强化，右室心尖部灶性充盈缺损，提示血栓形成（G 箭）

三、可能诊断

A. 冠心病陈旧性心肌梗死，双室受累并右室心尖血栓形成

B. 扩张型心肌病，右室心尖血栓形成

C. 慢性炎性心肌病，伴右室心尖血栓形成

四、CMR解读及诊断思路

老年男性患者，因频繁心衰伴恶性心律失常反复入院治疗。CMR提示左、右心室明显扩大并收缩运动明显减低（图41-1），LGE提示双室心肌弥漫性延迟强化，心内膜下、心肌壁内及心外膜下并存（图41-2），此为典型的非缺血性心脏病强化特征，因此基本可以排除冠心病（非冠脉狭窄性心肌梗死，MINOCA）。本例患者实验室检查心肌酶轻度升高，反复恶性心律失常，LGE部分呈心外膜下强化，上述这些表现与典型的DCM不符，而更符合心肌炎表现。当然，心肌炎急性期一般心脏房室无明显扩大，甚至可因心肌水肿室壁呈假性肥厚，本例患者心脏扩大及心功能明显减低，故考虑心肌炎慢性期可能性大。

五、病理

右室间隔心内膜心肌活检。

镜下观：心肌细胞肥大、空泡变性，多发小灶性陈旧性心肌坏死，肉芽及纤维组织替代，伴小灶淋巴单核细胞（图41-3）。诊断：（右室间隔心内膜心肌活检）淋巴细胞性心肌炎，伴多灶心肌坏死，愈合期。

电镜下观：心肌细胞肌原纤维未见溶解，排列整齐。线粒体数量轻度增多，大小不一，未见嵴断裂溶解。胞内糖原增多，可见糖原小体，脂滴和脂褐素不多。心肌细胞基板清晰，未见T管扩张，闰盘结构未见异常，心肌间质可见淋巴细胞。

诊断：心肌细胞胞浆内糖原轻度增多，间质内可见淋巴细胞浸润，符合淋巴细胞性心肌炎超微结构改变。

完善各项检查后患者进行了原位心脏移植术，受体心脏病理检查结果如下。

大体观：心脏重196g（不完全称重），双室扩张，左室前侧壁中段变薄，最薄处0.3cm，双室内膜灰白色增厚，心肌切面可见灰白瘢痕。右室前壁近基底段切面可见透壁瘢痕。冠脉管腔通畅。

镜下观：心肌细胞肥大、空泡变性，心内膜下心肌纤维瘢痕形成，右室壁部分为透壁瘢痕替代。心内膜及心肌间可见淋巴细胞浸润，心外膜大量嗜酸粒细胞浸润，肉芽肿形成，部分小血管呈纤维素样坏死，血管腔内亦可见嗜酸粒细胞。冠脉前降支、右冠状动脉未见粥样硬化改变。

病理诊断：（受体心脏）淋巴细胞性心肌炎，心内膜下心肌纤维化，双室扩张（符合炎症性心肌病）。

图 41-3　心肌细胞肥大、空泡变性，多发小灶陈旧性心肌坏死，肉芽及纤维组织替代、伴小灶淋巴单核细胞

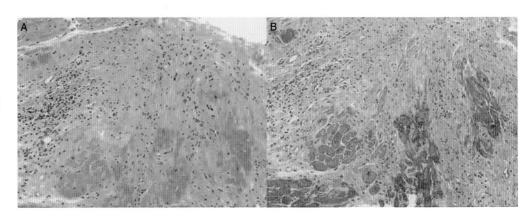

六、最终诊断

淋巴细胞性心肌炎（慢性期）

七、点评 / 解析

慢性炎性心肌病（chronic inflammatory cardiomyopathy）是指心肌炎症伴有扩张型心肌病表型或伴有运动减弱的非扩张型心肌病表型，且症状持续大于1个月[1]。临床上常有轻度肌钙蛋白升高，左室收缩功能不全，LVEF明显减低，左室扩大，室壁厚度正常或轻度增厚[2]。

CMR和心内膜心肌活检常见替代性纤维化，而水肿性炎症较少见，组织学可见形态异常的心肌细胞。根据病因不同，可分为淋巴细胞性慢性炎性心肌病、免疫介导性慢性炎性心肌病和免疫靶点抑制剂相关性炎性心肌病。随着左室重构的进一步进展，慢性炎性心肌病可出现慢性心衰症状（通常大于1个月），血流动力学状态稳定者治疗方法类似于扩张型心肌病[3]。病理检查见大量的T淋巴细胞和巨噬细胞，对于慢性炎性心肌病患者未来十年的死亡和心脏移植风险具有重要预测价值[4]。

CMR检查所见的心肌纤维化程度与慢性炎性心肌病患者的恢复密切相关。此外，在活检标本中使用实时定量聚合酶链反应来分析嗜心脏病毒（如RNA肠道病毒和DNA腺病毒）、细菌和寄生虫来指导慢性炎性心肌病的免疫抑制治疗可作为一种备选方案[5-7]。

本例患者入院后经抗血小板治疗，改善循环，营养心肌，调脂，调血压，减轻心脏负荷，短期可改善症状，但本例患者心肌酶持续升高（心肌损伤持续性存在），恶性心律失常无法完全控制，心功能极低均提示预后不良，明确诊断后心脏移植治疗是目前最佳的治疗方案。

▌八、小结

　　急性心肌炎临床表现及CMR特征相对典型，而慢性心肌炎则因病史较长、心脏重构及心肌组织特征变化的非特异性，在诊断时易与其他非缺血性心脏病（如扩张型心肌病）混淆，因此在临床工作中，不仅要仔细分析CMR征象，还要结合临床、仔细追问病史。

▌九、参考文献

［1］Ammirati E, Frigerio M, Adler ED, et al. Management of acute myocarditis and chronic inflammatory cardiomyopathy：an expert consensus document. Circ Heart Fail, 2020 Nov, 13（11）：e007405.

［2］Ammirati E, Veronese G, Cipriani M, et al. Acute and fulminant myocarditis：a pragmatic clinical approach to diagnosis and treatment. Curr Cardiol Rep, 2018，20：114.

［3］Bozkurt B, Colvin M, Cook J, et al. American Heart Association Committee on Heart Failure and Transplantation of the Council on Clinical Cardiology；Council on Cardiovascular Disease in the Young；Council on Cardiovascular and Stroke Nursing；Council on Epidemiology and Prevention；and Council on Quality of Care and Outcomes Research. Current diagnostic and treatment strategies for specific dilated cardiomyopathies：a scientific statement from the American Heart Association. Circulation, 2016, 134：e579-e646.

［4］Nakayama T, Sugano Y, Yokokawa T, et al. Clinical impact of the presence of macrophages in endomyocardial biopsies of patients with dilated cardiomyopathy. Eur J Heart Fail, 2017, 19：490-498.

［5］Frustaci A, Russo MA, Chimenti C. Randomized study on the efficacy of immunosuppressive therapy in patients with virus-negative inflammatory cardiomyopathy：the TIMIC study. Eur Heart J, 2009, 30：1995-2002.

［6］Kociol RD, Cooper LT, Fang JC, et al；American Heart Association Heart Failure and Transplantation Committee of the Council on Clinical Cardiology. Recognition and initial management of fulminant myocarditis：a scientific statement From the American Heart Association. Circulation, 2020, 141：e69-e92.

［7］Fu M, Heliö T, Heymans S, et al. Current state of knowledge on aetiology, diagnosis, management, and therapy of myocarditis：a position statement of the European Society of Cardiology Working Group on Myocardial and Pericardial Diseases. Eur Heart J, 2013，34：2636-2648, 2648a.

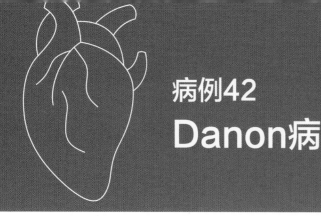

病例42
Danon病

■ 一、临床病史

男，26岁，发作性心悸17年，发现心脏增大16年，再发胸闷、心悸半个月。16年前就诊于当地医院，心脏超声提示心脏增大，心电图提示：窦性心动过缓，伴一度房室传导阻滞，考虑预激综合征，具体不详。行心脏射频消融术，术后心悸反复发作。近年来心悸及心衰症状进行性加重，就诊于多家医院。多次超声心动图提示：左室扩大，室壁增厚，考虑"肥厚型心肌病"；多次心电图提示：窦性心律不齐，ST-T改变，预激综合征，左室高电压；肌电图未见特征性改变；动态心电图提示异位心律，心房颤动，室性期前收缩100次，室内传导阻滞，ST-T改变，大于2秒长间歇4740次，最长3.8秒。当地医院予利尿等药物治疗（具体不详），治疗后症状好转。为进一步诊治入住我院。查休：血压110/75 mmHg，心律不齐，心率95次/分。心脏超声提示：室间隔增厚，厚度约18mm，左室壁运动弥漫减弱，LVEF 39%。冠脉CTA提示：未见明确狭窄。实验室检查提示：NT-proBNP 1425.6 pg/ml，ALT 133 IU/L，AST 190 IU/L，CK 1310 IU/L。

■ 二、CMR

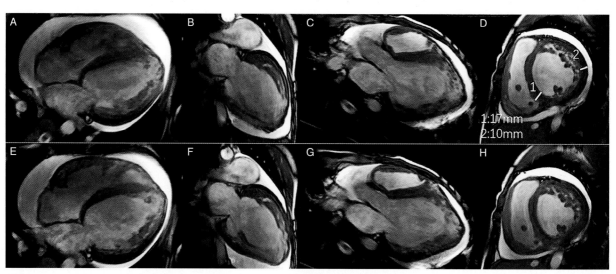

图42-1　A~D分别为电影序列四腔心、左室两腔心、左室流出道及左室中段短轴切面舒张末期图；E~H为对应层面电影序列收缩末期图。左心室高度扩大（舒张末径达80mm），室壁增厚，室间隔及侧壁中段厚度分别为17mm、10mm，室壁收缩运动明显减弱（LVEF 12%），并可见少中量心包积液

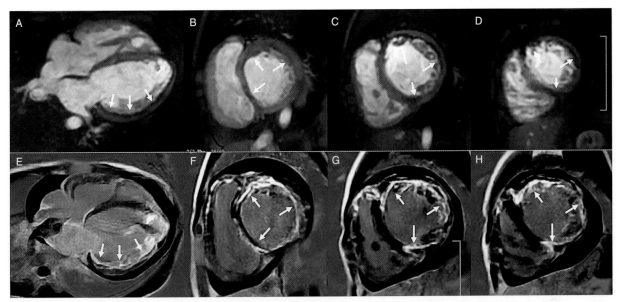

图42-2　A~D分别为四腔心及左室短轴系列切面首过灌注均衡期相图；E~H为对应层面延迟强化图。除部分室间隔外，左室壁弥漫性灌注减低，对应区域延迟强化高信号，尤以前壁及前侧壁为著，局部呈透壁性灌注减低及延迟强化（白箭）

三、可能诊断

A．非冠状动脉阻塞性心肌梗死

B．心肌淀粉样变性

C．肥厚型心肌病

D．Anderson-Fabry病

E．Danon心肌病（Danon cardiomyopathy）

四、CMR解读及诊断思路

青年男性患者，心悸、心衰进行性加重就诊。CMR电影序列提示左心室扩大，但室壁相对增厚，左室壁运动普遍减弱（LVEF 12%），并出现以左室游离壁为主的广泛灌注减低及延迟强化，与受累冠脉支配区域不匹配，且患者年轻，无相关冠心病危险因素，冠脉CTA未见异常，故可排除缺血性心脏病（包括MINOCA）。至于非缺血性心脏病引起的心衰，首先考虑肥厚型心肌病（HCM）失代偿。虽然目前患者室壁厚度偏厚，但是心肌延迟强化严重区域并非位于室壁最厚处，而位于游离壁，且以心内膜下为著，与LGE好发于肌壁间、易累及室壁肥厚处的HCM不符，故暂不考虑HCM失代偿。其他以心肌肥厚为表型的心肌疾患包括高血压性心脏病、心肌淀粉样变性、Fabry病、Danon心肌病等，各病除具有相应临床病史、实验室检查、心电图改变外，CMR延迟强化序列上的表现也具有特征性（图42-1，图42-2）。高血压性心脏病代偿期室壁厚度正常高限或正常，失代偿期心腔扩大，室壁厚度正常，延迟强化不常见或仅见心肌壁内淡晕状LGE。心肌淀粉样变性表现为内膜下环形强化、"粉尘"样透壁强化，一般以室间隔为著，呈"马鞍征"，且发病年龄一般为老年人。Fabry病多表现为基底侧壁心外膜下或心肌中层LGE，心肌Native T1值减低，肾功能损害常见，而肝功能一般正常；而Danon病在临床上常表现为左室肥厚、骨骼肌病和智力障碍三联征，常伴有心电图预激综合征或室性心律失常，实验室检查提示肝酶异常，在CMR上，LGE以游离壁广泛心内膜下分布为主，晚期常进展为透壁性受累，而室间隔中层相对受累较少，这是其相对特征性的CMR表现。综上，本例最后考虑Danon心肌病诊断。

▌五、病理

　　患者完善各项检查后，在我院行原位心脏移植术，受体心脏病理诊断为：心肌细胞自噬体明显增多，PAS部分阳性，符合Danon病改变（图42-3）。

图 42-3 A~D 分别为受体心脏心肌 HE 染色、Masson 染色，PAS 染色及电镜照片。心肌细胞肥大，部分心肌细胞内可见淡粉色空泡，部分空泡 PAS 阳性（C），间质纤维组织轻度增生。特殊染色结果: PAS（个别阳性）。电镜所见下心肌细胞肌原纤维溶解，部分细胞可见大量质膜包绕的自噬泡，内含颗粒状小体，未见丝状或管状结构，未见明显糖原小体。胞内脂滴稍多，脂褐素不多。线粒体数量不多，未见肿胀和嵴断裂溶解。心肌细胞部分结构自溶。心肌间质胶原纤维增多，未见淀粉样物质沉积

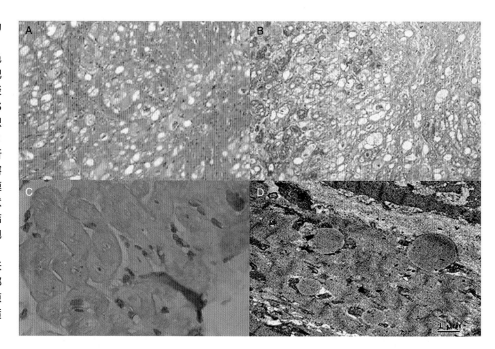

▌六、最终诊断

　　Danon心肌病（Danon cardiomyopathy）

▌七、点评 / 解析

Danon病是一罕见的X染色体显性遗传性疾病，是由于编码溶酶体相关膜蛋白2（lysosomal-associated membrane protein 2，LAMP2）的基因突变导致LAMP2功能缺失，引起心肌和骨骼肌细胞内自噬性物质和糖原沉积形成空泡。

关于本例有几点特殊说明：①大多数Danon病呈HCM表型，少数呈DCM表型[1]；②无论是HCM表型还是DCM表型，其CMR结构功能与延迟强化特征可能与其他遗传代谢性心肌病（Fabry病、Leopard 综合征、Noonan综合征等）类似，需要密切结合临床；③预激综合征、实验室异常、骨骼肌病变为其相对特征性临床表现，在诊断及鉴别诊断中需予以重点关注。

▌八、小结

Danon病是一种较罕见的多器官受累的遗传代谢性心肌病，心脏受累时多以HCM为表型，表现为心肌普遍性肥厚，收缩功能保留。根据本例最初就诊结果，考虑其为DCM表型，但亦不能排除本例中的DCM表现为疾病的终末期状态。因此，对于非缺血性心肌病，无论是何种表型，都应格外重视CMR的延迟强化模式，仔细甄别并警惕此类遗传代谢性心肌病。

▌九、参考文献

[1] Jian He, Jing Xu, Lin Chen, et al. Clinical features and cardiovascular magnetic resonance characteristics in Danon disease. Clin Radiol, 2020 Sep, 75（9）：712.e1–712.e11.

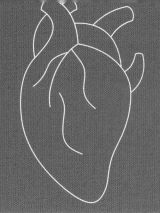

病例43
心脏结节病

一、临床病史

男，48岁，间断胸闷、憋气2年，加重1周。2年前，患者出现咳嗽伴胸闷、气短，夜间明显，无胸痛、心悸，无恶心、呕吐，无咳粉红色泡沫痰，无夜间端坐呼吸，就诊于当地医院。心脏超声提示：全心增大，LVEF 31%。心电图提示：窦性心律，交界区期前收缩，BNP 2102ng/L，给予"抗心衰"药物治疗，症状部分缓解，BNP降至565ng/L。复查心电图提示：室性期前收缩，继续"抗心衰"药物治疗。此后坚持服药，日常活动无受限，无胸闷、气短，无夜间平卧困难。此后至2月前数次复查心脏超声提示：左室增大，LVEF 34%~40%，二尖瓣中度反流。动态心电图提示：频发室性期前收缩，短阵室性心动过速。无心悸、头晕等症状，加用胺碘酮治疗，患者坚持服药，平时步行1千米无不适感觉。1个月前，患者因上呼吸道感染后再次出现胸闷憋气，当地医院动态心电图提示：频发室早、短阵室速发作。为求进一步治疗入我院就诊。查体：心率68次/分，血压96/62mmHg，心脏浊音界增大，左侧第四肋间3/6收缩期吹风样杂音，双下肢轻度浮肿。实验室检查：NT-proBNP 2571.0pg/ml。胸片提示：左室扩大，肺淤血。心脏超声提示：左心房室扩大，二尖瓣中至大量反流，重度肺动脉高压，LVEF30%。冠脉CTA提示：无明确狭窄。肺血管CTA提示：未见肺栓塞，左心房室扩大，左室壁普遍偏薄（侧壁为著），主动脉轻度粥样硬化改变。

二、CMR

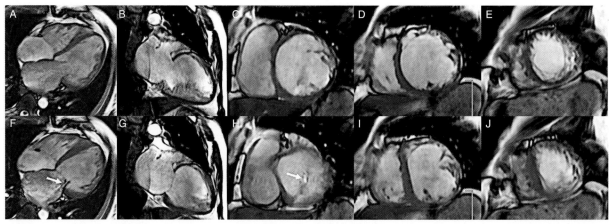

图43-1　A~E分别为四腔心、左室两腔心、左室短轴基底段、中段及心尖段电影序列舒张末期图；F~J分别为对应层面电影序列收缩末期图。左心房、室明显扩大，左室壁薄，以前壁、侧壁更为显著（最薄处约3~4mm），侧壁呈过度小梁化表现。左心室收缩功能明显减低（LVEF 22%），二尖瓣环扩大并近中度关闭不全（F，H箭）

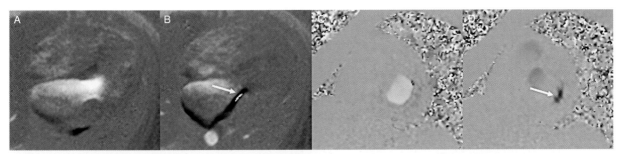

图 43-2　A，B 分别四腔心流速编码相位电影舒张末及收缩末期图；C，D 为左室短轴二尖瓣层面流速编码相位电影舒张末及收缩末期图。二尖瓣环扩大，关闭明显不良，可见近中量反流信号（B，D 箭）

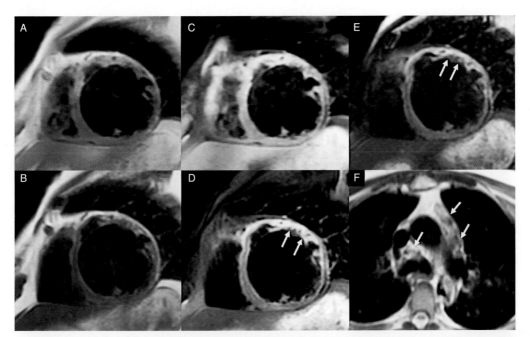

图 43-3　A~E 分别为左室短轴中段 T1WI、T2WI、T1WI FS、T2WI FS 及 T2 STIR 图；F 为黑血序列（HASTE 序列）主动脉弓下横轴切面。T2WI 示左室前壁中段及毗邻前间隔壁、前侧壁信号偏高（D，E 箭），主动脉弓旁多发结节状信号（F 箭），考虑肿大淋巴结可能大

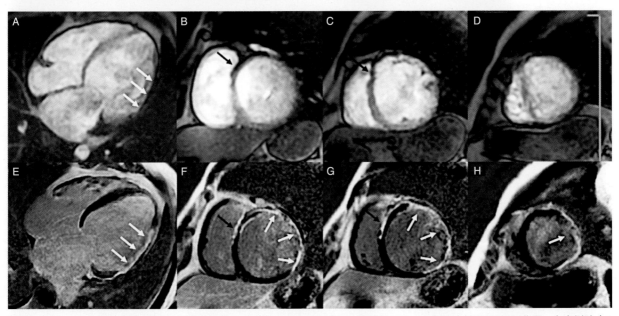

图 43-4　A~D 分别为四腔心及左室短轴基底段、中段及心尖段心肌灌注均衡期图；E~H 分别对应层面延迟强化图。左室侧壁（A 白箭）、室间隔右室面（B，C 黑箭）较广泛心肌灌注减低或缺损，延迟强化对应为明显异常强化，侧壁及毗邻前壁以透壁及近透壁为主（E~H 白箭），室间隔以前间隔右室面强化为著（F，G 黑箭）

▎三、可能诊断

    A. 心脏结节病

    B. 特发性扩张型心肌病

    C. 缺血性心脏病

    D. 左室型致心律失常性心肌病

▎四、CMR解读及诊断思路

    中青年男性患者，因反复心衰、室性心律失常就诊，无明确心血管危险因素。冠脉及肺血管CTA未见异常。超声心动图提示左心房室扩大并左室收缩运动明显减低，为明确诊断，行CMR检查。CMR形态及功能检查提示全心扩大，左心为著，除室间隔厚度正常低限外，其余左室各室壁变薄，尤其以侧壁为著，收缩运动明显减低，类似扩张型心肌病改变（图43-1~图43-3）。对比剂延迟增强提示左室心肌较多异常强化，分别位于左室侧壁、前侧壁近中段及毗邻前间隔（右室面为著，图43-4）。

    本例患者无明确的冠心病相关危险因素，缺乏缺血性心脏病临床表现，且缺血性心脏病LGE通常呈心内膜下或透壁性强化，并与冠脉血流分布相匹配，与本例表现不符，故而不支持缺血性心脏病诊断。扩张型心肌病通常表现为室间隔肌壁间细线状LGE，游离壁受累少见。左室型致心律失常性心肌病多表现为心外膜下脂肪浸润，心外膜下至心肌中层延迟强化，且通常位于左室下壁和侧壁，可见典型"鼠咬征"，即电影序列上心外膜局灶性类似被咬的奶酪的轮廓不规则区并伴有LGE，代表心肌纤维脂肪浸润。而本例患者左室壁变薄并见多灶性心肌纤维化并心肌水肿，无心肌脂肪浸润，且纵隔可见多个淋巴结肿大，与以上疾病特征不符。心脏结节病以中老年女性多见，常见心律失常（期前收缩及心律失常）、肺门及纵隔淋巴结的肿大。心脏受累时室壁早期多增厚，易误诊为肥厚型心肌病。磁共振对比剂延迟强化扫描（LGE）对结节病的鉴别诊断具有重要价值，结节病多表现为室间隔（特别是前间隔）右室面的明显均匀强化，严重者可累及毗邻的左室前壁。治疗好转后，LGE范围及程度可明显缩小，甚至消失。综上，考虑结节病可能大。

▎五、手术及病理

    手术　患者行原位心脏移植术。

    病理

    大体观：受体心脏增大，重255g，左室扩张明显，左室前侧壁基底段可见灰白色瘢痕区，面积约5.0cm×4.5cm，切面透壁但心外膜侧更明显，心腔未见血栓。冠状动脉三大支近段已摘除，中远段管腔通畅。心脏测量：左室侧壁厚0.7cm，右室壁厚0.4cm，室间隔厚0.9cm，主动脉瓣环周径约6.5cm，二尖瓣环周径约11.5cm，三尖瓣环周径约12.5cm。

镜下观：光镜下左室及室间隔单个散在或成群肉芽肿性结节，其中可见多核巨细胞和类上皮细胞，散在淋巴细胞。

病理诊断：（受体心脏）心脏结节病（图43-5）。

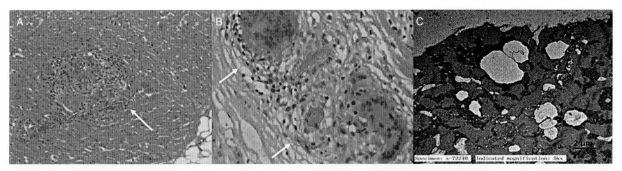

图 43-5　A，B 分别为受体心脏低倍（10×）及高倍（20×）HE 染色图；C 为电镜图。左室心肌细胞肥大、部分空泡变性，心肌间可见大片纤维瘢痕，局灶可见心壁全层为纤维组织替代。左室及室间隔单个散在或成群肉芽肿性结节（A，B 箭），其中可见多核巨细胞和类上皮细胞，散在淋巴细胞。升主动脉中外膜可见类似结节。冠状动脉三大主支中远段未见异常。电镜下心肌细胞肌原纤维无溶解，未见交叉排列。线粒体数量和形态无异常。胞内脂滴和糖原无蓄积，未见髓鞘样结构。可见少数心肌 I 细胞肌浆网扩张，间质胶原纤维增多，未见淀粉样物质沉积

六、最终诊断

心脏结节病

七、点评 / 解析

心脏结节病相关背景知识请参阅本书病例7。与典型病例7相比，本例患者具有以下特点：①心力衰竭的临床表现和影像学特征比较典型，极易误诊为扩张型心肌病；②一般心脏结节病心律失常以传导阻滞更为多见，而本例患者表现为室性心律失常，结合左室侧壁近透壁性延迟强化，也极易与致心律失常性左室型心肌病混淆；③本例患者没有典型结节病常见的肺部及纵隔淋巴结肿大证据。

八、小结

心脏结节病相对少见，为提高对该病的认识，本书提供了较多的病例供读者参考。在临床影像工作中，"同病异影"和"异病同影"的情况十分常见，如同"世上没有一片叶子是完全相同的"，世上也没有一个病例是完全相同的，即使是同一种疾病，表现形式也会大相径庭，这就需要我们综合分析临床特征、心电检查、实验室资料及影像检查等信息，抽丝剥茧、去伪存真，得出最有可能的诊断。

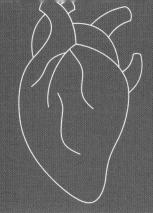

病例44
心肌炎（心脏扩张型）

一、临床病史

男，31岁，活动后感胸闷20日。患者于20日前感冒后出现咽痛、乏力、活动后胸闷，且逐渐出现活动耐力下降，就诊于当地医院。心脏超声提示：心脏增大，LVEF 29%，考虑扩张型心肌病可能。予药物治疗，症状部分缓解。近日患者活动后再感胸闷，活动耐力进行性下降，步行300米即感胸闷，遂住院治疗。查体：血压120/83mmHg，心率110次/分，律齐，未闻及心脏杂音，余无特殊。住院期间连续多天cTnI 0.062 ng/ml、0.047 ng/ml、2.142 ng/ml、1.748 ng/ml、0.902 ng/ml、0.126ng/ml；入院CK-MB：6.49 ng/ml。心电图提示：窦性心动过速，Ⅱ、AVF、$V_4 \sim V_6$导联ST段压低，T波倒置。胸片示：两肺淤血，肺动脉段饱满，左房室增大。心脏超声提示：全心扩大，LVEF 15.8%，左室心尖部血栓，二、三尖瓣轻度反流，轻度肺动脉高压。冠脉CTA提示：未见明显狭窄。

二、CMR

图44-1 A~F分别为电影序列四腔心、左室两腔心及左室中段短轴切面舒张末期图（A，C，E）及收缩末期图（B，D，F）。左心房、室扩大（左房前后径48mm，左室舒张末径74mm），室壁普遍变薄，运动明显减弱（LVEF 18%）；二尖瓣少量反流（相对性，B箭），心包少量积液

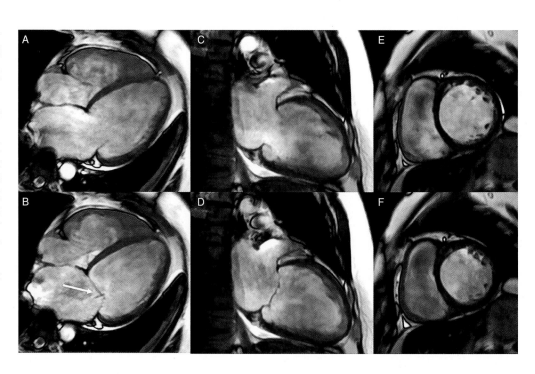

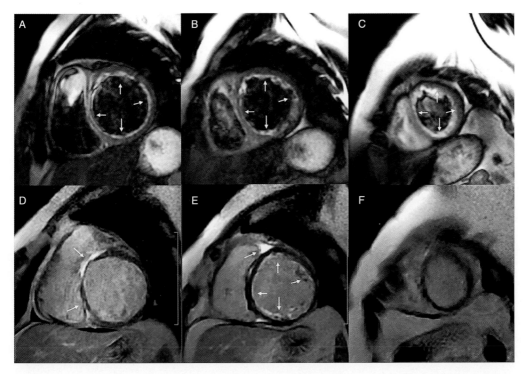

图 44-2　A～C 分别为系列左室短轴切面 T2 抑脂序列；D～F 为对应层面延迟强化序列图。左室心内膜下广泛高信号（A～C 箭），提示心肌水肿，延迟强化前间隔壁、下间隔壁基底段、中段心外膜下、心肌中层散在片状、线样强化（D，E 箭）

▌三、可能诊断

　　A. 扩张型心肌病

　　B. 急性心肌炎

　　C. 急性心肌梗死

　　D. 结节病

▌四、CMR解读及诊断思路

　　青壮年男性患者，因心衰就诊，病程较短（仅20日），发病前感冒病史。CMR提示左心房室高度扩大，室壁普遍变薄，左室运动减弱，收缩功能不全（LVEF 18%），二尖瓣少量反流（相对性），心包少量积液；T2WI左室心内膜下广泛高信号，提示心肌水肿（不除外部分缓慢血流效应）；延迟强化除心内膜下较广泛线样强化外，室间隔前间隔基底段右室面及肌壁间多发强化（图44-1，图44-2）。以上形态功能表现及部分延迟强化（室间隔心肌壁内）特征均支持扩张型心肌病（DCM）诊断，但矛盾在于本例中还存在心内膜下广泛水肿及室间隔基底段右室面强化，这在DCM中并不常见。患者发病前有感冒症状，实验室检查心肌酶升高，较符合心肌炎临床表现，但该患者以心衰就诊，超声及CMR功能学检查均提示左心房室高度扩大，左心功能明显减低，与常见的心肌炎不符，尽管存在心肌水肿，但无心肌炎常见的心肌充血及特征性的心外膜下LGE，以上均不支持心肌炎诊断。虽然本例LGE呈现较广泛的心内膜下分布特征，但并不沿冠状动脉供血区分布，且临床亦无急性冠脉综合征表现，冠脉CTA也为阴性，故亦可排除缺血性心脏病。此外，虽然结节病可表现为室间隔右室面LGE，但结合本书结节病章节介绍的相关临床及影像学特征，亦可排除结节病。最终，结合本例发病前感冒病史，且心肌酶持续升高，考虑到某些心肌炎亦可表现为心内膜下水肿及延迟强化（如嗜酸粒细胞增多症），本例最终诊断心肌炎可能大。

▌五、病理

患者住院期间进行了右室间隔心内膜心肌活检，病理诊断为：交界性淋巴细胞心肌炎（图44-3）。

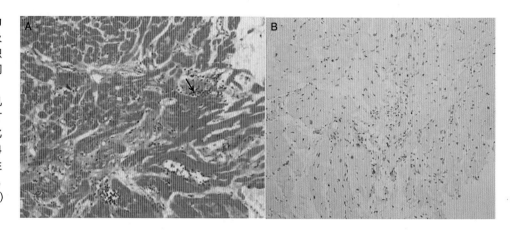

图44-3　A，B分别为心肌活检HE染色及CD3染色图。心肌组织中见两小灶淋巴细胞浸润（箭）（>14个/mm²），其中一灶可见单个心肌细胞损伤，免疫标记以T淋巴细胞为主。免疫组化结果：CD3（+）、CD4（+）和CD8（+）阳性细胞数大于14个/mm²，CD20（-），CD68（-）

▌六、最终诊断

急性心肌炎

▌七、点评/解析

本例系为一不典型的以DCM为表型的淋巴细胞心肌炎。与典型心肌炎病例6相比，本例患者具有以下特点。

（1）虽然心肌炎常见于免疫力尚未完全成熟的未成年人及免疫力逐渐减弱的老年人，但青壮年并不是完全豁免的，且可能表现为严重的心衰（如本例），预后不良。

（2）虽然大多数心肌炎预后良好（可痊愈），但仍有少部分心肌炎转归不良，迁延不愈，晚期类似于DCM改变。约30%的DCM由心肌炎转归而来，早期诊断、抗炎及支持治疗对于改善心肌炎的预后非常重要。

（3）典型的心肌炎具有相对特征性的CMR表现，包括心肌水肿、心肌充血及心外膜下延迟强化，2009

年及2018 年发布的诊断心肌炎的路易斯湖标准（Lake Louise Criteria，LLC）中CMR的诊断标准均以此为主要依据。然而，在实际工作中，不少心肌炎的CMR不具上述特征性表现，甚至可表现为不沿冠脉供血区分布的弥漫性心内膜下LGE，尤其在某些特殊类型的心肌炎中（如嗜酸粒细胞增多症），这可能提示心内膜也是心肌炎易累及的部分之一，这种强化方式是心肌炎的另一种CMR特征[1]。

（4）心肌炎急性期如果能够迅速、有效地清除抗原物，心脏功能可恢复甚至不受影响，但如果病毒持续存在，为清除心肌细胞内的病毒，细胞内抗原暴露，激活细胞、体液免疫级联反应，在部分患者中这种免疫反应可以持续数周或者数月，从而导致慢性自身抗原驱动的炎症过程，而这种慢性自身免疫性心肌炎（chronic post-infectious autoimmune myocarditis）[2, 3]，最终可进展为扩张型心肌病和终末期心力衰竭。本例患者症状持续且进行性加重，心脏扩大，心功能受损，符合心肌炎这一病理生理改变。

▋ 八、小结

通过此病例，提示我们在实际工作中，应密切结合临床，包括病史、实验室检查等，对于征象不典型的病例不应固守陈规，要善于归纳分析、大胆推理、去伪求真，以获得最准确的诊断。

▋ 九、参考文献

［1］Li JH, Xu XQ, Zhu YJ, et al. Subendocardial involvement as an underrecognized cardiac MRI phenotype in myocarditis. Radiology, 2021 Oct, 12：211–276.

［2］Kindermann I, Barth C, Mahfoud F, et al. Update on myocarditis. J Am Coll Cardiol, 2012, 59（9）：779–792.

［3］Heymans S, Eriksson U, Lehtonen J, et al. The quest for new approaches in myocarditis and inflammatory cardiomyopathy. J Am Coll Cardiol, 2016, 68（21）：2348–2364.

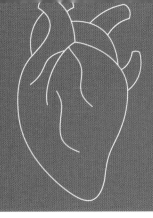

病例45
心肌淀粉样变性合并中大量心包积液

一、临床病史

女，44岁，双下肢水肿1年。1年前，患者无明显诱因出现颜面部及双下肢水肿，晨轻暮重，无尿量变化，无尿中泡沫增多，无尿液颜色及性状改变。外院肾穿刺活检提示肾小球轻微病变。半年前，开始反复出现颌下、腋窝、腹股沟淋巴结肿痛，无发热等伴随症状。既往无特殊病史。查体可触及腹部移动性浊音及液波震颤，双下肢凹陷性水肿。心电图提示：肢体导联低电压，胸导联R波递增不良。超声心动图提示：左、右室壁增厚，左室舒张功能减低，二尖瓣少量反流，中量心包积液。实验室检查提示：NT-proBNP 16496pg/ml，cTnI 0.112mg/L，BNP 1445ng/L；血清蛋白电泳：a₁ 6.3%，a₂ 22.6%，g 5.8%，A/G 1.2；尿免疫固定电泳：F-l阳性（＋）；肾功能Cr（E）56 mmol/L；尿免疫固定电泳：F-l阳性（＋）；血清游离轻链：kappa < 5.7，lamda 277.5，比值< 0.021。

二、CMR

图45-1 A～F分别为四腔心、三腔心、左室中段短轴切面的舒张末期图（A，C，E）及收缩末期（B，D，F）。各房、室腔径线正常范围，左室径相对偏小，左、右室壁普遍增厚，呈向心性肥厚，收缩功能尚可，舒张功能减低，中、大量心包积液

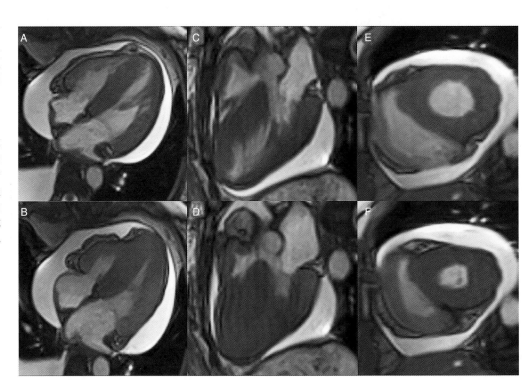

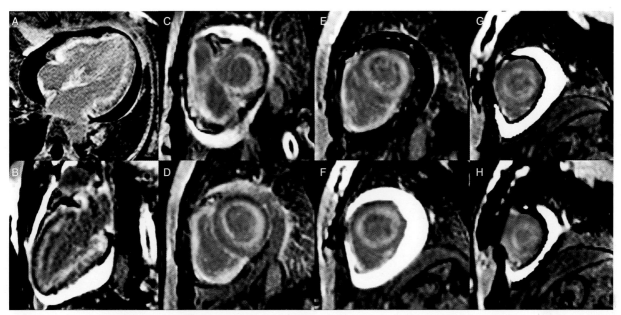

图 45-2　A、B 分别为四腔心、左室两腔心延迟强化；C~H 分别为系列左室短轴切面延迟强化图。室间隔及左、右室壁弥漫内膜下"粉尘样"强化，以左室心内膜下为著，房间隔亦可见明显强化

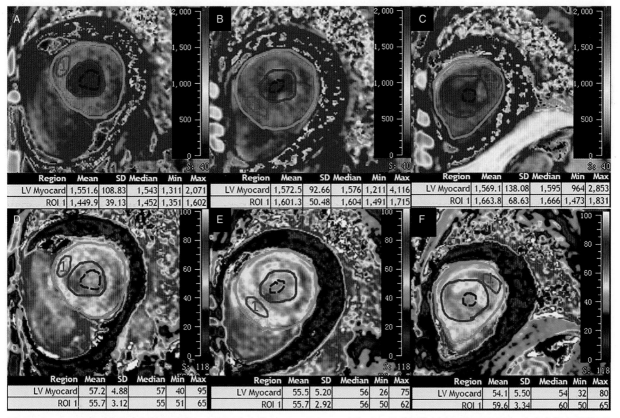

图 45-3　A~C 分别为左室短轴基底段、中段及心尖段 Native T1 map 图；D~F 分别为对应层面 ECV 图。左室心肌各节段 T1 值及 ECV 均显著升高（正常 3.0T Native T1 参考值一般小于 1250ms，ECV 一般小于 25%）

▍三、可能诊断

A. 肥厚型心肌病
B. 心肌淀粉样变性
C. 高血压性心脏病
D. Anderson-Fabry病

▍四、CMR解读及诊断思路

中年女性患者，以"双下肢水肿1年"就诊。实验室检查提示心衰指标及多项免疫功能指标异常。ECG提示肢体导联低电压、胸导联R波递增不良，超声心动图提示左右心室肥厚，意义待定。为明确诊断，行CMR检查。CMR结构及功能检查提示左、右心室肥厚并收缩及舒张功能减低，心包中大量积液（图45-1），心肌延迟强化左室心肌广泛粉尘样强化，以心内膜下为著，房间隔亦增厚并明显强化（图45-2）。进一步 Native T1 mapping 提示左室心肌T1 值弥漫性显著升高（图45-3）。患者既往没有高血压等可致左室前后负荷增加的病史，可以排除高血压性心脏病。Native T1 值明显升高，与通常表现为Native T1 降低的 Anderson-Fabry 病也明显不符。肥厚型心肌病（HCM）是最常见的原发性心肌肥厚，但HCM如果不合并流出道梗阻等血流动力学异常的情况，一般临床症状轻微，甚至无症状，心脏的收缩功能基本正常甚至相对增强，心电图一般为ST-T改变，以上均与本例不符，因此典型的HCM亦可排除。结合患者肾功能、免疫相关实验室检查异常以及特征性的磁共振延迟强化，此例应诊断为心肌淀粉样变性（轻链型可能大）。

▍五、病理

患者通过齿龈活检，结果提示：高锰酸钾刚果红染色（＋），诊断为：淀粉样变性。

▍六、最终诊断

心肌淀粉样变性性合并中大量心包积液

七、点评 / 解析

淀粉样变性是一种以异常纤维蛋白沉积物（淀粉样纤维）在细胞外积聚为主要特点的多系统性疾病。心肌淀粉样变性是由于淀粉样物质浸润心肌细胞间隙而导致的心室壁进行性增厚，室壁顺应性减低[1, 2]。基于病因学特征，累及心脏的淀粉样变性主要分为三个亚型：免疫球蛋白轻链淀粉样变性（AL）、家族性甲状腺素运载蛋白相关淀粉样变性（ATTRm）及老年全身性淀粉样变性（ATTRwt）。临床症状多无特异性，约1/3的患者可出现眶周瘀斑、巨舌等特征性体征。

心肌淀粉样变性早期影像学表现不典型，诊断较困难。随着病程的进展，多表现为双室壁对称性或非对称性增厚，呈限制性表型，左、右室舒张功能受限，瓣膜、房间隔亦可见增厚，部分患者伴有心包积液、胸腔积液[3]。左室收缩功能受损早期表现为心尖部纵向应变减低，射血分数（EF）多在终末期减低[4]。大部分患者MRI延迟增强表现为心内膜为主的粉尘样延迟强化，血池中造影剂快速廓清，具有高度诊断特异性[5]。

本例患者以"双下肢水肿"为主诉，临床症状及实验室检查均提示心力衰竭，不具有特异性，但比较特殊的是尿液及多项免疫指标异常，肾穿刺活检提示"肾小球轻微病变"，因此考虑肾脏病变为继发性改变可能大；除此之外，患者还有"腹腔积液""免疫固定电泳阳性"（多发性骨髓瘤？）及"全身多处淋巴结肿痛"（肿瘤性疾病？），故从临床病史来看，诊断比较困难。然而对磁共振多序列图像的分析，特别是T1 mapping 及延迟强化序列的相对特征性表现，结合临床及实验室检查，则不难诊断本例为心肌淀粉样变性。需要指出的是，包括心肌淀粉样变性、Fabry病、Danon病等在内的肥厚表型心肌病，除Fabry病 native T1 值降低具有特征性外，其余各型磁共振征象类似，必须结合临床表现、特殊容貌体征、实验室检查及相关合并疾患等诊断，如淀粉样变性好发于老年人，其他则好发于未成年人，甚至是婴幼儿（如Pompe病），具体可参考本书的其他相关病例解析部分。此外，本例患者虽无骨痛症状，肾功能正常，但是根据目前的临床资料尚无法完全排除多发性骨髓瘤的诊断，如有必要，需要考虑进一步骨髓穿刺。

T1 mapping及ECV成像可为心肌淀粉样变性的早期诊断提供更多的依据，例如，Native T1及ECV值在早期异常升高，通常发生于室壁增厚、LGE以及血液生化指标异常前，故可在更早期反映心肌受累[6, 7]，此外，在排除左室心肌弥漫性水肿的情况下，全心ECV值>40%（正常范围 22% ~ 28%）是早期诊断心肌淀粉样变性的特异性依据[7-9]；Native T1及ECV值的动态监测亦可用于疾病进展及化疗效果的评估。

八、小结

心肌淀粉样变性是一种好发于中老年的浸润性心肌病，因左室肥厚极易误诊为肥厚型心肌病，但其与肥厚型心肌病的发病机制、病理生理、诊治方案及预后迥异，早期诊断并进行有效干预可以明显改善预后。CMR延迟增强及T1 mapping技术对心肌淀粉样变性的诊断具有重要价值，应作为临床疑似非典型性肥厚型心肌病的重要鉴别手段。

九、参考文献

［1］Fontana M, Corovic A, Scully P, et al. Myocardial amyloidosis：the exemplar interstitial disease. JACC Cardiovasc Imaging, 2019, 12（11 Pt 2）：2345–2356.

［2］Banypersad S M, Moon J C, Whelan C, et al. Updates in cardiac amyloidosis：a review. J Am Heart Assoc, 2012, 1（2）：e000364.

［3］Martinez–Naharro A, Treibel T A, Abdel–Gadir A, et al. Magnetic resonance in transthyretin cardiac amyloidosis. J Am Coll Cardiol, 2017, 70（4）：466–477.

［4］Phelan D, Collier P, Thavendiranathan P, et al. Relative apical sparing of longitudinal strain using two–dimensional speckle–tracking echocardiography is both sensitive and specific for the diagnosis of cardiac amyloidosis. Heart, 2012, 98（19）：1442–1448.

［5］Maceira A M, Joshi J, Prasad S K, et al. Cardiovascular magnetic resonance in cardiac amyloidosis. Circulation, 2005, 111（2）：186–193.

［6］Fontana M, Banypersad S M, Treibel T A, et al. Native T1 mapping in transthyretin amyloidosis. JACC Cardiovasc Imaging, 2014, 7（2）：157–165.

［7］Banypersad S M, Sado D M, Flett A S, et al. Quantification of myocardial extracellular volume fraction in systemic AL amyloidosis：an equilibrium contrast cardiovascular magnetic resonance study. Circ Cardiovasc Imaging, 2013, 6（1）：34–39.

［8］Fontana M, Banypersad S M, Treibel T A, et al. AL and ATTR cardiac amyloid are different：native T1 mapping and ECV detect different biology. Journal of Cardiovascular Magnetic Resonance, 2014，16（1）：341.

［9］Mongeon F P, Jerosch–Herold M, Coelho–Filho O R, et al. Quantification of extracellular matrix expansion by CMR in infiltrative heart disease. JACC Cardiovasc Imaging, 2012, 5（9）：897–907.

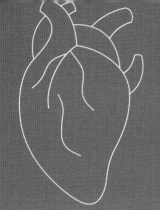

病例46
贝赫切特综合征累及心脏

一、临床病史

男，44岁，反复口腔、外阴溃疡20年。20年前，患者反复出现口腔溃疡和外阴溃疡，未予重视。1年前患者无明显诱因出现头晕、头痛，外院头MR静脉成像（MRV）提示静脉窦血栓。近半年来患者反复发热，针刺试验（+）。外院心电图曾提示"二度Ⅱ型房室传导阻滞、心肌缺血"。既往乙肝病史15年，余无特殊。查体可及第2心音分裂。超声心动图提示心脏各房室内径未见增大，右室内见实质性团块状稍低回声附着物（1.7cm×1.5cm），形态不规则，活动度大，边界尚清，回声不均，似有蒂状结构延伸至右室流出道；左室舒张功能下降；各瓣膜形态结构及启闭未见异常。肺动脉CTA提示：右肺上叶前段、后段、右肺下叶外基底段及左肺下叶内、前、外基底段内多发低密度充盈缺损（图46-1）。实验室检查提示：hsCRP 65.23mg/L，IL-6 13.4pg/ml；TNF-α 20.8pg/ml；HLA-B27（+）。

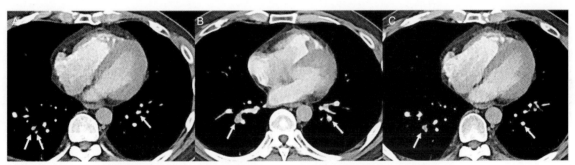

图46-1 A~C为肺动脉CTA轴位图。右上肺动脉及左、右下肺动脉内多处充盈缺损（白箭）

▌二、CMR

图 46-2　A～F
分别为四腔心、三
腔心、左室中段短
轴切面的舒张末
期（A，C，E）及
收缩末期图（B，
D，F）。各房、室
腔径线正常范围，
右室间隔旁肌小梁
上类圆形异常信
号，动态电影序列
可见该占位以蒂状
结构附着于右室壁
（C，D 箭），随心
动周期活动度大

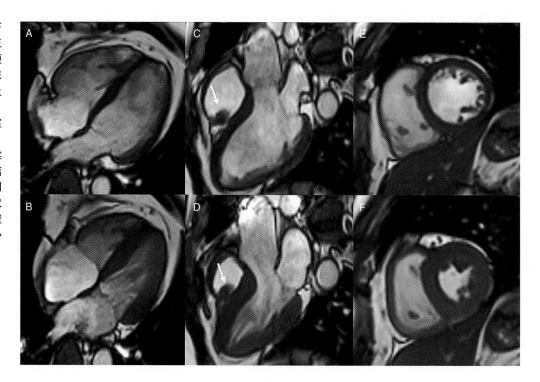

图 46-3　A～F
分别为左室基底
段、中段及远段短
轴切面的 T1WI 图
（A，B，C）及
T2WI 图（D，E，
F）。右室腔多发占
位呈等 T1 稍长 T2
信号（B，E 箭），
余心肌未见明确异
常信号

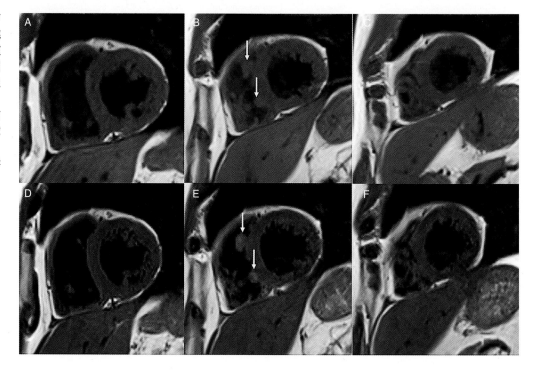

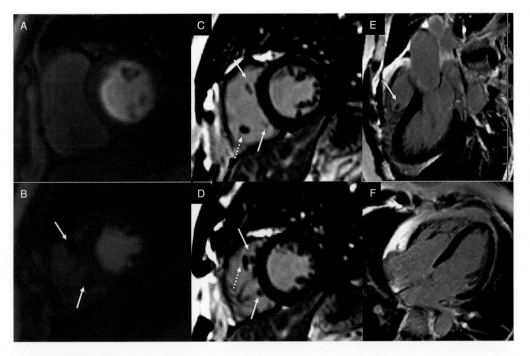

图 46-4　A、B 分别心肌对比剂首过灌注左室短轴切面；C、D 为对应层面延迟强化图；E、F 为左室流出道及四腔心切面延迟强化图。右室腔内占位未见明显对比剂血流灌注（B），但延迟强化可见边缘轻度强化（C~E 实线箭），而正常右室乳头肌无明显强化（C、D 虚线箭），左室心肌未见异常强化

▌三、可能诊断

    A. 贝赫切特综合征

    B. 右室占位性病变，伴双侧肺动脉多发血栓形成

    C. 结节病

    D. Carney综合征

    E. Hughes-Stovin综合征

▌四、CMR解读及诊断思路

    中年男性患者，因长期反复口腔、外阴部溃疡就诊。实验室检查提示免疫炎症指标异常。心电图提示二度房室传导阻滞，超声心动图提示右室腔内占位性病变，CT提示双肺多发外周性肺栓塞。心脏磁共振提示右室腔内多发占位性病变（图46-2），T1WI等-偏低信号，T2WI偏高信号（图46-3），首过灌注无明显对比剂强化，延迟强化呈周边轻度强化（图46-4）。结合肺血管CT提示外周多发性肺栓塞（图46-1），考虑右室占位为栓子来源。此时首先需要鉴别栓子的性质：瘤栓与血栓。心腔内血栓的形成需要有一定的病理生理条件，其中血流动力学异常最为常见，如心房内血栓最常继发于房颤，且以左房耳部多见，心室内血栓最常继发于室壁瘤。该患者磁共振电影序列提示患者左、右心功能良好，亦无凝血功能异常的临床病史，因此基本可除外因血流动力学异常所导致的血栓；其次，如果考虑肿瘤则需要首先考虑良、恶性，从磁共振征象看，虽为多发占位，但信号均匀、边界清楚，无明显强化，提示良性可能大；良性腔内占位以

黏液瘤最为常见，但一般位于左心房，带蒂附着于房间隔，多为单发，不均匀强化常见，如为多发或位于心脏其他心腔，或者复发者，需要考虑Carney综合征，但患者无Carney综合征其他相关临床表现（如皮肤和黏膜表面有独特的色素性病变），因此亦可排除。综上，若以"一元论"诊断，似乎没有一种肿瘤占位性病变既符合影像学特征，又可解释以皮肤黏膜病变为特征的临床表现；而实验室检查提示该患者多项炎症指标异常，该占位T2WI信号偏高，ECG提示传导阻滞，还应考虑结节病；然而结节病更好发于女性，多合并纵隔淋巴结肿大，CMR延迟强化表现为室间隔右室面特征性LGE，以上特征均与本例不符，因此可排除结节病。Hughes-Stovin 综合征又称肺动脉栓塞综合征，是指在肺动脉瘤的基础上，合并周围静脉血栓形成、肺栓塞和支气管动脉变性等病变。显然本例除了外周肺栓塞外没有合并其他肺组织疾患，栓子也可基本确定来源于右心室，故亦不考虑Hughes-Stovin 综合征诊断。其实，反复口腔及生殖器黏膜溃疡是贝赫切特综合征相对特征的临床表现，有时还可累及眼结膜，又称为"眼-口腔-生殖器三联征"，而炎症也是引起血栓形成甚至赘生物形成的原因之一（如感染性心内膜炎），因此本例考虑诊断应为贝赫切特综合征；但如果对贝赫切特综合征不熟悉，亦可诊断为"右室腔内占位性病变，伴双侧肺动脉多发外围肺栓塞"。

五、最终诊断

贝赫切特综合征，心脏受累，右室血栓并双肺动脉多发外围性肺栓塞
或诊断为：右室腔内多发占位性病变（良性/炎性），伴双肺动脉多发外围性肺栓塞

六、点评/解析

本例系为由多器官系统性疾病引起的一系列临床表现，如果缺乏临床经验及缜密的思辨过程，很容易片面的诊断为多个独立疾病，导致诊治效果不佳。

贝赫切特综合征（Behçet disease）也称白塞综合征，是一种病因不明的系统性血管炎性疾病（全身血管壁的炎性浸润）。最早于1937年由土耳其医生Hulusi Behçet报道，并以其名字命名[1]。早期发现的患者主要表现为口腔溃疡、生殖器溃疡和葡萄膜炎三联征，后续研究证实全身各个组织、器官均可受累[2]。

本例患者以长期反复口腔、外阴溃疡就诊，既往有颅内静脉血栓形成病史，针刺试验（＋），HLA-B27（＋），已经符合贝赫切特综合征的国际诊断标准，即针对患者临床症状评分的诊断标准：口腔溃疡（2分）、外生殖器溃疡（2分）、眼部病变（包括前葡萄膜炎、后葡萄膜炎、视网膜血管炎，2分）、神经症状（1分）、皮肤损害（包括假性毛囊炎、皮肤溃疡、结节性红斑，1分）以及血管病变（包括动脉血栓、静脉血栓、静脉炎或浅表静脉炎，1分）；过敏试验为选择性检查，若为阳性可在累计评分上增加1分[2]。累计评分≥4分即可诊断为贝赫切特综合征。本例患者累计评分6分，临床诊断明确。

7%～46%的贝赫切特综合征患者可出现心脏受累[3]，冠脉系统、心脏传导系统、心内膜、心肌以及心包均可累及，出现多种病理生理改变，包括心内膜纤维化、瓣膜赘生物、心室血栓、心包炎、心包积液、心律失常、心肌缺血梗死、冠状动脉炎、冠状动脉窦瘤、冠状动脉瘤等。心室血栓是贝赫切特综合征的严

重并发症之一，多见于地中海盆地及中东地区的年轻患者，男性较女性常见，部分假说认为可能与地区环境因素以及遗传易感性相关。血栓好发于右心系统，右室多见，大量炎性细胞浸润是其主要组织学特征，有时血栓紧贴的右室壁亦可见炎性细胞的广泛浸润。右室血栓常被误诊为肿瘤性病变，目前，心室血栓形成机制尚未明确，可能继发于潜在的心内膜炎或心内膜纤维化[4]，心室内血栓的脱落可导致肺、颅脑及其他心外脏器的栓塞。此外，贝赫切特综合征肺部受累多表现为肺动脉瘤、肺动脉血栓形成、血栓性静脉炎等[3, 5]。因此，本例结合心电图及心脏、肺动脉的影像学表现，也可诊断为贝赫切特综合征合并心脏及肺部受累，右室及双侧肺动脉病变均考虑血栓形成。

▌七、小结

本例是一例非常罕见的贝赫切特综合征累及心脏病例，在诊断与鉴别诊断过程中，临床表现（包括实验室检查）极为重要，而包括磁共振在内的影像学检查可进一步印证贝赫切特综合征的诊断，并评估心血管系统的受累情况，为患者的临床诊治方案及预后评估提供重要信息。作为影像医生，应结合临床与影像缜密推理，切忌看图说话，脱离临床，孤立地诊断疾病，要遵循疾病发展的客观规律，整体而客观地对各个部分的病理生理改变进行评估。

▌八、参考文献

［1］Yıldız M, Köker O, Adrovic A, et al. Pediatric Behçet's disease—clinical aspects and current concepts. Eur J Rheumatol, 2019, 7（Suppl 1）: 1–10.

［2］International Team for the Revision of the International Criteria for Behcet's D. The international criteria for Behcet's disease（ICBD）: a collaborative study of 27 countries on the sensitivity and specificity of the new criteria. J Eur Acad Dermatol Venereol, 2014, 28（3）: 338–347.

［3］Sezen Y, Buyukhatipoglu H, Kucukdurmaz Z, et al. Cardiovascular involvement in Behcet's disease. Clin Rheumatol, 2010, 29（1）: 7–12.

［4］Mogulkoc N, Burgess MI, Bishop PW. Intracardiac thrombus in Behcet's disease: a systematic review. Chest, 2000, 118（2）: 479–487.

［5］Odev K, Tunc R, Varol S, et al. Thoracic complications in Behcet's disease: imaging findings. Can Respir J, 2020, 2020: 4649081.

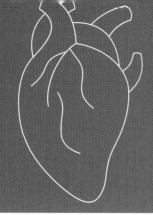

病例47
化疗后心肌病

一、临床病史

女，38岁，气短、活动耐量减低1年，水肿半年。患者1年前行左侧乳腺癌手术，术后2个月内行4周期吡柔比星70mg+环磷酰胺0.8g d1化疗。第1周期化疗后自觉轻度憋气，第4周期化疗后觉气短明显加重伴活动耐量下降，停药后1天内可缓解，未行特殊治疗。其后行第5周期紫杉醇化疗后，觉症状进一步加重，夜间不能平卧，无夜间阵发性呼吸困难及端坐呼吸，遂就诊于我院。既往史：19岁时曾确诊霍奇金淋巴瘤，行6周期化疗及1周期放疗，定期复查，病情稳定。5年前上感后出现胸闷、活动耐量下降，当地诊断为"心肌炎"，抗感染治疗后好转。查体：血压144/95mmHg，颈静脉怒张，可及搏动；腹部移动性浊音（＋）；双下肢轻中度凹陷性水肿。超声心动图提示心肌病变，左房增大，重度二、三尖瓣关闭不全，左、右室收缩功能减低，左室限制性舒张功能减低，下腔静脉增宽；心电图提示窦性心律，完全性左束支传导阻滞，$V_1 \sim V_3$导联QS型，肢导低电压；PET/CT提示左乳腺癌术后，左乳术区、双腋下、颈、胸、腹部及盆部等未见异常代谢增高病灶。胸部X线正位提示双肺纹理增强，双肺少许细索条影。心影饱满，双侧肋膈角欠锐利。患者既往超声心动图动态变化情况表47-1所示。实验室检查提示：NT-proBNP 2925pg/ml，BNP 955 ng/ml；（血生化检查）ALT 51U/L，Urea 10.25mmol/L，UA 536mmol/L，详见表47-1。

表47-1 患者化疗时间、超声、临床表现及实验室指标

时间	LVEF（超声）	二、三尖瓣反流	症状	BNP/NT-proBNP
5年前（心肌炎）	62%	轻中度	活动后胸闷	—
1年前术后化疗（吡柔比星＋环磷酰胺）				
化疗1个月后	62%	中度	憋气	—
化疗3个月后	62%	轻中度	活动耐量下降	BNP 4571pg/ml
化疗4个月后	47%	重度	不能平躺	—
化疗5个月后	41%	重度		—
化疗6个月后	41%	中重度		—
化疗7个月后	50%	轻中度		—
化疗8个月后	30%	中重度	憋气、浆膜腔积液	NT-proBNP 4280pg/ml
化疗10个月后（3月前）	30%	中重度		NT-proBNP 3669pg/ml
化疗2个月前	26%	重度		NT-proBNP 308 lpg/ml

二、CMR

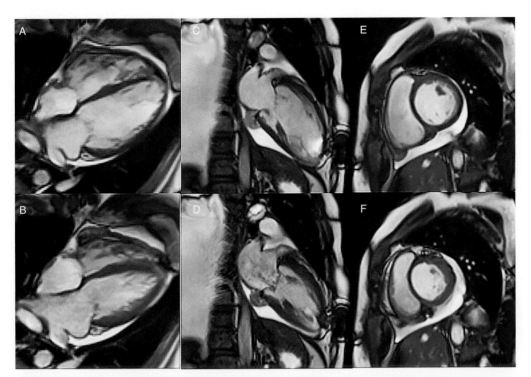

图 47-1　A~F 分别为四腔心、左室二腔心、左室基底段短轴切面舒张末期图（A，C，E）及收缩末期图（B，D，F）。左心房、室轻度扩大，左室壁普遍变薄，左、右心室收缩功能减低（LVEF 43.5%，RVEF 37.4%），心包腔少量积液

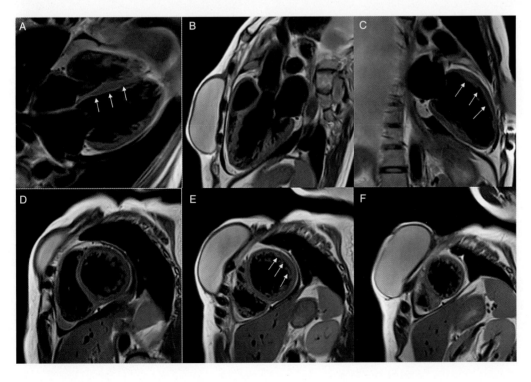

图 47-2　A~F 分别为四腔心、三腔心及长轴两腔心，短轴基底段、中间段及心尖段 T2WI 图。左室心内膜下弥漫性信号偏高（A，C，E箭）

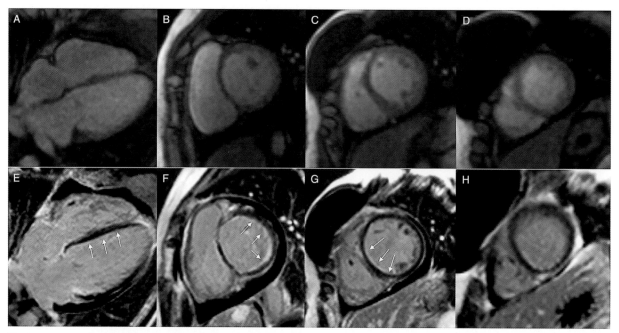

图 47-3　A~D 分别为四腔心、左室短轴基底、中间段及心尖段心肌首过灌注均衡期图像；E~H 为对应层面延迟强化图。心肌灌注未见明确异常，延迟强化左室心内膜下弥漫性高信号（E~G 箭）

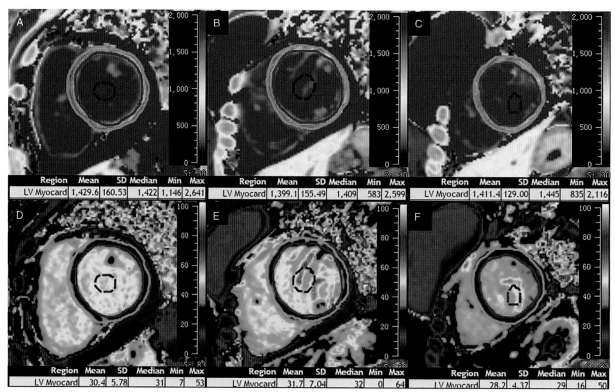

图 47-4　A~C 分别为左室短轴基底段、中段及心尖段 Native T1 map 图；D~F 分别为对应层面 ECV 图，左室心肌各节段 T1 值及 ECV 均明显升高（正常 3.0T Native T1 参考值一般小于 1250ms，ECV 一般小于 25%）

▌三、可能诊断

A. 扩张型心肌病

B. 心肌炎

C. 化疗后心肌病

D. 缺血性心脏病

▌四、CMR解读及诊断思路

青年女性患者，因"气短、活动耐量减低"等心衰症状就诊，既往有多次肿瘤化疗病史，最近一次为发病前一年乳腺癌化疗后，表现为心功能呈进行性减低（表47-1）。心脏磁共振表现为左心房室扩大，左室壁变薄并收缩运动弥漫性减低（LVEF 43.5%），未见节段性运动异常（图47-1），故可排除缺血性心脏病。T2WI 提示心内膜下弥漫性信号偏高（图47-2），对应区域可见延迟强化（图47-3），但分布特征与冠脉解剖不对应，因此也可除外非冠脉狭窄性心肌梗死（MINOCA）。虽然本例患者心脏形态及功能改变较符合扩张型心肌病（DCM），但延迟强化特征与典型DCM（肌壁间强化）不符，故暂不考虑DCM。患者既往诊断过"心肌炎"，但具体依据不详，当时心功能亦属正常，因此目前心衰症状与既往"心肌炎"关系不大；另外，心肌炎一般以左室侧壁心外膜下强化为主，而本例则以心内膜强化为特征，且患者亦无其他明确支持急性心肌炎的相关病史，因此暂不考虑心肌炎。本例患者室间隔及毗邻左室前壁、下壁、部分下侧壁Native T1值弥漫性升高，对应ECV值呈不同程度升高，考虑心肌病变可能较延迟强化显示的更为严重（图47-4）。结合患者多次肿瘤化疗史，表47-1显示的心功能降低也与化疗时间关系密切，心脏结构、功能及组织特征亦提示非缺血性心脏病表现，因此考虑心肌病变由肿瘤化疗药物细胞毒性所致可能性最大。

▌五、最终诊断

化疗后心肌病（化疗药物细胞毒性心肌病）

▌六、点评／解析

化疗药物的心肌毒性可以导致一系列心血管问题，包括心功能不全、心肌损害、心包炎、高血压、心律失常以及血栓栓塞等。随着抗癌治疗效果的提升，化疗药物相关的心脏毒性作用已超过肿瘤本身，直接影响远期预后[1, 2]。既往研究[3]通过对大型动物模型进行连续动态磁共振评估，完整揭示了化疗药物对心肌的毒性损伤过程。化疗疗程中期，心肌细胞水肿，T2信号升高，这一阶段的心肌损伤是可逆的，如果及时停药，心肌细胞水肿可逐渐吸收，室壁运动、左室收缩功能（LVEF）及心肌Native T1和EVC值可维持在正常范围；若化疗持续，心肌T2信号将进行性升高。在化疗结束后1~2周内，多进入疾病中晚期，LVEF开始下降，Native T1及ECV值升高，全心纵向应变异常，此阶段心肌损伤已不可逆，随后心肌损伤进行性恶化；化疗结束1个月后，磁共振延迟强化逐渐出现斑片状强化，强化方式表现不一，可为心外膜下或肌壁间强化。

ECV值是评估成人及儿童肿瘤患者化疗后亚临床心肌损伤的重要指标。ECV值升高与化疗药物的剂量、心室的恶性重构以及心室收缩功能进一步恶化相关[4, 5]。值得注意的是，除了心肌间质纤维化、间质水肿外，心肌细胞凋亡是化疗药物导致心肌损伤的另一重要机制，也是引起ECV升高的一个重要因素，主要表现为左室心肌质量进行性减低[6]。关于乳腺癌的研究表明，左室心肌治疗与化疗药剂量呈负相关，左室心肌质量指数（LVMi，即LV mass/BSA）可作为化疗患者恶性心血管事件的预测因子[7]。本例患者乳腺癌术后，采用"吡柔比星+环磷酰胺，紫杉醇"化疗，上述三种化疗药物均具有心脏毒性，化疗第一个周期后患者自觉心衰症状，且逐渐加重，期间停药后症状可自行缓解；超声心动图动态监测提示自化疗后1个月开始，左室收缩功能进行性减低。综上，本例临床病史明确，高度提示化疗后心肌病。

▌七、小结

肿瘤化疗后心肌病是一种近年来逐渐被临床重视的非缺血性心脏病，可严重影响化疗患者预后。对于化疗患者，一方面要重视化疗对肿瘤的治疗效果，但也要尽量避免使用细胞毒性强的药物，更重要的是需要密切监视心脏结构及功能改变。CMR可对化疗药物对心脏的毒性损害进行全面评估，尤其适用于化疗后心肌损伤的随访评估。

▌八、参考文献

[1] Bloom M W, Hamo C E, Cardinale D, et al. Cancer therapy–related cardiac dysfunction and heart failure. Part 1：definitions, pathophysiology, risk Factors, and imaging. Circ Heart Fail, 2016, 9（1）：e002661.

[2] Plana J C, Thavendiranathan P, Bucciarelli–Ducci C, et al. Multi–modality imaging in the assessment of cardiovascular toxicity in the cancer Patient. JACC Cardiovasc Imaging, 2018, 11（8）：1173–1186.

[3] Galan–Arriola C, Lobo M, Vilchez–Tschischke J P, et al. Serial magnetic resonance imaging to identify early stages of anthracycline–induced cardiotoxicity. J Am Coll Cardiol, 2019, 73（7）：779–791.

[4] Jordan J H, Vasu S, Morgan T M, et al. Anthracycline–associated T1 mapping characteristics are elevated independent of the presence of cardiovascular comorbidities in cancer survivors. Circ Cardiovasc Imaging, 2016, 9（8）：110.

[5] Neilan T G, Coelho–Filho O R, Shah R V, et al. Myocardial extracellular volume by cardiac magnetic resonance

imaging in patients treated with anthracycline–based chemotherapy. The American Journal of Cardiology, 2013, 111（5）：717–722.

［6］Ferreira de Souza T, Quinaglia ACST, Osorio Costa F, et al. Anthracycline therapy is associated with cardiomyocyte atrophy and preclinical manifestations of heart disease. JACC Cardiovasc Imaging, 2018, 11（8）：1045–1055.

［7］Neilan T G, Coelho–Filho O R, Pena–Herrera D, et al. Left ventricular mass in patients with a cardiomyopathy after treatment with anthracyclines. Am J Cardiol, 2012, 110（11）：1679–1686.

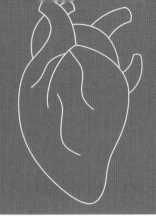

病例48
Noonan综合征

一、临床病史

女，3岁，体检发现心脏病3年。患者出生后3个月时体检发现心肌肥厚，伴面部异常，眼距偏宽，耳位较低，体力活动下降，听力减退。无咳嗽、咳痰，无晕厥、黑矇，无四肢水肿，无喂养困难，平素口服"美洛托尔"控制心律。门诊以"梗阻性肥厚型心肌病（双心室梗阻）"收治入院。查体：心率106次/分，生长发育稍差，眼距增宽，鼻梁低平，人中短，低位耳，呈特殊面容；左侧第3～4肋间可及收缩期Ⅲ级杂音，右侧第2肋间可及收缩期Ⅲ级杂音。无相关家族史。其母孕3产1，第1胎自然流产，第2胎为患儿，第3胎孕23周出现右室游离壁肥厚。患儿入院后超声心动图示梗阻性肥厚型心肌病（累及双心室），心室舒张功能减低，卵圆孔未闭，室间隔肌部小缺损，室水平左向右分流；心电图提示窦性心动过缓伴不齐，心室肥厚。实验室检查提示：PLT 375×10^9 个/L；（血液生化检查）ALT 6 U/L；肾功能及凝血功能指标正常。

二、CMR

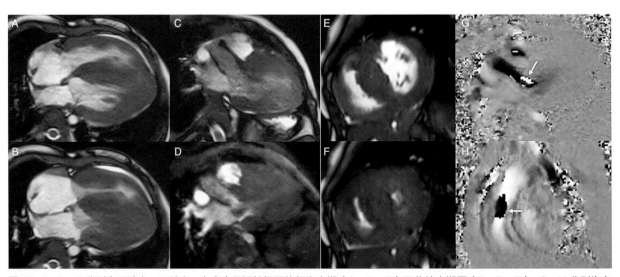

图48-1 A～F分别为四腔心、三腔心、左室中段短轴切面的舒张末期（A，C，E）及收缩末期图（B，D，F）；G，H分别为左右室流出道平面内流速编码相位电影收缩末期血流图。各房、室腔径线正常范围，左、右室径相对偏小，左室壁普遍增厚，以室间隔为著，舒张受限，收缩期左室流出道变窄并可见高速血流信号，二尖瓣前瓣可见"SAM"征及少量反流信号。血流图上可见左、右室流出道梗阻所致的收缩期高速血流信号（G，H箭）

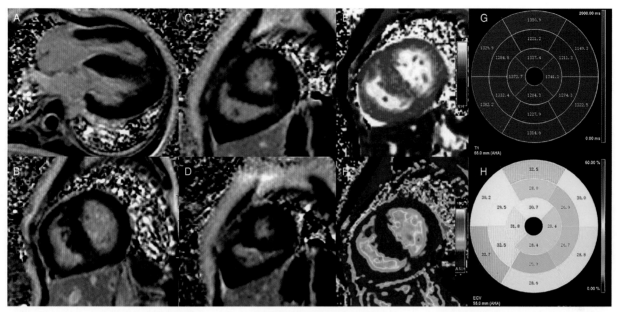

图 48-2　A~D 分别四腔心及左室基底段、中段、远段短轴切面延迟强化序列图；E，F 分别为左室中段短轴切面 Native T1 及 ECV map 图；G，H 分别为各节段 Native T1 map 图及 ECV map 牛眼图。左室心肌未见明显异常强化，但 Native T1 及 ECV 提示左室心肌各节段 T1 和 ECV 值均有升高

▌三、可能诊断

    A．肥厚型心肌病

    B．Anderson-Fabry病

    C．Danon病

    D．Leopard综合征

    E．Noonan综合征

▌四、CMR解读及诊断思路

    女性幼儿，因"体检发现心脏病3年"就诊。既往无特殊病史，出生后体检发现"肥厚型心肌病"，查体见患儿生长发育迟缓，面容异常，听力减退，左侧第3~4肋间及右侧第2肋间均可闻及收缩期杂音。超声心动图提示梗阻性肥厚型心肌病（累及双心室），心室舒张功能减低，卵圆孔未闭，室间隔肌部小缺损，室水平左向右分流；心电图提示窦性心动过缓伴不齐，心室肥厚。进一步CMR检查提示左、右室壁普遍肥厚，呈非对称性，合并双室流出道梗阻（图48-1）。Native T1 mapping 提示左室心肌T1 值弥漫性升高（图48-2），Anderson-Fabry病可能性小。患儿除先天性心血管异常（心肌肥厚）外，还合并发育迟缓、听力减退、特征性面容等多系统受累，无法单纯用肥厚型心肌病解释，故予以排除；患儿为女性，心电图未见预激综合征特征性波形，延迟强化序列未提示心肌纤维化改变，以上均不支持Danon病诊断；Noonan

综合征和Leopard综合征在临床表现、基因突变位点等多个方面重叠性高，鉴别诊断难度相对较大，但是绝大多数Leopard综合征患者合并皮肤多发雀斑样痣，幼年即出现，随年龄增长而逐渐增多，直至青春期，主要分布于面部、颈部和躯干，本例患者目前体检未发现皮肤受累情况，故而考虑Noonan综合征可能性大。

▌五、手术及病理

手术　患者行改良扩大morrow手术、右室流出道疏通术、卵圆孔未闭修补术。

术中见：全心重度扩大，心室右祥，两大动脉关系正常，左、右心室心肌广泛肥厚，以室间隔肥厚为主，二尖瓣下可见多余腱索连接于前叶根部；左心室内膜可见纤维样冲击斑改变，切除室间隔可见间隔支穿过，心肌内可见纤维样改变。卵圆孔未闭，直径约3mm。右室流出道膈束、壁束肥厚，肺动脉瓣无狭窄。

病理

肉眼观：心肌两块，大小均为1.5cm×1.0cm×0.4cm，心内膜局灶灰白增厚。

镜下观：心肌细胞肥大，部分空泡变性，排列紊乱，间质纤维化斑小灶纤维瘢痕形成（图48-3）。

病理诊断：（左、右心室）符合肥厚型心肌病改变。

图 48-3　A、B 分别为左右室流出道疏通术后切除心肌标本 HE 染色及 Masson 染色。心肌细胞肥大，部分空泡变性，排列紊乱，间质纤维化版小灶纤维瘢痕形成

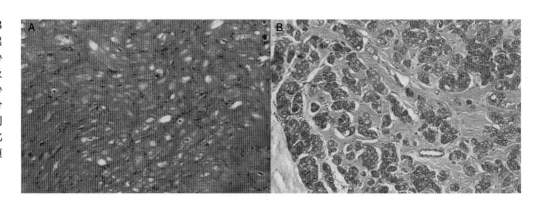

▌六、基因检测

患儿基因检查结果提示：*PTPN*11基因突变，考虑Noonan综合征。

▌七、最终诊断

Noonan综合征

八、点评 / 解析

Noonan综合征是一种常染色体显性遗传病，新生儿发病率约为1∶（1000~2500）。约50%的Noonan综合征 *PTPN*11 基因存在突变，其他目前已证实的致病基因包括 *SOS*1.*KRAS*、*NRAS*、*RAF*1、*BRAF*、*SHOC*2 以及*CBL*[1]。它们所编码的蛋白产物参与丝裂原活化蛋白激酶信号传导通路（RAS-mitogen-activated protein kinase，RAS-MAPK），其突变可致RAS-MAPK通路信号上调，引起多系统功能不全，主要表现为特征性面容、发育迟缓、学习障碍、矮小症、先天性心脏病、肾功能异常、淋巴管畸形以及凝血功能异常。Noonan综合征与Costello综合征、LEOPARD综合征、cardio-facio-cutaneous综合征等多种疾病的发病机制、病理生理过程及临床特征高度一致，统称为RASopathies[2]。心血管受累是Noonan综合征的主要特征之一，约80%的患者表现为各种先天性心脏病，包括肺动脉瓣狭窄（25%~71%），房间隔缺损（4%~57%）、室间隔缺损（1%~14%）、心内膜垫缺损（1%~13%）、二尖瓣异常（2%~17%），主动脉缩窄（2%~9%），动脉导管未闭（1%~6%），法洛四联症（1%~4%），约20%的患者表现为肥厚型心肌病表型[3]。极少数患者可出现冠状动脉瘤或不合并心血管异常[3]。

本例患者以"体检发现心脏病3年"为主诉就诊，临床病史提示肥厚型心肌病表型合并生长发育迟缓，面容异常，听力减退。基因检测提示*PTPN*11基因突变。目前临床诊断RASopathies明确。本病例主要需鉴别以"心肌肥厚"为表型的、*PTPN*11基因突变相关的各种RASopathies，包括Noonan综合征和LEOPARD综合征。二者均可因*PTPN*11基因突变致病，病理生理改变及临床特点上一致性高。磁共振多序列图像分析提示患儿左、右室壁普遍肥厚合并双室流出道梗阻，影像表现特异性不强，需结合患儿多系统受累的临床表现进行鉴别诊断，尤其是绝大多数LEOPARD综合征患者在疾病早期即出现特征性的皮肤改变。

九、小结

Noonan综合征等一系列遗传代谢性心肌病在临床上极易误诊为肥厚型心肌病，出现以下情况时需引起警惕，包括：①未成年人甚至婴幼儿心肌肥厚；②心肌肥厚呈弥漫性，室间隔可相对为著，甚至右室心肌亦肥厚；③若存在延迟强化，多以非冠脉分布的心内膜下强化常见；④T1 mapping及ECV值升高（Fabry病则常见T1值降低）；⑤出现其他系统表现，包括体貌、生长发育、智力、实验室检查等异常。

十、参考文献

［1］Roberts A E, Allanson J E, Tartaglia M, et al. Noonan syndrome. Lancet, 2013, 381（9863）: 333–342.

［2］Tajan M, Paccoud R, Branka S, et al. The RASopathy family: consequences of germline activation of the RAS/MAPK pathway. Endocr Rev, 2018, 39（5）: 676–700.

［3］Linglart L, Gelb B D. Congenital heart defects in Noonan syndrome: diagnosis, management, and treatment. Am J Med Genet C Semin Med Genet, 2020, 184（1）: 73–80.

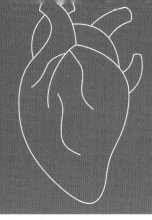

病例49
FLNC突变心肌病

一、临床病史

女，16 岁，确诊限制型心肌病 13 年，纳差 1 周。13 年前，患者因"反复呼吸道感染、肺炎"于外院就诊，超声心动图检查提示"心房增大，右室肥厚"，诊断为限制型心肌病，予美洛托尔、氢氯噻嗪等药物治疗，平素活动耐力差。7 年前，因胸闷、心悸再次就诊，心电图检查提示：一度房室传导阻滞，右束支阻滞；予胺碘酮药物控制，其后反复出现房性心动过速及房扑，多次调整胺碘酮剂量。患者于门诊随诊期间规律服用卡托普利、美洛托尔、利尿补钾药物。患儿分别于 5 月前及 1 月前因纳差伴尿少，胸、腹腔积液再次就诊，给予抗感染、抗心衰及抗心律失常药物治疗，上述症状逐渐缓解，胸腔积液及腹腔积液好转。1 月前，超声心动图提示 LV 舒张末径 40mm，LVEF 54%，心房增大、心肌肥厚，二尖瓣、三尖瓣少量反流，左室收缩功能减低。收缩期肺动脉压估测 34.6mmHg。动态心电图示全程心房扑动和心房颤动交替改变。出院后调整药物，予阿替洛尔、诺欣妥、胺碘酮、螺内酯、呋塞米继续口服治疗。患者目前无明显水肿，可平卧、纳差，为进一步诊治收入我院。既往史：1 年前患者行脊柱侧弯内固定融合术，并于外院进行脊旁肌活检，病理提示先天性肌病。查体可见鸡胸、脊柱侧弯畸形。入院后超声心动图提示：心肌受累疾患，左室壁局部增厚，左房增大，左室舒张功能减低（限制性充盈障碍）。心电图提示：窦性心律，P 波异常，波形符合双心室肥厚标准，ST-T 改变。Holter 提示：异位心律，心房扑动，ST-T 改变。实验室检查提示：NT-proBNP 3700pg/ml，hs-cTnI 0.006ng/ml，CK-MB 5.54 ng/ml，LDH 198IU/L。

二、CMR

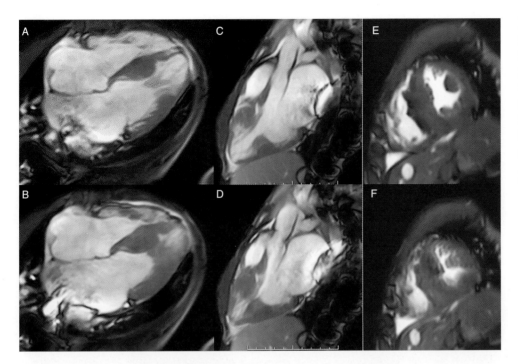

图 49-1　A~F 分别为四腔心、三腔心、左室中段短轴切面的舒张末期图（A，C，E）及收缩末期图（B，D，F）。双房明显扩大，双室不大；左室壁厚薄不均，室间隔及毗邻下壁中段不均匀增厚并形成多处心肌裂隙，左室前壁、下壁局部变薄

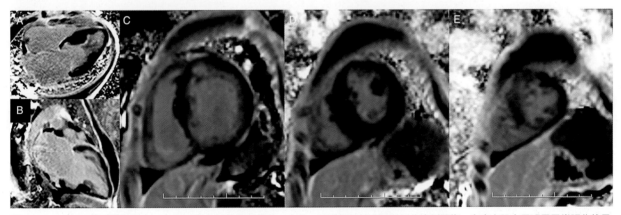

图 49-2　A~E 分别为四腔心、左室两腔心及左室基底段、中段、远段短轴切面延迟强化序列图像。左室心肌未见明显异常强化信号

三、可能诊断

A. 肥厚型心肌病

B. 限制型心肌病

C. 扩张型心肌病

D. 缩窄性心包炎

四、CMR解读及诊断思路

　　青少年女性，因"确诊限制型心肌病13年，纳差1周"就诊。查体可及鸡胸、脊柱侧弯。实验室检查心衰指标升高。心电图提示窦性心律，P波异常，波形符合双心室肥厚标准，ST-T改变。Holter提示异位心律，心房扑动，ST-T改变。超声心动图提示心肌受累疾患，左室壁局部增厚，左房增大，左室舒张功能减低（限制性充盈障碍）。CMR检查提示双房明显扩大，双室不大（图49-1），排除扩张型心肌病；室间隔运动协调，未见明显"抖动"征象，心包未见明显增厚，可排除缩窄性心包炎；延迟强化序列未见明显异常强化（图49-2），左室壁厚薄不均，室间隔及毗邻下壁中段不均匀增厚并形成多处心肌裂隙，前组乳头肌增粗，需与限制表型的肥厚型心肌病相鉴别；但一般限制表型的肥厚型心肌病多有较显著的延迟强化，尤以室间隔为著，而本例患者无明显延迟强化，因此也不支持限制表型的肥厚型心肌病。综上，结合双房大、心室舒张功能受限的心脏功能异常，首先考虑限制型心肌病可能性大。

五、病理

　　患者完善各项检查后行原位心脏移植术。

　　大体观：心脏重123g（不称全重），室壁肥厚，以室间隔及左室游离壁中段明显（厚度约1.5cm），切面未见明显瘢痕，心腔不大，心内膜不厚，未见血栓。右冠状动脉中远段通畅。心脏测量：左室壁厚1.0cm，右室壁后0.4cm，室间隔后1.0cm，主动脉瓣周径5.5cm，肺动脉周径7.0cm，三尖瓣周径11.5cm。

　　镜下观：心肌细胞轻度肥大，左室、右室及室间隔心肌纤维排列紊乱显著，心内膜不厚，间质纤维组织轻度增生。冠状动脉未见粥样硬化改变（图49-3）。

　　病理诊断：（受者心脏）肥厚型心肌病（限制表型）。

图 49-3 A，B 分别为受体心脏标本 HE 及 Masson 染色。心肌细胞轻度肥大，左、右室及室间隔心肌纤维排列紊乱显著，心内膜不厚，间质纤维组织轻度增生

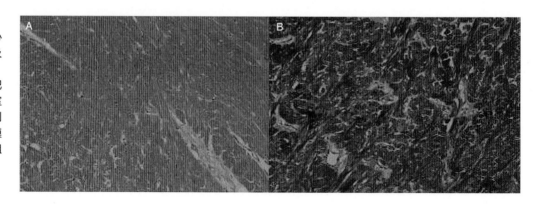

六、基因检查

患者行基因测序提示：*FLNC*基因c.3557C>T位点杂合突变，提示心肌病及肌肉病，患儿无相关家族史，其父母亦非*FLNC*突变基因的携带者。

七、最终诊断

限制型心肌病，*FLNC*基因突变

八、点评 / 解析

*FLNC*基因是编码细丝蛋白C（filamin C）的基因。细丝蛋白C广泛表达在心肌和骨骼肌中，主要与肌动蛋白的交联相关。*FLNC*突变早期的研究多见于骨骼肌病中，近年来，越来越多的研究发现，*FLNC*突变亦可导致心肌疾病，并且心肌受累与骨骼肌受累可以独立存在[1, 2]。Valdes-Mas等[3]率先报道了*FLNC*突变是引起家族性肥厚型心肌病的病因，且*FLNC*突变所致的肥厚型心肌病具有更高的猝死概率。Ortiz-Genga等[4]指出*FLNC*基因截断突变可导致心肌同时表现出扩张型心肌病和致左室心律失常型心肌病的特征，伴有心外膜下和（或）心肌中层为主的纤维化，且更易出现室性心律失常和心源性猝死。*FLNC*突变导致限制型心肌病的报道相对较少，目前已知的突变位点包括p.A1186V，p.A1183L等。相较于*FLNC*突变所致其他类型心肌病，限制型心肌病发病更早，多为幼年，部分患者早期即可出现明显的骨骼肌受累症状[5]。*FLNC*基因错义突变可导致心肌肥厚，但多不伴骨骼肌受累，且仅极少数患者表现为限制表型的肥厚型心肌病[2]，除此之外，c.3557C>T是*FLNC*基因的罕见突变位点，与限制型心肌病相关[5]，本例患者以"确诊限制型心肌病13年，纳差1周"为主诉，临床病史提示先天性肌病，幼年发病，磁共振提示心肌肥厚并舒张功能明显受限，心脏移植后受体心脏病理光镜下诊断为"肥厚型心肌病，限制表型"。可见，对于某些特殊基因突变的心肌病，甚至是常规的病理检查也不一定明确真正的致病因素。最终，结合基因检测结果提示*FLNC*基因c.3557C>T杂合突变，可明确诊断为*FLNC*突变所致的限制型心肌病。

九、小结

对于如*FLNC*基因突变所致的罕见心肌病，单独用影像学进行病因诊断困难，基因诊断目前仍然比较昂贵，普及率不高，病理活检也是有创检查，需要慎重选择；而心脏磁共振扫描的重要性在于，可以评估这类非典型性心肌肥厚的形态、功能及组织特征，判断是否合并其他系统疾病，从而提示肥厚表型的遗传代谢性心肌病，能更有针对性地进行基因和（或）病理检测，从而有助于尽早诊断及治疗；此外，多序列图像分析可以进一步评估心肌纤维化程度，支持临床更好地对患者的预后做出判断。

▌十、参考文献

［1］Furst D O, Goldfarb L G, Kley R A, et al. Filamin C–related myopathies：pathology and mechanisms. Acta Neuropathol, 2013, 125（1）：33–46.

［2］Ader F, De Groote P, Reant P, et al. FLNC pathogenic variants in patients with cardiomyopathies：Prevalence and genotype–phenotype correlations. Clin Genet, 2019, 96（4）：317–329.

［3］Valdes–Mas R, Gutierrez–Fernandez A, Gomez J, et al. Mutations in filamin C cause a new form of familial hypertrophic cardiomyopathy. Nat Commun, 2014,（5）：5326.

［4］Ortiz–Genga M F, Cuenca S, Dal Ferro M, et al. Truncating FLNC mutations are associated with high–risk dilated and arrhythmogenic cardiomyopathies. J Am Coll Cardiol, 2016, 68（22）：2440–2451.

［5］Kiselev A, Vaz R, Knyazeva A, et al. De novo mutations in FLNC leading to early–onset restrictive cardiomyopathy and congenital myopathy. Hum Mutat, 2018, 39（9）：1161–1172.

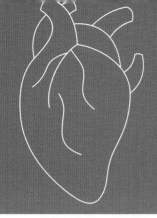

病例50
Leopard 综合征

一、临床病史

女，5岁，先天性心脏病术后4年，双室流出道疏通术后复发梗阻。体格检查发现患儿身体散在分布多发雀斑样痣，眼距增宽，身材矮小，语言障碍，听力正常（图50-1）。心脏听诊发现胸骨左缘第2肋间及胸骨右缘第4肋间可闻及收缩期杂音。超声心动图检查示：先天性心脏病，肥厚型心肌病伴双室流出道梗阻（图50-2）。1岁时曾接受双室流出道疏通术，术后复查发现左室流出道复发梗阻，现来院进一步诊治，冠脉CTA提示左右冠状动脉弥漫性轻度扩张（图50-3）。

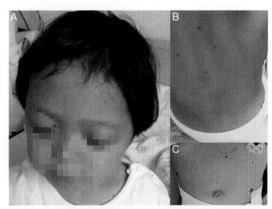

图 50-1　A图示眼距增宽。A~C图示前额、眉毛、颈部、背部及腹部皮肤可见多发雀斑样痣

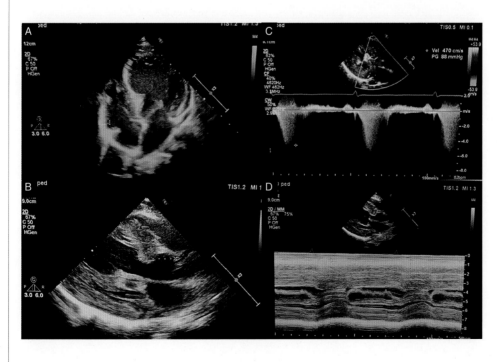

图 50-2　经胸超声心动图（TTE）A，B分别是舒张末期四腔切面和收缩期末期左室流出道位切面，显示左室壁明显增厚，室腔变小，左室流出道狭窄。M型超声心动图（D）显示二尖瓣SAM征（蓝色实线箭），提示左室流出道梗阻。脉冲多普勒（C）显示在静息时左室流出道至主动脉可见血液湍流，最大速度为4.7 m/s，计算出的峰值压力梯度为88 mmHg

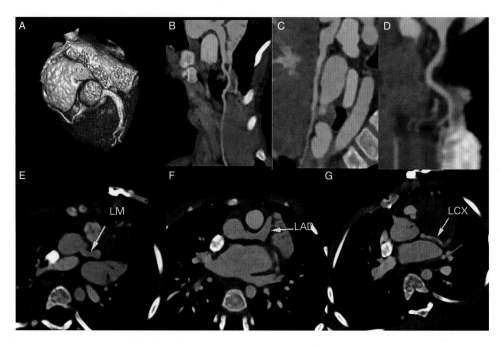

图 50-3　冠 状 动 脉 血 管 成 像 （CCTA）。A 为 全 心 容 积 重 建；B~C 分别是前降 支（LAD）、回旋支 （LCX）和右冠状 动脉（RCA）的曲 面重建；E~G 为 轴位薄层图像。冠 状动脉起源正常， 冠状动脉弥漫性扩 张，以左侧为著， 右冠状动脉管腔最 大直径 3.6 mm，前 降支管腔最大直径 5.3 mm。冠状动脉 管腔通畅，未见血 栓形成，未见动脉 瘤及动-静脉瘘的 征象

▎二、CMR

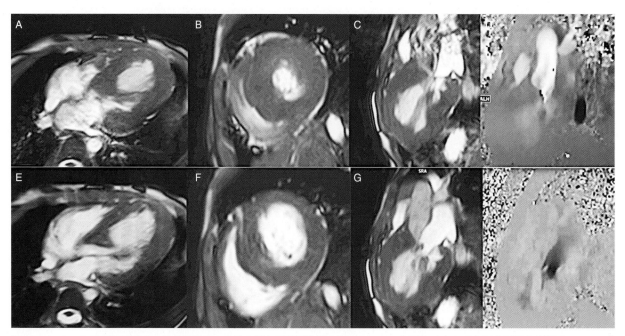

图 50-4　A~C 分别为四腔心、左室短轴及左室流出道电影序列收缩末期图；E~G 分别为对应层面电影序列舒张末期图；D，H 分 别为左室流出道收缩末及舒张末流速编码相位电影血流图。室间隔及左室壁普遍增厚，室间隔基底段为著（室间隔 19~20mm，侧壁 11~13mm），室间隔基底段肿块样突入至左室流出道，导致左室流出道狭窄。左室流出道收缩期可见 SAM 征及流出道至主动脉的高 速血流

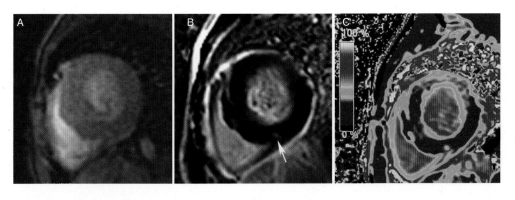

图 50-5　A~C 分别是左室近段短轴切面心肌首过灌注均衡期、延迟强化及 ECV map。心肌首过灌注未见明显灌注减低，室间隔近段右室下插入部肌壁间可见灶状延迟强化（白色实线箭），对应的 ECV 值偏高（39%）

▌三、可能诊断

A. 肥厚型心肌病

B. 川崎病

C. Noonan综合征

D. Leopard综合征

▌四、CMR解读及诊断思路

　　患者出生后发现心脏杂音，超声提示肥厚型心肌病伴双室流出道梗阻，行双室流出道疏通术后复发梗阻，为求进一步诊治来我院。经胸超声心动图提示左室非对称性肥厚，左房轻度增大，二尖瓣收缩期前移伴二尖瓣中度反流，左室流出道严重梗阻（图50-2）。心脏磁共振显示与超声类似的左室形态学及血流动力学特征（图50-4），此外延迟强化提示室间隔右室下插入部肌壁间少许纤维化（图50-5）。心脏超声和磁共振影像表现提示梗阻性肥厚型心肌病。需要注意的是，患儿出生后即发现心脏异常（图50-1），发病较早，合并其他器官异常改变，不能单纯考虑肥厚型心肌病，要考虑到其他遗传代谢相关的肥厚型心肌病表型（编码非肌小节相关蛋白的基因突变所致）的可能性，其中最常见的是RAS病（RASopathies）。RAS病是一组临床定义的医学遗传综合征，由编码 Ras/丝裂原活化蛋白激酶（MAPK）途径的成分或调节因子的基因中的种系突变引起，是最常见合并肥厚型心肌病表型的一类畸形综合征，包括Noonan综合征、Leopard综合征、cardio-facio-cutaneous综合征、神经纤维瘤病等，它们临床特征相似，比如独特面容、心肌病、骨骼异常、生长发育迟缓等。本例患者体表散在多发雀斑样痣，具有特征性，常见于Leopard综合征，且冠脉CTA发现冠脉弥漫性扩张，此为Leopard综合征少见伴发病变。当然，冠脉扩张还需要与川崎病鉴别，然而川崎病所致的冠脉扩张多呈瘤样扩张，严重者可呈串珠样改变，甚至可形成继发血栓及心肌缺血、梗死。因此结合患者的病史，可以排除合并川崎病的可能性。综上，本例考虑诊断为Leopard综合征。

█ 五、基因检测

*PTPN*11外显因子7杂合突变c.836A>G，p.Tyr279Cys。

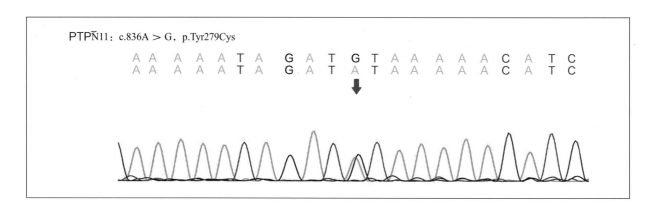

█ 六、最终诊断

Leopard综合征

█ 七、点评/解析

　　Leopard综合征（LS）是一种罕见的累及多种器官的遗传性疾病，LEOPARD是特征性症状首字母的缩写：L——雀斑样痣；E——心电传导异常；O——眼距增宽；P——肺动脉狭窄；A——生殖器异常；R——生长发育迟缓；D——耳聋（感音性）[1]。LS是由*PTPN*11中不同位点错义突变引起基因异常表达的临床疾病[2]，病变*PTPN*11基因可以编码位于12q24.1的蛋白酪氨酸磷酸酶（SHP-2），SHP-2可介导细胞内信号传导，参与细胞增殖、分化和存活。LS综合征常见的两个突变位点为外显因子7（p.Tyr279Cys）和外显因子12（p.Thr468Met）[3]。在基因与表型相关性中，突变Y279C更常与身材矮小、耳聋及肥厚型心肌病表型有关[4]。本例患者系外显子7中的c.836A>G错义突变（p.279Cys），与本例临床与影像学表现基本符合。

　　心肌肥厚是RAS病的共同表现。HCM表型不仅在LS中特别常见，而且与LS相关的HCM表型也是所有表型中最严重的一类[5]。LS的HCM表型确实与原发HCM类似，发生致命心脏事件的风险增加[6]。本病例患者进行两次手术减轻流出道梗阻就是为了防止发生致命性心血管事件。与传统的节蛋白突变导致肥厚型心肌病不同，这种类型的心肌肥厚通常进展快速，常规的影像学随访对于规避不良心血管事件有一定必要性。超声是形态学及功能学评估的一线检查，而心脏磁共振是进一步评估心肌组织特性的优选方案。冠脉异常的随访对于LS的治疗管理也很重要，因为扩张的冠脉有形成栓子的风险。本例患者出院后坚持服用β受体阻滞剂及利尿剂等药物，同时定期进行影像学评估。

八、小结

起病较早的弥漫性左室肥厚伴有异常容貌和其他器官功能障碍需要高度怀疑非节蛋白突变导致的肥厚型心肌病表型，其中Leopard综合征具有特征性的皮肤改变（雀斑样痣），对于这类罕见的遗传疾病，诊断必须结合临床、MRI等影像学检查及实验室检查等多种结果进行综合判断。

九、参考文献

［1］Gorlin RJ, Anderson RC, Blaw M. Multiple lentigenes syndrome. Am J Dis Child, 1969，117：652–662.

［2］Martínez–Quintana E, Rodríguez–González F. LEOPARD Syndrome：Clinical features and gene mutations. Molecular Syndromology, 2012，3：145–157.

［3］Kalev I, Muru K, Teek R et al. LEOPARD syndrome with recurrent *PTPN*11 mutation Y279C and different cutaneous manifestations：two case reports and a review of the literature. Eur J Pediatr, 2010，169：469–473.

［4］Sarkozy A, Digilio MC, Dallapiccola B. Leopard syndrome. Orphanet J Rare Dis, 2008，3：13.

［5］Limongelli G, Sarkozy A, Pacileo G et al. Genotype–phenotype analysis and natural history of left ventricular hypertrophy in LEOPARD syndrome. American Journal of Medical Genetics, Part A, 2008，146a：620–628.

［6］Martínez–Quintana E, Rodríguez–González F. LEOPARD syndrome caused by Tyr279Cys mutation in the PTPN11Gene. Molecular Syndromology, 2012，2：251–253.

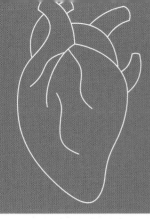

病例51
左冠状动脉异常起源于肺动脉（ALCAPA）

一、临床病史

　　女，60岁，心悸，胸痛、呼吸困难1年。近1年来，患者感心悸，胸痛、呼吸困难（具体不清），入院查心肌酶谱提示阴性，心电图示非特异性ST-T段改变。育有两女，多年来在建筑工地上从事体力劳动，余无殊。

二、CMR

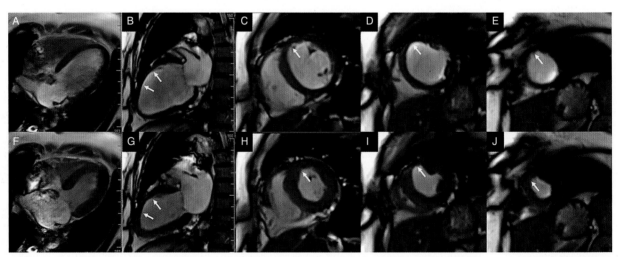

图51-1　A~E分别为四腔心、左室两腔心、左室短轴位基底段、中段及心尖段舒张末期电影序列图；F~J为对应层面收缩末期图。左心房室无明显扩大（LVEDD 50mm），左室前壁中远段室壁变薄（B~E箭），收缩运动减弱（G~J箭），余左室各节段室壁厚度及收缩运动大致正常（LVEF 55%）

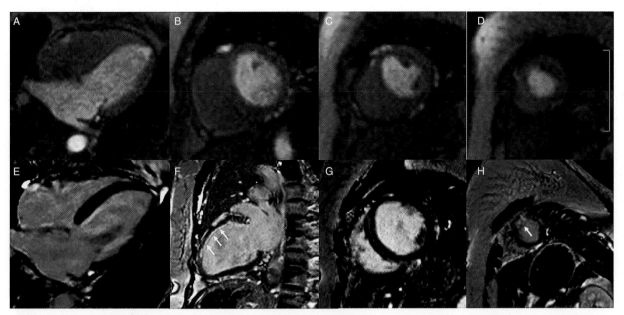

图 51-2　A~D 分别为四腔心、左室短轴位基底段、中段及远段首过灌注图；E~H 分别为四腔心、左室两腔心、左室短轴中段及心尖段延迟强化图。心肌灌注未见明确异常，延迟强化左室前壁广泛心内膜下强化（F，H 箭），G 图室间隔中段肌壁内淡线状 LGE，需要注意的是，G 图前壁心内膜下未见强化与延迟时间较短有关

三、CT冠脉检查

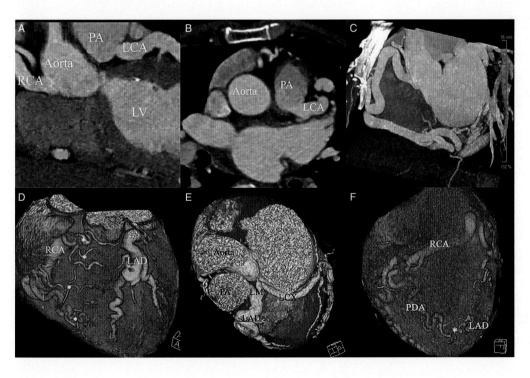

图 51-3　CT 冠状动脉成像。A，B 分别为斜冠状位、轴位多平面重建图；C 为右冠状动脉 MIP 图；D~F 不同角度冠状动脉 VR 重建图。左冠状动脉（LCA）起自肺动脉（PA）主干（A，B），管腔粗大，右冠状动脉（RCA）起自主动脉（Aorta），但管腔瘤样扩张（C，D，F），左右冠状动脉于前降支（LAD，D*）、后降支（PDA）处存在丰富的交通和侧支循环（F*）

▌ 四、可能诊断

    A. 扩张型心肌病

    B. 冠心病，心肌梗死

    C. 冠状动脉先天畸形（瘘、起源异常等）

    D. 川崎病累及冠状动脉

▌ 五、CMR解读及诊断思路

本例患者因"心悸，胸痛、呼吸困难1年"入院，心肌酶谱阴性，提示当前无心肌损害，对于临床诊断无特异性。CMR显示左室无明显扩大、整体收缩功能正常范围，但左室前壁及心尖部室壁轻度变薄、局部收缩运动轻度减弱（图51-1）；延迟强化示广泛左室前壁至心尖部心内膜下LGE，室间隔心肌壁内细线状LGE，既符合非缺血性（心肌壁内）又符合缺血性（心内膜下）心脏病的LGE特征（图51-2），结合电影序列节段性运动异常，考虑为与冠脉病变相匹配的左室节段性运动异常并心内膜下心肌梗死，室间隔代偿性增厚（室间隔厚度正常高限）、肌壁内强化，病原性质待定。CT冠脉成像观察到多发血管迂曲扩张，并非冠状动脉粥样硬化性表现，而与其他因素所致的冠脉扩张性疾病相关。首先需要与川崎病鉴别，患者为老年女性，而川崎病好发于低龄儿童（5岁以下幼儿），且临床病史及实验室检查亦不支持；其次为先天性疾患，包括冠状动脉瘘及起源异常，仔细观察CTA冠脉起源与走行，未见明确冠状动脉瘘，而见左冠状动脉起源于肺动脉（图51-3），应诊断为冠状动脉先天畸形（起源异常）。

▌ 六、最终诊断

先天性心脏病，左冠状动脉异常起源于肺动脉，继发左室节段性运动异常并心内膜下心肌梗死

▌ 七、点评 / 解析

左冠状动脉异常起源于肺动脉（anomalous left coronary artery from the pulmonary artery，ALCAPA），也称为Bland-White-Garland综合征，是一种少见的伴有血流动力学异常的先天性冠状动脉变异。新生儿发生率约1/300000，占儿童先心病的0.25%~0.5%[1]。冠状动脉窃血、心肌缺血梗死、充血性心力衰竭和二尖瓣关闭不全是常见的并发症，患者通常于出生后数月内发生心力衰竭而死亡，少数患者生存至童年甚至成年后，发生心肌缺血、心肌梗死及心衰[1, 2]。决定ALCAPA患者存活时间的主要因素是起自右冠状动脉（RCA）的侧支循环数量和PA内的反向血流[1]。本例患者存活至成年，且还从事体力活动，CMR发现左室整体收缩功能尚可，考虑是由于RCA和LCA间大量侧支循环尚可为其心肌提供足够的富氧血；CMR提示典

型的节段性运动异常及心内膜下心肌梗死，考虑为冠脉病变所致[1, 3]；然而，本例CMR结构功能及组织特征均提示缺血性心脏病，需要进一步分析冠脉病因，但可惜的是，本例患者没有进行磁共振冠状动脉成像（MRCA）检查。综上，对于疑诊为缺血性心脏病的患者，需要鉴别是常见的冠心病还是先天性冠脉病变，尤其是中青年、无冠心病相关危险因素（高血压、糖尿病、高血脂、吸烟、酗酒、肥胖等）的人群，建议进行MRCA检查以除外先天性冠脉畸形。

▎八、小结

诊断ALCAPA最直接的征象是LCA起源于肺动脉，冠状动脉CTA和心血管造影是诊断的主要手段，不仅可以直观显示LCA起源于肺动脉，还可观察继发性冠脉形态改变（RCA扩张）及侧支循环情况。常规心脏CMR检查（不包括冠状动脉磁共振成像，MRCA）不能直接显示冠状动脉情况，但继发的节段性功能异常及延迟强化可提示冠状动脉病变可能。因此本例一方面可以通过CTA明确诊断，在有经验的单位，可以扫描MRCA序列以除外先天性冠脉畸形，但由于本例为老年患者，冠心病可能大，可直接选择CTA或心血管造影。

▎九、参考文献

［1］Secinaro A, Ntsinjana H, Tann O, et al. Cardiovascular magnetic resonance findings in repaired anomalous left coronary artery to pulmonary artery connection（ALCAPA）. J Cardiovasc Magn Reson, 2011，13：27.

［2］Separham A, Aliakbarzadeh P. Anomalous left coronary artery from the pulmonary artery presenting with aborted sudden death in an octogenarian：a case report. J Med Case Rep, 2012，6：12.

［3］Zhu Y, Tang L, Xu Y. Anomalous origin of left coronary artery from the pulmonary artery in a 60–year–old woman. J Thorac Cardiovasc Surg, 2014，147（5）：1706–1707.

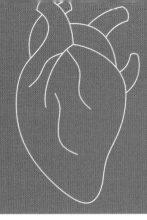

病例52
结缔组织疾病相关肺动脉高压

一、临床病史

女，26岁，活动后胸闷、气喘2年。2年前，患者无明显诱因出现活动后胸闷、气喘，较剧烈活动后出现恶心呕吐，呕吐物为胃内容物，休息后可缓解，至当地医院就诊，未明确诊断。其后患者出现2次晕厥，自觉胸闷、气喘症状较前加重。体格检查：体型消瘦，营养欠佳，精神不振，口唇发绀。心率64次/分，律齐，胸骨左缘第3~4肋间可及3/6级收缩期杂音。实验室检查提示：抗核抗体（ANA）：均质+核仁型↑，滴度1∶1000↑；抗双链DNA抗体（A-dsDNA）：阳性；抗心磷脂抗体IgM：47.6U↑；脑钠肽：>9000ng/L↑；超声心动图提示右心房、右心室明显增大，肺动脉收缩压约120mmHg，中重度三尖瓣关闭不全。

二、CMR

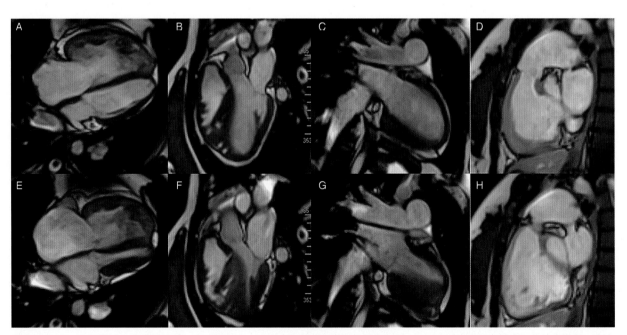

图52-1　A~D 四腔心、左室流出道、左室两腔心、右室流出道电影序列舒张末期图；E~H 对应层面电影序列收缩末期图。左心房、室腔相对缩小（舒张末期左室内径，LVEDD 3.1cm），室间隔变直，左室整体收缩运动大致正常。右心房、室扩大（舒张末期右室内径 RVEDD 5.7cm），RVd/LVd 1.83。右室壁弥漫性轻度增厚，收缩运动减低，室间隔形态及运动异常，舒张期偏直，收缩期向左室膨突。主肺动脉（MPA）增宽，最大直径约3.1cm，相应层面升主动脉（AAo）直径约1.9cm，MPA/AAo 1.5

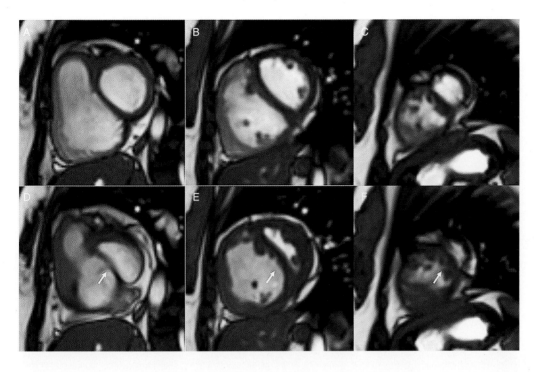

图 52-2　A~C 左室短轴位基底段、中段、心尖段电影序列舒张末期图；D~F 对应层面电影序列收缩末期图。右室壁弥漫性轻度增厚，收缩运动减低，室间隔形态及运动异常，舒张期偏直，收缩期向左室膨突（D~F箭），提示右室收缩及舒张末期压力明显升高。右室射血分数（RVEF 36%），右室舒张末期容积指数（RVEDVI 113.2ml/m²），右室收缩末期容积指数（RVESVI 71.9ml/m²）；左室射血分数（LVEF 66%）

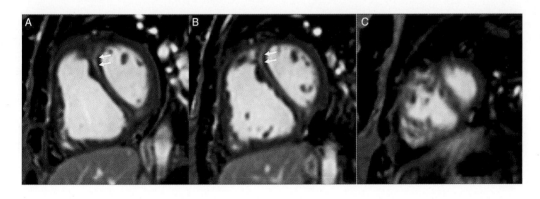

图 52-3　左室短轴位基底段、中段、心尖段延迟强化序列图。室间隔肌壁内线样延迟强化，插入部为著

▌三、可能诊断

A. 左向右分流疾病（房间隔缺损）

B. 肺动脉高压

C. 三尖瓣病变

▌四、CMR解读及诊断思路

　　青年女性患者，以活动后胸闷气喘就诊，临床表现为口唇发绀，提示有缺氧改变，首先需要考虑先天性分流性心脏病或者肺血管疾病。超声心动图提示右心扩大，肺动脉高压（PH），未见心内外分流性畸形。CMR进一步明确了PH改变，包括主肺动脉增宽，MPA/AAo>1，右心房、室明显增大，右室壁弥漫性轻度增厚，收缩运动减低，室间隔形态及运动异常，舒张期偏直，收缩期向左室膨突，提示右室收缩及舒张末期压力明显升高（图52-1，图52-2）；三尖瓣反流为轻中度，本身三尖瓣发育及抵止位置未见异常，与右心及肺动脉改变不匹配，因此可以排除瓣膜病；未见其他引起右心增大的常见结构性心脏病，包括左向右分流疾病（如房间隔缺损）等；右心增大与肺动脉扩张程度基本匹配，考虑右心改变继发于PH；延迟强化序列提示室间隔上下插入部及右室侧壁纤维化（图52-3），此亦为PH常见的继发性右室心肌改变。结合实验室指标自身免疫抗体阳性，考虑结缔组织疾病引起的PH。本例行右心导管造影提示平均肺动脉压力为76mmHg，为重度肺动脉高压。

▌五、最终诊断

　　肺动脉高压，结合临床，考虑继发于结缔组织疾病可能性大

▌六、点评 / 解析

　　肺动脉高压（PH）是一类常见的肺血管疾病，主要病理生理学特征是静息状态下肺动脉压力进行性升高，最终导致右心室功能障碍[1, 2]。依据临床分型，共分为5类（表52-1）：①动脉性肺动脉高压（pulmonary arterial hypertension，PAH）；②左心疾病所致PH；③慢性缺氧性呼吸系统疾病所致PH；④慢性肺动脉阻塞所致PH；⑤未知原因PH。本例属于第1类第5亚型。

　　在西方国家，普通人群PH患病率约1%，以左心疾病和慢性缺氧性呼吸系统疾病所致PH最为常见[2]。PAH表现为孤立性肺动脉压力增高，而左心房和肺静脉压力正常。在我国PAH最常见的病因是先天性心脏病，其次为特发性PAH和结缔组织疾病相关PAH[1]。结缔组织疾病相关PAH的主要发病机制为自身免疫反应及炎症导致肺小动脉挛缩、管壁增厚，从而导致肺动脉管腔狭窄甚至血栓形成，形成肺动脉高压。在欧美国家最常见的原发病为硬皮病，我国为系统性红斑狼疮[1]，本例为混合型结缔组织疾病。

　　PH的诊断金标准为海平面状态下，右心导管检查提示静息时肺动脉平均压≥25 mmHg[1]。CMR是目前评估右室大小、形态及功能的金标准[3]，其中用于诊断PH的参数包括：黑血序列上肺血流流动伪影；MPA>29mm；MPA/AAo>1；平均肺动脉流速<11.7cm/s；心肌质量指数（VMI）>0.45；用于评估PH预后的CMR指标包括：主肺动脉截面积变化<16%；RVEDVI>84 ml/m^2；RVESVI>70 ml/m^2；右室每搏量指数（RVSVI）<25 ml/m^2；RVEF<40%；左室舒张末期容积指数（LVEDVI）≤40 ml/m^2；右室质量指数>59g/m^2；室间隔凸向左室；室间隔插入部延迟强化[2, 4]。

表 52-1 肺动脉高压（PH）的临床分类[1]

1. 动脉性肺动脉高压（PAH）	1.1 特发性肺动脉高压（IPAH） 1.2 遗传性肺动脉高压（HPAH） 1.3 药物和毒物相关肺动脉高压 1.4 疾病相关的肺动脉高压 1.4.1 结缔组织病 1.4.2 HIV 感染 1.4.3 门脉高压 1.4.4 先天性心脏病 1.4.5 血吸虫病 1.5 对钙通道阻滞剂长期有效的肺动脉高压 1.6 具有明显肺静脉/肺毛细血管受累（肺静脉闭塞病/肺毛细血管瘤病）的肺动脉高压 1.7 新生儿持续性肺动脉高压（PPHN）
2. 左心疾病所致肺动脉高压	2.1 射血分数保留的心力衰竭 2.2 射血分数降低的心力衰竭 2.3 瓣膜性心脏病 2.4 导致毛细血管后肺动脉高压的先天性/获得性心血管病
3. 肺部疾病和/或低氧所致肺动脉高压	3.1 阻塞性肺疾病 3.2 限制性肺疾病 3.3 其他阻塞性和限制性并存的肺疾病 3.4 非肺部疾病导致的低氧血症 3.5 肺发育障碍性疾病
4. 慢性血栓栓塞性肺动脉高压和/或其他肺动脉阻塞性病变所致肺动脉高压	4.1 慢性血栓栓塞性肺动脉高压（CTEPH） 4.2 其他肺动脉阻塞性疾病：肺动脉肉瘤或血管肉瘤等恶性肿瘤、肺血管炎、先天性肺动脉狭窄、寄生虫（棘球蚴病）
5. 未明和/或多因素所致肺动脉高压	5.1 血液系统疾病（如慢性溶血性贫血、骨髓增殖性疾病） 5.2 系统性和代谢性疾病（如结节病、戈谢病、糖原储积症） 5.3 复杂性先天性心脏病 5.4 其他（如纤维性纵隔炎）

本例为年轻女性患者，因右心衰症状就诊，临床体征包括口唇发绀，结合右心导管及实验室检查，该例最可能的诊断为结缔组织疾病相关肺动脉高压。

七、小结

虽然CMR不是诊断PH的金标准，但右室结构和功能的改变是评估PH患者严重程度、预后及治疗效果的核心，CMR作为评估右室大小、形态及功能的最佳影像学手段，还可同时评估肺血管血流动力学变化、心肌运动及损伤情况，是PH及继发心肌受累评估的一站式检查方法。

▍八、参考文献

［1］中华医学会心血管病学分会肺血管病学组，中华心血管病杂志编辑委员会 . 中国肺高压诊断和治疗指南 2018.
中华心血管病杂志，2018，46：933–964.

［2］Broncano J, Bhalla S, Gutierrez FR, et al. Cardiac MRI in pulmonary hypertension：from magnet to bedside. Jul–Aug
2020，40：982–1002.

［3］Galiè N, Humbert M, Vachiery JL, et al. 2015 ESC/ERS guidelines for the diagnosis and treatment of pulmonary
hypertension：the joint task force for the diagnosis and treatment of pulmonary hypertension of the European Society
of Cardiology（ESC）and the European Respiratory Society（ERS）：endorsed by：Association for European
Paediatric and Congenital Cardiology（AEPC），International Society for Heart and Lung Transplantation（ISHLT）.
Eur Heart J, 2016 Jan 1，37（1）：67–119.

［4］Alabed S, Shahin Y, Garg P, et al. Cardiac–MRI predicts clinical worsening and mortality in pulmonary arterial
hypertension：a systematic review and meta–analysis JACC, Cardiovasc Imaging, 2021 Apr，14（4）：884.

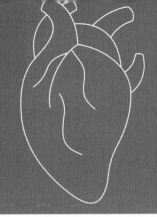

病例53
PRKAG2心肌病

一、临床病史

　　女，17岁，间断胸闷5年，加重1年。5年前，患者无明显诱因下出现心前区疼痛、胸闷。3年前，患者跑步后出现晕厥，持续约8分钟，其后此症状频发，多在劳累（如跑步、爬楼梯）后出现，伴肌无力表现，血压不高，否认高血压、高脂血症、糖尿病史。家族史：母亲40岁时因"心搏骤停"去世；外婆有"冠心病"病史；弟弟运动后有间歇性胸痛症状。实验室检查：肝肾功能未见明显异常。动态心电图提示：窦性心动过缓；胸前导联ST段压低、倒置；左室高电压；心室预激；Q-T间期显著延长。为明确病因进行CMR检查。另外，患者弟弟运动后亦有间歇性胸痛，肌无力表现，为明确家族史，故一同进行磁共振检查。

二、CMR

1. 患者CMR图像

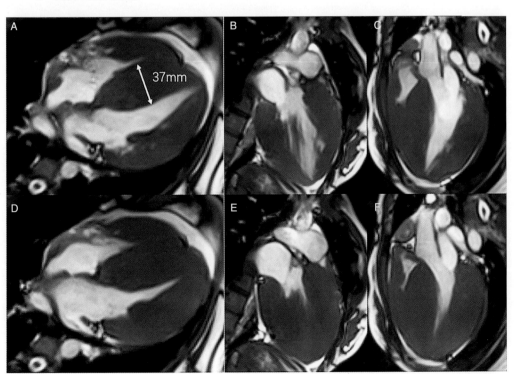

图 53-1　A～C 电影序列四腔心、左室两腔心、左室流出道舒张末期图；D～F 对应层面电影序列收缩末期图。双房不大，双室舒张末容积偏小，左室壁均匀明显增厚，室间隔最厚处达37mm，右室壁亦弥漫性显著增厚，双室收缩功能大致正常，心包少量积液

图 53-2　A~C 电影序列左室短轴位基底段、中段、心尖段舒张末期图；D~F 对应层面电影序列收缩末期图。阳性征象同图 53-1，左室 EF 值 70%

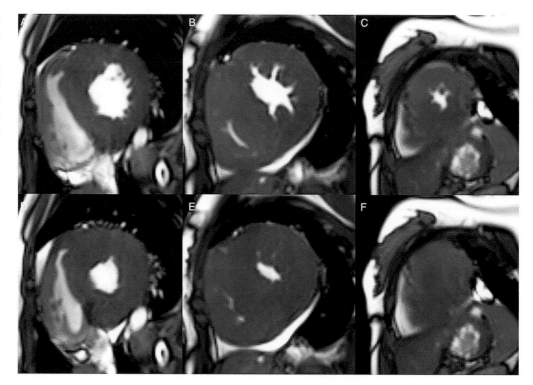

图 53-3　左室应变的测量。A~D 在左室三腔心、两腔心、四腔心及左室短轴位的收缩末期及舒张末期，分别勾画左室心内膜及外膜，通过后处理软件可自动获得各个节段的心肌应变值，并生成 E 图示例曲线图以及 F 图示例的 16 节段应变牛眼图。左室心肌纵向长轴应变（LV-GLS）明显下降，仅为 -4.59%

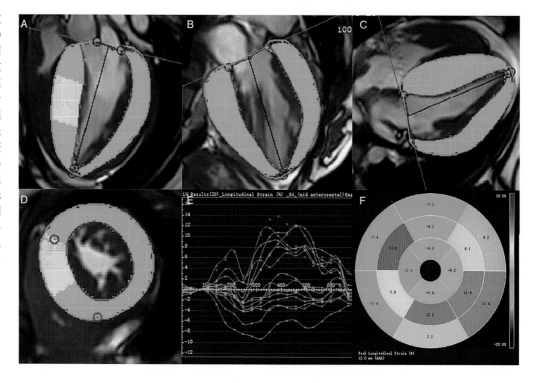

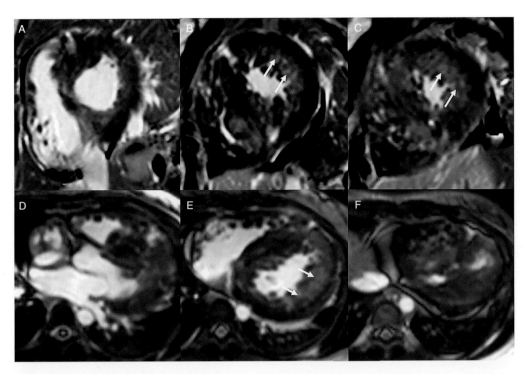

图 53-4　A～C 左室短轴位基底段、中段、心尖段延迟强化序列图；D～F 为横轴位连续层面延迟强化图。左室心肌较广泛弥漫性晕状强化，以游离壁心内膜下为著（B，C，E 箭）

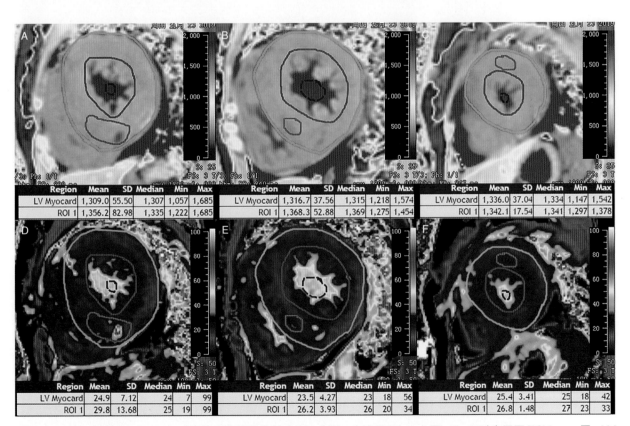

图 53-5　A～C 与图 53-4 A～C 对应的左室短轴位基底段、中段、心尖段 T1 map 图；D～F 对应层面 ECV map 图。LV Myocard：所在层面内整体左室心肌；ROI：所在层面内在左室心肌上勾画的感兴趣区。图 53-4 中左室 LGE 的区域对应位置的 T1 值及 ECV 值也明显升高，但 T1 map 图及 ECV map 图较 LGE 更直观，表现为初始 T1 时间延长（ > 1300ms），ECV 局部轻度偏高（范围 24%～30% ）

2. 患者弟弟CMR图像

图 53-6　A~C
电影序列四腔心、
左室两腔心、左
室流出道舒张末期
图；D~F 对应层
面电影序列收缩末
期图。心脏各房室
不大，左室壁均匀
明显增厚，室间隔
为 著（25mm），
左室收缩运动正常

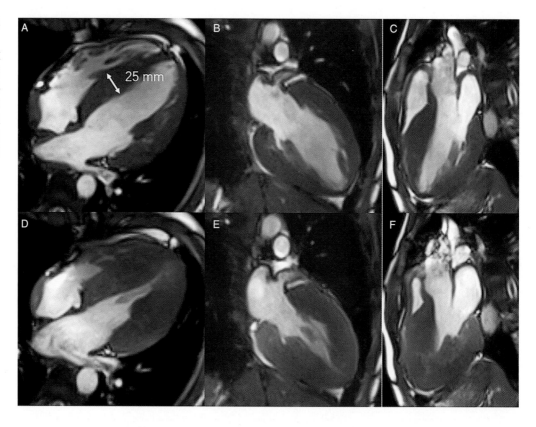

图 53-7　A~C
左室短轴位基底
段、中段、心尖段
电影序列舒张末期
图；D~F 对应层
面电影序列收缩末
期图。阳性征象
同图 53-2，左室
EF 值 72%

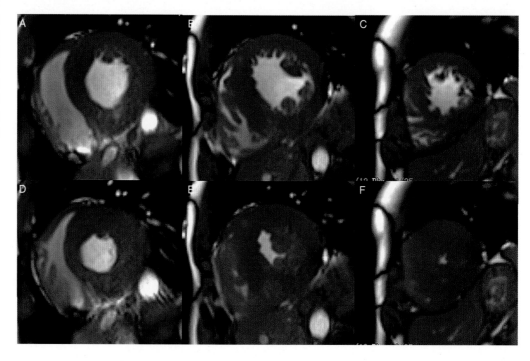

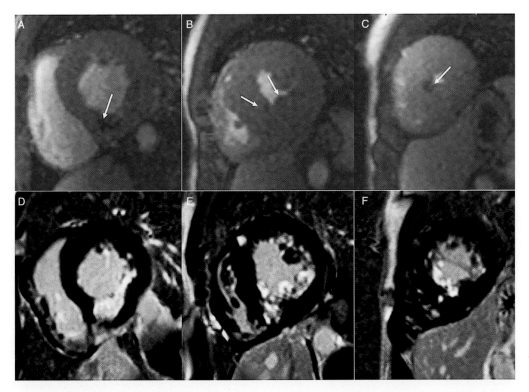

图 53-8　A~C 左室短轴位基底段、中段、心尖段首过灌注均衡期图；D~F 对应层面延迟强化序列图。左室下壁多发灶性灌注减低（A~C 箭），对应位置可见多发延迟强化，范围较心肌灌注更广

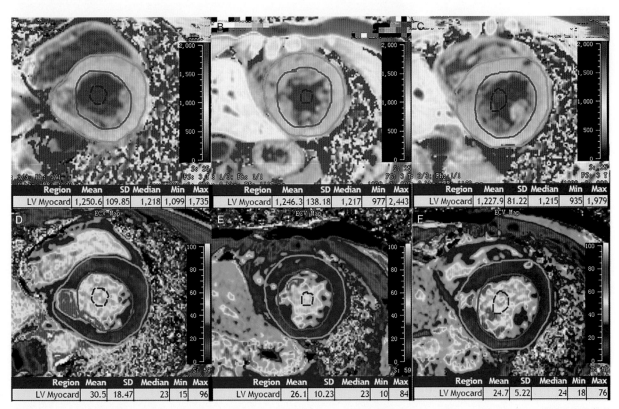

图 53-9　A~C 左室短轴位基底段、中段、心尖段 T1 map 图；D~F 对应层面 ECV map 图。LV Myocard：所在层面内整体左室心肌。图 53-8 中左室出现 LGE 的区域对应位置的 T1 值及 ECV 值也明显升高，但 T1 map 图及 ECV map 图可较 LGE 更直观

▌三、可能诊断

    A. 肥厚型心肌病

    B. 高血压性心脏病

    C. 心肌淀粉样变性

    D. 遗传代谢性心肌病（包括Fabry病、Danon病等）

▌四、CMR解读及诊断思路

    年轻女性患者，表现为间断胸闷、晕厥、肌无力及心电图异常，无高血压史，但有猝死家族史。患者及其弟弟的CMR征象类似（图53-1～图53-9），均提示双室弥漫性向心性肥厚，以左室为著，右室壁亦厚，收缩功能保留，舒张功能减低。以上征象常见于高血压、心肌淀粉样变性及遗传代谢性心肌病，而肥厚型心肌病（HCM）罕见；另外，HCM多为左室非对称性肥厚，右室受累者少见，故而不考虑HCM诊断；患者目前血压不高，亦无高血压病史，高血压性心脏病亦可除外；CMR显示广泛心肌延迟强化，以心内膜晕状强化为著，强烈提示心肌内异常物质沉积类疾病。心肌淀粉样变性虽属于心肌异常物质沉积性疾病（也称浸润性心肌病），但该病发病年龄多为老年人，是因浆细胞产生的单克隆免疫球蛋白轻链或轻链片段以淀粉样纤维素的形式在组织内沉积，导致进行性组织器官功能不全，常合并多发性骨髓瘤，且心肌淀粉样变性的CMR表现为心肌弥漫性增厚，延迟强化为特征性粉尘样强化，且以室间隔及心内膜下更为显著，据此可排除心肌淀粉样变性。患者存在家族性心源性猝死病史，提示遗传性心肌病可能性大。遗传代谢性心肌病包括Fabry病、Danon病、Leopard病、Pompe病等一系列疾患，CMR表现类似，需要结合体貌、实验室检查、基因检测等征象综合诊断。Fabry病（又称Anderson-Fabry病）是一种位于X染色体上的溶酶体蓄积性疾病，由于先天性糖鞘脂代谢途径缺陷，酰基鞘鞍醇三己糖（globotriaosylceramide，Gb3）在多种细胞的溶酶体中蓄积，引起心肌Native T1值的减低，而本例Native T1值是明显升高的，因此可排除Fabry病。ECG提示预激综合征、肝功能异常、骨骼肌病及智力低下是Danon病比较特征性的表现，但患者实验室检查提示肝肾功能正常，且患者为女性，生长发育及智力未见明确异常，结合本书Danon病章节介绍，亦可排除Danon病。其他如Leopard综合征（体表皮肤多斑点）、Noonan综合征（发病年龄较小，合并其他心脏结构畸形如肺动脉狭窄等）、Pompe病（多1岁内夭折）均不支持，因此本例最后的确诊需要通过遗传学检查，CMR诊断为罕见的遗传代谢性心肌病可能性大。

▌五、病理及基因检查

    为明确诊断，患者行病理活检及基因检查。病理提示心肌细胞肥大，肌纤维排列紊乱，无特征性发现；基因检测发现PRKAG2（protein kinase，AMP-activated，gamma 2 non-catalytic subunit）基因中His289Arg突变（c.866A>G），考虑为PRKAG2综合征。

▌六、最终诊断

PRKAG2 综合征

▌七、点评／解析

PRKAG2综合征是一种罕见的常染色体显性遗传病。*PRKAG2*基因位于常染色体7q36位点上，编码5'-AMP活化蛋白激酶（AMPK）的调节亚基（γ）[1]。AMPK的主要作用是通过调节细胞能量转换过程中一些关键代谢酶的活性，维持细胞能量代谢[1]。AMPK不恰当的激活可引起糖原相关颗粒在心肌细胞内异常沉积从而产生空泡化相关心肌病，因此PRKAG2心脏综合征也被认为是糖原累积型心肌病的一种。PRKAG2心脏综合征好发于年轻人，临床表现为心肌肥厚、心室预激综合征（P-R间期缩短、见delta波）、肌无力等，多有家族史[2, 3]。目前有关PRKAG2综合征的CMR特征报道较少，国内也曾报道过姐弟共同患病的案例[2, 4]，其CMR特征亦与本例类似，均表现为左右心室弥漫性向心性增厚，延迟强化为以心内膜下为主的弥漫性晕状强化[2]。难得的是，本例除了给出两例患者的常规CMR序列特征，还包括了T1mapping和ECV特征。总体来讲，遗传代谢性疾病具有一定的共性CMR特征，包括：①左室向心性肥厚，常可累及右室甚至心房壁；②早期收缩功能保留，舒张功能减低；③心肌强化多累及心内膜下，以游离壁为著（心肌淀粉样变性以室间隔为著）；④心肌Native T1值及ECV多升高（Fabry病Native T1值减低）。

▌八、小结

PRKAG2综合征是非常罕见的遗传代谢性心肌病，CMR表现缺乏特异性，需要通过结合临床病史、心电图及实验室检查与其他心肌肥厚疾病进行鉴别，从而提高诊断准确性，但最终确诊仍需依赖基因检测。

▌九、参考文献

［1］Lang T, Yu L, Tu Q, et al. Molecular cloning, genomic organization, and mapping of PRKAG2, a heart abundant gamma2 subunit of 5'-AMP-activated protein kinase, to human chromosome 7q36. Genomics, 2000，70：258-263.

［2］Wang J, Li XL, Xu Y. Cardiac MR manifestations in two cases of PRKAG2 mutations in a Chinese family. Int J Cardiovasc Imaging, 2020，36：1527-1531.

［3］Porto AG, Brun F, Severini GM, et al. Clinical spectrum of PRKAG2 syndrome. Circ Arrhythm Electrophysiol, 2016，9：e003121.

［4］李思靓，李扬，张苗，等. 同胞姐弟同患糖原累积型心肌病超声表现 2 例. 中华超声影像学杂志，2020，29：365-366.

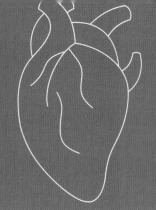

病例54
皮肌炎累及心脏

一、临床病史

女，53岁，全身皮疹2个月，伴肢体乏力1个月。2个月前，患者无明显诱因出现颜面发红，继而出现全身多处红疹伴瘙痒。自行涂抹外用药膏（具体不详），未见好转。1个月前，患者出现四肢酸痛乏力，活动后胸闷气喘，就诊于皮肤科，治疗后未见好转。为求进一步治疗，就诊于风湿科。实验室检查提示：cTnT 714ng/L（↑）；CK 252 U/L（↑）；C-反应蛋白 115mg/L（↑）；抗ENA组套：抗核抗体（ANA）、抗着丝点B蛋白（CENP-B）抗体均阳性。心电图提示：窦性心动过速。临床拟诊为皮肌炎。

二、CMR

图 54-1　A~C 四腔心、左室两腔心、左室流出道电影序列舒张末期图；D~F 对应层面电影序列收缩末期图。心脏各房室大小正常，左右室壁厚度及收缩功能未见异常

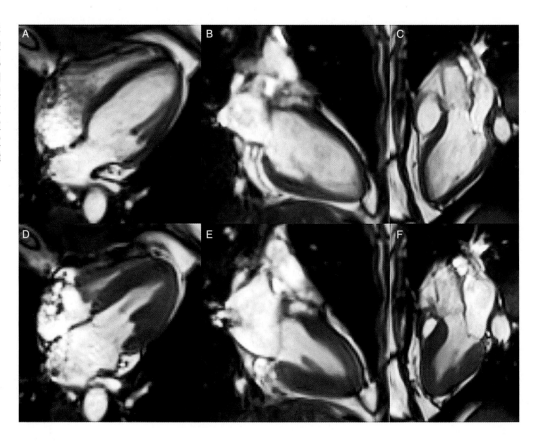

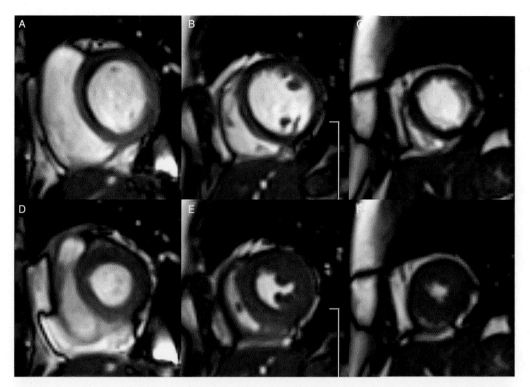

图 54-2　A~C 左室短轴位基底段、中段、心尖段电影序列舒张末期图；D~F 对应层面电影序列收缩末期图。左室不大，左室最大舒张末径（LVEDD 50mm），各节段室壁厚度在正常范围，收缩运动正常，LVEF 63%

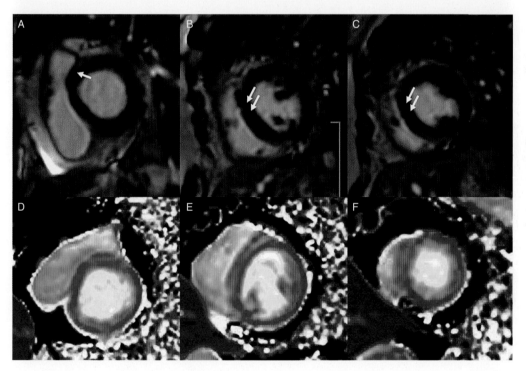

图 54-3　A~C 左室短轴位基底段、中段、心尖段延迟强化序列图；D~F 对应层面 T1 map。LGE 图像示室间隔心肌中层及下插入部少许条形高信号（A~C 箭），提示心肌损伤和纤维化；室间隔心肌初始 T1 值升高，最高值约 1377ms，ECV 约 37.2%

▌三、可能诊断

    A. 皮肌炎累及心脏

    B. 病毒性心肌炎

    C. 系统性红斑狼疮累及心脏

▌四、CMR解读及诊断思路

    中老年女性患者，以"全身皮疹伴肢体乏力"为主诉，于皮肤科就诊后未见明显好转，其后症状加重，结合实验室检查拟诊断为皮肌炎；此外，患者心肌酶谱及心电图异常，临床怀疑心肌受累，行CMR检查进行明确。CMR多序列图像提示患者心脏形态及功能正常（图54-1，图54-2），延迟强化序列显示室间隔心肌中层及下插入部少许条形高信号，T1 mapping及ECV均有明显升高（图54-3），提示心肌损伤，结合实验室检查心肌酶谱异常，提示心肌炎症可能性大。因此，本例需要与病毒性心肌炎及结缔组织疾病如系统性红斑狼疮心肌受累鉴别。病毒性心肌炎一般具有典型的前期感冒病史，临床常表现为心律失常或心功能不全，延迟强化常见于左室侧壁心外膜下，与本例不符。系统性红斑狼疮在临床上通常表现为面颊蝶形红斑及相关实验室检查异常，延迟强化常表现为后外侧壁心外膜和心肌中层斑片状纤维化，也与本例不符。综上，考虑皮肌炎累及心脏可能性大。

▌五、最终诊断

    皮肌炎累及心脏

▌六、点评 / 解析

    皮肌炎（dermatomyositis，DM）是一种以侵犯横纹肌为主的全身性炎症性肌病，主要临床表现为肌肉无力及疼痛，病理表现为骨骼肌炎性细胞（多为淋巴细胞）浸润。DM心脏损害的发生率较高，为30%~70%，通常仅表现为胸闷、心悸、心肌酶轻度升高或心电图异常，因此常被忽视[1, 2]。然而心脏损害却是造成DM患者心律失常和死亡的常见原因，早期识别DM心脏受累、寻找与其预后相关的影像学指标具有重要意义。DM心肌受累的主要病理生理机制是继发于微血管病变的心肌损伤导致心脏传导系统障碍。心肌标志物如cTnT、CK和CK-MB在诊断心肌损伤中具有很高的敏感性，但特异性偏低[1]，需要进行影像学检查进一步明确病因。由于患者心脏形态功能常常表现正常，超声检查容易漏诊，这也体现了LGE及T1 mapping等CMR组织成像技术对该病的诊断重要性，尤其是对心肌纤维化的发生位置及程度的评估具有重要价值。研究表明DM患者心肌纤维化较弥漫，最易累及室间隔，而LGE识别心肌弥漫性纤维化的敏感性较低，T1 mapping序列可以弥补这一劣势，尤其在LGE阴性患者也可出现异常以识别弥漫性间质纤维化[3, 4]。T2 mapping及T2WI抑脂序列可以检测心肌水肿，在评估急、慢性期中有重要价值。此外，心肌应变技术可在心脏结构功能出现异常前早期识别心肌受累，也可以作为重要的补充方法。

▌七、小结

CMR被认为是评估皮肌炎心肌受累的最佳工具，可以发现早期皮肌炎患者心肌受累及其严重程度，从而促进早诊断、早治疗，进而改善患者预后。

▌八、参考文献

[1] Danieli MG, Gelardi C, Guerra F, et al. Cardiac involvement in polymyositis and dermatomyositis. Autoimmun Rev, 2016, 15（5）：462-465.

[2] 许晶晶，焦洋，徐娜，等. 多发性肌炎或皮肌炎心脏损害. 协和医学杂志，2015, 3（6）：221-223.

[3] Radunski UK, Lund GK, Säring D, et al. T1 and T2 mapping cardiovascular magnetic resonance imaging techniques reveal unapparent myocardial injury in patients with myocarditis. Clin Res Cardiol, 2017，106：10-17.

[4] Feng C, Liu W, Sun X, et al. Myocardial involvement characteristics by cardiac MR imaging in patients with polymyositis and dermatomyositis. Rheumatology（Oxford），2021 Mar, 20：271.

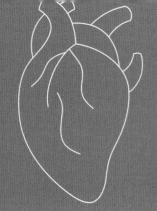

病例55
左室憩室

一、临床病史

男，58岁，反复胸闷黑矇2年，加重3天。2年前，患者无明显诱因出现胸闷，伴黑矇，持续2~3秒，可自行好转，无胸痛、气短，无头晕、头痛，无晕厥，未予重视，后偶有发作。3天前，患者睡眠中突感胸部刺痛，伴胸闷气短，大汗淋漓，疼痛持续半小时左右，至当地医院后症状自行好转，未予治疗。其后患者就诊于我院，检查时胸痛再次发作，查体：心率193次/分，血压90/60mmHg；心电图提示：阵发性室性心动过速；实验室检查提示：心肌标志物正常；心脏超声提示：左室舒张功能减退，轻度二尖瓣关闭不全。

二、CMR

图 55-1 A~C 四腔心、左室两腔心、左室流出道舒张末期电影序列图；D~F 对应层面收缩末期电影序列图。左室下壁基底段室壁变薄，并向外膨突（*），大小约4.9cm×2.8cm，收缩运动尚存在，其余所见大致正常

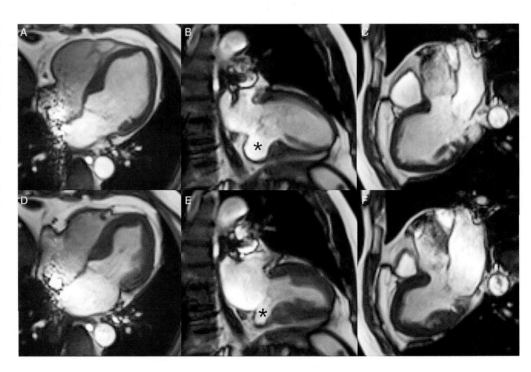

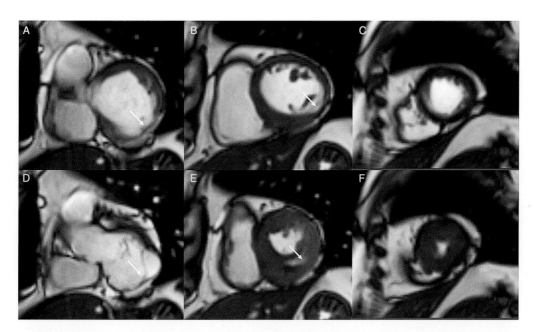

图 55-2　A～C 为左室短轴基底段、中段及心尖段舒张末期图；D～F 为对应层面收缩末期图。左室下侧壁近中段室壁变薄（A，B 箭），收缩运动减弱，但无矛盾运动（D，E 箭），左室整体收缩功能尚可，LVEF 49%

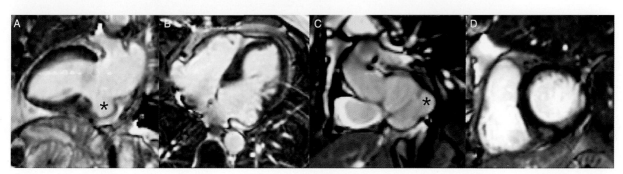

图 55-3　A～D 分别为左室两腔心、四腔心、左室流出道、短轴层面延迟强化序列图。左室各节段室壁包括左室下壁基底段变薄处（*）均未见异常强化

▌三、可能诊断

A. 左室下壁真性室壁瘤

B. 左室下壁假性室壁瘤

C. 左室憩室

D. 左室心肌裂隙（隐窝，crypt）

▌ 四、CMR解读及诊断思路

中老年男性患者，以"胸闷、黑矇"就诊，从症状来看倾向于血流动力学不稳定的心律失常，但不具特异性。发作时心电图检查提示阵发性室性心动图过速。超声心动图所见不能很好解释病因。CMR显示心脏各房室腔不大，左心室基底部下壁局部心肌变薄膨出，收缩运动减弱（无矛盾运动），余室壁厚度及舒缩运动未见明显异常（图55-1，图55-2），对比剂延迟强化提示包括左室下壁基底段在内的左室各壁均无异常强化（图55-3）。综合以上CMR形态、功能及组织特征信息，可排除真、假性室壁瘤，这两种疾病的诊断及鉴别诊断要点详见本书相关病例。因此，本例主要需要鉴别心肌憩室（diverticulum）与心肌裂隙（crypt）。这两种疾病均为先天性心肌发育异常所致，通常无延迟强化。不同的是，憩室多孤立存在，以心尖、下壁、侧壁多见，一般累及范围较大，而心肌裂隙常多发，形态可呈缝隙状，范围较小，多见于肥厚型心肌病。患者在进行射频消融术治疗中亦提示室速形态及电标测符合左室基底部下壁起源，与CMR异常表现定位一致。

▌ 五、最终诊断

左室憩室（diverticulum）

▌ 六、点评／解析

心室憩室是一种罕见的先天性发育异常，通常为偶然发现，没有特异性的临床表现，且较小的孤立性憩室多无症状，然而，仍有相当一部分患者因胸闷、心悸、胸痛等症状就诊。例如本例患者，心电图提示非特异性的室性心动过速，射频消融手术术中显示憩室处为室速起源部位，提示为憩室来源心律失常可能性大。

心室憩室主要需要与心肌的另一类发育异常相鉴别，即心肌裂隙（隐窝，crypt）。crypt是左心室正常致密心肌中细胞离散形成的裂隙或隐窝，好发于左室下壁及下侧壁，通常为多发。crypt可发生于正常人，亦可发生于肥厚型心肌病、先心病、冠心病及瓣膜病等具有基础疾病的患者，以肥厚型心肌病患者最为常见[1]，而心室憩室多孤立存在，心尖、下壁、侧壁多见，一般累及范围较大。

心脏憩室的组织学分类包括肌性和纤维性，其中纤维性憩室相对少见，又被称为"先天性室壁瘤"；本例憩室壁呈肌肉信号，无延迟强化，因此考虑为肌性憩室。70%的心脏憩室合并室间隔缺损、右位心等先天性心内外畸形[2, 3]，因此在进行CMR诊断时，除了观察憩室本身形态及组织特征外，还应注意是否合并血栓及其他心内外畸形。

七、小结

　　心脏憩室是较为罕见的心脏先天性发育异常，就诊患者通常不具有特异性的临床症状。CMR可以发现超声检查声窗评估受限部位的憩室，评估整体心肌及憩室本身的解剖和功能学特点，尤其是延迟强化等组织特征成像序列，在心脏憩室的诊断、分型及鉴别诊断中发挥重要作用。

八、参考文献

［1］Petryka J, Baksi AJ, Prasad SK, et al. Prevalence of inferobasal myocardial crypts among patients referred for cardiovascular magnetic resonance. Circ Cardiovasc Imaging, 2014 Mar，7（2）：259–264.

［2］潘静薇，陆志刚，魏盟等 . 先天性心脏憩室一例并文献复习 . 介入放射学杂志，2008，17：657–660.

［3］Morales–Quispe JA, Aguilar C, Ganiku–Furujen M. Congenital left ventricular diverticulum. Cardiol Young, 2017 Jul，27（5）：973–974.

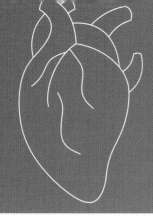

病例56
Noonan综合征

一、临床病史

男，4月龄，发现心脏杂音、心肌肥厚2个月。2个月前，因患儿生长发育缓慢，于当地医院检查。查体可闻及心脏杂音，超声心动图提示"心肌肥厚"。为明确病因，患儿转至我院。入院查体：心率133次/分，身高56cm（出生时52cm），体重4.5 kg（出生时4 kg），无特殊面容，可闻及心脏杂音；无神经系统异常；无四肢或脊柱畸形；无皮肤咖啡斑或痣。心电图（图56-1）提示：窦性心动过速，QRS电轴右偏，右心室高电压，部分导联ST-T改变。实验室检查无特殊。超声心动图（图56-2）提示：对称性肥厚型心肌病（梗阻性），左室流出道梗阻，右室流出道梗阻，肺动脉瓣狭窄，二尖瓣反流（轻度），三尖瓣反流（轻度），未发现主动脉瓣疾病、肺动脉高压或先天性心脏缺损。心脏CT（图56-3）提示：双室肥厚，双室流出道梗阻，冠状动脉起源和走行正常，肺动脉和主动脉发育良好。

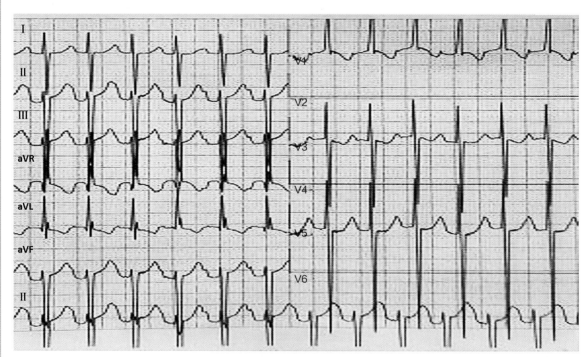

图56-1 12导联心电图（V_2，V_4，V_6导联由于患儿胸壁面积所限未予记录）。心率162次/分，SV_1 0.12mV，RV_5 1.94mV，RV_5+SV_1 2.06mV，P-R间期95ms，QRS 88ms，QT/QT_c 278/457ms，QRS电轴250°

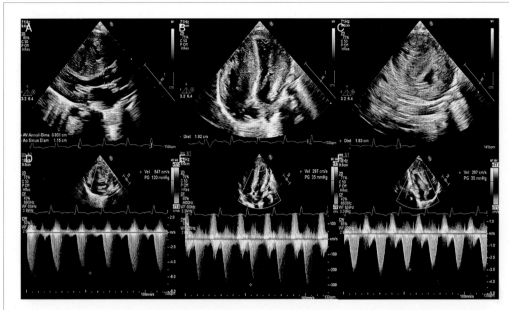

图 56-2　A~C 为左室流出道、心尖四腔心及左室短轴 2D 超声心动图；D~F 分别为基底段短轴切面肺动脉频谱、心尖五腔切面左室流出道频谱及心尖三腔心切面左室流出道频谱。左右室壁弥漫性增厚并双室流出道血流增快（考虑梗阻）

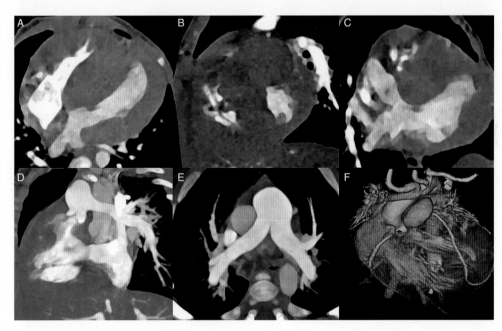

图 56-3　A~E 分别为对比剂增强 CT 左室四腔心、短轴、左室流出道、右室流出道、肺动脉多平面重建图；F 为容积再现技术（VRT）重建图。左、右心室弥漫性肥厚并双室流出道梗阻，冠状动脉起源及走行正常，肺动脉和主动脉发育良好

▌二、CMR

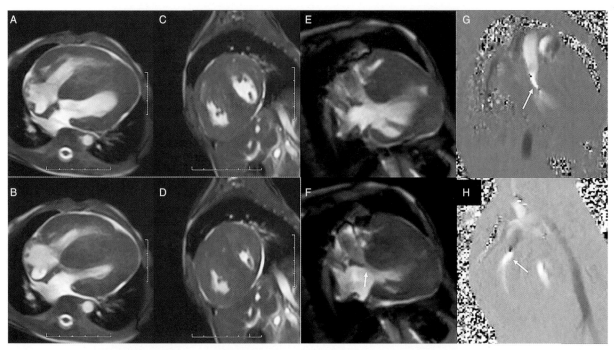

图 56-4　A~F 分别为电影序列四腔心、左室短轴中部及左室流出道舒张期（A，C，E）及收缩期（B，D，F）图；G，H 分别为左、右室流出道流速编码平面内血流图。左、右室心肌及房间隔明显增厚，以室间隔肥厚为著，左室收缩运动正常范围（LVEF 64%），收缩期左右室流出道明显变窄并可见高速血流信号（G，H 箭），二尖瓣可见 SAM 征（F 箭）

图 56-5　A~C 分别为四腔心、左室短轴中段及左室两腔心延迟强化图；D~F 分别为左室短轴中部初始（Native）T1 map 图、增强后 T1 map 图及 ECV 图。左、右室心肌壁内可见多发灶状（A，C箭）及晕状（B箭）强化，心肌 Native T1 及 ECV 均有升高，且以 ECV 升高更为显著

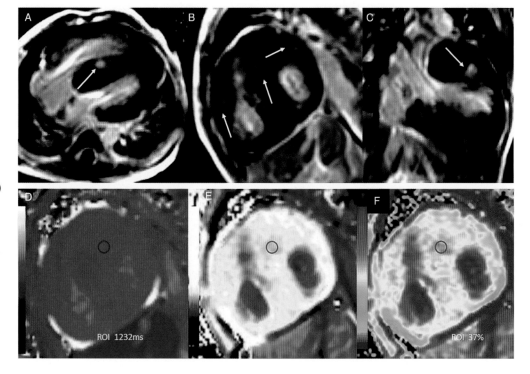

三、可能诊断

A. 继发性心肌肥厚

B. 肥厚型心肌病

C. 心肌淀粉样变性

D. 遗传代谢性心肌病

四、CMR解读及诊断思路

4月龄患儿，因发现心脏杂音并心肌肥厚就诊。体貌特征无特殊，心电图无特异性，超声心动图及心脏增强CT除确认弥漫性心肌肥厚外，无法确定病因。CMR电影序列提示心房轻度增大，心室腔相对较小，双心室及室间隔均有严重的心肌肥厚，前间隔基底段肥厚心肌向右心室突出，左室整体收缩功能正常，左、右室流出道梗阻（图56-4）；左、右室心肌壁内多发异常强化，提示心肌纤维化，T1 map图及ECV值弥漫性增高，且以后者更为显著（图56-5）。本例以心肌肥厚为主要表现，需考虑继发性左室肥厚，肥厚型心肌病，心肌淀粉样变性及遗传代谢性心肌病包括Anderson-Fabry病、Danon病、Leopard综合征、Noonan综合征等。

高血压、肺动脉高压、肺动脉发育不良、主动脉缩窄、瓣膜病、左右分流先天性心脏缺陷等均可导致心室后负荷增加，从而继发心肌肥厚。本例影像学检查显示肺动脉瓣狭窄，无其他上述病史及异常改变，鉴于患儿病程短，单纯肺动脉瓣狭窄并不足以导致左、右心室严重的心肌肥厚。心肌肥厚和肺动脉瓣狭窄可能是某种疾病的主要特征，而非继发性改变，故而可以排除继发性心肌肥厚诊断。

肥厚型心肌病（HCM）多呈非对称性心肌肥厚，LGE常呈斑片状分布于室间隔插入部或肥厚心肌肌壁间，肥厚心肌内的Native T1值及ECV值增加，甚至累及LGE阴性部位，与纤维化区域相一致[1]。肺动脉瓣狭窄可以合并HCM，但相当罕见。鉴于以上，可以排除HCM。

心肌淀粉样变性（CA）好发于中老年男性，表现为心肌肥大，并可累及其他器官，如肾脏，且进展迅速，婴儿极少发病。CA患者心电图常提示低电压，常常表现为左心室向心性弥漫性肥厚，心脏形态呈限制性特征（心房增大，心包及胸腔积液也是常见的伴随表现），LGE最常表现为内膜下环形强化、"粉尘"样透壁强化[2]，部分病例室间隔延迟强化表现为"斑马"征，可伴血池信号减低；部分患者可见房间隔增厚，可伴有心房和房间隔的LGE；此外，T1及ECV值显著弥漫性升高亦是其典型表现[3]。本例明显与上述不符，故可排除CA诊断。

Anderson-Fabry病好发于男性青少年和成年人，而非婴儿；除心肌肥厚外，还可累及皮肤（血管角化瘤）、胃肠道（吸收不良和便秘）、眼睛（角膜黑变）、肾脏（肾功能不全）和中枢神经系统（缺血性脑卒中）。心脏受累时，表现为向心性肥厚，极少数情况下也可表现为不对称的室间隔或梗阻性左室肥厚，LGE特征性分布于基底下外侧壁心外膜下或心肌中层，整体心肌Native T1值下降（主要是由于鞘脂沉积在心肌内），ECV值可在正常范围内[4]。本例与上述表现明显不符，故可排除Anderson-Fabry病。Danon病在临床上主要表现为心肌肥大、骨骼肌病和智力发育迟缓三联征，可伴有心电图预激综合征改变。Danon病多见于青少年男性，病情重，病程短，CMR表现为左室向心性肥厚，广泛的心内膜下低灌注，LGE好发于侧壁及室间隔插入点，多表现为非冠脉分布区域多灶性和/或弥漫性心内膜下至透壁性强化[5, 6]，Native T1和ECV值弥漫性增加。以上表现均与本例不符，故可排除Danon病。Leopard综合征是一种罕见的"神经–心脏–面部–皮肤"遗传综合征，主要临床表现为全身多斑痣、头面部畸形、心血管系统异常、生长发育迟缓，类似于Noonan综合征。Leopard是指L（色素沉着）、E（心电图异常）、O（眼距过宽）、P（肺动脉狭窄）、A（生殖器异常）、R（生长缓慢）、D（耳聋），多斑痣的存在是鉴别Leopard综合征和Noonan综合征的关键[7]。Leopard综合征表现为不对称的心肌肥厚，肥厚心肌往往位于基底段前间隔、中段侧壁和左室心尖。LGE可出现在心尖段[8]。鉴于以上，亦不完全支持Leopard综合征诊断。Noonan综合征以独特的面部特征、先天性心脏病、身材矮小和不同程度的生长发育迟缓为特征[9]，是最常见的与先天性心脏缺陷相关的遗传疾病，其心血管特征为肺动脉瓣狭窄、肥厚型心肌病、房间隔缺损[10]。目前关于Noonan综合征的影像学表现只有个案报道，尚无统一的共识，通常认为其CMR表现为左、右心室弥漫性肥厚伴流出道梗阻，收缩功能正常但舒张功能降低，心肌首过灌注正常，室间隔无LGE或轻度斑片状LGE，心肌Native T1值和ECV值升高。本例除不具备典型面部特征外，余表现均与上述相符，故而高度怀疑Noonan综合征，下一步需要通过基因检测证实诊断（图56-6）。

▌五、基因检测

图56-6 患儿及其父母基因测序图。患儿第12号染色体的第13位外显子*PTPN*11基因存在c.1528C>G突变，而其父母的基因都正常，属杂合突变。患儿基因诊断为：Noonan综合征

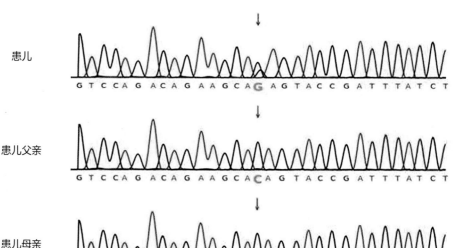

▌六、最终诊断

Noonan综合征

▍七、点评 / 解析

1968年，Jacqueline Noonan首次报道了Noonan综合征，它是一种多器官受累疾病，以常染色体显性遗传方式遗传（家族聚集或散发）。Noonan综合征表现为特征性面容、先天性心脏病、身材矮小和不同程度的生长迟缓。面部特征包括高额头、眼距宽、睑裂下斜、低耳位、颈蹼、后发际线低等、鼻根宽而凹、脸型呈倒三角等[11]。先天性心脏病常表现为肺动脉瓣狭窄、肥厚型心肌病、房间隔缺损，亦有少数病例表现为室间隔缺损、法洛四联症、动脉导管未闭和二尖瓣关闭不全。心肌纤维化和心肌细胞紊乱已证实与Noonan综合征心肌肥厚相关[12]。本例患者虽然无上述特征性面容，但文献报道Noonan综合征面部特征有时是非典型的，并可随年龄变化，考虑到患儿存在肺动脉瓣（包括瓣下）狭窄、心肌弥漫肥厚、生长缓慢的特点，应高度怀疑Noonan综合征。Noonan综合征CMR表现包括：①左右心室弥漫性肥厚伴流出道梗阻；②收缩功能正常但舒张功能降低；③心肌首过灌注正常，室间隔无LGE或轻度斑片状LGE；④心肌T1值和ECV值升高。Noonan综合征是由编码RAS/丝裂原活化蛋白激酶（RAS/MAPK）信号通路的一组相关基因突变引起的。PTPN11基因获得性错义突变占Noonan综合征病例的50%，确诊可行基因检查，本例患者PTPN11基因中存在致病变异，证实了Noonan综合征的诊断。

▍八、小结

Noonan综合征可根据临床表现、实验室检查、心血管影像学表现与其他心肌肥厚型心肌病相鉴别。患有先天性肺动脉瓣狭窄和左室肥厚的婴幼儿应警惕Noonan综合征。CMR通过分析心肌组织特征有助于缩小鉴别诊断范围，确诊最终需要基因检测。

▍九、参考文献

［1］Xu J, Zhuang B, Sirajuddin A, et al. MRI T1 mapping in hypertrophic cardiomyopathy：evaluation in patients without late gadolinium enhancement and hemodynamic obstruction. Radiology, 2020 Feb，294（2）：275–286.

［2］Lee SP, Park JB, Kim HK, et al. Contemporary imaging diagnosis of cardiac amyloidosis. J Cardiovasc Imaging, 2019 Jan，27（1）：1–10.

［3］Chatzantonis G, Bietenbeck M, Elsanhoury A, et al. Diagnostic value of cardiovascular magnetic resonance in comparison to endomyocardial biopsy in cardiac amyloidosis：a multi–centre study. Clin Res Cardiol, 2021 Apr，110（4）：555–568.

［4］Militaru S, Ginghina C, Popescu BA, et al. Multimodality imaging in Fabry cardiomyopathy：from early diagnosis to therapeutic targets. Eur Heart J Cardiovasc Imaging, 2018 Dec 1，19（12）：1313–1322.

［5］Yu L, Wan K, Han Y, et al. A rare phenotype of heterozygous Danon disease mimicking apical hypertrophic cardiomyopathy. Eur Heart J, 2018 Sep 7，39（34）：3263–3264.

［6］Etesami M, Gilkeson RC, Rajiah P. Utility of late gadolinium enhancement in pediatric cardiac MRI. Pediatr Radiol,

2016 Jul，46（8）：1096–1113.

［7］Carcavilla A, Santomé JL, Pinto I, et al. LEOPARD syndrome：a variant of Noonan syndrome strongly associated with hypertrophic cardiomyopathy. Rev Esp Cardiol（Engl Ed），2013 May，66（5）：350–356.

［8］Galazka P, Jain R, Muthukumar L, et al. Familial LEOPARD syndrome with hypertrophic cardiomyopathy. Am J Cardiol, 2020 Nov 15，135：168–173.

［9］Tafazoli A, Eshraghi P, Koleti ZK, et al. Noonan syndrome–a new survey. Arch Med Sci, 2017 Feb 1，13（1）：215–222.

［10］Yart A, Edouard T. Noonan syndrome：an update on growth and development. Curr Opin Endocrinol Diabetes Obes, 2018 Feb，25（1）：67–73.

［11］Athota JP, Bhat M, Nampoothiri S, et al. Molecular and clinical studies in 107 Noonan syndrome affected individuals with PTPN11 mutations. BMC Med Genet, 2020 Mar 12，21（1）：50.

［12］Kaltenecker E, Schleihauf J, Meierhofer C, et al. Long–term outcomes of childhood onset Noonan compared to sarcomere hypertrophic cardiomyopathy. Cardiovasc Diagn Ther, 2019 Oct，9（Suppl 2）：S299–S309.

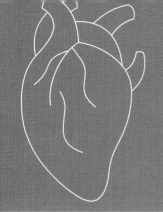

病例57
Pompe病

一、临床病史

男，9月，发热、咳嗽、声嘶3天，加重伴气促、疲乏1天。入院体重7kg。患儿为足月剖宫产出生，其母G1P1。出生4个月时，患儿因发育迟缓、肺炎，在外院诊断为"21三体综合征"（具体不详），并进行一个疗程脑康复治疗。3天前，患儿无明显诱因出现发热，最高体温达39.4℃，无意识障碍，并出现阵发性非刺激性咳嗽，伴喉头痰响、声嘶。1天前，患儿咳嗽、声嘶较前加重，伴明显气促、精神疲乏，时有烦躁不安、拒食，以"支气管肺炎"收入儿内科。入院后实验室检查提示：ALT：260U/L；AST：415U/L；CK：850U/L；CK-MB：76.0U/L；LDH：2317U/L；α-HBD：2189U/L；BNP：3341.6pg/ml；cTNI：0.046ng/ml。心电图提示：窦性心动过速，逆钟向转位，左心室高电压，ST-T段改变。超声心动图（图57-1）提示：左室心肌肥厚，疑诊心肌淀粉样变性或心内膜弹力纤维增生，建议CMR进一步检查。CT平扫（图57-2）提示：双肺炎症；可疑大量心包积血。

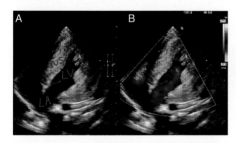

图57-1 A，B分别为经心尖四腔心切面2D超声及多普勒血流图。左室弥漫性肥厚，回声粗糙，房室瓣功能未见异常

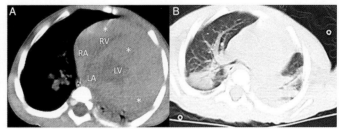

图57-2 A，B分别心脏CT平扫纵隔窗及肺窗。心影明显扩大，左右心室壁显著肥厚（*），心腔相对缩小，双下肺渗出及实变。RA：右心房；RV：右心室；LA：左心房；LV：左心室

二、CMR

患儿检查时心率约140次/分，节段采集呼吸、运动伪影大，图像质量欠佳，故采用实时电影（cine-realtime）、T1WI、T2WI FS、DE-overview（LGE）扫描方案完成检查。

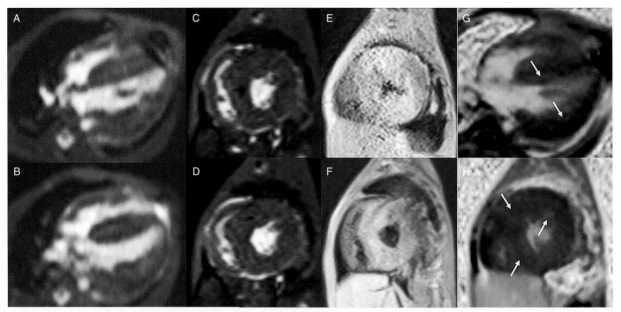

图 57-3　A~D 为四腔心及左室短轴中段梯度回波序列电影舒张末期（A，C）及收缩末期（B，D）图；E，F 为分别左室短轴中段 T1WI 及 T2WI FS 图；G，H 分别为四腔心及左室短轴中段延迟强化图。左、右室壁增厚，心腔大小大致正常，双心室舒张受限，未见心包积液（积血）；T1WI、T2WI FS 参数成像心肌相对于骨骼肌信号增高，左、右室心肌弥漫晕状延迟强化（G，H 箭）

▌三、可能诊断

    A. 肥厚型心肌病

    B. 心肌淀粉样变性

    C. 心内膜弹力纤维增生症

    D. 遗传代谢性心肌病（Fabry 病、Danon 病及 Pompe 病等）

▌四、CMR 解读及诊断思路

    9 月龄患儿，超声及 CMR 均提示左、右室心肌增厚，因心肌明显肥厚，CT 易误诊为心包积液（血）。CMR 电影序列提示双心室舒张受限，参数成像心肌相对于骨骼肌信号增高，LGE 示左、右室心肌弥漫晕状延迟强化（图 57-3）。心肌肥厚首先应考虑肥厚型心肌病（HCM）。HCM 是最常见的遗传性心肌病，属于肌小节基因突变的心肌肥厚病变，多数无明显临床症状，少数梗阻性 HCM 在青少年以后出现症状而确诊。HCM 最常见的形态特征为非对称性左室肥厚，一般以室间隔肥厚最为常见，其次是心尖 HCM、左室中段 HCM 等，很少累及右心室，因此本例无论临床表现还是形态特征均不符合典型 HCM。心肌淀粉样变性（CA）虽然可致左、右室心肌弥漫性增厚，但 CA 延迟强化多为以心内膜为著的环状、弥漫粉尘样强化，且 CA 好发于老年人，常有心电图肢体导联低信号，均与本例不符。心内膜弹力纤维增生症常于婴幼儿时期发病，临床症状重，心室舒张功能受限，与本例血流动力学类似，但该病左室心肌无弥漫性增厚，右室一般不受累，对比剂延迟强化多为心内膜下强化，因此本例亦不符。最后，本例较符合心肌异常物质沉积的遗传代谢性疾病，且实验室提示多种酶学（肝功能、肌酶）异常，临床患儿发育迟缓、喂养困难，均提示该类疾病。综合流行病学、临床、实验室检查及CMR，考虑Pompe病可能性最大，建议临床进行相关酶学及基因检测进一步确诊。

▌五、基因检测

患儿进行基因检测（表57-1），提示GAA基因两处（可能）致病性突变，患儿最终确诊为糖原贮积病Ⅱ型（Pompe病）。

表 57-1　患儿基因检测报告

基因	基因组位置	位点变异信息	合子类型	遗传方式 c	致病等级 a	软件预测 b	变异来源	普通人群频率	临床关联疾病（OMIM 编号）
GAA	chr17:780 86721	NM_000152.3: c.1935C>A: p.Asp645Glu	杂合	1.　AR	致病	+	/	0.0016	1.　糖原贮积症Ⅱ型（232300）
GAA	chr17:780 81693	NM_000152.3: c.953T>C: p.Met318Arg	杂合	1.　AR	可能致病	+	/	—	1.　糖原贮积症Ⅱ型（232300）

a. 致病等级评判主要参考 ACMG/AMP 2015 guideline。

b. 软件预测主要参考 SIFT、Polyphen2_ HVAR pred、RENEL、ClinPred、CADD 等功能学预测软件，"+"表示至少有一个软件预测为功能损害，"—"没有软件预测为功能损害，"/"表示软件预测结果不确定。

c. AR: 常染色体隐性遗传。

▌六、最终诊断

遗传代谢性心肌病，Pompe病可能性大

▌七、点评 / 解析

糖原贮积病Ⅱ型（GSDⅡ）亦称Pompe病，是酸性 α–葡糖苷酶（GAA）基因突变导致的常染色体隐性遗传代谢性疾病，以骨骼肌和心肌异常糖原沉积为病理特征，主要引起骨骼肌和心肌功能异常[1]，根据发病年龄、心脏受累和预后，分为婴儿型和晚发型糖原贮积病Ⅱ型[2]。婴儿型于1岁内起病，主要累及骨骼肌和心肌，GAA活性严重缺乏，病情进展迅猛，常于1岁左右死于心力衰竭及呼吸衰竭[3]。辅助检查肝酶、肌酶异常升高，心电图示P-R间期缩短，QRS波群高电压，超声心动图提示心肌肥厚、左心室肥大。

由于婴儿型Pompe病起病早，症状重，预后不良，多于1岁内夭折，因此有关该病的CMR表现文献报道凤毛麟角。CMR不仅能发现心肌肥厚和左心室肥大，对右室壁的观察也明显优于超声，而且还能利用LGE对心肌内糖原沉积的分布情况及严重程度进行评估。

另外，婴儿型患者因麻醉风险高不建议肌肉活检，GAA活性测定和基因检测分析是确诊的主要方法。婴儿型患者尽早开始酶替代治疗可显著延长生存期，改善运动发育和心脏功能[2]，其他治疗方法主要是对心、肺疾病的对症治疗。因本病为常染色体隐性遗传病，先证者父母再次生育其再发风险为1/4，所以对其家庭成员提供遗传咨询非常必要，可于再次妊娠早期（12周左右）采集绒毛直接进行*GAA*基因突变分析及GAA活性测定。

▌八、小结

Pompe病罕见，对于婴幼儿心肌弥漫性肥厚、实验室酶学异常、临床发育迟缓、喂养困难的患者应该怀疑为遗传代谢性疾病，及时进行基因检查，以期达到"早发现、早诊断、早干预（酶替代治疗）"的目标。由于婴幼儿进行CMR检查存在诸多限制，所以CMR并非Pompe病的推荐首选检查，但对于诊断不明、拟评估严重程度及疗效的案例，可考虑CMR检查。

▌九、参考文献

［1］黄永兰，黄旭升. 糖原贮积病Ⅱ型诊断及治疗专家共识. 中华医学杂志，2013（18）：1370–1373.

［2］Schänzer A, Görlach J, Claudi K, et al. Severe distal muscle involvement and mild sensory neuropathy in a boy with infantile onset Pompe disease treated with enzyme replacement therapy for 6 years. Neuromuscul Disord, 2019, 29（6）：477–482.

［3］Hu J, Sun L, Ren W, et al. Two novel mutations in the gene that codes for acid α–glucosidase in a baby with Pompe disease. Eur Heart J, 2015, 36（14）：883.

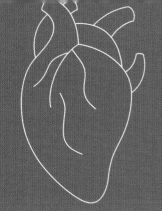

病例58
左室心尖发育不良

一、临床病史

女，31岁，外院体检发现心脏扩大2年。2年前，患者因孕期在外院常规检查心电图发现r波递增不良，无胸闷、头晕、黑矇等症状；后进一步彩超提示左室增大，左心呈球样改变。外院诊为"扩张型心肌病，心脏扩大，心功能Ⅱ级"，口服美洛托尔效果不佳。现为进一步诊治入院，患者血糖、血脂无异常，无明确家族史。查体：血压107/68mmHg；实验室检查：NT-proBNP 135pg/ml；心电图提示：窦性心律，心率70次/分，频发室性期前收缩，偶发短阵室性心动过速。心脏超声提示：左室增大，呈球样改变，心尖由右室构成，左室整体收缩功能轻度减低（LVEF50%）。冠脉CTA未见明显异常。

二、CMR

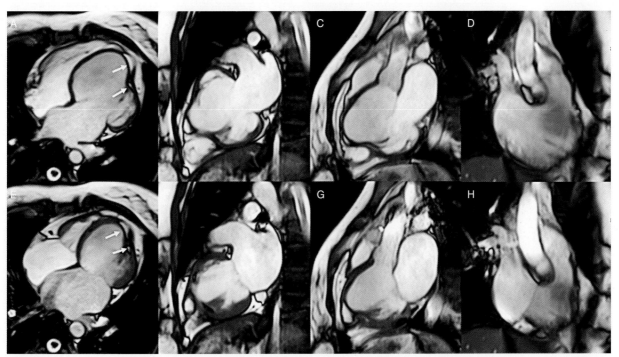

图58-1　A~D分别为四腔心、左室两腔心、左室流出道矢状位及右室两腔心电影序列舒张末期图；E~H分别为对应切面收缩末期图。左室舒张末径70mm，左室各节段普遍偏薄（室间隔中段4~6mm），LVEF50%，左室心尖心肌内可见脂肪沉积（图A、E白箭）

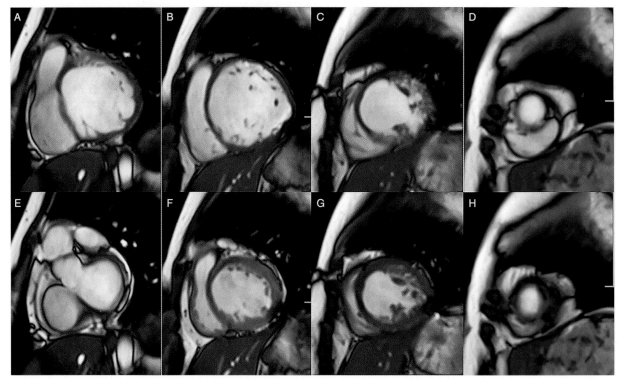

图 58-2　A~D 为左室短轴近段、中段、远段电影序列舒张末期图；E~H 分别为对应切面收缩末期图。左室扩大，左室各节段普遍偏薄，收缩功能尚可。左室侧壁肌小梁增多，小梁间隙加深，考虑存在过度小梁化

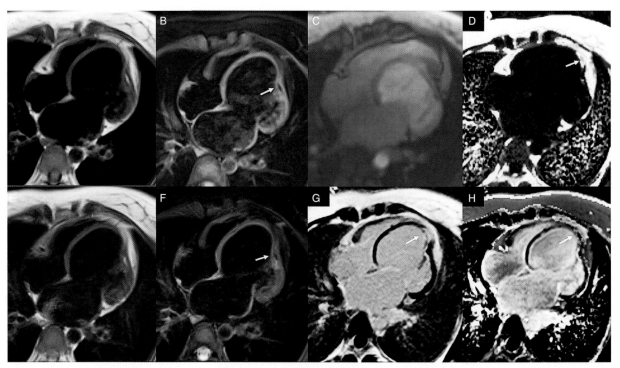

图 58-3　A，E 分别为四腔心 T1WI、T2WI 图像；B，F 分别为对应层面抑脂序列；C，D，G，H 分别为四腔心首过灌注均衡期图，延迟强化 Dixon 水脂分离的脂相，延迟强化序列及延迟强化 Dixon 水脂分离的水相可见心尖的脂肪沉积、抑脂后呈低信号（B，F 白箭）、延迟强化为高信号（G 白箭）、水脂分离脂相呈高信号（D 白箭）、水相呈低信号（H 白箭）

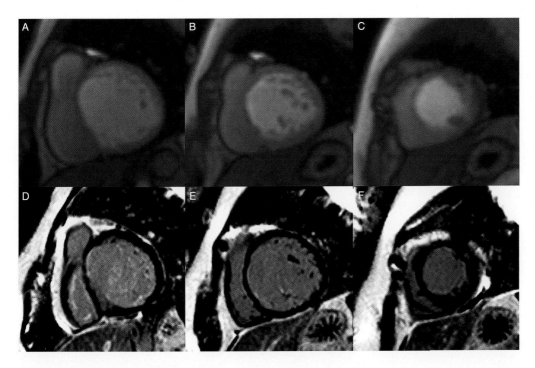

图 58-4　A~C 分别为左室短轴基底段、中段、心尖段首过灌注均衡图；D~F 分别为短轴基底段、中段、心尖段延迟强化图。首过灌注未见明显灌注减低或充盈缺损，左室心肌未见明显延迟强化

三、可能诊断

A. 左室心尖发育不良

B. 左室发育不良综合征

C. 扩张型心肌病

D. 致心律失常性心肌病

E. 左室心肌致密化不全

四、CMR解读及诊断思路

年轻女性患者，体检发现心脏扩大，进一步检查提示心律失常，慢性心力衰竭，心功能Ⅱ级，临床表现较轻。CMR表现为：①左室扩大呈球形，心尖圆钝，长径缩短，室间隔向右室侧膨隆；②左室乳头肌起源自圆钝的心尖；③心尖部心肌脂肪沉积、替代，与心外膜脂肪相延续（图58-1）；④右心室狭长，心尖由右室构成，呈香蕉状，部分包绕左室缩短、圆钝的心尖。此外，可以观察到左室心肌变薄，侧壁过度小梁化（图58-2）；延迟增强未见明确异常强化（图58-4）。上述影像表现不符合扩张型心肌病特征，可以排除。

致心律失常性心肌病，左室心肌致密化不全是比较常见的心脏先天发育异常。致心律失常性心肌病大多数累及右室，也可见双室同时受累或单独累及左室，其特征性表现为心肌被纤维脂肪组织进行性替代，由心外膜向心肌内发展，室壁变薄、皱缩，心室扩大。本例左室心尖出现局部脂肪替代（图58-3），也有左室扩大、室壁变薄的表现，但左室侧壁尚光整，且单纯的致心律失常性心肌病无法解释心尖圆钝、长径短缩等表现。左室心肌致密化不全可以单独发生，称为孤立性左室心肌致密化不全，其也可合并其他发育异常或继发于心肌病等失代偿期。本例心肌虽有一定程度的心肌小梁化，但结合经典病例20中的相关知识，本例并未达到心肌致密化不全诊断标准，考虑过度小梁化。

在比较罕见的先天性左室发育异常中，相对常见的有左室心尖发育不良及左室发育不良综合征。左室发育不良综合征指左心室、升主动脉及主动脉弓发育异常，合并主动脉瓣和（或）二尖瓣闭锁或狭窄，是非常严重的先天发育畸形，患者有严重的临床症状，预后不良，显然与本例不符。本病例以左室心尖形态及功能异常为主要表现，考虑本例诊断为左室心尖发育不良。

▎五、最终诊断

左室心尖发育不良

▎六、点评 / 解析

左室心尖发育不良（left ventricular apical hypoplasia，LVAH），是一种罕见的先天发育异常，最早由M Fernandez-Valls等于2004年提出[1]，相关介绍目前仅见于文献个案报道。LVAH病因尚不明确，考虑与很多先天性心脏病一样，与遗传和环境因素有关。目前推测LVAH的病理生理机制为胚胎发育早期，左右心室形成时，左室心尖发育不良或发育停滞，致使心尖圆钝、长径缩短、心尖部被脂肪替代，而室间隔及右室发育未受明显影响，因此形成右室狭长，包绕左室心尖的表现。LVAH通常只累及心血管系统，临床表现无明显特异性，主要包括疲乏、劳力性呼吸困难、肺动脉高压、左心收缩和（或）舒张功能不全、心律失常、二尖瓣轻至中度关闭不全或脱垂，通常不伴有冠状动脉异常。据报道，本病也可以合并其他发育异常，如左室单组乳头肌、房间隔缺损、动脉导管未闭、右室流出道梗阻、主动脉狭窄等。

目前诊断LVAH主要依靠特征性的形态学表现[1,2]：①左室扩大呈球形，心尖圆钝，长径缩短，室间隔向右室膨隆；②左室乳头肌起源自圆钝的心尖；③心尖部心肌脂肪沉积、替代，与心外膜脂肪相延续，室间隔远段常受累；④右心室狭长，心尖由右室构成，呈香蕉状，部分包绕左室缩短、圆钝的心尖。此外，LVAH患者心肌首过灌注及增强扫描通常无明显强化或偶见室间隔肌壁间线样强化。

本病预后较好，部分患者出现心力衰竭，可以对症治疗，少部分严重的患者延迟增强扫描出现室间隔肌壁间强化，提示预后较差。

解剖上，与左室心尖发育不良相对应的是右室心尖发育不良。从病例报道的数量看，其较LVAH还要罕见。影像表现为LVAH的镜像，右室圆钝，长径缩短，室间隔向左膨隆，左室心尖包绕右室心尖。

同样是心脏发育不良，左室发育不良综合征（hypoplasia of left heart syndrome，HLHS），与LVAH名称非常相似，但从目前的研究或形态学比较，二者是截然不同的发育异常，没有明显相关性，且预后相差非常大。HLHS术语由Noonan and Nadas于1958年首先使用，但HLHS的定义尚不清晰，这主要是由于心脏发育异常种类繁多，经常合并发生，因此难于准确定义。目前，HLHS大体指一系列心脏畸形，其特征是左心室、升主动脉及主动脉弓不同程度发育异常，合并主动脉瓣和（或）二尖瓣闭锁或狭窄，也可合并胎儿时期卵圆孔狭窄、动脉导管未闭等，三尖瓣、肺动脉瓣也可受累[3]。上述异常可导致体循环灌注不足，右室代偿增大。HLHS病因不清，部分可能与基因异常相关[4]，部分胎儿宫内即死亡，出生的婴儿如不手术，存活率非常低；此外，也存在右室发育不良的报道，但更为罕见。

　　目前对LVAH的诊断，主要依赖影像学的形态检查，如超声、CT、MRI等，尤其是CT及MR的断层扫描及重建功能对诊断帮助较大，本病最早的案例就是利用MR、CT扫描诊断报道的[1]，而心脏超声在心脏发育异常的早期检测中也发挥了重要作用。

▌七、小结

　　左室心尖发育不良是比较罕见的先天性心脏发育异常，一般临床症状轻，预后良好，临床上主要需要与DCM鉴别。左室心尖发育不良具有相对特征的影像学表现，尤其是CMR，以其良好的组织特征评估，是诊断及随访该病重要的无创影像学方法。

▌八、参考文献

［1］Fernandez–Valls M, Srichai M B, Stillman A E, et al. Isolated left ventricular apical hypoplasia: a new congenital anomaly described with cardiac tomography. Heart, 2004, 90（5）: 552–555.

［2］Schapiro A H, Rattan M S, Moore R A, et al. Case 262: isolated left ventricular apical hypoplasia. Radiology, 2019, 290（2）: 569–573.

［3］Tchervenkov CI, Jacobs ML, Tahta SA. Congenital heart surgery nomenclature and database project: hypoplastic left heart syndrome. Ann Thorac Surg, 2000 Apr, 69（4 Suppl）: S170–179.

［4］Feinstein J A, Benson D W, Dubin A M, et al. Hypoplastic left heart syndrome: current considerations and expectations. J Am Coll Cardiol, 2012, 59（1 Suppl）: S1–42.

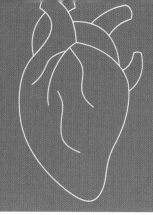

病例59
侵袭性血管黏液瘤
（下腔静脉）

一、临床病史

　　女，32岁，盆腔肿瘤侵犯下腔静脉待查。7年前，患者因左侧外阴部肿瘤于外院手术，当时肿瘤直径约15cm，触之无痛，皮肤未见破损，具体影像资料及手术病理不详。6年前复查，外阴部、盆腔肿瘤复发，随访观察未手术，后带瘤怀孕生产。现拟手术切除肿瘤，术中发现下腔静脉受累，遂行姑息手术，部分切除盆腔肿瘤。患者一般情况良好，无明显症状。现为明确下腔静脉占位性质及累及范围来我院进一步检查。我院下腔静脉超声提示：下腔静脉增宽。大血管CTA检查提示除下腔静脉占位外，还存在双侧肺动脉栓塞（图59-1）。

二、CT

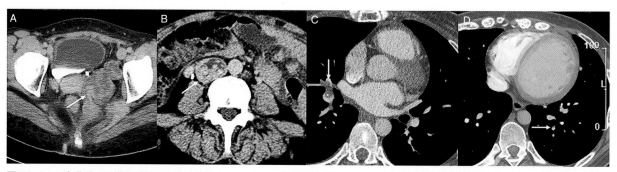

图59-1　A为盆腔CT横断位图；B为大血管CTA；C，D为肺动脉CTA。盆腔内占位呈不均匀的等低密度，形态不规则（A箭），大小约17cm×12cm×9cm，下腔静脉内亦可见占位影（B箭），肺动脉CTA分别显示右下肺动脉、左下肺动脉分支充盈缺损（C，D箭），右下肺动脉充盈缺损内可见点状钙化（C箭）

▌三、CMR

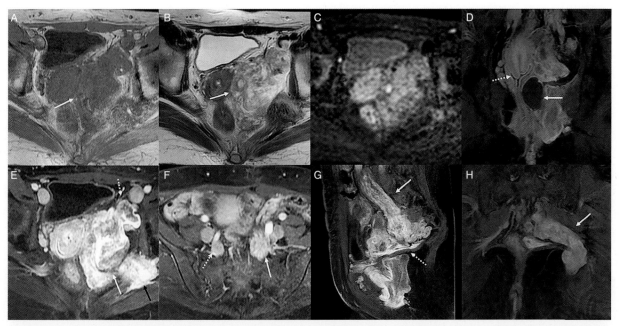

图 59-2　A～C 分别为盆腔横轴位 T1WI、T2WI、DWI 图；D～H 分别为对比剂增强冠状位（D，H）、横轴位（E，F）及矢状位（G）图。该占位 T1WI 呈等低信号（A 箭），T2WI 呈混杂高信号（B 箭）；DWI 呈混杂偏高信号；子宫、阴道被肿瘤推向右侧，未见肿瘤侵犯（D 白虚线箭为子宫，白实线箭为可疑 Bartholin 囊肿），同时该占位呈分叶状、漩涡状不均匀明显强化，且盆腔肿瘤间有境界清晰的分界（E 白箭），代表分别由闭膜管（白虚线箭）及梨状肌下孔（黑箭）长入盆腔的肿瘤；左髂内静脉明显扩张（F 白实线箭），右侧髂内静脉正常（F 白虚线箭），并见占位侵入髂内静脉 - 下腔静脉形成瘤栓（G 白箭），G 白虚线箭为盆膈；部分占位已通过梨状肌下孔（H 箭）

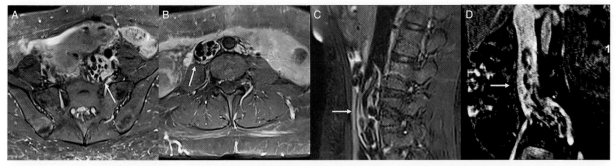

图 59-3　A、B 分别为左髂总静脉、下腔静脉 MRI 横断位增强图；C 为下腔静脉 T2WI 图；D 图为下腔静脉增强 MRA。可见下腔静脉内瘤栓，瘤体呈不均匀混杂稍长 T2 信号，腔内可见流空的滋养或侧支血管影，呈蜂窝样或筛孔样改变，增强下腔静脉内瘤体不均匀明显强化，类似盆腔肿瘤，腔内滋养或侧支血管呈流空改变

■ 四、可能诊断

A. 下腔静脉血栓

B. 子宫平滑肌瘤病

C. （侵袭性）血管黏液瘤

D. 血管肌纤维母细胞瘤

■ 五、CMR解读及诊断思路

年轻女性患者，外阴部肿瘤手术后发现盆腔占位，考虑为肿瘤复发，外院行手术切除术时发现肿瘤已累及下腔静脉，为进一步明确来我院就诊。我院CT提示盆腔占位，下腔静脉因技术原因无法评估，但发现右肺动脉栓塞（图59-1），结合病史考虑瘤栓可能性大。

盆腔MRI见盆腔内不规则软组织肿块影，T1WI等低信号为主，T2WI为混杂高信号，内夹杂斑片状低信号，DWI肿瘤呈稍高信号，可能与肿瘤含水量高有关。肿瘤呈明显分叶、分叉状，像树根样沿器官、组织间隙生长，呈"见缝就钻"的特点。肿瘤被盆膈分成两部分，上方肿瘤组织位于盆腔内，向上达子宫底部，盆腔外肿瘤向下达会阴部皮下，盆膈内外肿瘤通过位于盆壁后方的梨状肌下孔及前方的闭膜管相沟通。仔细观察，可以发现盆腔内肿块由两部分组成，之间可见清晰分界，一部分与闭膜管相延续，另一部分与梨状肌下孔相延续，由此推断，肿瘤可能源自盆膈下方，经闭膜管及梨状肌下孔进入盆腔，分成两部分在盆腔内同时生长。子宫、阴道被推向右侧，未见明显受侵；另外盆底见到一个类圆形的囊状结构影，推测可能是肿瘤挤压前庭大腺所致的前庭大腺囊肿，即Bartholin囊肿，不排除肿瘤囊变的可能（图59-2）。增强扫描，肿瘤呈不均匀明显强化，夹杂低强化或不强化的成分，呈分层样或漩涡状，边缘强化相对明显，内部混杂强化。矢状位或冠状位，可以看到达会阴部皮下明显强化的肿瘤组织。盆壁的肌肉组织，与肿瘤关系密切、境界不清或有浸润可能（图59-2）。

下腔静脉MRA提示左侧髂内静脉显示不清，被肿瘤组织包绕，与对侧相比，左髂内静脉、髂总静脉明显扩张，其内信号高低混杂，类似于盆腔肿瘤信号，并可见到流空的血管影。髂内、髂总静脉内病灶一直向上延伸，进入下腔静脉，达肾静脉水平。增强后扩张的下腔静脉内比较明显的强化病灶，类似于盆腔肿瘤，部分呈结节样强化，并可见到流空的较粗大的血管影，呈蜂窝样或筛孔样改变，考虑为肿瘤的滋养血管或下腔静脉闭塞后形成的腔内侧支（图59-3）；另外，胸部增强CT显示右肺动脉主干、左肺下叶内基底段肺动脉分支充盈缺损，并可见条状钙化（图59-1）。

综合以上CT、MRI表现以及既往外阴手术病史，考虑此次为肿瘤复发并累及下腔静脉及肺动脉。

女性的盆腔占位并累及下腔静脉的占位首先需要考虑子宫平滑肌瘤病，但该患者既往无子宫肌瘤病史，年龄亦相对年轻，肿瘤信号特征亦与平滑肌瘤不同，因此可基本除外。下腔静脉内病灶，还需要和下腔静脉内血栓相区分。通常情况，血栓无强化、少数陈旧性机化血栓，可能会出现轻微强化，这和本例下腔静脉内明显强化不符。考虑到肿瘤内部高低混杂强化，不似境界清楚的坏死或囊变，提示肿瘤成分比较复杂。会阴部及盆部肿瘤，符合上述表现，相对比较常见的大致有浅表型肌纤维母细胞瘤、血管肌纤维母细胞瘤、侵袭性血管黏液瘤等。浅表型肌纤维母细胞瘤往往位置表浅，不容易进入盆腔内，可以排除。血管肌纤维母细胞瘤、侵袭性血管黏液瘤，都是育龄期女性会阴部罕见的缓慢生长的间质来源的肿瘤，成分相仿，强化相似，影像鉴别较困难，甚至病理表现也相似，但血管肌纤维母细胞瘤一般复发率不高，盆腔侵犯也不多见，因此，本病例考虑侵袭性血管黏液瘤可能性大。

六、手术及病理

患者外院行盆腔肿瘤切除术，术后病理证实为血管黏液瘤（图59-4）。

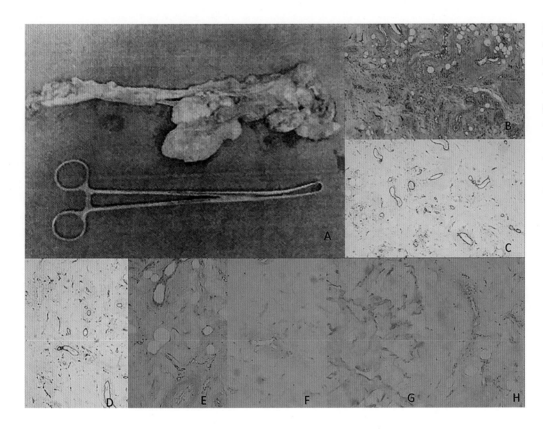

图 59-4　A. 大体标本；B. 组织病理HE染色；C~H免疫组化。Caldesmon（vessel+）（C）；CD34（+）（D）；D-PAS（+）（E）；sticking（-）（F）；PAS（+）（G）；sticking（-）（H）

七、最终诊断

侵袭性血管黏液瘤（下腔静脉及盆腔）

▌八、点评 / 解析

　　侵袭性血管黏液瘤是一种罕见的良性间质肿瘤，1983年由Stiper和Rosai首次报道[1]。好发于育龄期妇女的盆腔和会阴区，免疫组化也提示雌激素、黄体酮受体阳性，表明该肿瘤可能是泌尿生殖系统来源。侵袭性血管黏液瘤通常无症状，很少累及下腔静脉，但不乏下腔静脉受累病例。既往文献报道了3例累及下腔静脉的侵袭性血管黏液瘤，并且都经下腔静脉一直累及右心房，甚至右心室[2-4]。本病若不及时处理，后期也极有可能侵袭右心房室。手术切除后，肿瘤复发率较高，早年的文献报道复发率超过70%[1]，近期的文献显示复发率为30%～40%[5]，这可能得益于影像技术的发展，尤其是CT、MRI成像，能在术前全面了解肿瘤累及的范围，提高完全切除的可能性；而未完全切除可能是术后复发的主要原因，因此影像医师的及早诊断尤为重要，发挥着守门员的作用。

　　侵袭性血管黏液瘤的MR特征主要包括两个方面：①树根样，"见缝就钻"的生长特征。侵袭性血管黏液瘤有向器官、组织间隙浸润生长的特点，往往起自会阴部，经梨状肌下孔、闭膜管延伸至盆腔内，比如坐骨肛门窝，甚至包绕、侵犯髂静脉、下腔静脉、进入右心房室。②MR特征与肿瘤组织成分有关。此类肿瘤由黏液、血管、纤维等构成，病理可见大片的黏液基质和纤维胶原内，多发不成熟的血管结构以及散在少量的无明显异型性的梭形肿瘤细胞，这种特殊的组织构成，形成了T2WI及增强图像中高（血管结构）、低（黏液纤维）混杂信号的特殊表现，称之为分层样或漩涡状强化[1]。

　　虽然侵袭性血管黏液瘤具有上述特征性表现，但仍有一些相似改变的疾病需要鉴别。下腔静脉内充盈缺损最常见是血栓，往往是下肢深静脉血栓导致；但下腔静脉血栓常有诱发因素，如高凝状态、长期不运动等，CT、MRI图像上通常表现为充盈缺损，无明显强化，这点可以和肿瘤侵犯相鉴别。子宫平滑肌瘤病也可以发生下腔静脉侵犯[6-8]，但往往有子宫肌瘤病史或者子宫肌瘤切除病史，可结合病史进行鉴别。血管肌纤维母细胞瘤与侵袭性血管黏液瘤好发部位相似，组织构成相似，强化方式相似，甚至病理也相似，都是来源于泌尿生殖系统的间质肿瘤，同样都表达雌激素、黄体酮受体，是最难以鉴别的疾病之一。病理学认为，血管肌纤维母细胞瘤血管壁较薄，而侵袭性血管黏液瘤血管壁较厚或厚薄不一；大体观察，血管肌纤维母细胞瘤体积通常较小，偶尔也有大的报道，较少累及盆腔，且复发率不高；影像诊断如果没有较明显的盆腔侵犯，则难以鉴别，最终诊断需要依靠免疫组化[9]。临床工作中，当影像表现难于区分时，应当提示临床科室，有侵袭性血管黏液瘤的可能性，这有助于外科制订手术计划，尽可能地完全切除肿瘤，降低复发率。

　　侵袭性血管黏液瘤对周围组织比如子宫、阴道、膀胱、直肠往往造成推压改变，少有直接侵犯，髂静脉、下腔静脉的侵犯非常罕见，且下腔静脉受侵的原因及是否和手术相关，也还不得而知，有待进一步研究。

九、小结

侵袭性血管黏液瘤具有树根样或钻孔样的特征性生长方式，在MRI上表现为分层样或漩涡状强化征象。MRI有助于侵袭性血管黏液瘤的术前准确诊断，从而优化手术方案，并可在术后长期应用于随诊，以监测复发。

十、参考文献

［1］Steeper TA, Rosai J. Aggressive angiomyxoma of the female pelvis and perineum. Report of nine cases of a distinctive type of gynecologic soft–tissue neoplasm. Am J Surg Pathol, 1983 Jul，7（5）: 463–475.

［2］Geng J, Cao B, Wang L. Aggressive angiomyxoma: an unusual presentation . Korean J Radiol, 2012, 13（1）: 90–93.

［3］Giraudmaillet T, Mokrane F Z, Delchier–Bellec M C, et al. Aggressive angiomyxoma of the pelvis with inferior vena cava involvement: MR imaging features. Diagn Interv Imaging, 2015, 96（1）: 111–114.

［4］Rilo I, Subinas A, Velasco S, et al. Aggressive angiomyxoma of the pelvis with cardiac involvement. Revista Española de Cardiología（English Edition）, 2006, 59（11）: 1202–1203.

［5］Zou R, Xu H, Shi Y, et al. Retrospective analysis of clinicopathological features and prognosis for aggressive angiomyxoma of 27 cases in a tertiary center: a 14–year survey and related literature review. Arch Gynecol Obstet, 2020, 302（1）: 219–229.

［6］Ge Z, Wang Y, Qi Z, et al. Ultrasound appearance of intravenous leiomyomatosis: A case report. Medicine（Baltimore）, 2019, 98（35）: e16913.

［7］Harnoy Y, Rayar M, Levi Sandri G B, et al. Intravascular leiomyomatosis with intracardiac extension. Ann Vasc Surg, 2016, 30（306）: e13–15.

［8］Kim M L, Luk A, Cusimano R J, et al. Intracardiac extension of intravenous leiomyomatosis in a woman with previous hysterectomy and bilateral salpingo–oophorectomy: A case report and review of the literature. Human Pathology: Case Reports, 2014, 1（2）: 13–20.

［9］Dalainas I. Vascular smooth muscle tumors: review of the literature. Int J Surg, 2008, 6（2）: 157–163.

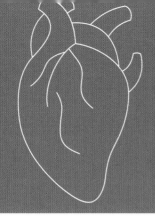

病例60
二尖瓣环干酪样钙化

■ 一、临床病史

女，52岁，阵发性胸闷、胸痛6个月。近6个月来，患者出现胸闷、胸痛，呈阵发性，为进一步检查来我院。既往史：2型糖尿病，高脂血症（具体不清）。查体：心率74次/分，律齐。心脏超声提示：二尖瓣环后叶根部探及23mm×16mm的强回声团块，边界清。冠状动脉CTA提示：各支冠状动脉管壁散在少许钙化，未见明确狭窄性病变。二尖瓣环后叶根部可见团块状高密度，大小约29mm×13mm，边缘壳状钙化，其内密度均匀，平扫CT值287Hu，增强扫描呈渐进性强化（图60-1）。

■ 二、CT

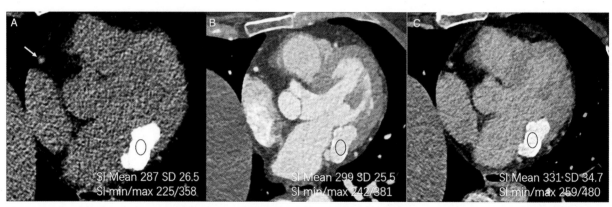

图60-1　A~C分别为冠脉CTA钙化积分平扫、团注造影剂后及延迟扫描同一位置横断位图，二尖瓣环后叶根部团块状高密度，境界清，另右冠状动脉主干见小钙化斑块（A箭），增强后二尖瓣环后叶根部病灶边缘有薄层壳状强化，病灶内密度与血池相仿，病灶与房室腔之间有薄层心肌组织分隔，未见其他软组织肿块影，该占位虽随时间的延迟有进一步强化的趋势

三、CMR

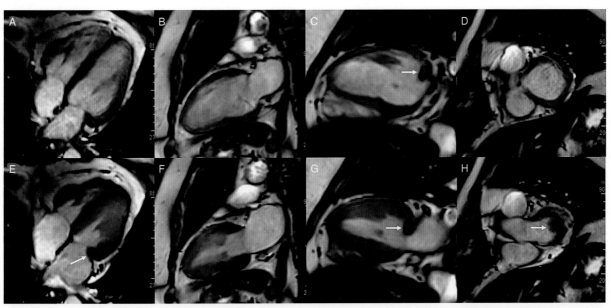

图 60-2　A~D 分别为四腔心、左室两腔心、左室两腔心经二尖瓣后叶根部、左室基底段短轴位电影序列舒张末期图；E~H 分别为对应切面收缩末期图。二尖瓣环后叶根部见一低信号团块影（E，G，H 箭），突向左房、室腔，随心肌舒缩轻度运动。左心房轻度扩大（左房前后径 39mm），左心室不大，左室整体收缩功能大致正常（LVEF 53%）

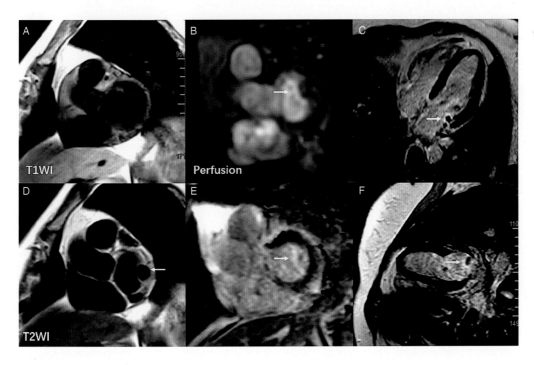

图 60-3　A，D 分别为左室短轴基底段 T1WI、T2WI 图；B 为左室短轴基底段首过灌注图；C，E，F 分别为四腔心、左室短轴基底段、左室两腔心斜矢状位延迟强化图。二尖瓣环后叶根部病灶 T1WI、T2WI 均呈较均匀低信号，位于肌壁内，病灶周围未见水肿信号，未见软组织肿块影，首过灌注病灶未见明显早期强化，延迟扫描病灶边缘可见环形强化，病灶内少许灶状强化

▎四、可能诊断

A. 左心房黏液瘤

B. 血栓钙化

C. 缩窄性心包炎

D. 钙化性/成骨性肿瘤

E. 转移性钙化

F. 二尖瓣环干酪样钙化

▎五、CMR解读及诊断思路

52岁女性患者，糖尿病，高脂血症病史。冠状动脉散在粥样硬化，冠脉CTA未见明确狭窄。CT示二尖瓣环后叶根部较大的椭圆形团块，高密度、境界清、长径平行于左室长轴，在左房、室间沟沿左房、左室侧后壁延伸；病灶内部呈均匀一致的高密度，CT值约300Hu，病灶边缘可见高密度壳状钙化。虽然CT平扫钙化似乎位于房室沟，但不易区分是否为心包病变，而对比剂增强后病灶显然位于心肌壁内，与心腔间可见薄层的心肌（图60-1），因此缩窄性心包炎可以除外。CMR电影序列病灶呈低信号，累及二尖瓣环后上部，随心肌舒缩轻度运动。标准左室两腔心经二尖瓣口观察不到，需要斜切经过二尖瓣环后叶根部方能显示（图60-2）。病灶在T1WI、T2WI呈均匀低信号，边缘光整，短轴明确显示病灶位于肌壁内，病灶早期未见明显强化，延迟强化病灶边缘可见比较明显的环状强化，病灶内少许灶状强化（图60-3）。

综合上述CT、CMR表现，病灶定位明确，位于二尖瓣环后部，左房室间沟后外侧，位于房室肌壁内。常见的心脏良性占位黏液瘤、血栓均是位于房室腔内的病变，与本例定位不符；本例病灶T1WI、T2WI均呈低信号，以钙化或钙化样物质为主，未见明显软组织团块，增强扫描示病灶强化不明显，与骨肉瘤、软骨肉瘤、成骨性肿瘤转移不符；钙磷代谢障碍时，机体软组织可能会出现转移性钙化，但此患者没有明确钙磷代谢障碍的病史，心肌也不是转移性钙化好发部位，其他部位也未发现异常钙化，故亦不考虑；二尖瓣环钙化是较常见的现象，而本病灶较大，内部为均匀高密度，周围为更高密度的壳状钙化，这一表现符合二尖瓣环钙化的一种特殊类型——二尖瓣环干酪样钙化。

▎六、最终诊断

二尖瓣环干酪样钙化

七、点评 / 解析

二尖瓣环钙化（mitral annulus calcification，MAC）为二尖瓣纤维支持结构的慢性退行性病变，属于老年退行性心脏瓣膜病，随着年龄增长，MAC的发生率明显增加。MAC最早由Bonninger[1]于1908年提出，好发于老年女性，发病机制尚不明确，除退行性变因素之外，和高血压、高脂血症、糖尿病、动脉粥样硬化、肾功能不全等因素有一定相关性，尤其是肾功能不全的透析患者发病率更高。MAC症状通常不明显，但由于钙化对心电传导的影响和二尖瓣环钙化、僵硬，MAC可以伴有各种各样的心律失常以及轻度的二尖瓣关闭不全。因为MAC主要累及瓣环，瓣膜累及不显著，所以二尖瓣狭窄较关闭不全发生率低。同时，由于MAC可能继发心内膜炎，导致瓣膜赘生物形成，易引起脑卒中或器官栓塞。

MAC长期发展可以逐渐演变成一种MAC的罕见的特殊类型：二尖瓣环干酪样钙化（caseous calcification of mitral annulus，CCMA），其发生率约占MAC的0.63%。"干酪样"是指其主要成分为钙化、脂肪酸、胆固醇等组成的液体混合物，呈奶酪样或牙膏样，而非结核所致的干酪样坏死。CCMA内除了少许巨噬细胞等炎症细胞及炎性肉芽组织外，没有血管及没有其他细胞成分。MAC演变成CCMA的机制目前尚不清楚。有文献报道，在演变的过程中，在原来的钙化内部，钙、脂肪酸、胆固醇等物质逐渐堆积，体积变大，慢慢形成了内部密度偏低而边缘包膜钙化的特征[2]。内部密度高低取决于CCMA的演变阶段：演变尚不成熟时，CT密度较高，接近钙化；演变成熟时，密度较低，CT值小于50Hu。

MAC沿二尖瓣环发展，可以呈"J"形、"C"形或"U"形[3]，少数可累及二尖瓣叶、腱索、乳头肌，甚至少数可沿室间隔，延伸向心尖；而CCMA在MAC的基础上，更好发于二尖瓣环后叶根部，沿左房室沟、左房室后侧壁及膈面蔓延，可突向心腔及心外膜，也可以突向左室流出道造成梗阻；CCMA偶尔可自发破裂，内容物流出，留下较软的空壳，造成急性二尖瓣关闭不全，并易导致脑卒中或器官栓塞。

CCMA通常为偶然发现，在超声上主要表现为团块状高回声伴后方声影，演变为比较成熟的CCMA，中央可见低回声透声区。在CT上主要表现为团块状高密度，边缘包膜密度更高，演变为比较成熟的CCMA，中央呈液性的低密度区。在CMR上主要表现为T1WI、T2WI低信号，其内演变较成熟时，T1WI在低信号为主的基础上可出现混杂的稍高信号，可能代表其内沉积的脂质成分。由于CCMA密度通常较高，增强CT对病灶强化观察受限，CMR恰好可以和CT形成互补，钙化呈低信号，可以观察CCMA的强化情况。因为CCMA内部没有血管结构，通常可以见到边缘明显强化，而内部不强化的典型特征，依靠这一典型的强化方式，CCMA可以和大部分钙化性或成骨性肿瘤相鉴别，钙化性或成骨性肿瘤通常会伴有强化的肿瘤软组织成分。由于CCMA可能会包含少许炎性肉芽成分，可以见到延迟扫描造影剂部分渗入的现象。

CCMA的症状通常不严重，预后较好，一般不需要手术，多以保守治疗为主，这可能也是考虑到手术风险相对较高的缘故；但对于出现严重二尖瓣反流、狭窄、流出道梗阻、频繁感染性心内膜炎、严重心律失常的患者，尽管手术有一定风险，也可以考虑外科手术或经导管二尖瓣置换术。

█ 八、小结 ||||||||||||||||||||||||||||||||||||||||||||||||||||||||||||||||||||||||||||||||||||||||||||||||||||||||||||||||||

CCMA是MAC一种罕见的类型，一般预后良好，无须特殊干预，正确认识其典型影像学表现，有助于该病的正确诊断与诊治方案优选，避免不必要的手术，并可及时预防与处理CCMA相关并发症。

█ 九、参考文献 ||||||||||||||||||||||||||||||||||||||||||||||||||||||||||||||||||||||||||||||||||||||||||||||||||||||||

［1］Bonninger M. Bluttransfusion bei pernizioser anamie：Zwei Fallevon Herzblock. Dtsch Med Wochenschr, 1908，34：2292.

［2］Mayr A, Muller S, Feuchtner G. The Spectrum of Caseous Mitral Annulus Calcifications. JACC Case Rep, 2021, 3（1）：104–108.

［3］Birkhoelzer S M, Thamman R. Caseous mitral annulus calcification：a rare complication of a common disease that needs recognition . JACC Case Rep, 2021, 3（1）：109–111.

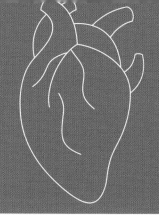

病例61
甲亢性肺动脉高压

一、临床病史

女，69岁，喘憋2个月，加重1个月。2个月前，患者活动后出现胸闷，喘憋，休息后缓解，后胸闷进行性加重，夜间无法平卧，就诊于外院，实验室检查提示：BNP 518pg/ml；心脏超声提示：左房增大，三尖瓣轻度反流。1周前社区医院胸片提示肺动脉段膨隆。既往史：8年前超声检查提示肺动脉增宽，心功能尚正常；双侧下肢水肿3年；诊断"心房颤动"1年，规律口服控制心率的药物；自述有高血压病史；甲状腺弥漫性肿大合并功能亢进症30年，未进行规范治疗；近1月服用甲巯咪唑。入院查体：心率130次/分，血压132/93mmHg。实验室检查提示：游离三碘甲状腺原氨酸9.25pg/ml，游离甲状腺素3.87ng/dl，TSH 0.01IU/ml；NT-proBNP 3105pg/ml，心肌肌钙蛋白0.02ng/ml。超声检查提示：肺动脉高压，估测压力为52.5mmHg，左房增大，室间隔增厚，左心室射血分数正常，右心室功能尚可，三尖瓣轻中度反流，心包少量积液。肺部CT未见明显异常。

二、CMR

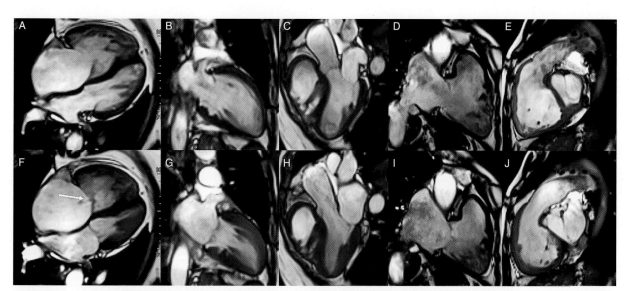

图61-1 A~E分别为四腔心、左室两腔心、左室流出道、右室流出道冠状位及矢状位电影序列舒张末期图；F~J分别为对应层面电影序列收缩末期图。右心房室明显增大，右室壁增厚，肌小梁增多，收缩功能轻度减低，三尖瓣轻度继发性关闭不全（F箭）。左心房室相对变小，收缩功能大致正常。右心室EF值为36.6%，EDV 212.66ml，SV 87.62ml，CO 7.34 L/min，左心室EF值为51.0%，EDV为192ml，SV为94.96ml，CO为8.96 L/min

图 61-2　A~C 分别为左室短轴基底段、中段及心尖段电影序列舒张末期图；D~F 分别为对应层面电影序列收缩末期图。右室增大，室壁增厚，舒张期室间隔变直，收缩期室间隔进一步向左室腔膨突，致左室呈"D"形，动态电影可见室间隔摆动征

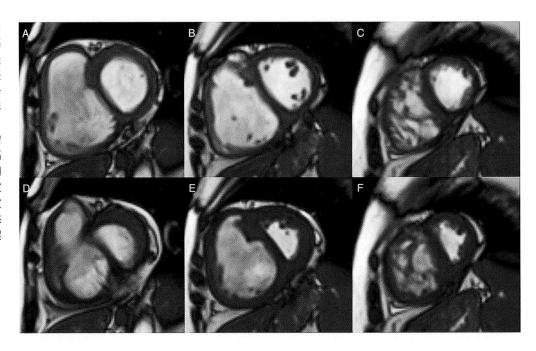

图 61-3　A~C 分别为四腔心 T1WI、T2WI 及 T2STIR 图。右心房室扩大，右室肥厚，心肌信号未见明显异常

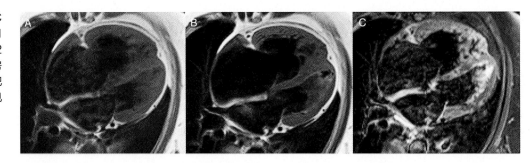

图 61-4　A~C 分别为四腔心、左室两腔心及左室流出道延迟强化图；D~F 分别为左室短轴基底段、中段及心尖段延迟强化图。室间隔基底段心肌壁内（A，D 箭）、室间隔上下插入部（E，F 箭）可见三角形斑片状异常强化，考虑心肌纤维化

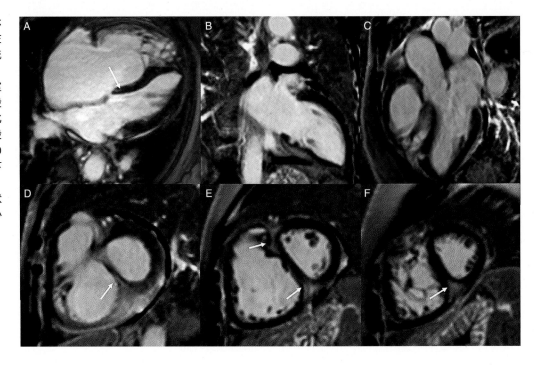

▊ 三、可能诊断

A. 特发性肺动脉高压

B. 瓣膜性心脏病（三尖瓣关闭不全）

C. 射血分数保留型心力衰竭

D. 甲亢性心脏病合并肺动脉高压

▊ 四、CMR解读及诊断思路

老年女性患者，甲状腺功能亢进症（甲亢）30年，未规律治疗，房颤病史1年。入院实验室检查提示游离甲状腺素明显增高，TSH明显降低。超声心动图提示肺动脉高压，肺CT未见异常。CMR提示右心房室扩大，右室壁增厚，收缩运动减弱，室间隔形态及功能异常，延迟强化室间隔心肌壁内及插入部斑片状强化（图61-1~图61-4），以上均为肺动脉高压的继发征象，因此本例主要是肺动脉高压相关的鉴别诊断。

特发性肺动脉高压为第Ⅰ类肺动脉高压，发病原因不明，临床诊断需排除所有引起肺动脉高压的继发性因素，一般见于中青年女性，病情重，未经干预者进展较快，本例为老年女性，有长期甲亢病史及房颤病史，故可除外。此外，引起继发性肺动脉高压的原因有很多，心脏超声检查可以排除先天性心脏病及左心相关性疾病。入院肺CT已排除肺源性心脏病的可能；超声检查未提示先天性心脏病的证据，虽然该患者有三尖瓣关闭不全，但三尖瓣形态、发育未见异常，考虑为继发于右心房室扩大所致的相对性关闭不全；实验室检查无结缔组织疾病的相关证据。射血分数保留型心力衰竭（HFpEF）也是本例需要重点鉴别的一类疾病，本例患者左室EF值处于正常低限，主要为右心功能不全的症状与体征，左心形态及功能改变考虑为继发。而HFpEF通常指左心功能不全，因此，本例亦不支持HFpEF诊断。CMR检查符合肺动脉高压的心脏形态功能学改变，此外患者心率快，心指数升高，符合高动力循环状态，结合病史，考虑甲亢相关心肌病、肺动脉高压。甲亢相关肺动脉高压发病率并不低。本例患者8年前超声心动图检查发现肺动脉增宽，未进一步检查，直至进展为右心功能失代偿期，临床及影像学检查证据均支持甲亢相关心肌病诊断。经过正规甲亢治疗及对症治疗，患者于3个月后复查时症状好转，超声心动图提示肺动脉压力轻度减低，最后诊断为甲亢相关心脏病合并肺动脉高压。

▊ 五、最终诊断

甲状腺功能亢进症相关心脏病合并肺动脉高压

▍六、点评／解析

甲状腺功能亢进症相关心脏病（hyperthyroid heart disease）是指由甲状腺激素过量引起的心肌细胞能量代谢异常、肌原纤维收缩功能障碍等心肌损伤，主要表现为左心室肥厚、原发性心房颤动、心腔扩张、肺动脉高压和舒张功能不全。严重者可引起高排血性心力衰竭，表现为劳累性呼吸困难、疲劳、液体潴留伴四肢水肿等症状，少数可出现胸腔积液、肝淤血和肺动脉高压等。甲亢相关心力衰竭不同于其他类型的心力衰竭，其心功能障碍主要表现为心肌收缩功能增强、心排血量增加、收缩压增高伴脉压增大、房性心律失常，经过治疗后，症状可以基本消失，心肌损伤可以恢复。

甲亢相关心脏病在女性中更为常见，27～70岁均可发病，患者多伴有Graves眼病，近1/3患者伴有结节性甲状腺肿大，此外，大多数患者还伴有轻中度肺动脉高压（均值为39mmHg）[1]。肺动脉高压发生、发展与心脏每搏量和病程相关，高排血性心力衰竭是导致肺动脉高压的主要原因之一；左心室舒张障碍也可引起肺静脉压力升高，从导致肺动脉压力升高；此外，这类患者往往伴有自身免疫性眼外肌病变，自身免疫因素也可能参与了肺动脉壁重构，进而引起肺动脉高压。不同于其他类型的肺动脉高压，甲亢相关的肺动脉高压经早期诊断、治疗，损伤是可逆的[2]。

甲状腺功能亢进症是导致肺动脉高压的一个重要的但是容易被忽视的原因，早期诊断、及时治疗能有效降低这些患者的肺动脉压力[3]；甲亢相关性肺动脉高压的CMR表现与其他类型肺动脉高压相似，其中心排血量增大对鉴别诊断有提示意义，建议具有此类特征的肺动脉高压患者要尤其重视甲状腺功能的检查，尤其是既往有甲亢病史的患者，不能忽略肺动脉高压为甲亢相关的可能性[4]。

▍七、小结

甲状腺功能亢进症相关心脏病虽然以左心受累更为常见，但亦可累及右心，正如本例中的患者，即以肺动脉高压及右心功能不全为突出表现。因此，在鉴别肺动脉高压的病因时，应注意结合临床病史。

▍八、参考文献

[1] Suk JH, Cho KI, Lee SH, et al. Prevalence of echocardiographic criteria for the diagnosis of pulmonary hypertension in patients with Graves' disease: before and after antithyroid treatment. J Endocrinol Invest, 2011 Sep, 34（8）: e229–234.

[2] Marvisi M, Zambrelli P, Brianti M, et al. Pulmonary hypertension is frequent in hyperthyroidism and normalizes after therapy. Eur J Intern Med, 2006 Jul, 17（4）: 267–271.

[3] Mercé J, Ferrás S, Oltra C, et al. Cardiovascular abnormalities in hyperthyroidism: a prospective doppler echocardiographic study. Am J Med, 2005 Feb, 118（2）: 126–131.

[4] Vallabhajosula S, Radhi S, Cevik C, et al. Hyperthyroidism and pulmonary hypertension: an important association. Am J Med Sci, 2011, 342（6）: 507–512.

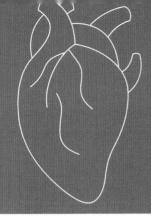

病例62
慢性肺动脉血栓栓塞性
肺高压

一、临床病史

男，69岁，活动后气短3年，加重伴间断咳嗽、咳痰2个月。3年前，患者剧烈活动后出现胸痛、气短，伴头晕、胸闷，无夜间平卧受限，外院CTPA提示肺栓塞，给予溶栓治疗后症状好转后出院；其后口服华法林3mg/qd抗凝，2年前自行停药；2月前，患者受凉后再发咳嗽、咳痰伴活动后气短，无头晕、黑矇、晕厥，无下肢水肿；20天前，突发咯血，量约50ml，外院胸部CTPA提示右肺动脉及其分支栓塞，对症治疗后症状不缓解，遂就诊于我院。既往40年饮酒史。查体：血压152/87mmHg，心率72次/分，律齐，余未见阳性体征。实验室检查提示：NT-proBNP 1537pg/ml；D-二聚体0.01mg/L。心脏超声提示：重度肺动脉高压（估测肺动脉收缩压为100mmHg），右心增大，右心功能减低；核素肺灌注显像提示：多叶段灌注稀疏并缺损，通气灌注大致正常，符合肺栓塞表现。

二、CMR

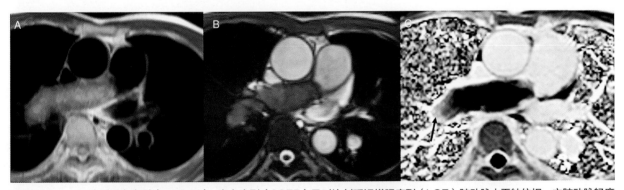

图62-1　A~C分别黑血序列（HASTE）、亮血序列（SSFP）及对比剂延迟增强序列（LGE）肺动脉水平轴位相。主肺动脉轻度增宽，右肺动脉主干内可见条块状异常信号充填，累及叶间动脉，肺动脉管壁规则，管腔略饱满，占位远端似轻度强化（C箭），余无明显对比剂强化

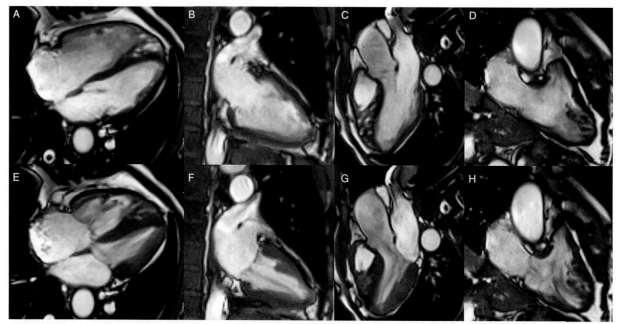

图 62-2　A~D 分别为四腔心、左室两腔心、左室流出道及右室流出道电影序列舒张末期图；E~H 分别为对应层面电影序列收缩末期图。右心房室扩大，室间隔平直，右室壁轻度增厚，右室整体收缩功能轻度减低，但右室流出道无明显增宽，左心房室腔相对偏小，左室收缩功能良好

图 62-3　A~C 分别为左室短轴基底段、中段及心尖段电影序列舒张末期图；D~F 分别为对应层面收缩末期图；G~I 则分别为对应层面延迟强化图。右室壁增厚、腔大，收缩运动轻度减弱，室间隔变直，右室心肌未见明显强化，左室下壁中段灶性透壁性强化（H 箭）

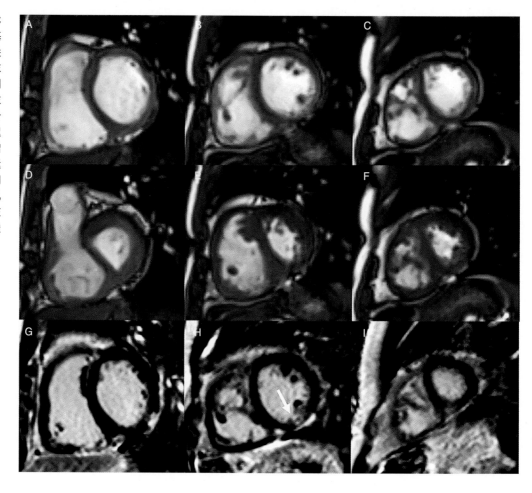

三、可能诊断

A. 急性肺动脉血栓栓塞并继发性肺动脉高压

B. 慢性肺动脉血栓栓塞并继发性肺动脉高压（CTEPH）

C. 肺动脉良性肿瘤

D. 肺动脉恶性肿瘤

E. 致心律失常性右室型心肌病

四、CMR解读及诊断思路

老年男性患者，病程较长，既往肺栓塞、抗凝治疗病史。CMR显示主肺动脉轻度增宽，右肺主干内异常信号充填，大部无明显对比剂强化（图62-1），右心房室继发性扩大，右室肥厚并收缩功能轻度减低（图62-2），但心肌对比剂增强后仅见左室下侧壁局灶性延迟强化（图62-3）。从CMR征象来看，本例病情似乎比较复杂，既有肺动脉病变，又有心脏病变，且左右室均有累及。然而，从一元论角度分析，患者既往（3年前）有明确的肺动脉血栓栓塞病史，且当时治疗有效，应当考虑本次是由于患者自行停药，治疗依从性差，导致再发肺动脉血栓栓塞，引起病情加重。当然，诊断肺栓塞还需排除肺动脉占位性病变，从CMR信号特点来看，右肺动脉内占位形态呈肺动脉塑形，表面比较规则，对肺动脉管壁无明显浸润、侵蚀，占位信号较均匀，无明显对比剂强化，纵隔淋巴结无肿大，且其他部位未发现转移瘤征象，故恶性占位基本可以除外；乏血供的良性占位包括纤维瘤、血管瘤、脂肪瘤等亦可除外，乏血供的黏液瘤一般起源于心腔，质地柔软，但信号常不均匀，可有一定程度的对比剂强化，因此本例也不支持。另外，CMR提示右室扩大，收缩功能减弱，需要与致心律失常性右室型心肌病（ARVC）鉴别，但ARVC一般有典型的心律失常病史，右室壁薄，右室流出道扩张，心肌可见明显脂肪或纤维脂肪浸润，肺动脉压通常不高，甚至减低，因此本例亦不符合。综上，结合既往血栓栓塞病史、CMR提示代偿性右心室肥厚，可以诊断为慢性肺动脉血栓栓塞并继发性肺动脉高压（CTEPH）。

此外，本例还有一个CMR征象不能忽视，即左室心内膜下局灶性延迟强化，需要警惕是否存在左室心肌的器质性疾患。从CMR电影序列看，左室室壁厚度及收缩功能良好，结合患者长期肺动脉血栓病史，考虑可能为发生矛盾栓塞所致[1]。

五、最终诊断

慢性肺动脉血栓栓塞合并继发性肺动脉高压（CTEPH），右心房室继发肥厚并收缩功能轻度减低，左室局灶性心肌梗死，矛盾性栓塞所致可能。

▎六、点评 / 解析

肺动脉血栓栓塞征是内源性或外源性栓子脱落堵塞肺动脉所引起的综合征，在心血管疾病中，其发病率仅次于冠心病和高血压。75%～90%的肺动脉血栓栓子来源于下肢深静脉。目前临床对肺动脉栓塞的诊断意识较高，急性肺栓塞的误诊率及死亡率明显下降[1]，但是由于慢性肺栓塞患者症状不典型，实验室检查不具特异性，临床误诊率较高。影像学检查在该病的诊断中尤为重要[2]，主要表现为：①肺动脉分支完全闭塞，管径明显小于正常血管；②肺动脉内附壁充盈缺损影，一般与管壁呈钝角；③血管壁的不规则增厚；④血管内皮瓣样分割，呈璞样征，飘带征；⑤多叶段肺动脉受累；⑥肺动脉高压右心改变。

CTPA目前已成为临床广泛应用的急性肺栓塞一线检查手段，但也存在一定的局限性，比如亚段以下慢性肺栓塞的敏感度较低、误诊率较高，肺动脉完全闭塞者，难以与其他腔内占位性病变鉴别；另外，对于外周栓子所致的慢性血栓栓塞及继发的肺动脉高压（CTEPH），首选的影像学检查是核素肺通气/灌注扫描[3]。本例患者也进行了核素扫描，证实除右肺灌注稀疏并缺损之外，左肺下叶存在亚段灌注稀疏区，符合肺栓塞改变，这为诊断CTEPH也提供了重要的客观证据。PET-CT通过细胞活性代谢成像对于肺动脉腔内占位的鉴别诊断价值很高，但是临床普及率低，费用高，具有放射性危害。MRI在CTEPH中具有重要的应用价值。首先，MR软组织对比度佳，多序列成像，可以提示肺动脉腔内病变的组织学成分；增强扫描序列不仅可以清晰显示肺动脉管腔的形态学改变，还可以显示血栓与肺动脉管壁的关系及血栓引起的血管壁慢性炎症的病理改变，为鉴别诊断提供重要信息[4]；此外，MRI具有无辐射、无创、可重复性强等特征，在CTEPH患者的随访中极具优势，有助于诊断并指导治疗策略。CTEPH的治疗方式包括选择性肺动脉内膜剥脱术或内科治疗等，本例患者选择规范化抗凝治疗，3个月后病变有所吸收，右心功能及症状改善。

本例诊断的难点在于右肺动脉干增粗，病变似有膨胀性生长的生物学特征，单纯CTPA无法鉴别该类型肺动脉腔内病变的组织学特征。由于患者为老年男性，抗凝效果不佳，需要警惕肺动脉腔内肿瘤性病变。MRI增强扫描有助于CTEPA的鉴别诊断，本例病变与肺动脉管壁分界清晰、无明显强化，表明此病变并非起源于肺动脉壁，且未突破管壁；此外，右心室壁增厚，肌小梁增多，提示长期后负荷增高（肺动脉高压）已经导致右心功能不全，而右心功能不全并不常见于肺动脉肿瘤性病变，因为肿瘤的特点之一是肺动脉栓塞程度与右心功能减低不匹配。综上，本例应诊断为CTEPH。

▎七、小结

虽然肺动脉占位性病变相对少见，但对该病的诊断与鉴别诊断是临床关注的难点，直接关系到相关临床诊治策略及患者的预后。CMR具有良好的软组织分辨力和组织特征，可一站式评估心脏结构、功能及组织特征，对肺动脉占位性病变的诊断与鉴别诊断具有重要价值，且CMR检查无电离辐射，更适合作为随访及疗效评估的无创性影像学手段，建议有条件的单位将CMR作为肺动脉占位（包括慢性肺栓塞）影像学检查的重要补充手段。

八、参考文献

［1］蒋德雄，王廷杰，王红军，等. 肺栓塞合并矛盾性栓塞国内文献分析：附一例报告. 中国呼吸与危重监护杂志，2012，11（6）：588-591.

［2］Gopalan D, Delcroix M, Held M. Diagnosis of chronic thromboembolic pulmonary hypertension. Eur Respir Rev, 2017，143（26）：160108.

［3］Yandrapalli S, Tariq S, Kumar J, et al. Chronic thromboembolic pulmonary hypertension：epidemiology, diagnosis, and management. Cardiol Rev, 2018，26（2）：62-72.

［4］Liu M, Luo C, Wang Y, et al. Multiparametric MRI in differentiating pulmonary artery sarcoma and pulmonary thromboembolism：a preliminary experience. Diagn Interv Radiol, 2017，23（1）：15-21.

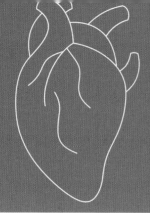

病例63
射血分数保留型心力衰竭

一、临床病史

女，48岁，间断心慌、头晕13年，再发1个月。13年前，患者出现活动后胸闷、气短，伴乏力不适，活动耐力明显下降，休息后可好转，发病时伴间断心慌、头晕不适，就诊于我院门诊，心脏超声提示：双房增大，LVEF 61%，初步诊断为"肥厚型心肌病（限制型）"，给予美托洛尔、地高辛等药物对症治疗。1年前，患者再次出现夜间咳嗽、气短、阵发性呼吸困难，无明显双下肢水肿。入院治疗，住院期间给予抗心衰等对症治疗，病情好转出院，院外规律口服"美托洛尔、托拉塞米、华法林、地高辛"等药物治疗。1月前，患者上述症状再发，再次入院治疗。既往糖尿病史3年，服用"拜糖平、恩格列净"等降糖药物治疗，控制不佳；阵发房颤病史多年（具体不清）。查体：血压117/62 mmHg，心率56次/分，心律齐。实验室检查提示：NT-proBNP 983pg/ml，葡萄糖6.32mmol/L，糖化血红蛋白7.0%，尿酸725.58 μmol/L；24小时动态心电图提示：窦性心动过缓伴不齐，频发房性期前收缩。超声心动图提示：双房增大，左房前后径54mm，上下径69mm，左右径45mm；左室舒张功能减低，二尖瓣间隔侧e' 4.6cm/s，E/e' 14.2；三尖瓣少中量反流（反流峰值流速260cm/s）。冠脉CTA提示：冠状动脉未见钙化，呈右优势型，右冠状动脉异常起源于左侧窦房结，起始部纤细，50%~70%狭窄，双心房增大。

二、CMR

图63-1 A~C左室两腔心、左室流出道、四腔心电影序列舒张末期图；D~F对应层面电影序列收缩末期图。双房明显增大（左房前后径×左右径：47mm×80mm，右房前后径×左右径73mm×60mm），室间隔中部轻度增厚，最厚处约12mm。左室整体收缩运动大致正常，二、三尖瓣少量反流信号

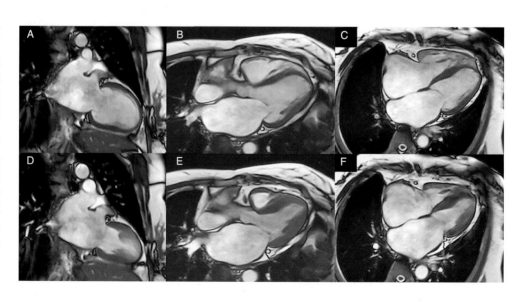

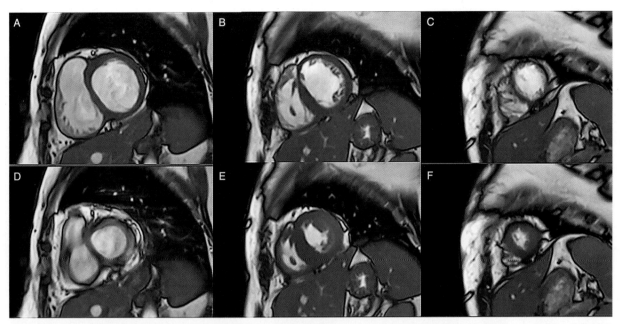

图63-2　A~C 左室短轴位基底段、中段、心尖段电影序列舒张末期图；D~F 对应层面电影序列收缩末期图。左室不大，左室壁厚度正常高限，室间隔中部厚度轻度增厚，最厚约 12mm，收缩运动正常，LVEF 58.1%

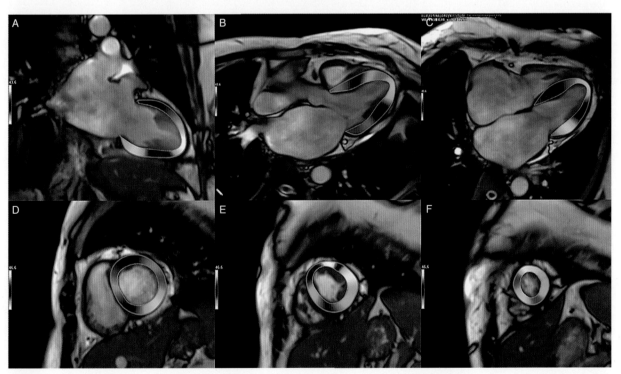

图63-3　A~C 左室两腔心、左室流出道、四腔心左室心肌应变色阶图；D~F 左室短轴位基底段、中段、心尖段左室心肌应变色阶图。左室收缩期纵向、周向及径向峰值应变分别为 −18.1%，−14.1% 及 56.5%，舒张早期纵向、周向及径向峰值应率分别为 0.69/s、0.92/s、2.36/s

图 63-4 A～C 左室短轴位基底段、中段、心尖段延迟强化序列图；D～F 对应层面 T1 map；G～I 对应层面 ECV map。延迟扫描左室心肌未见明显强化，整体心肌初始 T1 值与 ECV 值升高（平均初始 T1 值 1498.9ms，平均心肌 ECV 值 31.7%）

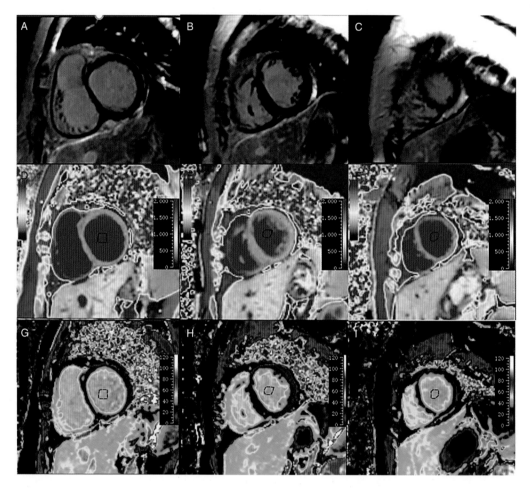

三、可能诊断

A. 非梗阻性肥厚型心肌病

B. 糖尿病心肌病

C. 限制型心肌病

D. 瓣膜性心脏病

四、CMR解读及诊断思路

中年女性患者，反复出现心力衰竭症状，多次对症治疗不理想。既往糖尿病史3年，血糖控制不佳，阵发房颤病史多年。实验室检查提示：NT-proBNP 983pg/ml，尿酸 725.58 μmol/L；超声心动图提示：双房增大，左室舒张功能减低，二尖瓣间隔侧e' 4.6cm/s，E/e' 14.2。冠脉CTA提示右冠状动脉异常起源，起始部50%～70%狭窄，余未见异常。CMR提示双房明显增大（左房前后径×左右径为47mm×80mm，右房前后径×左右径为73mm×60mm），室间隔中部轻度增厚，但未达肥厚型心肌病诊断标准。二、三尖瓣仅少量反流信号，双房扩大，心室未见明显扩大（图63-1，图63-2），故不支持瓣膜性心脏病。CMR特征追踪技术分析提示左室三向应变及应率均轻度减低，提示心肌已出现亚临床收缩、舒张功能受损（图63-3）。延迟强化扫描左室心肌虽未见明显强化，但T1 mapping和ECV mapping显示整体心肌初始T1值和ECV值均升高，提示左室心肌细胞外间质成分增加，左室顺应性减低（图63-4）。

结合临床、超声和磁共振成像，本例可诊断为限制型心肌病（RCM）。RCM常见于中青年女性，表现为特发性左室舒张功能显著受限，室壁厚度正常或轻度增厚，通常不伴高危因素，其诊断需要排除其他所有可能的继发因素。本例患者有糖尿病、阵发房颤、高尿酸血症等危险因素，临床表现为反复发作的心衰症状，常规对症治疗效果不佳，CMR电影序列提示LVEF>50%，双房增大，左室舒张功能明显减低；特征追踪技术和组织特征成像提示左室心肌僵硬度增加和顺应性减低。综上，结合欧洲心衰指南中射血分数保留型心力衰竭（HFpEF）的诊断标准[1, 4]，本例为继发于阵发房颤、糖尿病、高尿酸血症等多种心血管危险因素的射血分数保留型心力衰竭的诊断更为合适。

█ 五、最终诊断

射血分数保留型心力衰竭（NYHA Ⅱ级），与阵发性房颤、2型糖尿病、高尿酸血症等高危因素相关

█ 六、点评／解析

射血分数保留型心力衰竭（heart failure with preserved ejection fraction，HFpEF）是一种以舒张功能障碍为主要特征的特殊类型心力衰竭，约占所有心衰患者的40%~50%，其死亡率及再住院率逐年增高[1]。HFpEF与多种危险因素有关，包括高血压、糖尿病、肥胖、贫血和房颤[2]，其中以高血压最为常见，在HFpEF患者中发生率约为90%[3]，其次为糖尿病、房颤等[4]。

目前诊断HFpEF的金标准为导管检查，但由于放射性和侵入性等限制，临床普及性不高；超声检查也易受声窗限制及操作者依赖性影响。CMR多模态序列对以舒张功能障碍为主要特征的特殊类型心衰具有独特的诊断价值，不仅是心脏结构、功能评估的金标准，还可评估亚临床功能、微循环灌注和心肌组织特征，可作为诊断与评估HFpEF的"一站式"检查手段。HFpEF患者的CMR表现包括左心室舒张功能障碍、左心室充盈压增高、肺静脉回流受阻、左房容积增大等。CMR可准确评估HFpEF左心房储备期、导管期及主动收缩期容积和功能变化，并可分别计算不同期相左心房射血分数[5]；此外，心脏后负荷增加，可引起左心室向心性肥厚、左心室质量（left ventricular mass，LVM）与容积比值增加。CMR能准确评估LVM，可重复性高，且不依赖几何假设[6]。与超声多普勒相比，相位对比CMR（phase-contrast CMR，PC-CMR）也可测量跨二尖瓣舒张早期峰值血流速度（early diastolic flow velocity，E）与二尖瓣环舒张早期峰值运动速度（early diastolic velocity，E'）比值（E/E'），其结果与超声多普勒具有较高的一致性，且可重复性好。应用CMR特征追踪技术测量心肌应变对早期诊断HFpEF及评估预后有重要价值，其中左室整体舒张早期纵向峰值应变率（eGLSR）是HFpEF患者全因死亡和心力衰竭住院的独立危险因素[7]。心肌僵硬度增加是HFpEF

的病因之一，应用LGE及T1 mapping技术可评估心肌替代性纤维化和间质纤维化，分析心肌胶原纤维沉积，反映心肌僵硬度。此外，典型的LGE类型也可用于鉴别HFpEF的不同亚型，包括扩张型心肌病、高血压、糖尿病及浸润性心肌病等[8]，而早期诊断HFpEF及其分型，早期干预并监测疗效，是改善该类患者预后，降低不良事件发生率的重要手段。近年来，CMR负荷心肌灌注也逐渐在临床开展起来，其对HFpEF的微循环功能的评估也被证实对诊断和预后评估有重要价值[9]。

七、小结

HFpEF是多种疾病的终末状态，发病率与死亡率也逐年升高，早期诊断、评估和干预尤为重要。CMR可实现心脏结构、亚临床功能、微循环灌注和心肌组织特征等的"一站式"评估，有望为HFpEF的早期临床诊断和疗效监测提供重要依据，是导管检查的重要补充手段。

八、参考文献

［1］Bhatia RS, Tu JV, Lee DS, et al. Outcome of heart failure with preserved ejection fraction in a population–based study. N Engl J Med, 2006, 355（3）：260–269.

［2］Pieske B, Tschöpe C, de Boer RA, et al. How to diagnose heart failure with preserved ejection fraction：the HFA–PEFF diagnostic algorithm：a consensus recommendation from the Heart Failure Association（HFA）of the European Society of Cardiology（ESC）. Eur Heart J, 2019, 40（40）：3297–3317.

［3］Lam CS, Donal E, Kraigher–Krainer E, et al. Epidemiology and clinical course of heart failure with preserved ejection fraction. Eur J Heart Fail, 2011, 13（1）：18–28.

［4］McDonagh TA, Metra M, Adamo M, et al. 2021 ESC Guidelines for the diagnosis and treatment of acute and chronic heart failure. Eur Heart J, 2021 Oct, 14：670.

［5］Kanagala P, Arnold JR, Cheng A, et al. Left atrial ejection fraction and outcomes in heart failure with preserved ejection fraction. Int J Cardiovasc Imaging, 2020, 36（1）：101–110.

［6］Armstrong AC, Gjesdal O, Almeida A, et al. Left ventricular mass and hypertrophy by echocardiography and cardiac magnetic resonance：the multi–ethnic study of atherosclerosis. Echocardiography, 2014, 31（1）：12–20.

［7］He J, Yang W, Wu W, et al. Early diastolic longitudinal strain rate at MRI and outcomes in heart failure with preserved ejection fraction. Radiology, 2021, 210188.

［8］何健，赵世华，陆敏杰．心脏MRI在射血分数保留型心力衰竭中的应用进展．中国医学影像技术，2021，37（07）：1086–1089.

［9］Pezel T, Hovasse T, Sanguineti F, et al. Long–term prognostic value of stress CMR in patients with heart failure and preserved ejection fraction. JACC Cardiovascular imaging, 2021.

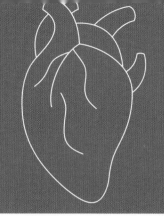

病例64
心脏淋巴瘤

一、临床病史

患者，女，58 岁。活动后喘气、憋气、双下肢乏力 2 个月就诊。心率 54 次/分；心律失常：三度房室传导阻滞；心力衰竭：心功能Ⅳ级（NYHA 分级），心包积液；2 型糖尿病，余无特殊。超声提示：心包腔探及异常回声团块，形状不规则，有分叶，上缘达升主动脉下段，包绕主动脉根部左右冠状动脉近段，下缘主要位于膈面，左右最宽约81mm，最厚约30mm，团块基底面与右心房壁、右房室沟及左室下后壁分界不清，并突入右房腔内。冠状动脉 CTA 示：冠脉 CTA 示冠状动脉未见钙化灶；左主干、回旋支近段及右冠状动脉全程被占位包绕；后降支、左室后支被占位包绕；心脏、纵隔受累。平扫CT值35Hu左右，有轻度强化（图64-1），考虑心脏及右上纵隔恶性占位病变。为进一步明确病变性质，患者行 CMR 检查。

二、CT

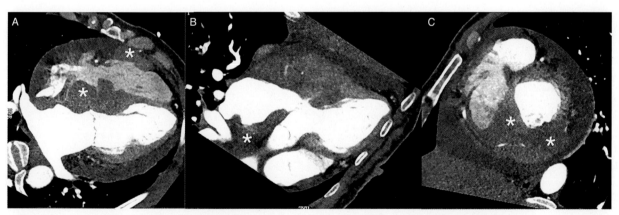

图 64-1　A~C 分别为 CTA 四腔心、左室流出道及左室短轴基底段多平面重建图。左室下壁基底段及毗邻室间隔、主动脉根部及右室游离壁多发占位性病变，呈结节状，与正常心肌无分界，右冠左室后支及后降支被包绕（C图），轻度强化

▍三、MRI

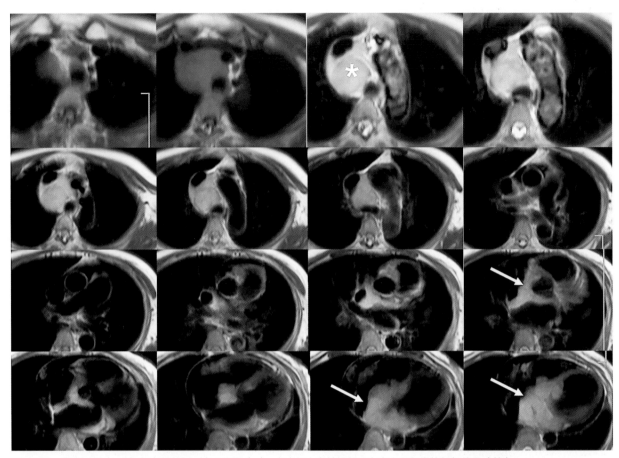

图 64-2　黑血序列（HASTE）轴位相。中上纵隔（＊）、心底部大血管根部及左室心肌异常软组织信号（箭）

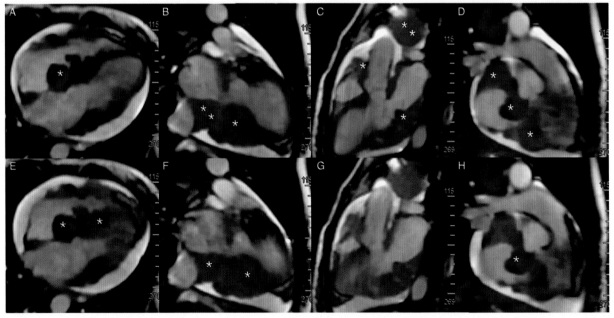

图 64-3　A～D 分别为四腔心、左室两腔心、左室流出道及右室流出道电影序列舒张末期图；E～H 分别为对应层面电影序列收缩末期图。可见病变（＊）广泛累及室间隔、左室下壁基底段、左心房、房室沟、右室壁及升主动脉根部

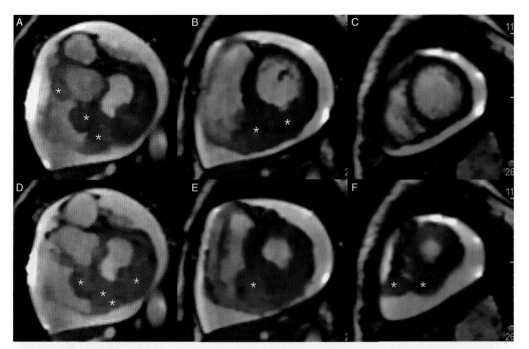

图 64-4　A～C 分别为左室短轴切面基底段、中段及心尖段电影序列舒张末期图；D～F 分别为对应层面电影序列收缩末期图。左、右室壁弥漫性多发结节状异常信号（*），双室整体收缩功能尚可，少、中量心包积液信号

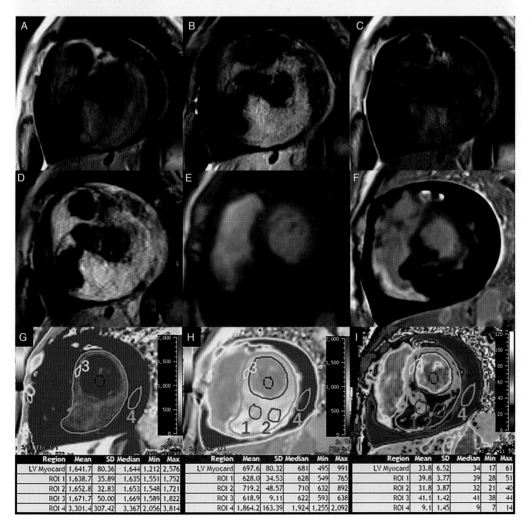

图 64-5　A～D 分别为左室短轴基底段 T1WI、T1 FS、T2WI、T2 FS 图；E 为左室短轴基底段心肌灌注图，F 为左室短轴基底段延迟强化图。G～I 分别为 Native T1 map、增强 T1 map 及 ECV 图。病变呈等 T1、稍长 T2 信号，较均匀，与正常心肌分界不清，周边少许血流灌注，中央低灌注，无明显延迟强化。病变 Native T1 值及 ECV 明显升高。ROI 4 为心包积液（G～I）

Region	Mean	SD	Median	Min	Max
LV Myocard	1,641.7	80.36	1,644	1,212	2,576
ROI 1	1,638.7	35.89	1,635	1,551	1,752
ROI 2	1,652.8	32.83	1,653	1,548	1,721
ROI 3	1,671.7	50.00	1,669	1,589	1,822
ROI 4	3,301.4	307.42	3,367	2,056	3,814

Region	Mean	SD	Median	Min	Max
LV Myocard	697.6	80.32	681	495	991
ROI 1	628.0	34.53	628	549	765
ROI 2	719.2	48.57	710	632	892
ROI 3	618.9	9.11	622	593	638
ROI 4	1,864.2	163.39	1,924	1,255	2,092

Region	Mean	SD	Median	Min	Max
LV Myocard	33.8	6.52	34	17	61
ROI 1	39.8	3.77	39	28	51
ROI 2	31.8	3.87	32	21	40
ROI 3	41.1	1.42	41	38	44
ROI 4	9.1	1.45	9	7	14

▌四、可能诊断

　　A. 心脏淋巴瘤

　　B. 心脏血管肉瘤

　　C. 心脏转移瘤

▌五、CMR解读及诊断思路

　　本例患者因心衰、心律失常入院。为排除缺血性心衰，入院后行冠脉CTA检查（图64-1），发现病变具有如下特点：①纵隔、心脏巨大肿块；②心脏肿块边界不清，沿心外膜下、浸润型生长，广泛累及主动脉根部、左心房下壁、左室下壁、房间隔、右心房、右房室间沟、右室前壁基底段、中段；③包绕多支冠状动脉；④CT平扫肿块呈等或稍高密度，增强扫描强度强化，未见明显坏死、无强化区。通过CMR显示肿块侵犯心脏的部位与CT基本一致，但累及范围更广（图64-2～图64-4），肿块在T2WI及T1WI以等信号为主，脂肪抑制T2WI信号升高，肿块信号尚均匀；轻度周边首过灌注无明显延迟强化（图64-5）。占位累及二尖瓣环根部，但二尖瓣启闭功能尚好。心包中等量积液，未见心包增厚。本病例，侵犯范围广，首先需要考虑心脏恶性肿瘤。常见心脏恶性肿瘤鉴别包括：转移瘤（如肺癌）、肉瘤（如血管肉瘤）、淋巴瘤。转移瘤一般有病史或影像学检查可以发现原发病灶，本例患者入院胸腹部CT及冠脉CTA检查并未发现肺部、腹部肿瘤，但纵隔可见一较大占位，考虑到转移瘤的发生率远高于心脏原发占位，因此转移瘤不能除外。

　　另外，就心脏原发肿瘤流行病学特征，恶性肿瘤中以肉瘤最为多见，而肉瘤中又以血管肉瘤最为多见。血管肉瘤多发生于右心房，肿块通常较大，更具恶性侵犯特点，侵犯范围广、富血供，且生长较快，常常合并坏死。因此，肿瘤信号不均质，CT平扫肿瘤密度不均匀，T1WI、T2WI信号不均匀，CT、MR增强扫描肿瘤实质成分明显强化，坏死区无强化。本病例右心房虽有受累，但肿瘤并不以右心房为中心生长，虽侵犯范围广，但肿瘤信号尚均匀，且呈乏血供表现，与血管肉瘤可以区别，故不考虑血管肉瘤。

　　综上，本例在考虑心脏恶性肿瘤的基础上，该占位累及范围有转移瘤的特征，信号特点有相对乏血供的淋巴瘤特征，而从人体淋巴系统广泛分布的特征考虑，淋巴瘤的可能性最大，至于哪个是原发灶，确定困难。

▌六、病理

　　患者住院期间进行了心内膜活检，经光镜及免疫组化检查诊断为恶性淋巴瘤（图64-6）。

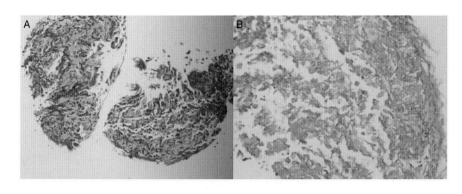

图64-6 A，B分别为心肌活检HE染色（20×）及LCA免疫组化（20×）：光镜下可见大量梭形肿瘤细胞和部分血管腔样结构。肿瘤细胞有异型性。免疫组化：LCA（＋），CD34（－），CD31（－），SMA（－），Desmin（－），Ki67（80%），Calretinin（－），CgA（－），CKpan（－），EMA（－），S100（－），Masson（＋），因活检组织过少，未能进一步分类。病理诊断：恶性淋巴瘤

▌七、随访

患者经标准化疗方案治疗2个月后，症状改善，复查CMR，肿瘤明显缩小，部分部位肿瘤消失（图64-7，图64-8）。

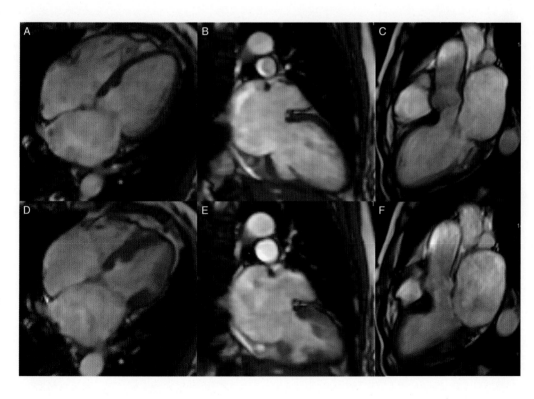

图64-7 A～C分别为四腔心、左室两腔心及左室流出道舒张末期图；D～F分别为对应层面电影序列收缩末期图。心肌占位性病变较前显著缩小，原右室及升主动脉根部占位已消失

图 64-8　A~D 分别为延迟强化四腔心切面及左室短轴基底段、中段及心尖段。可见后室间隔及毗邻总是下壁基底段异常强化（箭），心内膜下为主，局部呈透壁性改变，提示为左室心肌受累后遗改变

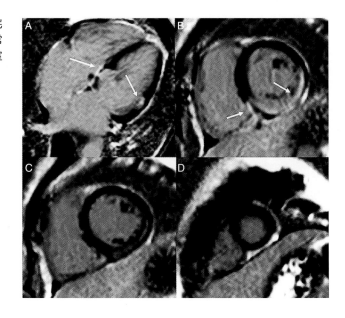

▍八、最终诊断

心脏及纵隔淋巴瘤（非霍奇金淋巴瘤可能大）

▍九、点评 / 解析

　　淋巴瘤是起源于淋巴造血系统的恶性肿瘤，依据瘤细胞不同分为霍奇金淋巴瘤（Hodgkin lymphoma）和非霍奇金淋巴瘤（non-Hodgkin lymphoma）。前者以侵犯淋巴结为主，结外器官受累少见；后者常呈跳跃式，病变非常广泛，结外器官易受累（如消化道、肝脏、脑等），病理类型以弥漫性大B细胞淋巴瘤（diffuse large B-cell lymphoma）多见。心脏、心包的原发性淋巴瘤罕见，仅占心脏原发性肿瘤的1.3%，占结外淋巴瘤的0.5%[2, 3]。继发性心脏淋巴瘤相对较多，在系统性非霍奇金淋巴瘤患者中，通过尸检证实约30%的患者心脏受累[1]。心脏淋巴瘤患者以呼吸困难、心衰、心律失常为常见临床表现。心脏组织不含淋巴细胞，淋巴瘤可能通过三种途径扩散到心脏：从纵隔淋巴瘤直接扩散；通过沿冠状动脉和心外膜的淋巴管；血行扩散。原发性、继发性心脏淋巴瘤具有相同的影像学表现，常表现为边界不清、心肌内浸润性生长肿块，CT平扫呈低至等密度，增强病灶轻度不均匀强化。相比于CT，MR能更好地评价淋巴瘤侵犯心肌和心包的范围。肿块在T1WI可呈低信号、T2WI呈稍高信号，但多数淋巴瘤与心肌信号相近，增强扫描轻度强化。心脏淋巴瘤多数沿着心脏的心外膜表面浸润生长，并包裹相邻的结构（如冠脉、主动脉根部、房室瓣根部），也可以沿着右房室沟生长并侵犯心脏的底部。淋巴瘤这种独特的浸润生长方式可能与心脏毛细血管丛位于淋巴管引流处的整个心外膜下有关。正如本病例所示，边界不清的肿瘤沿心外膜下广泛浸润、生长，累及房室壁，包绕多只冠脉。除心肌受累外，肿瘤常常侵犯右心房，并可以蔓延进入上、下腔静脉。左心房、心室受累相对罕见。因心脏瓣膜不含淋巴组织，瓣膜受累罕见。如本病例，尽管以累及了左房室瓣环，但二尖瓣并未受累。心脏淋

巴瘤通常累及心包、出现心包增厚、大量心包积液，部分患者可能会出现心包压塞。需要注意，心包大量积液有时可能是心脏淋巴瘤的唯一影像征象。与血管肉瘤鉴别，后者更具侵袭性，侵犯范围大，甚至穿透瓣膜和大血管[4, 5]；中央坏死是血管肉瘤的另一个常见特征，很少见于淋巴瘤[6-8]；另外，在CT和MR成像中，血管肉瘤在注射对比剂后实性成分往往明显增强，而淋巴瘤强化程度弱于血管肉瘤。

与其他心脏肿瘤通常采取外科切除不同，心脏淋巴瘤一般主张采用基于蒽环类药物的化疗方案，如环磷酰胺、多柔比星、长春新碱和泼尼松（CHOP），因此，明确肿瘤性质对于临床治疗决策具有重要意义。本病例在完成影像学检查后，明确病灶范围，行右室心内膜活检，确诊为心脏淋巴瘤，行CHOP方案化疗后复查，心脏肿瘤较前明显缩小，图64-3所示。需值得注意的是，在化疗过程因肿瘤坏死可能导致心脏破裂、瘤栓发生[9, 10]，需要进行影像学监测。

▋十、小结

心脏淋巴瘤罕见，原发性、继发性心脏淋巴瘤具有相同的影像学表现，主要表现为沿心外膜下浸润、侵犯房室壁，包绕邻近血管，通常与未受累心肌密度近似或信号相同，强化不明显。因其主要采用化疗干预，不同于其他心脏肿瘤采用外科切除，干预前明确病变性质、病理类型决定了临床治疗方案的选择。影像学检查尤其是CT、CMR对干预前评价病变侵犯范围、明确病变性质以及干预后疗效评价，具有重要价值。

▋十一、参考文献

［1］Burke A, Virmani R. Tumors of the heart and great vessels. In：Atlas of tumor pathology, 3rd series, fascicle 16. Washington, DC：Armed Forces Institute of Pathology, 1996.

［2］Burke A, Jeudy J Jr, Virmani R. Cardiac tumours：an update. Heart, 2008，94（1）：117–123.

［3］Gowda RM, Khan IA. Clinical perspectives of primary cardiac lymphoma. Angiology, 2003，54(5)：599–604.

［4］Hammoudeh AJ, Chaaban F, Watson RM, et al. Transesophageal echocardiography–guided transvenous endomyocardial biopsy used to diagnose primary cardiac angiosarcoma. Cathet Cardiovasc Diagn, 1996，37（3）：347–349.

［5］Park SM, Kang WC, Park CH, et al. Rapidly growing angiosarcoma of the pericardium presenting as hemorrhagic pericardial effusion. Int J Cardiol, 2008，130（1）：109–112.

［6］Grebenc ML, Rosado de Christenson ML, Burke AP, et al. Primary cardiac and pericardial neoplasms：radiologic–pathologic correlation. RadioGraphics, 2000，20（4）：1073–1103.

［7］Ceresoli GL, Ferreri AJ, Bucci E, et al. Primary cardiac lymphoma in immunocompetent patients：diagnostic and therapeutic management. Cancer, 1997, 80（8）：1497–1506.

［8］Araoz PA, Eklund HE, Welch TJ, et al. CT and MR imaging of primary cardiac malignancies. RadioGraphics, 1999, 19（6）：1421–1434.

［9］Molajo AO, McWilliam L, Ward C, et al. Cardiac lymphoma：an unusual case of myocardial perforation—clinical, echocardiographic, haemodynamic and pathological features. Eur Heart J, 1987, 8（5）：549–552.

［10］Kosugi M, Ono T, Yamaguchi H, et al. Successful treatment of primary cardiac lymphoma and pulmonary tumor embolism with chemotherapy. Int J Cardiol, 2006；111（1）：172–173.

下篇

病例实践与
提高

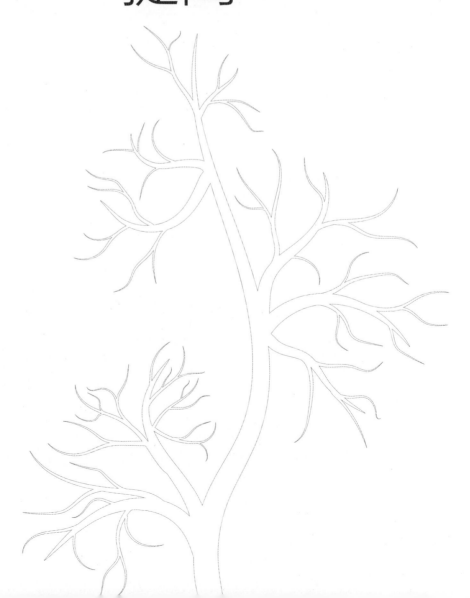

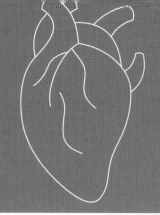

实战病例1

一、临床病史

男，34 岁，左后背部酸困不适 1 周。近 1 周来，患者自诉扛重物后出现左后背部酸困不适，无心前区疼痛。外院心电图提示：窦性心律、异常 ST 段压低、T 波异常、右房增大改变。建议冠状动脉造影检查，患者拒绝。心脏彩超提示：左房扩大，左室壁肥厚，左室收缩功能正常，少量主动脉瓣反流、二尖瓣反流。诊断为急性冠脉综合征可能，心功能不全。为求进一步诊治，就诊于我院，门诊以"可疑冠心病"收住入院。查体：血压 121/74mmHg，心率 77 次 / 分。心电图提示：ST-T 改变（AVR 导联 ST 段水平型抬高 0.15mV；Ⅰ、aVL、Ⅱ、aVF、$V_3 \sim V_6$ 导联 ST 段下斜型压低 0.1 ~ 0.25mV 伴 T 波倒置）。实验室检查提示：TnI 0.21ng/ml（参考值 0.010 ~ 0.023ng/ml），余未见明显异常。心脏超声提示：左房内径增大，左室各壁明显增厚，以室间隔为著，室间隔中段和乳头肌之间的心室中部狭窄（流速 5.7m/s，压差 133mmHg），左室流出道静息流速 3.8m/s（压差 58mmHg），可见 SAM 征；左室收缩功能正常，EF 58%，左室及右室舒张功能减低；主动脉瓣口流速增快，二尖瓣轻度反流。冠脉 CTA 提示：冠脉未见异常。

二、CMR

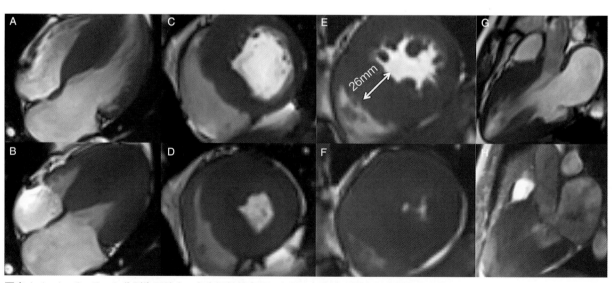

图实 1-1　A，C，E，G 分别为四腔心、左室短轴基底段、中段及左室流出道电影序列舒张末期图；B，D，F，H 分别为对应层面收缩末期图。室间隔中段厚约 26mm，左室舒张末径 41mm，左房前后径 41mm，LVEF 62%

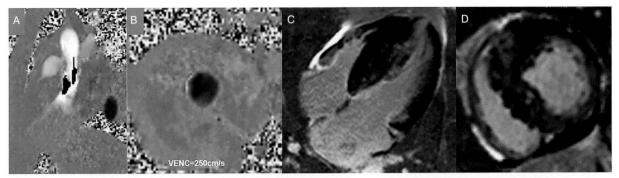

图实1-2　A，B分别为左室流出道收缩末流入及流出流速编码相位血流图；C，D分别为四腔心及左室短轴延迟强化图

三、CMR诊断？

四、CMR解读及诊断思路

青年男性患者，活动后左后背部酸困不适就诊。心电图提示"心肌缺血"，建议冠状动脉造影。超声心动图提示梗阻性肥厚型心肌病可能。CMR显示室间隔梭形非对称性肥厚，中段为著，左室腔明显缩小，收缩期几近闭塞，左房明显增大；左室流出道及中段梗阻，可见SAM征（图实1-1），流速编码的相位电影可见明显相位翻转现象，提示血流动力学梗阻，进一步估算左室流出道最大流速约250cm/s（图实1-2 A，B）。CMR可以明确心脏结构及功能改变，对比剂延迟强化也提示以室间隔心肌壁内为主的心肌纤维化（图实1-2 C，D）。结合该患者无高血压等左室前后负荷增加的相关疾患，亦无明确的遗传代谢相关的体貌特征与临床表现（如Fabry病、Danon病等），考虑本例为肥厚型心肌病。需要指出的是，本例患者超声心动图及CMR均提示流出道与左室腔中部均有梗阻，但对于梗阻程度的判断，两者的侧重点不同，超声以多普勒的峰值流速来估测狭窄区域的压力阶差，而CMR虽然也可以通过流速编码的相位电影（flow）来测量血流速度，但由于CMR电影的时间分辨力（一般40～60ms）低于超声多普勒（2～3ms），峰值流速往往会低估，因此可结合CMR和超声心动图综合评估梗阻程度。

五、最终诊断

梗阻性肥厚型心肌病（左室流出道及左室腔中部梗阻），局部心肌纤维化

■ 六、点评 / 解析

肥厚型心肌病（hypertrophic cardiomyopathy，HCM）是编码心肌肌小节蛋白基因突变所致的遗传性疾病[1]，部分患者伴有血流动力学异常，包括左、右室流出道，左室中部及心尖部梗阻等，继而导致心肌缺血、心肌纤维化、心功能障碍甚至猝死[2]。除外高血压、瓣膜病、心肌淀粉样变性等左室后负荷增加引起的室壁肥厚，存在左室壁肥厚而不伴有室腔扩张、成人左室壁厚度≥15mm或者有明确家族史者厚度≥13mm时，可以诊断为HCM[2]。大多数HCM无症状或症状轻微，甚至终生未诊断；少数HCM患者特别是梗阻性HCM可出现明显临床症状甚至猝死。本例患者表现为活动后胸痛（有的甚至心肌酶轻度升高），此时容易误诊为急性冠脉综合征，但CCTA提示冠状动脉无明确狭窄，考虑可能是冠状动脉微循环障碍、冠脉痉挛等引起的心肌缺血症状。

CMR多模态成像可以同时评价HCM表型、二尖瓣异常、血流动力学异常、微循环障碍及心肌纤维化程度[3, 4]。左室长轴、短轴电影序列可以评价肥厚心肌的受累节段、厚度，乳头肌、腱索、肌束、二尖瓣瓣叶，心腔大小及是否合并梗阻，SAM征等；常规电影结合Flow序列可判断有无血流动力学梗阻；参数成像可评估心肌有无水肿、脂肪浸润；首过灌注序列可评估心肌缺血和微循环障碍；延迟强化序列可评估心肌纤维化程度。

■ 七、小结

本例为比较典型的梗阻性肥厚型心肌病，结合本书的典型病例及相关肥厚表型的其他心肌病病例，不难做出诊断。

■ 八、参考文献

［1］Maron MS, Hellawell JL, Lucove JC, et al. Occurrence of clinically diagnosed hypertrophic cardiomyopathy in the United States. Am J Cardiol, 2016，117：1651-1654.

［2］Elliott PM, Anastasakis A, Borger MA, et al. 2014 ESC guidelines on diagnosis and management of hypertrophic cardiomyopathy：the task force for the diagnosis and management of hypertrophic cardiomyopathy of the European Society of Cardiology（ESC）. Eur Heart J, 2014，35：2733-2779.

［3］Gersh BJ, Maron BJ, Bonow RO, et al. 2011 ACCF/AHA guideline for the diagnosis and treatment of hypertrophic cardiomyopathy：a report of the American College of Cardiology Foundation/American Heart Association Task Force on Practice Guidelines. J Thorac Cardiovasc Surg, 2011，142：e153-203.

［4］Sherrid MV, Balaram S, Kim B, et al. The mitral valve in obstructive hypertrophic cardiomyopathy：a test in context. J Am Coll Cardiol, 2016，67：1846-1858.

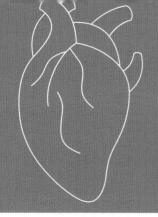

实战病例2

一、临床病史

女，57岁，间断心悸10年，加重1月。10年前，患者无明显诱因偶发心悸，每次持续3～5分钟；近1月来，患者心悸加重，每次持续10～30分钟，尤以夜间休息、左侧卧位为甚。外院心脏超声提示：左房中等回声占位，性质待定，黏液瘤可能，三尖瓣少中量反流，左室舒张功能减低，肺动脉压约33mmHg。为进一步明确诊断，就诊于我院。既往史：曾患带状疱疹，现好转。

二、CMR

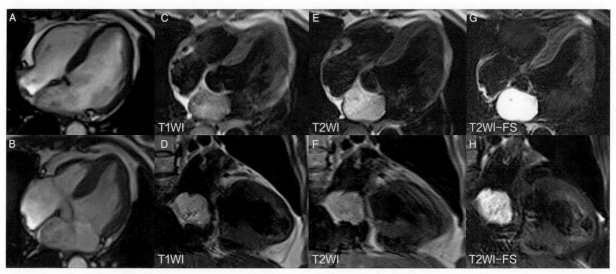

图实2-1　A，B分别为四腔心电影序列舒张末及收缩末图；C～H分别为四腔心及左室两腔心T1WI、T2WI及T2WI抑脂序列。左房前后径30mm，左室横径51mm，LVEF53%

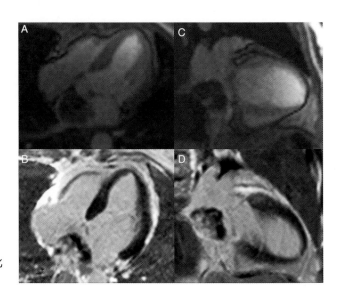

图实 2-2　A～D 为四腔心及左室两腔心首过灌注及延迟强化图像

三、CMR诊断?

四、CMR解读及诊断思路

中老年女性患者，因"间断心悸10年，加重1月"就诊，超声心动图提示左房占位性病变，性质待定。CMR提示左心房内椭圆形占位，与房间隔以短蒂相连，形态稍欠规则，边界大致清晰，随心脏的收缩、舒张运动在房室瓣口往返运动；占位信号大致均匀，T1WI与心肌信号相等，T2WI及抑脂序列呈高信号（图实2-1），未见明确心肌浸润及心包积液征象；对比剂首过灌注瘤体局部呈早期强化，晚期不均匀强化（图实2-2）。以上征象均提示该占位良性可能性大。在心肌良性肿瘤性占位中，以黏液瘤最为常见，结合本书病例34中的相关内容，不难诊断本例为黏液瘤。

五、手术及病理

1. **手术**　左房内可见大小约4cm×4cm黏液瘤样肿物，有包膜，见瘤体与房间隔与左房底部粘连，二尖瓣启闭良好，术中电刀沿瘤体底部分离瘤体，完整取出左房肿物。

2. **病理**　形态学及免疫组化均支持黏液瘤，局部细胞轻度不典型，细胞生长活跃。

■ 六、最终诊断

左房黏液瘤

■ 七、点评 / 解析

心脏黏液瘤是心脏最常见的原发性良性肿瘤，其相关理论知识详见本书病例34。黏液瘤组织成分异质性大，变性、坏死常见，CMR形态特征也较为多变，当出现以下征象时，有助于黏液瘤的诊断[1]：①心腔内圆形、椭圆形或分叶状不均匀信号，T1WI肿瘤信号与心肌信号相等或略高，T2WI呈混杂稍高信号；②肿瘤附着于房间隔，部分可见瘤蒂，典型者细长，不典型者可无明显瘤蒂，有蒂者活动度大，随心脏的收缩、舒张运动，甚至往返房室瓣口而影响二尖瓣充盈，导致左心排血受阻；③根据肿瘤的成分不同强化特点有所不同，可表现为均匀或不均匀强化，以表面或肿瘤附着处强化多见，瘤体中央常无明显强化。

需要指出的是，本例黏液瘤形态并不典型，超声心动图不能明确诊断，其不典型性主要体现在：①蒂较短不易分辨；②瘤体质地较硬实（典型的黏液瘤质地较软，易随心脏运动发生形变）；③瘤体内部有较明显的强化（典型的黏液瘤为乏血供占位，无强化或仅瘤体表面不均匀"强化"，后者系对比剂滞留所致）。

■ 八、小结

典型的黏液瘤通过超声心动图即可完成诊断，而不典型的黏液瘤，建议结合磁共振综合分析，通过评估心脏占位的形态及组织特点，明确诊断。

■ 九、参考文献

[1] Colin GC, Gerber BL, Amzulescu M, et al. Cardiac myxoma: a contemporary multimodality imaging review. Int J Cardiovasc Imaging, 2018, 34（11）: 1789–1808.

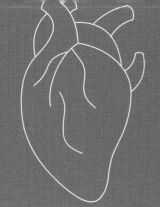

实战病例3

一、临床病史

男，21岁，间断胸闷、胸痛1天。4天前，患者发生一氧化碳中毒，1天前，患者无明显诱因出现胸闷、胸痛，伴左侧肩部放射痛，持续约30~40分钟后稍有缓解，伴大汗淋漓，恶心、呕吐，未予重视，未行系统诊治，此后上述症状间断出现，性质同前，遂就诊于当地医院，行心电图检查提示急性心肌梗死，给予拜阿司匹林300mg，氯吡格雷300mg后转入急诊科。急诊心电图提示：Ⅱ、Ⅲ、AVF、V₇~V₉导联ST段抬高。实验室检查提示心肌酶升高。冠状动脉造影提示阴性。

二、CMR

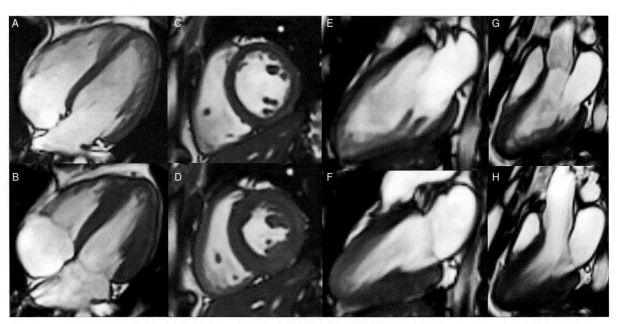

图实3-1　A~H分别为四腔心、左室短轴中段、左室两腔心及左室三腔心电影序列舒张末期（A，C，E，G）及收缩末期（B，D，F，H）图。左房前后径30mm，左室舒张末横径51mm，室间隔厚度6~9mm，LVEF 56%

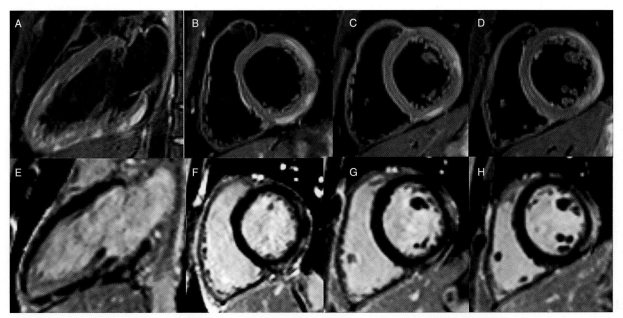

图实 3-2 　A～D 分别为两腔心、左室短轴近、中、远端首过灌注均衡期图；E～H 分别为对应层面延迟强化序列图

三、CMR诊断？

四、CMR解读及诊断思路

　　本例患者以急性胸闷、胸痛伴心肌酶升高及心电图典型急性冠脉综合征表现就诊，然而，CMR并未提示节段性运动障碍及缺血性LGE，心脏各房室内径不大，各节段室壁厚度正常，各节段心室收缩运动亦未见明显异常（图实3-1）。比较特殊的是左室游离壁、室间隔基底部、左室心尖部可见斑片样T2高信号，提示心肌水肿，且以心外膜为著（图实3-2）；心肌首过灌注未见明显充盈缺损，延迟强化序列显示上述区域心肌心外膜下高信号，与冠脉分布不对应（图实3-2）。患者心电图提示Ⅱ、Ⅲ、AVF、V_7～V_9导联ST段抬高，提示病变位于左室下壁、侧壁，与CMR显示的心肌损伤部位一致。结合患者发病前有明确的一氧化碳中毒、急性胸痛病史、心电图异常及心肌酶升高，考虑诊断为急性中毒性心肌炎。对症治疗后患者症状好转出院，因后续无明显症状，未进行复查。

五、最终诊断

　　急性中毒性心肌炎（急性心肌炎）

▌六、点评 / 解析

　　中毒性心肌炎是指毒素或毒物引起的心肌炎症，致病原因可以是感染性的，如各种细菌内、外毒素，也可以是药物或化学物质，如依米丁、锑剂、一氧化碳、有机磷、有机汞、砷、铅、阿霉素等。中毒性心肌炎往往是全身中毒的重要表现之一，病情危重或并发严重心功能不全和心律失常者死亡率高，及时、有效的抢救往往能够挽救患者生命。一氧化碳中毒时，血液携氧能力降低，组织供氧减少，心肌细胞缺氧；此外，缺氧可导致血管内皮细胞损伤，血小板激活，发生聚集及黏附，促使中性粒细胞释放大量炎性因子，进一步加重心肌损伤。一氧化碳中毒并不少见，但合并心肌损伤者罕见报道，可能与缺乏对本病的认识、未进行针对性的相关检查有关。本例患者有明确的CO中毒史及明确的心肌损伤证据，为一例典型的急性一氧化碳中毒性心肌炎。

　　急性中毒性心肌炎CMR表现与急性心肌炎类似，主要包括心肌水肿、充血、坏死等，CMR是诊断心肌炎最重要的无创性检查方法，优于有创的心内膜活检[1]。2009年JACC杂志上发表的心肌炎路易斯湖诊断标准[2]，以病理金标准为参考，诊断的准确率约为78%，敏感度和特异度分别为67%和91%[3]，其中具有特征性的非冠状动脉节段分布的心外膜下或肌壁间强化类型，可以很好地鉴别心肌炎和缺血性心脏病[4]；2018年更新的路易斯湖诊断标准，补充了磁共振成像定量分析技术即T1 mapping和T2 mapping成像方法，提高了诊断效能[5]。

▌七、小结

　　本例为比较典型的急性中毒性心肌炎，结合其典型的CMR表现，不难做出诊断。比较特殊的是，本例引起心肌损伤的原因为一氧化碳中毒。这提示我们，对于有中毒病史的患者，需警惕是否合并心肌损伤，CMR是检测不同类型心肌损伤的有效手段。

▌八、参考文献

［1］Caforio AL, Pankuweit S, Arbustini E, et al. Current state of knowledge on aetiology, diagnosis, management, and therapy of myocarditis：a position statement of the European Society of Cardiology Working Group on Myocardial and Pericardial Diseases. Eur Heart J, 2013，34：2636-2648.

［2］Friedrich MG, Sechtem U, Schulz-Menger J, et al. Cardiovascular magnetic resonance in myocarditis：a JACC white paper. J Am Coll Cardiol, 2009，53：1475-1487.

［3］FerreiraVM, Schulz-MengerJ, HolmvangG, et al. Cardiovascular magnetic resonance in nonischemic myocardial inflammation：expert recommendations. J Am Coll Cardiol, 2018, 72（24）：3158-3176.

［4］KotanidisCP, BazmpaniMA, HaidichAB, et al. Diagnostic accuracy of cardiovascular magnetic resonance in acute myocarditis: a systematic review and meta–analysis. JACC Cardiovasc Imaging, 2018, 11（11）: 1583–1590.

［5］周笛，庄白燕，赵世华，等．心血管ＭＲ诊断心肌炎研究进展：基于2018《非缺血性心肌炎症诊断ＣＭＲ标准修改》专家推荐意见．中国医学影像技术，2019，35（10）: 1574–1577.

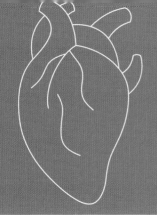

实战病例4

一、临床病史

男，36岁，体检发现心脏占位，为进一步明确诊断入我院。心脏彩超提示：左室心内膜面实质非均质占位性病变；三尖瓣反流（少量）；左心收缩功能正常。

二、CMR

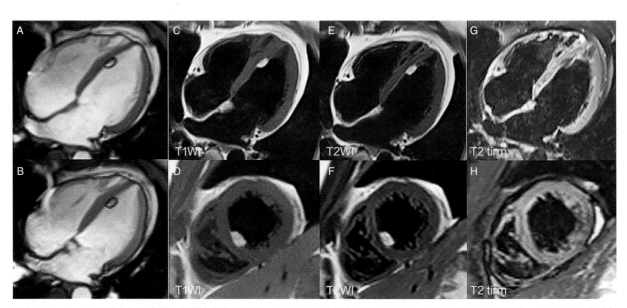

图实 4-1　A，B 四腔心舒张末期及收缩末期电影图像；C，E，G 分别为四腔心 T1WI、T2WI 及 T2 压脂图像；D，F，H 分别为左室短轴对应序列图。左室占位大小约 1.5cm×1.0cm，左室舒张末横径 51mm，LVEF68%

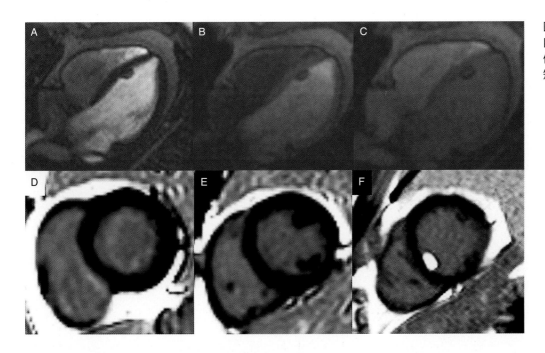

图实 4-2 A～C 四腔心首过灌注图像；D～F 为左室短轴延迟强化图像

三、CMR诊断？

四、CMR解读及诊断思路

青年男性患者，因查体超声发现心脏占位就诊。CMR电影序列显示左室腔内室间隔左室面类椭圆形占位，随心脏舒缩运动；参数成像T1WI呈高信号，T2WI呈稍高信号（图实4-1），脂肪抑制序列呈低信号，为脂肪类物质参数成像特点；首过灌注无强化，延迟扫描呈高信号（与心外膜脂肪及胸壁脂肪一致，图实4-2）。综上，本例应诊断为左室腔内脂肪瘤。

五、最终诊断

左室腔内占位性病变，考虑良性脂肪瘤。

六、点评 / 解析

心脏脂肪瘤（cardiac lipoma）是一种相对常见的心脏原发良性肿瘤，约占所有心脏肿瘤的10%～19%。心脏脂肪瘤以心内膜下最为常见（约50%），其次为心外膜下（25%）或心肌层（25%），好发部位为右心房、左心室[1]。脂肪瘤多为良性，但其临床表现取决于肿瘤的大小和位置，部分患者没有症状，如果压迫冠脉可导致心绞痛，位于心肌内可导致心律失常，位于心腔内可影响血流动力学及心脏运动，但由于肿瘤包膜完整，血栓较为罕见。少部分脂肪瘤可为侵袭性生长或继发肉瘤变，呈现恶性心脏肿瘤的特征，包括浸润性生长、变性、心包积液及胸腔积液等。CMR对脂肪信号敏感，以下征象可提示脂肪瘤[2]：①心外膜的脂肪瘤多以窄蒂相连，并凸向心包腔内生长，心腔内脂肪瘤则多为宽基底，并向心腔内生长；②若肿瘤内部出现坏死囊变则肿瘤信号不均匀，其内可见长T1、长T2信号影；③脂肪瘤一般质地柔软，具有一定形变并可见勾边效应（化学位移），在电影序列中尤为明显；④成熟的脂肪瘤一般无明显灌注，延迟扫描呈均匀高信号（非强化，脂肪在延迟强化序列显示为高信号）。

▌ 七、小结

本例是一例典型的心脏脂肪瘤病例，脂肪组织特有的磁共振信号特征对于病灶性质的识别具有独特的价值，除了参数序列，心脏电影序列也是诊断脂肪的补充序列。

▌ 八、参考文献

［1］Ismail I, Al-Khafaji K, Mutyala M, et al. Cardiac lipoma. J Community Hosp Intern Med Perspect, 2015，5（5）：28449.

［2］Bussani R, Castrichini M, Restivo L, et al. Cardiac tumors：diagnosis, prognosis, and treatment. Curr Cardiol Rep, 2020 Oct 10，22（12）：169.

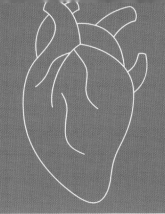

实战病例5

一、临床病史

男，48岁，活动后胸闷、气短2年，加重3天。2年前，患者活动后出现胸闷、气喘伴乏力，并逐渐加重出现全身水肿，双下肢较重。就诊于当地医院，诊断为扩张型心肌病，间断服用地高辛、呋塞米、缬沙坦、美托洛尔等药物治疗，此后，患者反复于感冒后出现胸闷、气喘加重，伴双下肢水肿。15天前，患者感冒后再次出现胸闷、气短加重，伴全身水肿，双下肢较重，自行口服药物治疗，症状无明显改善。3天前，患者无明显诱因出现胸闷、气短、呼吸困难较前明显加重，伴大汗、发绀，伴咳嗽，咳黄色黏痰，给予强心、利尿、平喘、扩血管等药物治疗，症状稍平稳，但仍感胸闷、气喘，全身浮肿，不能平卧。查体：血压99/69mmHg，双肺呼吸音弱，左肺底可闻及少量湿啰音，心前区未见明显凸起及凹陷，心界向左下扩大，心率64次/分，心音低钝，心律齐，各瓣膜区未闻及明显病理性杂音及心包摩擦音，双下肢重度水肿，既往无高血压、糖尿病、吸烟、饮酒等病史。实验室检查提示：NT-proBNP：2280ng/L（300～900 ng/L）；D-dimer：7680ng/ml（80～500 ng/ml）。心脏超声提示：符合扩张型心肌病声像图改变（双心型），房间隔膨胀瘤，左室收缩功能明显减低（EF 26%），左室及右室舒张功能明显减低，二、三尖瓣反流（中度），肺动脉收缩压增高（46mmHg）。心电图提示：窦性心律，左房扩大，左束支传导阻滞。肺动脉CTA提示：肺动脉未见栓塞征象。

二、CMR

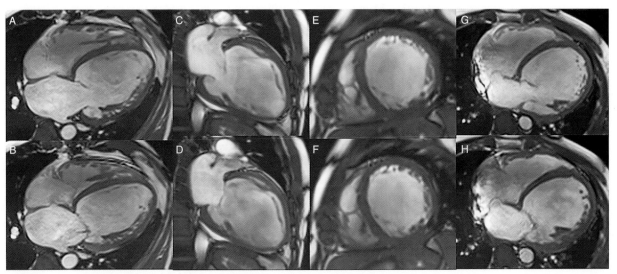

图实5-1 A~H分别为四腔心、左室两腔心、左室短轴中段及水平轴位电影序列舒张末期（A，C，E，G）及收缩末期（B，D，F，H）图。左室舒张末横径80mm；右室舒张末横径51mm；左房前后径52mm；右心房46mm×59mm，室间隔8mm，左室前壁4mm，侧壁3mm，下壁3mm，LVEF 20%

图实5-2　A-F分别为四腔心、左室两腔心及短轴延迟强化图像

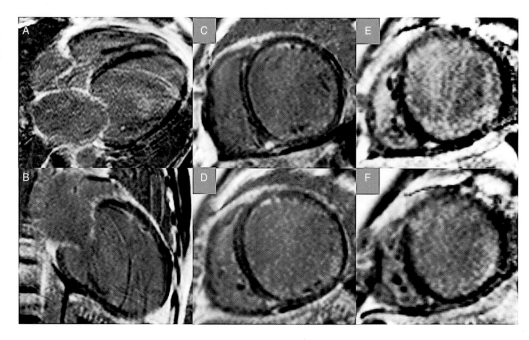

▌三、CMR诊断?

▌四、CMR解读及诊断思路

中年男性患者，以慢性心衰急性发作收住入院，超声诊断为扩张型心肌病。CMR提示全心扩大，左室壁普遍变薄，侧壁中远段肌小梁增多，考虑过度小梁化，左室整体收缩运动减低（LVEF 20%，图实5-1），首过灌注未见明确异常，室间隔肌壁间线样延迟强化（图实5-2）。首先需除外缺血性心脏病、瓣膜病及其他继发性改变。冠心病典型的CMR表现为与冠脉供血区相匹配的节段性室壁变薄，运动减弱，且多数患者存在冠状动脉病变，延迟强化表现为心内膜下至心外膜受累；而本例患者冠脉CTA正常，无高血压、糖尿病、饮酒等明确的心血管危险因素；结合患者室间隔肌壁间线样延迟强化特点，符合特发性扩张型心肌病表现。心电图提示左束支传导阻滞（LBBB），还需排外LBBB心肌病，其典型表现是室间隔同步性运动消失，室间隔变薄但侧壁厚度正常，本例患者不符合上述特点，故可排除。此外，患者左室游离壁内层心肌肌小梁粗乱，但仅局限于游离壁，心尖无受累，可除外心肌致密化不全，考虑DCM继发心肌过度小梁化；二、三尖瓣反流是由于房室瓣环扩大继发瓣膜关闭不全。同时还发现房间隔向右房膨出，膨胀瘤形成（20mm×11mm）。

五、最终诊断

1. 特发性扩张型心肌病
2. 房间隔膨胀瘤

六、点评 / 解析

扩张型心肌病（dilated cardiomyopathy，DCM）是一种以左心室或双心室扩张和室壁运动减弱为特征的异质性心肌疾病，需排除高血压、瓣膜病、先天性心脏病或缺血性心脏病。病因包括遗传、家族非遗传性、获得性、感染、自身免疫、甲状腺毒性等，无法明确病因者称为特发性扩张型心肌病（idiopathic dilated cardiomyopathy，IDC）[1]。影像学在DCM中的诊断及鉴别诊断中具有重要价值，尤其是CMR检查，主要表现为：①左室腔或双室腔扩大，室壁变薄，室壁收缩运动弥漫性减弱；②左室游离壁心肌肌小梁增多、增粗（需要与心肌致密化不全鉴别，后者心尖部常受累）；③室间隔肌壁间线样延迟强化是DCM典型特征，还可表现为心内膜下或透壁性类缺血样LGE，但一半以上的DCM并无LGE；④二、三尖瓣继发关闭不全：心腔扩大导致房室瓣环扩大，造成瓣膜关闭不全、反流，需与原发性瓣膜病变鉴别，前者瓣叶多无异常。

除了诊断与鉴别诊断，CMR在DCM的危险分层与预后中也有重要价值。DCM是心力衰竭和猝死的主要原因之一，也是心脏移植最常见的原因，但仍有很大一部分遗传原因无法解释，特别是IDC[2]。既往研究表明，左室射血分数（EF）、晚期钆增强（LGE）、初始T1（Native T1）、细胞外容积（ECV）和心肌形变的等磁共振参数可以协助评估DCM患者预后。重构指数（RI）是一种从常规CMR电影成像中获得的新的几何参数，定义为左心室容积的立方根除以基底短轴切面左心室壁平均厚度（LVWT）。RI与T1和ECV反映的心肌纤维化有关，是DCM患者全因死亡、心脏移植和心衰再入院的独立预测因子，可提供比组织特征更大的预后价值[3]。

需要指出的是，本例电影序列还发现一个征象，即房间隔膨胀瘤（atrial septal aneurysm，ASA）。ASA是一种少见的房间隔先天性畸形，发病率约为0.08%～1.9%[4]。一般位于卵圆窝水平，表现为房间隔瘤样突起，可膨出至右房或左房。ASA多并发其他先天性或获得性心脏病，继发孔型房间隔缺损最常见。ASA的诊断标准为：①膨胀瘤的瘤体基底部宽≥1.5cm；②膨胀瘤瘤壁至房间隔水平最大垂直距离或左右方向的最大活动度≥1.1～1.5cm[4]。

七、小结

DCM的诊断需要谨慎，并非所有的心脏扩大、心功能减低都是DCM，需要紧密结合病史、实验室检查及影像学等表现综合评估。CMR对于心衰患者的病因学诊断具有重要的价值。

八、参考文献

［1］Zhang XL, Xie J, Lan RF, et al. Genetic basis and genotype–phenotype correlations in han chinese patients with idiopathic dilated cardiomyopathy. Sci Rep, 2020 Feb 10，10（1）：2226.

［2］Chen XL, Wei XB, Huang JL, et al. The prognostic nutritional index might predict clinical outcomes in patients with idiopathic dilated cardiomyopathy. Nutr Metab Cardiovasc Dis, 2020 Mar 9，30（3）：393–399.

［3］Li S, Zhou D, Sirajuddin A, et al. T1 mapping and extracellular volume fraction in dilated cardiomyopathy：a prognosis study. JACC Cardiovasc Imaging, 2021 Sep 8，S1936–878X（21）00623–9.

［4］Olivares–Reyes A, Chan S, Lazar EJ, et al. Atrial septal aneurysm：a new classification in two hundred five adults. J Am Soc Echocardiogr, 1997 Jul–Aug，10（6）：644–656.

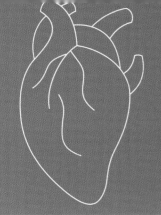

实战病例6

一、临床病史

男，31岁，右前臂麻木5天。1年前，患者饮酒后出现头晕，无其他症状，自测血压：180/100mmHg，此后患者监测血压波动于（140～180）/（90～110）mmHg，未诊治。5天前，患者无明显诱因出现右前臂麻木，为求进一步诊治就诊于我院。既往无糖尿病、高脂血症、睡眠呼吸暂停综合征及吸烟史，偶尔饮酒，1～2次/月，每次100g左右。家族史：父亲患有高血压。实验室检查提示：红细胞 5.76×10^{12} $[（3.5～5）\times 10^{12}]$，血红蛋白171g/L（110～150g/L），肌酐110μmol/L（44～108μmol/L），尿潜血（+），尿蛋白（+++），CK 59U/L（38～240U/L），CK-MB 10U/L（2.2～7.21U/L）。心电图提示：窦性心动过速，左心室肥厚，V_1～V_3导联ST段抬高0.1～0.3mV，Ⅰ、aVL、Ⅱ、Ⅲ、aVF、V_3～V_6导联T波倒置。心脏彩超提示：扩张型心肌病改变（左心型），左室收缩功能减低（LVEF38%），二、三尖瓣反流（中度），肺动脉瓣反流（轻度），肺动脉收缩压增高（72mmHg）。冠脉CTA提示：冠状动脉未见明显异常。

二、CMR

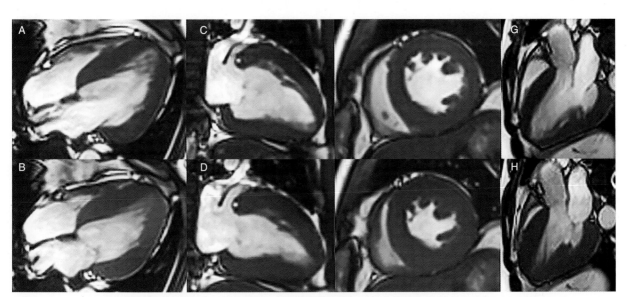

图实6-1　A～G分别为四腔心、左室两腔心、左室短轴中段及左室流出道电影序列舒张末期（A，C，E，G）及收缩末期（B，D，F，H）图。左室舒张末内径55mm，左房前后径32mm，室间隔12～17mm，左室侧壁9～13mm，LVEF35%

图实6-2 A~F分别为连续层面左室短轴及四腔心延迟强化图

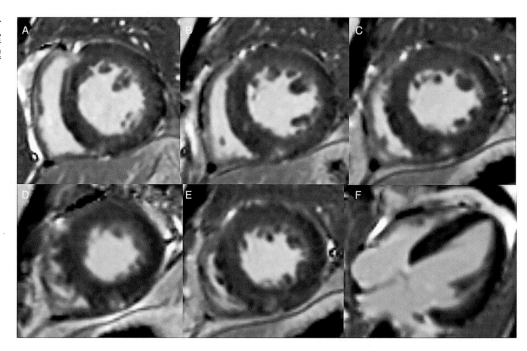

三、CMR诊断?

四、CMR解读及诊断思路

青年男性患者，因心衰症状及头晕就诊。1年前发现高血压，未治疗，既往无高脂血症、糖尿病、睡眠呼吸暂停综合征等病史，亦无明确的酗酒、吸烟史，父亲有高血压病史。超声心动图提示扩张型心肌病改变并收缩运动减弱（LVEF 38%）。实验室检查提示肾功能不全及心肌损害，心电图提示心肌肥厚，冠脉CTA阴性。为明确心衰原因，行CMR检查。CMR结构及功能成像提示左心房室内径正常高限，左室各节段室壁增厚，左室收缩运动减弱（LVEF 35%，图实6-1，图实6-2），需考虑左室肥厚相关疾病。患者既往无高脂血症、糖尿病、睡眠呼吸暂停综合征等病史，可排除由上述因素继发的左室肥厚改变。患者虽饮酒但量不大，不符合酒精性心肌病诊断标准。回顾患者的室壁肥厚特点，为各节段室壁弥漫向心性肥厚，需考虑后负荷增加（高血压、主动脉瓣狭窄）、浸润性心肌病（心肌淀粉样变性）、遗传性心肌病［肥厚型心肌病（均匀肥厚型）、Danon心肌病、Fabry心肌病］等。根据CMR电影序列，可排除主动脉瓣病变；临床病史及LGE表现亦不符合心肌淀粉样变性及遗传性心肌病。结合患者高血压病史及家族史，考虑左室肥厚及心功能减低继发于高血压所致的后负荷增加，值得注意的是目前患者左心房室内径在正常高限，说明仍处于左室重构的代偿阶段，但患者心功能减低同时伴有心肌纤维化，严重的心肌纤维化提示心肌不可逆损伤严重，预后不良。

五、最终诊断

高血压性心脏病并局部心肌纤维化

六、点评 / 解析

高血压性心脏病（hypertensive heart disease，HHD）是由于长期的全身动脉循环压力升高，左心室负荷增加，左心室代偿性肥厚，继而失代偿、室腔扩张而引起心脏结构和功能异常的器质性心脏病[1]。

左室肥厚和左心室重塑是HHD的主要表现，根据左室肥厚和相对壁厚，左室几何形态通常分为以下几种：正常心肌、向心重构、偏心肥大和向心肥大。左心房结构和功能异常也是HHD的常见特征。心肌纤维化是HHD主要的病理改变，可破坏心肌结构，导致心肌紊乱，心室僵硬，心室重构、传导异常，心律失常以及心室和心房舒张和收缩功能障碍，CMR可以综合评估HHD造成的左室重构、心功能异常及心肌纤维化[2]。

HHD主要的CMR表现如下。[3]①心功能代偿期：左室壁向心性肥厚，表现为左室各节段室壁均匀、对称性增厚，左室质量指数（LVMI）和相对室壁厚度（RWT）均高于正常，舒张末期室壁厚度一般＞1.5cm；左室内径正常或偏小。在此阶段，左室收缩功能多在正常范围。部分患者可出现类似于肥厚型心肌病患者左室流出道梗阻的现象。②失代偿期：左室离心性肥厚；LVMI依然增高，RWT在正常范围，室腔扩张，收缩运动减弱，室壁增厚率降低。③关于延迟强化：高血压患者早期无强化，但T1 mapping及ECV可升高[4]，进一步进展可出现晕状、线状及斑片状强化，多位于室间隔心肌壁内，提示心肌细胞发生反应性纤维化，该部分患者临床治疗反应性差，预后不良。

七、小结

本例是一例左室肥厚表型的心衰患者，结合高血压病史及CMR表现，不难诊断为高血压性心脏病。CMR延迟强化及T1 mapping技术对于左室肥厚表型疾病的病因甄别具有非常重要的价值，此外，临床中需要警惕年轻高血压患者的心脏损害。

█ 八、参考文献

［1］Nwabuo CC, Vasan RS. Pathophysiology of hypertensive heart disease: beyond left ventricular hypertrophy. Curr Hypertens Rep, 2020 Feb 3, 22（2）: 11.

［2］Niu J, Zeng M, Wang Y, et al. Sensitive marker for evaluation of hypertensive heart disease: extracellular volume and myocardial strain. BMC Cardiovasc Disord, 2020 Jun 15, 20（1）: 292.

［3］Rodrigues JC, Rohan S, Dastidar AG, et al. The relationship between left ventricular wall thickness, myocardial shortening, and ejection fraction in hypertensive heart disease: insights from cardiac magnetic resonance imaging. J Clin Hypertens（Greenwich）, 2016 Nov, 18（11）: 1119–1127.

［4］Wang S, Hu H, Lu M, et al. Myocardial extracellular volume fraction quantified by cardiovascular magnetic resonance is increased in hypertension and associated with left ventricular remodeling. European Radiology, 2017, 27（11）: 4620–4630.

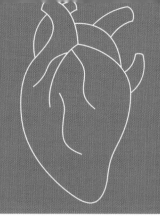

实战病例7

一、临床病史

男，52岁，间断胸痛2天，加重5小时。2天前，患者于夜间休息时突发胸痛，呈胀痛，伴胸闷、气短，无头晕、头痛，无咳嗽、咳痰，无恶心、呕吐，无腹痛、腹胀，无肩背部疼痛、大汗淋漓等其他不适，持续约2小时后自行缓解，未予重视，未行系统诊治。5小时前，患者再次无明显诱因出现胸痛伴胸闷、气短，较前加重，症状持续不缓解，速自行服用"阿司匹林0.3g，速效救心丸数粒"，症状略缓解，并于半小时后就诊于我院。实验室检查提示：CK-MB 40.64ng/ml；cTnI 2.52ng/ml；Myoglobin 376.2ng/ml；NT-ProBNP 243pg/ml；D-Dimer 0.15mg/ml。心电图提示：窦性心律，电轴不偏，Ⅱ、Ⅲ、aVF导联ST段抬高0.1～0.2mV，V$_4$～V$_6$导联ST段压低；异常心电图符合下壁心梗图形，右房异常改变。既往高血压病史10年，血压最高达252/135mmHg，未规律降压治疗；脑梗塞病史4年。吸烟30年，约40支/日，少量饮酒史。急诊诊断为急性心肌梗死，予急诊PCI治疗（图实7-1）。

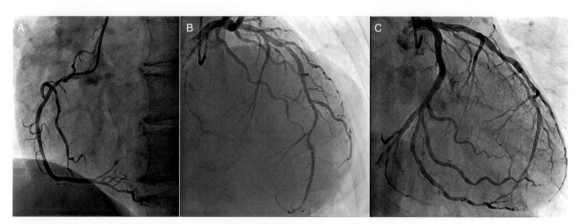

图实7-1　A～C分别为RCA、LAD及LCX冠脉造影图像

二、CMR

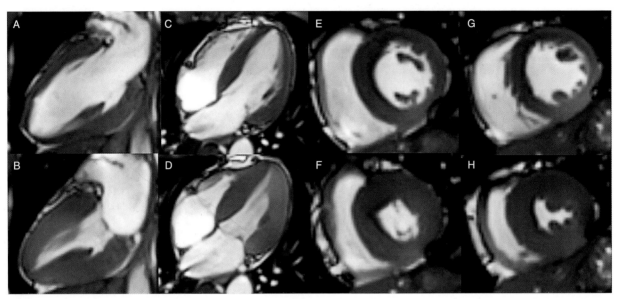

图实 7-2　A~H 分别为左室两腔心、四腔心及左室短轴位基底段、中段舒张末期（A，C，E，G）及收缩末期（B，D，F，H）电影图像

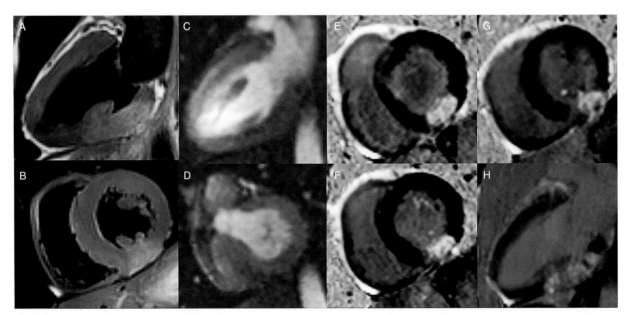

图实 7-3　A，B 分别为左室两腔及短轴中段 T2WI 图像；C，D 分别为左室两腔及短轴基底段首过灌注图像；E~H 分别为左室短轴位及两腔心延迟强化图像。左房前后径 35mm，左室舒张末横径 50mm，室间隔厚度 8~14mm，左室下侧壁基底段厚度 7mm，LVEF60%

▌ 三、CMR诊断?

▌ 四、CMR解读及诊断思路

　　中老年男性患者，急性胸痛伴典型心电图及心肌酶学改变，不难诊断为急性心肌梗死。冠脉造影示右冠状动脉近段至中段多发狭窄，最重处为80%狭窄（图实7-1），PCI于右冠状动脉植入支架1枚。患者急性心肌梗死PCI术后行CMR检查，目的是评估心肌梗死的程度、范围及是否合并有微循环障碍，并对患者预后进行评估。CMR电影序列左室各节段室壁厚度正常或高限，整体收缩运动可，下侧壁室壁增厚率减低（图实7-2），冠状动脉供血区左室下壁T2WI心肌信号明显增高，提示心肌水肿，首过灌注相应节段心肌灌注缺损提示心肌缺血，延迟扫描呈透壁性延迟强化（图实7-3），说明该部分心肌已完全梗死，但未见包括"无复流"及心肌内出血等微循环障碍征象。

▌ 五、最终诊断

　　左室下壁急性透壁性心肌梗死

▌ 六、点评／解析

　　考虑到急性心肌梗死患者治疗紧迫性，CMR一般不用于急性心肌梗死的诊断。目前急性心肌梗死进行CMR检查的目的除了评估心脏功能外，更重要的是评估心肌梗死的范围以及包括微循环功能障碍等相关并发症。

　　结合本例患者，急性心肌梗死（包括PCI术后）CMR的典型征象包括：①急性期室壁厚度一般在正常范围，甚至轻度增厚（心肌水肿），节段性室壁运动异常，部分患者可合并室壁瘤和/或附壁血栓[1]；②病变节段心肌与冠脉血供相匹配[2]；③急性或亚急性心肌梗死的典型特征为心肌水肿，表现为心肌T2WI信号升高[3]；④LGE：心肌梗死延迟强化特点为从心内膜下开始，逐渐向心外膜延伸，分为心内膜下梗死，透壁梗死及近透壁性梗死[4]；⑤微循环障碍：部分患者合并有微循环障碍，急性心梗微循环障碍有两种表现形式，一种为微血管阻塞（microvascular occlusion，MVO），另一种为心肌内出血（intramuscular hemorrhage，IMH），MVO及IMH是患者不良预后的独立预测因子，CMR在心梗患者微循环障碍的诊断中发挥着重要的作用[5]，具体可参考本书相关经典病例；⑥室间隔穿孔、乳头肌功能障碍所致的二尖瓣关闭不全等。

　　本例为典型的急性心肌梗死病例，虽已行PCI，但"罪犯"血管（右冠状动脉）供血的心肌已发生不可逆梗死，幸运的是，CMR检查明确了梗死范围较小，且无MVO及IMH等微循环功能障碍，亦无室间隔穿孔、乳头肌功能障碍等严重并发症，提示该病例预后较好。

▌七、小结

　　CMR越来越多的应用于急性心肌梗死患者的评估，除明确梗死心肌的范围、程度、有无微循环障碍及并发症外，更重要的是对患者进行危险分层、评估预后，但CMR扫描时间较长及患者是否能够耐受是限制其在该类患者中广泛应用的原因，有待进一步解决。

▌八、参考文献

［1］Leiner T, Bogaert J, Friedrich MG, et al. SCMR Position Paper（2020）on clinical indications for cardiovascular magnetic resonance. J Cardiovasc Magn Reson, 2020 Nov 9，22（1）：76.

［2］Kim HW, Van Assche L, Jennings RB, et al. Relationship of T2–weighted MRI myocardial hyperintensity and the ischemic area–at–risk. Circ Res, 2015 Jul 17，117（3）：254–265.

［3］Demirkiran A, Everaars H, Amier RP, et al. Cardiovascular magnetic resonance techniques for tissue characterization after acute myocardial injury. Eur Heart J Cardiovasc Imaging, 2019 Jul 1，20（7）：723–734.

［4］Gatti M, Carisio A, D'Angelo T, et al. Cardiovascular magnetic resonance in myocardial infarction with non–obstructive coronary arteries patients：a review. World J Cardiol, 2020 Jun 26，12（6）：248–261.

［5］Bekkers SC, Backes WH, Kim RJ, et al. Detection and characteristics of microvascular obstruction in reperfused acute myocardial infarction using an optimized protocol for contrast–enhanced cardiovascular magnetic resonance imaging. Eur Radiol, 2009 Dec，19（12）：2904–2912.

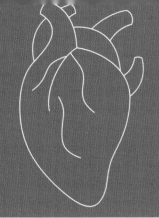

实战病例8

一、临床病史

男，73岁，间断胸闷17月，伴头晕9月，加重3天。17月前，患者出现胸闷，无胸痛、头晕、头痛，无恶心、呕吐，未予重视，后体检发现心包积液，遂于外院就诊。心脏彩超示：心包积液（少量）；LVEF：68%。动态心电图提示：偶见室性期前收缩（65个），偶见房性期前收缩伴短阵房速（96个）。诊断为：心包积液，心律失常。对症治疗后好转出院。9月前，患者无明显诱因出现胸闷、头晕，近3天明显加重，为进一步诊治就诊于我院。查体：心率74次/分；血压：146/73mmHg。实验室检查提示：NT-proBNP 92ng/L（＜900ng/L）；甲功未见明显异常；肿瘤标志物正常；自身抗体全项阴性；血常规、生化、尿常规、术前出凝血+D-二聚体均未见异常；结核菌素试验：阴性。心脏超声提示：左房内径增大，升主动脉内径增宽；心包积液（大量，估测量为720ml）；左室收缩功能正常（EF66%），左室及右室舒张功能减低；二、三尖瓣及肺动脉瓣反流（轻度）。心电图提示：窦性心律，电轴左偏，偶发房早，Ⅱ、Ⅲ、aVF导联呈rS型波形，顺钟向转位。既往史：高血压5年，未规范治疗。

二、CMR

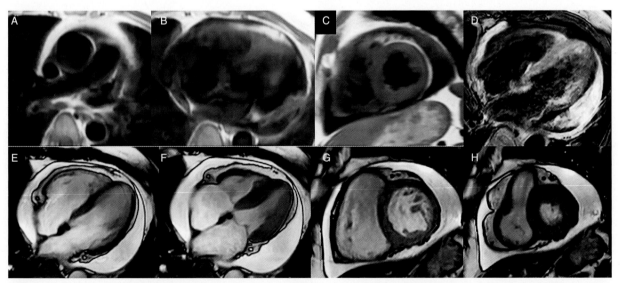

图实 8-1　A，B分别为黑血序列主肺动脉窗层面及水平轴位图像；C，D分别为左室短轴位T1WI及四腔心T2WI图；E~H分别为四腔心及左室短轴位舒张末期（E，G）及收缩末期（F，H）电影图像。主动脉内径41mm，左房前后径40mm，右房径53mm×65mm，左室舒张末内径52mm，左室EF66%

图实8-2 A,B 分别为左室四腔心及短轴位首过灌注图像；C~F 分别为左室四腔及短轴位延迟强化图像

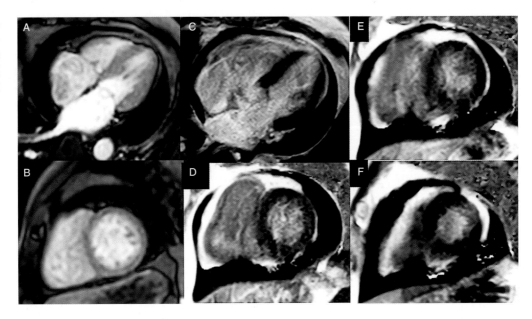

三、CMR诊断?

四、CMR 解读及诊断思路

老年男性患者，高血压病史5年，未规范治疗，偶发室性期前收缩、房性期前收缩，超声提示心包积液，为进一步明确心包积液性质、心肌病变行CMR检查。CMR显示升主动脉增宽，左房及右房增大，左室舒张末内径不大，左室收缩运动正常（图实8-1）。结合患者长期高血压未规范治疗病史，符合高血压所致心脏改变，但目前左室腔未见扩大，收缩功能仍在正常范围。患者心包脏层、壁层间距明显增宽，舒张期最宽距离约28mm，提示大量心包积液。延迟增强扫描心包未见延迟强化，提示无急性心包炎性病变（图实8-2）。心包积液的常见病因包括感染性（结核、病毒、细菌）和非感染性（肿瘤、风湿病、心脏损伤或大血管破裂、内分泌代谢性疾病、放射损伤、心肌梗死后积液等），结合患者实验室检查及病史，可排除上述原因所致。再根据心包积液T1WI低信号、电影序列高信号的特点，判断为漏出液，推测是由于慢性心功能不全（本例为舒张功能不全）所致。

五、最终诊断

中大量心包积液，继发于高血压可能性大

▌六、点评 / 解析

心包积液（pericardial effusion）是指由于各种原因（感染和非感染）引起的心包腔内液体积聚，以继发性最为常见。心包积液主要的病理生理改变为心包腔内压力增高，心脏舒张受限，致使体静脉回流受阻。心室充盈及排出量减少，从而引起一系列血流动力学改变。

心包积液的诊断标准为心包脏、壁层间距增宽＞4mm。在电影序列舒张期进行定量测量，最大间距5～14mm为少量（＜100ml）；15～24mm为中量（100～500ml）；≥25mm为大量（＞500ml）[1]。不同性质心包积液CMR信号特征见表实8-1[2, 3]。

表实 8-1　不同性质心包积液 CMR 信号特征

	T1WI	电影序列（b-SSFP）	总体表现
漏出液	低信号	高信号	单一
渗出液	低 / 高	低 / 高	复杂
血性液	根据出血时间不同信号不同，可低也可高	可低可高	复杂
乳糜液	以蛋白为主要成分，呈高信号	高信号	单一

心包积液的评估，除了对积液定量（少量、中量及大量），更重要的是对积液定性，即明确心包积液的原因，这对于心包积液的治疗更加重要。心包积液可以是全身疾病（感染，肝、肾衰竭，自身免疫病）的表现之一，也可以是心脏疾患的继发改变（如心力衰竭、心脏肿瘤、心肌炎、心肌梗死等），当然也可以是心包本身疾患的特征性表现（如结核性心包炎、放射性心包炎、感染性心包炎、缩窄性心包炎等）。

CMR可对绝大多数心脏或心包因素所致的心包积液做出比较准确的病因诊断，但对于系统性疾病所致的心包积液，如果缺乏相应的临床病史则存在挑战。本例老年患者并无明确的常见致心包积液的全身疾患，CMR也未见明确的原发心肌病变，左室收缩功能尚可，参数成像提示心包积液为漏出液信号特征，提示也并非原发心包病变所致。结合本例为老年男性，且有未规律治疗的高血压病史，考虑继发性心包积液，与老年、高血压等原因相关可能性大。

▌七、小结

心包积液通常为各种疾患引起的继发性改变，CMR是无创性鉴别心包积液性质的最佳检查方法，并有助于评估原发疾患，以对因治疗，改善预后。

八、参考文献

［1］Ho N, Nesbitt G, Hanneman K, et al. Assessment of pericardial disease with cardiovascular MRI. Heart Fail Clin, 2021 Jan，17（1）：109–120.

［2］Aldweib N, Farah V, Biederman RWW. Clinical utility of cardiac magnetic resonance imaging in pericardial diseases. Curr Cardiol Rev, 2018，14（3）：200–212.

［3］Vakamudi S, Ho N, Cremer PC. Pericardial effusions：causes, diagnosis, and management. Prog Cardiovasc Dis, 2017 Jan–Feb，59（4）：380–388.

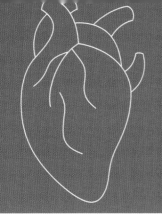

实战病例9

一、临床病史

男，60岁，间断胸闷、呼吸困难1年，加重伴全身浮肿20天。1年前，患者无明显诱因出现胸闷、气短，夜间呼吸困难，难以平卧，伴咳嗽、咳痰，咳少量白色泡沫痰。外院心脏彩超提示：心包积液。治疗不详，此后上述症状逐渐缓解。1月前，患者感冒后再发胸闷、气短，呼吸困难，不能平卧，伴出汗、头晕，咳嗽，咳黄色粘稠痰，痰不易咳出。20天前，上述症状进一步加重，出现全身浮肿，遂至我院就诊。实验室检查提示：Myoglobin 213ng/ml，NT-ProBNP 18141pg/ml，空腹血糖16.07mmol/L，糖耐量8.9mmol/L及糖化血红蛋白8.1%，尿素20.83mmol/L，肌酐180.1μmol/L。心脏彩超提示：左房、室内径增大，左室各壁增厚，左室收缩及舒张功能减低，LVEF 39%；二、三尖瓣及肺动脉瓣反流（轻度）；心包积液（少量）。心电图提示：窦性心律，电轴左偏，胸导联R波递增不良，ST-T改变。冠脉CTA提示：冠脉未见明显异常。既往史：无高血压、高血脂、吸烟及饮酒史，糖尿病史11年，胰岛素治疗，血糖控制欠佳。

二、CMR

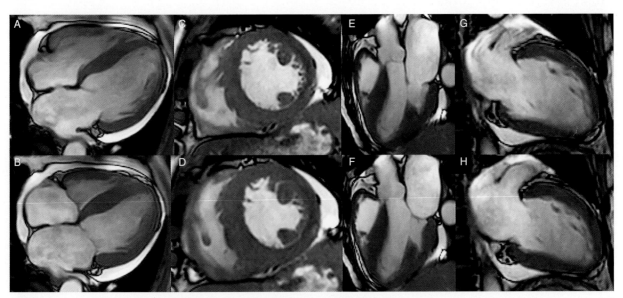

图实9-1　A～H分别为四腔心、左室短轴位中段、左室流出道及左室两腔心舒张末期（A，C，E，G）及收缩末期（B，D，F，H）图像。LVEDD 58mm，LA前后径42mm，RA前后径50mm，室间隔12～18mm，侧壁10～12mm，LVEF 28%

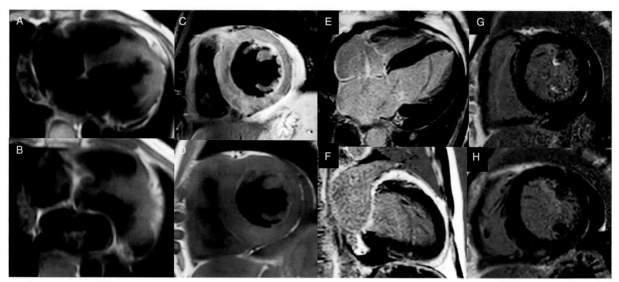

图实 9-2　A，B 分别为水平轴位黑血图像；C，D 分别为左室短轴中段 T1WI 及 T2WI 图像；E~H 分别为四腔心、左室两腔心及左室短轴延迟强化图像

三、CMR诊断?

四、CMR 解读及诊断思路

中老年男性患者，因心力衰竭的症状与体征就诊。既往11年糖尿病史，血糖控制欠佳，无高血压、高脂血症等病史，亦无明确的酗酒、吸烟史。超声心动图提示左心房室扩大、左室轻度肥厚并收缩运动减低（LVEF 39%）。ECG提示非特异性ST-T改变及胸导联R波递增不良。冠脉CTA 未见明确异常。为明确心衰原因，行CMR检查。

CMR结构及功能成像提示双房及左室增大，左室各节段室壁普遍增厚，室间隔为著，左室收缩运动明显减弱，少量心包积液（图实9-1）。首先需要除外特发性扩张型心肌病（DCM），典型DCM除了左心房室扩大、室壁收缩运动减低外，一般室壁明显变薄（最薄2~3mm），且以青少年多见。本例患者左室腔扩大，但左室壁普遍增厚，因此考虑左室收缩功能减弱为继发，结合患者无明显可引起左室前后负荷增加的先天性发育畸形（主动脉瓣狭窄、主动脉缩窄等）及高血压等疾病，唯一明确的心血管危险因素是长期糖尿病，且控制不良；另外，CMR非对比剂参数成像提示患者无明显的心肌水肿，虽然实验室检查提示心肌酶轻度升高，考虑非炎症性心肌损伤可能性大，且患者亦无心肌炎相关前驱感染病史，因此心肌炎亦可除外；该患者延迟增强检查未见明显的局灶性延迟强化（图实9-2），基本可除外肥厚型心肌病失代偿及其他遗传代谢性非缺血心脏病（Fabry病、Danon病等）；ECG提示R波递增不良，考虑主要与心包积液相关。综上，该病诊断为糖尿病心肌病可能性大。

五、最终诊断

1. 糖尿病心肌病（失代偿）可能大
2. 少量心包积液

六、点评 / 解析

糖尿病心肌病（diabetic cardiomyopathy）是在1972年由Rubler等[1]首先提出的，经对糖尿病肾小球硬化症的4例心力衰竭患者尸解，发现这些患者除糖尿病外无其他明确引起心力衰竭的原因。目前公认的糖尿病心肌病的定义为：有明确糖尿病病史，同时有明确的心肌结构和功能改变，排除缺血性疾病、高血压及其他可能引起心肌病变的疾病[2]；其病理特征为：心肌细胞肥大、间质纤维化和冠状小动脉基底膜增厚、微血管病变及局部心肌细胞脂肪沉积[3]；结构功能改变的特征为：早期左心室舒张末期容积可正常，心肌肥厚，舒张功能受损而收缩功能可保留，失代偿期则出现心室扩张，收缩功能亦明显减弱，有间质纤维化等，最终可进展为充血性心力衰竭，发生心律失常及心源性休克等[4]。

结合临床病史，当出现以下CMR特征时，应考虑糖尿病心肌病：①早期左室向心性肥厚并舒张功能减低，失代偿期则左室扩张，收缩及舒张功能均减低。②早期糖尿病心肌病心肌细胞肥大、间质增生等，可致心肌向心性肥厚，CMR电影序列可准确评估DM患者左室心肌向心性重构、室壁增厚、质量增加等改变。能定量测量左室舒张末期容积、收缩末期容积、左室舒张早期和晚期充盈速率比值、左室射血分数及心肌质量等心功能参数[5]；失代偿期（如本例），左心房室扩张，左室收缩及舒张功能均减低，但室壁厚度可在正常范围甚至轻度增厚，此与特发性扩张型心肌病不同，但无法与其他原因所致的继发性左心功能不全（如高血压等）鉴别。③心肌力学功能异常：早期2型糖尿病（T2DM）患者心肌纵向、径向以及周向应变值均小于正常组；心肌纵向应变值能够预测患者临床预后；对于射血分数保留的心衰患者，心肌应力值出现异常可能早于常规心功能的变化，在患者的早期诊治及预后指导中发挥着重要的作用。基于电影序列应用后处理技术，如组织追踪技术（tissue tracking，TT）、特征追踪技术（Feature tracking，FT）等，通过计算不同节段心肌应变、应变率和扭转值等来评估整体或局部心肌应变值[5]。④心肌纤维化：糖尿病心肌病患者心肌纤维化改变常表现为弥漫性间质纤维化，亦可以为局灶性纤维化，以前者多见。DM患者心肌LGE发生比例显著高于无DM患者，LGE是发生心脏死亡事件的独立预测因子，DM患者心肌发生LGE较无DM患者更能影响患者预后。T1 mapping技术可用于评价弥漫性心肌纤维化。T2DM患者左室心肌初始T1值及ECV值均高于正常对照组，而且ECV值有助于发现更早期的心肌纤维化改变，并且ECV值的升高与心室功能降低、心室重塑的发生，患者再次住院率及死亡率增加密切相关[6]。⑤心肌细胞脂肪变性及代谢异常：心肌细胞代谢紊乱，脂肪变性是糖尿病心肌病的另一特点。脂肪组织在T1WI及T2WI上均表现为高信号，脂肪抑制序列呈低信号。磁共振波谱成像（magnetic resonance spectroscopy，MRS）技术通过测量具体物质分子成分含量，能够无创定量评估心肌能量代谢，目前研究较多的是^{31}P和^{1}H波谱技术。使用^{1}H的MRS检测出T2DM患者心肌三酰甘油含量增加，即使在射血分数保留的患者中也存在这种现象，而这种脂肪变性与应变减低及向心性左室重构相关。^{31}P MRS是一种非侵入性测量心肌磷酸肌酸酐/三磷酸腺苷比值

（PCr/ATP）的方法，其在T2DM患者中降低，并与灌注和氧合功能受损、冠状动脉微血管功能障碍、舒张功能障碍和亚临床收缩功能障碍相关[4, 7]。⑦心肌微血管病变：微血管病变是糖尿病心肌病的另一主要病理改变。T2DM患者心肌微循环功能异常的发生可能早于大血管病变。CMR负荷心肌灌注成像（stress-myocardial perfusion imaging，SMPI）和体素内不相干运动成像（intravoxel incoherent motion，IVIM）可评估微循环病变。后者无需对比剂、还能实现定量评价。小b值（$b < 200$ s/mm^2）反映微循环灌注，病变心肌表现为高信号。通过后处理软件勾画感兴趣区可定量测量反应组织微循环灌注的参数f（perfusion fraction）和D*（pseudo-diffusion coefficient）及反映水分子扩散的参数D（diffusion coefficient）。DM患者D*值明显低于健康对照组，并且无LGE患者f及D*值亦减低，表明IVIM可在心肌纤维化出现之前更早地检出心肌微循环异常[8]。

▋ 七、小结

DM是我国主要的慢性疾病负担之一，随着对DM累及心脏的认识不断深入，CMR多模态检查能从不同角度，定性及定量评估糖尿病心肌病患者心脏形态结构、功能及代谢方面的改变，为临床早期诊断及治疗提供重要的信息。然而，糖尿病心肌病的诊断目前仍具有挑战性，CMR是重要的诊断方法，其更多的应用价值有待进一步研究。

▋ 八、参考文献

［1］S. Rubler, J. Dlugash, Y.Z. Yuceoglu, et al., New type of cardiomyopathy associated with diabetic glomerulosclerosis. Am J Cardiol, 1972，30（6）：595–602.

［2］B.R. Goyal, A.A. Mehta, Diabetic cardiomyopathy：pathophysiological mechanisms and cardiac dysfunction, Hum Exp Toxicol, 2013，32（6）：571–590.

［3］I.G. Poornima, P. Parikh, R.P. Shannon. Diabetic cardiomyopathy：the search for a unifying hypothesis. Circ Res, 2006，98（5）2006：596–605.

［4］Murtaza G, Virk H, Khalid M, et al. Diabetic cardiomyopathy – A comprehensive updated review. Prog Cardiovasc Dis, 2019 .

［5］He J, Sirajuddin A, Li S, et al. Heart failure with preserved ejection fraction in hypertension patients：A myocardial MR strain study. Journal of Magnetic Resonance Imaging, 2021, 53（2）：527–539.

［6］Shang Y, Zhang X, Leng W, et al. Assessment of diabetic cardiomyopathy by cardiovascular magnetic resonance T1 mapping：correlation with left–ventricular diastolic dysfunction and diabetic duration. J Diabetes Res, 2017, 9584278.

［7］Shang Y, Zhang X, Chen L, et al. Assessment of left ventricular structural remodelling in patients with diabetic cardiomyopathy by cardiovascular magnetic resonance. J Diabetes Res, 2016, 2016：4786925.

［8］Mou A, Zhang C, Li M, et al. Evaluation of myocardial microcirculation using intravoxel incoherent motion imaging. J Magn Reson Imaging, 2017, 46（6）：1818–1828.

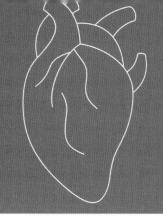

实战病例10

一、临床病史

男，23岁，间断胸痛7年，加重伴胸闷、气短1周。7年前，患者无明显诱因出现胸痛，无胸闷、气短，休息后可缓解，未予重视，以后上述症状反复发作。1周前，患者胸痛加重伴胸闷、气短，就诊于当地医院，心脏彩超提示右室肥厚（具体不详），给予对症治疗（具体治疗方案不详）后患者症状未见明显好转，遂转入我院。心脏彩超提示：右房、室内可见大块稍强回声充满于房室腔内，边界不规整，大小为9.0cm/4.3cm，其内可见散在低回声，似见一蒂与右房侧壁相连，堵塞三尖瓣口，随心脏收缩、舒张活动度不大，其左侧可见一窄细通道，宽度为0.8cm，流速增快为1.6m/s，考虑右房占位，黏液瘤可能；心包积液（中量，估测量约为381ml）并纤维素形成；左室收缩及舒张功能减低，右室舒张功能明显减低。

二、CMR

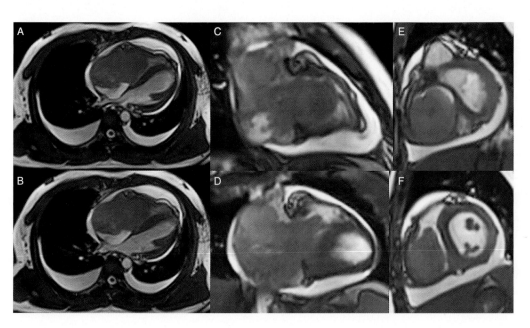

图实10-1 A~F 分别为四腔心、右室两腔心、左室短轴舒张末期（A，C，E）及收缩末期（B，D，F）电影图像

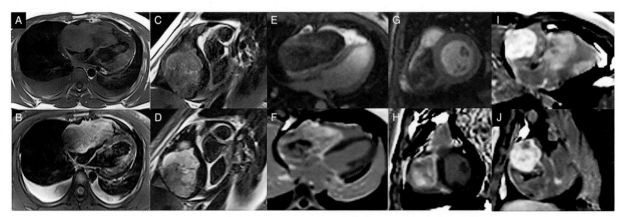

图实 10-2　A~D 分别为四腔心及短轴位基底段 T1WI 及 T2WI 压脂图像；E，G 分别为四腔心及左室短轴位首过灌注图像；F，H~J 分别为四腔心、短轴位及右室延迟强化图像

▌三、CMR诊断？

▌四、CMR解读及诊断思路

　　青年男性患者，因"间断胸痛7年，加重伴胸闷、气短1周"就诊。CMR提示右房、右室可见巨大不规则分叶状肿物（最大截面9.4cm×5.5cm，图实10-1），T1WI与心肌信号相似，T2WI呈不均质混杂稍高信号，其内信号不均，可见多发点状低信号及T1WI高信号（图实10-2）；肿瘤与右房侧壁紧密相连，突破三尖瓣口向右室生长，三尖瓣显示不清，肿瘤随心脏收缩、舒张活动度不大（图实10-1）；增强早期肿瘤不均匀轻度强化，延迟扫描不均匀强化（图实10-2）；心包积液，双侧胸腔积液。该肿瘤巨大，形态不规则，侵袭性生长，侵犯三尖瓣，活动度欠佳，符合恶性肿瘤特点，右房最常见的恶性肿瘤为肉瘤，由于肿瘤血供丰富，考虑血管肉瘤可能性大。唯一与恶性肿瘤不相符的是该患者有症状时间相对较长（7年），可能与肿瘤的异质性及年轻人的耐受性相关。该患者后续在外院进行了活检，证实为"血管肉瘤"。

▌五、最终诊断

　　右心房恶性肿瘤，血管肉瘤

六、点评 / 解析

血管肉瘤（angiosarcoma）是一种内皮细胞肉瘤，为最常见的心脏恶性肿瘤，多见于65岁以下的男性，男女比例为2：1。血管肉瘤最常见于右心房，靠近房室沟，常延伸至心包[1]。肿瘤位于右房，致右心回流受阻，常表现为呼吸困难，其他临床症状还有胸痛、心包压塞、心律失常等。根据肿瘤生长方式的不同，可将血管肉瘤分为两种类型：①腔内型，肿瘤向右心房腔内生长；②浸润型，肿瘤位于右房室沟向心肌、心包弥漫浸润生长。肿瘤大体多呈分叶状、一般较大，易出血、坏死、可见钙化。镜下可见肿瘤内分化好的血管，混杂着分化较差的上皮样细胞和梭形细胞实体区。血管肉瘤的主要特征是快速增生、广泛浸润和远处转移。肺是最常见的转移部位，其次是肝脏和大脑。原发性心脏血管肉瘤预后较差，大多数患者的平均生存期只有4个月，几乎所有患者都将在1年内死亡，传统的抗癌治疗效果差。心脏血管肉瘤侵袭性强，易侵及邻近结构，早期诊断是延长生存的必要条件。

CMR在鉴别心脏良恶性肿瘤方面具有较高的效能，但是对于进一步恶性肿瘤的组织学诊断则缺乏特异性，更多的是根据肿瘤流行病学（包括年龄、性别、部位）进行诊断。无论是哪种原发性心脏恶性肿瘤，临床诊治更关注的是恶性肿瘤的大小、血供、周围结构侵犯程度，与房室瓣的关系、有无血性心包积液等信息[2, 3]，而以上这些信息，CMR相对于其他无创性影像学检查更具优势。

七、小结

CMR多模态序列能从不同角度评估心脏肿瘤的形态、结构、血供、良恶性及与毗邻器官的关系，为临床治疗及手术方式的选择提供重要的信息。

八、参考文献

［1］Li X, Chen Y, Liu J, et al. Cardiac magnetic resonance imaging of primary cardiac tumors. Quant Imaging Med Surg, 2020 Jan, 10（1）：294–313.

［2］Galván DC, Ayyappan AP, Bryan BA. Correction：regression of primary cardiac angiosarcoma and metastatic nodules following propranolol as a single agent treatment. Oncoscience, 2019 Sep 8, 6（7–8）：367.

［3］Chen Y, Li Y, Zhang N, et al. Clinical and imaging features of primary cardiac angiosarcoma. Diagnostics（Basel）, 2020 Sep 30, 10（10）：776.

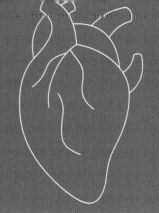

实战病例11

一、临床病史

女，53岁，间断性胸闷、胸痛10天，加重25小时。10天前，患者活动后出现胸闷、胸痛，持续约1~2分钟，胸痛呈刀割样痛，休息后自行缓解，无头晕、恶心、呕吐等不适症状，此后上述症状间断发作，每次发作持续数分钟至数十分钟不等，休息后可自行缓解，未予治疗，病情时轻时重。2天前，15时患者无明显诱因再次出现胸痛、胸闷症状，程度较前加重，性质同前，伴大汗，时有恶心，无呕吐，症状持续不缓解，当日患者仍未行任何治疗。1天前，当地医院心电图提示：Ⅱ、Ⅲ、aVF导联呈QS型。给予阿司匹林0.3g、氯吡格雷300mg治疗后，转入我院治疗。急查心肌酶谱显示：CK-MB 64.9ng/ml，Myoglobin 242ng/ml，TnI>30.0ng/ml。查体：血压137/96mmHg，心率90次/分，心律齐。心脏超声提示：左房内径增大，左室下壁、下侧壁基底段至中段局部变薄，回声增粗增强，运动幅度减低；右心房内径增大，右室游离壁近端至中段及膈面近端局部变薄，回声增粗增强，运动幅度减低；左室收缩及舒张功能减低；二尖瓣反流（中度），三尖瓣反流（轻度）。冠状动脉造影提示：RCA近段90%狭窄，植入支架1枚（图实11-1）。

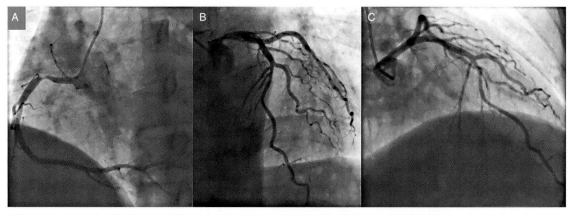

图实11-1　A~C分别为右冠脉左前斜位，左冠脉正位+头位及左冠脉左前斜+足位冠脉造影像

▌二、CMR

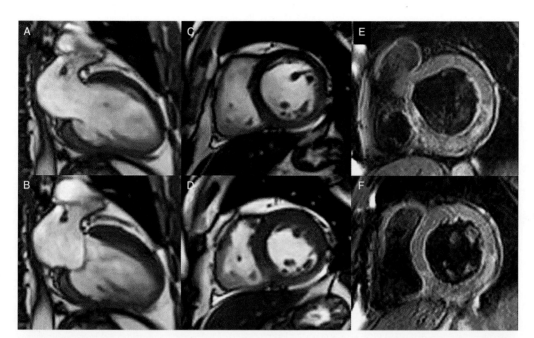

图实 11-2　A~D 分别为左室两腔心、短轴位舒张末期（A，C）及收缩末期（B，D）电影图像；E，F 分别为左室短轴基底段、中段 T2WI 图像。左房前后径 34mm，左室舒张末内径 58mm，LVEF 40%

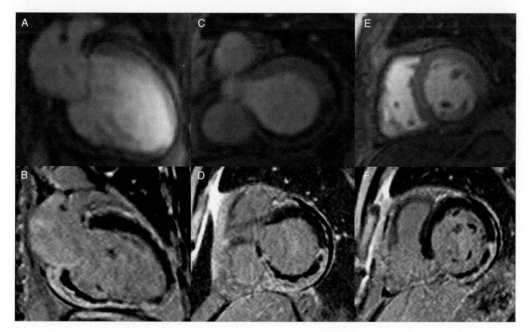

图实 11-3　A~F 分别为左室两腔心、短轴基底段和中段首过灌注（A，C，E）及延迟强化图像（B，D，F）

▌三、CMR诊断?

▌四、CMR 解读及诊断思路

中老年女性患者，急性胸痛不缓解就诊，心电图、心肌酶均提示急性心肌梗死，超声心动图及CMR电影序列显示与右冠状动脉供血区相匹配的左室下壁节段性室壁运动减弱（图实11-2 A～D）。T2 STIR显示该节段及毗邻节段心肌信号增高，提示心肌水肿，并且在水肿心肌内还可见到低信号影（图实11-2 E，F），提示心肌内出血（IMH），增强扫描表现为明显的灌注缺损，延迟扫描呈透壁性心肌梗死表现，其内的低信号区提示微循环栓塞（MVO，图实11-3）。

▌五、最终诊断

左室下壁急性透壁性心肌梗死并微循环障碍（MVO，IMH）

▌六、点评 / 解析

本例为典型的急性冠脉综合征，多序列CMR全面显示了急性心肌梗死伴发冠状动脉微循环功能障碍的典型征象，相比以往的病例，本例重点强调了急性心肌梗死后继发MVO及IMH的重要征象，明确其与附壁血栓的鉴别要点。主要相关背景知识如下。

1. 冠脉微循环障碍

冠状动脉循环系统中，除了冠脉造影下可以看到的直径>500μm的大冠状动脉外，还有直径<500μm的微小血管，这些由微动脉、毛细血管和微静脉组成的冠脉微循环系统不仅是心肌内血液流通的网络结构，还可控制心肌血流和代谢。冠脉微循环障碍是冠心病的基本机制之一。存在微血管功能障碍的患者生存率和无事件生存率均显著低于没有微血管功能障碍的患者。此外，冠脉微循环障碍还是急性心梗预后的独立危险因素[1, 2]。

2. 急性心梗微循环障碍的类型

急性心梗微循环障碍有两种表现形式，一种为微循环栓塞（microvascular occlusion，MVO），另一种为心肌内出血（intramuscular hemorrhage，IMH），两者并不完全割裂，经常同时存在，IMH多在MVO基础上发生。

微循环障碍的病理生理机制为心外膜大冠状动脉开通后，细胞毒性因子突然释放，造成血管收缩、心肌细胞水肿、毛细血管内皮细胞肿胀、动脉粥样硬化碎片栓塞微血管导致MVO。如果微循环障碍的组织彻底崩解、血红蛋白渗漏造成IMH，其常伴随MVO出现在心肌梗死区域中心，并在血运重建后数小时内有扩大的倾向，被认为是MVO的严重形式[1]。

3. 急性心梗微循环障碍的CMR表现

MVO可分为早期和晚期。早期MVO表现为静息首过灌注成像持续灌注缺损或对比剂注入2~5分钟出现在T1加权图像上梗死中心的低信号区。晚期：MVO指无对比剂流入梗死区域>10分钟，表现为延迟强化序列图像上梗死中心持续存在的低或无信号区。

MVO随时间动态变化，MVO在心肌梗死后4~12小时到达峰值，2天内处于稳定状态，第10天体积减小。随着时间的延长，MVO的体积分数逐渐下降，对比剂注入后早期为70%，中期为62%，晚期降至59%。从早期到晚期成像MVO的体积、MVO/心肌梗死面积和MVO透壁程度的减低与对比剂的扩散及侧支循环有关。因此，在MVO的诊断方面，早期MVO敏感度更高，而晚期MVO的特异度更高[3, 4]。

心肌出血时，血红蛋白的降解产物，特别是铁可以降低T2信号，从而形成低信号区，表现为T2WI低信号影。血红蛋白分解产物缩短T2值，水分子增加T2值，两种作用相互抵消，使T2加权图像显示IMH不敏感，但T2*序列对顺磁性效应更敏感，能更好地检测出IMH。IMH在T2*序列上表现为梗死区域中心的低信号区，并且可进行测量，T2*值<20 ms作为IMH的参考标准[4, 5]。

▌七、小结

微循环障碍是影响急性心肌梗死患者预后的重要危险因素，CMR是目前无创诊断微循环障碍的金标准。因此，在评估心肌梗死程度、范围的同时要更加注重微循环障碍的评估，以期对患者进行危险分层及预后评估。

▌八、参考文献

［1］Lerman A, Holmes DR, Herrmann J, et al. Microcirculatory dysfunction in ST-elevation myocardial infarction: cause, consequence, or both? Eur Heart J, 2007, 28（7）: 788-797.

［2］Camici PG, Crea F. Coronary microvascular dysfunction. N Engl J Med, 2007, 356（8）: 830-840.

［3］Bekkers SC, Backes WH, Kim RJ, et al. Detection and characteristics of microvascular obstruction in reperfused acute myocardial infarction using an optimized protocol for contrast-enhanced cardiovascular magnetic resonance imaging. Eur Radiol, 2009, 19（12）: 2904-2912.

［4］Carrick D, Haig C, Ahmed N, et al. Myocardial hemorrhage after acute reperfused ST-segment-elevation myocardial infarction: relation to microvascular obstruction and prognostic significance. Circ Cardiovasc Imaging, 2016, 9（1）: e004148.

［5］Kali A, Tang RL, Kumar A, et al. Detection of acute reperfusion myocardial hemorrhage with cardiac MR imaging: T2 versus T2*. Radiology, 2013, 269（2）: 387-395.

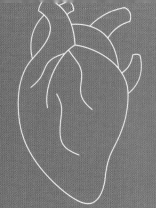

实战病例12

一、临床病史

　　女，7岁，超声发现心脏肿块6个月。6个月前，患者出现胸痛症状（具体不清）；心电图提示：阵发性室性心动过速；心脏超声提示：左室壁占位性病变。为进一步明确诊断，行磁共振检查。

二、CMR

图实12-1　A～C 分别为四腔心、左室两腔心及心室短轴中部电影序列舒张末期图；D～F 分别为对应层面收缩末期图

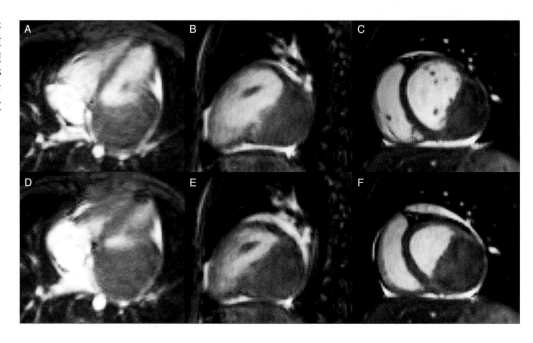

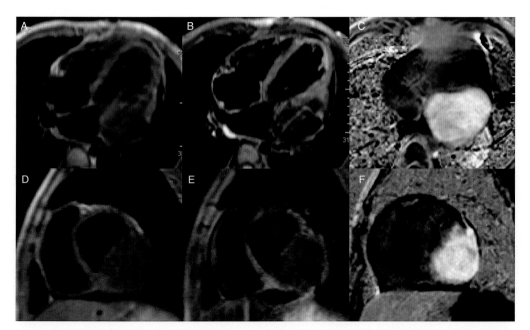

图实 12-2　A～C 分别为四腔心非对比剂增强 T1WI、T2WI 及对比剂增强图；D～F 分别为左室短轴中部非对比剂增强 T1WI、T2WI 及对比剂增强图

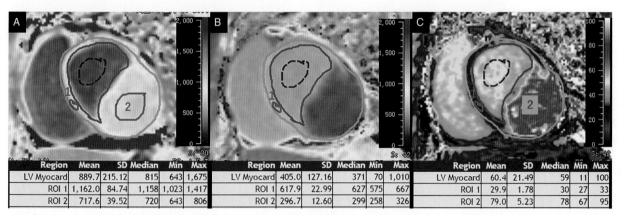

Region	Mean	SD	Median	Min	Max
LV Myocard	889.7	215.12	815	643	1,675
ROI 1	1,162.0	84.74	1,158	1,023	1,417
ROI 2	717.6	39.52	720	643	806

Region	Mean	SD	Median	Min	Max
LV Myocard	405.0	127.16	371	70	1,010
ROI 1	617.9	22.99	627	575	667
ROI 2	296.7	12.60	299	258	326

Region	Mean	SD	Median	Min	Max
LV Myocard	60.4	21.49	59	11	100
ROI 1	29.9	1.78	30	27	33
ROI 2	79.0	5.23	78	67	95

图实 12-3　A～C 分别为左室短轴中部 Native T1 map、对比剂增强后 T1 map 及 ECV 图，图下方对应为心肌及感兴趣区定量测量值

▌ 三、CMR 诊断？

▌ 四、CMR解读及诊断思路

　　女性儿童，因胸痛就诊，超声发现心脏占位，为进一步明确诊断进行CMR检查。CMR电影序列左室下侧壁近中段室壁异常增厚（测量大小约5.4cm×5.2cm×3.5cm，图实12-1），与正常心肌分界欠清，无明显收缩运动，邻近室壁明显受压变薄，收缩运动减弱。快速自旋回波（TSE）T1WI及T2WI序列提示该占位均呈低信号，与心肌分界大致清楚，似有包膜（图实12-2）。对比剂延迟强化扫描呈均匀高信号（图实12-2），增强后T1 mapping提示该占位T1值大致等同于胶原纤维，较正常心肌明显缩短（图实12-3）。

本例的重点还是肥厚型心肌病（HCM）与左室占位的鉴别。肥厚型心肌病的室壁肥厚好发于室间隔及左室心尖部[1]，而左室下侧壁几乎不受累，且参数成像及增强扫描增厚部位信号特点与心肌信号不同，因此可以排除。占位性病变首先需要鉴别肿瘤的良恶性，推测病理类型。参数成像显示T1WI及T2WI均为低信号[2]，提示肿瘤属乏氢质子组织，比如空气、钙化或胶原纤维等，增强扫描显示占位明显延迟强化，提示其组织成分为胶原纤维的可能性最大。此外，有些病例中占位呈膨胀性生长，紧邻心包，CMR无法评估其与心包的关系，需要与局限性心包增厚或心包占位鉴别，而本例属典型心肌壁内占位，不难诊断为纤维瘤。

▌五、最终诊断

左室下侧壁近中段壁占位，考虑良性肿瘤，纤维瘤可能性大

▌六、病理

患者完善各项术前检查后行直视下左室肿瘤切除术，术后病理诊断为：（左室肿物）符合纤维瘤，（肿瘤包膜）瘤组织与心肌组织交错分布（图实12-4）。

图实12-4　肿瘤切除术后光镜图（A. HE×10；B. HE×40）肿瘤细胞呈梭形，排列呈束状或漩涡状，与心肌细胞交叉生长

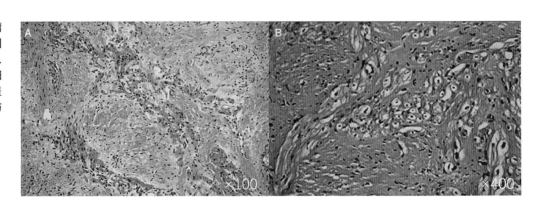

▌七、点评／解析

女性儿童患者，因胸痛就诊，超声心动图发现心脏占位，进行磁共振检查以明确诊断。磁共振提示左室下侧壁近中段异常增厚，参数成像信号与正常心肌组织不同，结合增强扫描及心脏肿瘤的流行病学特点，可明确纤维瘤的诊断。本例影像学特征典型，特殊之处在于患者的胸痛症状，因为绝大多数纤维瘤患者无明显临床症状，常于查体时偶然发现，少数患者可有期前收缩等偶发心律失常，一般不需要手术治疗[3]。纤维瘤相关背景知识，可参考本书经典病例33。

八、小结

纤维瘤是大龄儿童及青少年最常见的良性心脏肿瘤,具有相对特征的CMR表现,易于与其他肿瘤鉴别。同时,CMR是辅助临床诊治及定期随诊过程中较为理想的无创影像学检查手段。

九、参考文献

[1] Bogaert J, Olivotto I. MR imaging in hypertrophic cardiomyopathy: from magnet to bedside. Radiology, 2014 Nov, 273 (2): 329–348.

[2] O'Donnell DH, Abbara S, Chaithiraphan V, et al. Cardiac tumors: optimal cardiac MR sequences and spectrum of imaging appearances. AJR Am J Roentgenol, 2009 Aug, 193 (2): 377–387.

[3] Tao T Y, Yahyavi–Firouz–Abadi N, Singh G K, et al. Pediatric cardiac tumors: clinical and imaging features. Radiographics, 2014, 34 (4): 1031–1046.

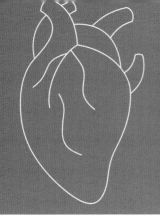

实战病例13

一、临床病史

女，70岁，间歇性胸闷、呼吸急促1个月。1个月前，患者无明显诱因感气短、胸闷，伴乏力、双下肢水肿，休息、活动后症状未见缓解，可以平卧，无夜间阵发性呼吸困难，无头晕、晕厥，无心前区疼痛。当地心脏超声检查提示：右心室占位，心律失常。高血压十余年，最高血压180/90mmHg，药物治疗后静息血压为130/78mmHg。无明确家族史。入院查体：体温36.5℃，呼吸20次/分，心率76次/分，血压130/78mmHg。口唇无发绀，无颈静脉怒张，双肺呼吸音清晰，双肺未闻及干、湿性啰音。心前区饱满，心尖搏动未见异常，心浊音界相对向左侧扩大。听诊心律齐，未闻及期前收缩、心音减弱，各瓣膜区听诊未闻及病理性杂音。腹软，肝、脾肋下未触及，双下肢水肿。心电图提示：窦性心律，心电图正常。心脏超声提示：右室腔内异常回声区为实性占位性病变，近三尖瓣侧造影剂灌注明显（基底附着于右室体部），考虑恶性肿瘤（图实13-1）。心脏增强CT提示：右心室至肺动脉瓣见巨大混杂密度块状影，动脉期肿块部分强化，考虑低度恶性肿瘤（图实13-2）。PET/CT提示：右室流出道至肺动脉瓣处见放射浓聚影，代谢低，考虑良性病变，不除外低度恶性。

图实 13-1
A.超声心动图大血管短轴右室流出道切面图；B.超声心动图彩色血流胸骨旁四腔切面

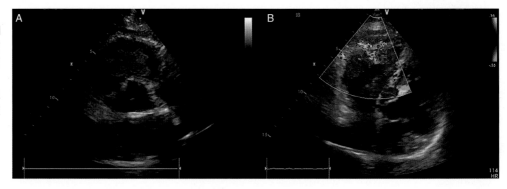

图实 13-2
A～C分别为CTA扫描四腔心切面、肺动脉瓣切面及右室流出道切面

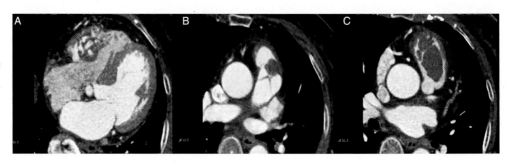

▌二、CMR

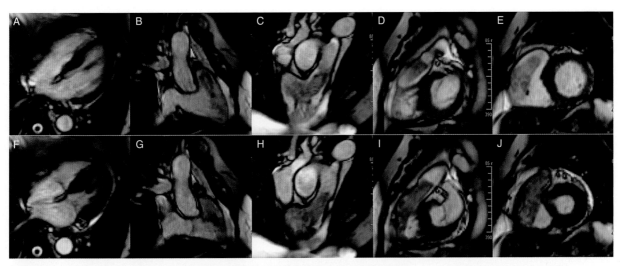

图实 13-3　A~E 分别为四腔心、三个右室流出道及心室短轴中部电影序列舒张末期图；F~J 分别为对应层面收缩末期图

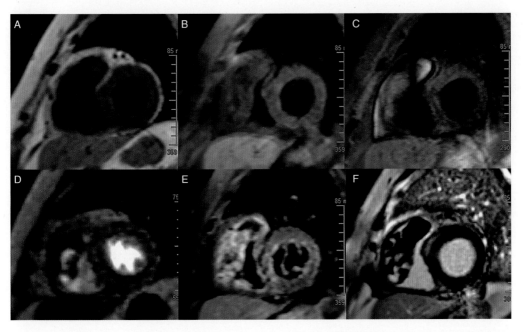

图实 13-4　A~C 分别为非对比剂增强左室短轴中部 T1WI、T2WI 及 T2 STIR 图；D~F 分别为相同层面对比剂首过灌注、TSE 常规增强及 PSIR 延迟增强图

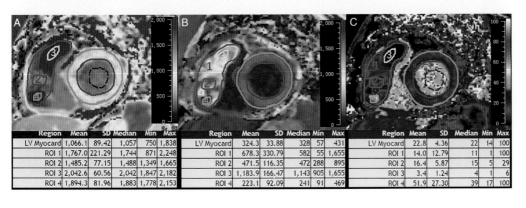

图实 13-5　A~C 分别为左室短轴基底段 Native T1 map 图、对比剂增强后 T1 map 图及 ECV 图，图下方对应为心肌及感兴趣区定量测量值

Region	Mean	SD	Median	Min	Max
LV Myocard	1,066.1	89.42	1,057	750	1,838
ROI 1	1,767.0	221.29	1,744	871	2,248
ROI 2	1,485.2	77.15	1,488	1,349	1,665
ROI 3	2,042.6	60.56	2,042	1,847	2,182
ROI 4	1,894.3	81.96	1,883	1,778	2,153

Region	Mean	SD	Median	Min	Max
LV Myocard	324.3	33.88	328	57	431
ROI 1	678.3	330.79	582	55	1,655
ROI 2	471.5	116.35	472	288	895
ROI 3	1,183.9	166.47	1,143	905	1,655
ROI 4	223.1	92.09	241	91	469

Region	Mean	SD	Median	Min	Max
LV Myocard	22.8	4.36	22	14	100
ROI 1	14.0	12.79	11	1	100
ROI 2	16.4	5.87	15	5	29
ROI 3	3.4	1.24	4	1	6
ROI 4	51.9	27.30	39	17	100

▌三、CMR诊断?

▌四、CMR解读及诊断思路

　　老年女性患者，因胸闷气促就诊，心脏彩超及CT提示右室富血供占位，PET/CT提示占位良性可能大，不能除外低度恶性可能。CMR检查电影序列提示右室腔轻度扩大，腔内团块状占位性病变（测量大小约7.3cm×3.4cm×2.2cm），宽基底附着于右室前壁，质地柔软，活动度好，收缩期沿右室流出道通过肺动脉瓣进入肺动脉起始部，舒张期回缩至右室流出道，致右室流出道轻度狭窄（图实13-3）；占位呈长T1、稍长T2信号（图实13-4 A~C），提示该占位含水较丰富（富含氢质子）；对比剂首过灌注信号轻度不均匀增高，延迟扫描呈周边不均匀强化（图实13-4 D~F）；T1 mapping提示Native T1值不均匀明显升高（1485~2046 ms），而ECV以降低为主，局部信号升高（图实13-5）。以上CMR特征可首先排除血栓性占位，鉴别要点为肿瘤的良、恶性。心脏恶性肿瘤通常表现为实性占位、浸润性生长（既向腔内也向心包腔）、表面多呈分叶状、信号不均匀、血供丰富且分布不均等特征，与本例不符，因此考虑本例为良性占位可能大。右室良性肿瘤主要包括黏液瘤、血管瘤及淋巴管瘤等，血管瘤参数成像与黏液瘤类似，但血管瘤一般质地较实，无明显活动度，且血供更加丰富，无论是首过灌注还是延迟增强扫描均可见明显强化；淋巴管瘤也称水囊瘤，T2WI信号高，但亦无明显对比剂强化；黏液瘤一般血供较少，强化以基底附着处部分肿瘤为主，与本例相似，有时看到瘤体表面及部分自表面向瘤体中央深沟样强化，并不是肿瘤真正强化，而是黏液瘤表面张力及瘤体折叠所致的对比剂滞留，因此本例最可能的诊断为右室黏液瘤，PET-CT的低代谢特征亦是很好的佐证。

▌五、最终诊断

　　右心室腔内占位性病变，良性肿瘤（黏液瘤）可能大；右室轻度扩大并右室流出道轻度梗阻

▌六、病理

　　患者于术前进行了右心占位活检（图实13-6），病理诊断为：（右心室占位）形态符合黏液瘤，免疫组化结果显示局部Ki-67增值指数约10%。

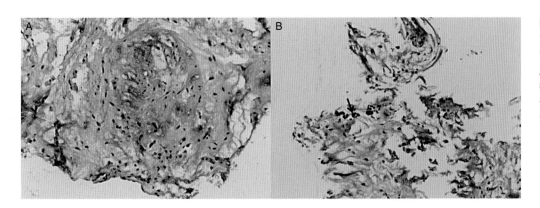

图实 13-6　A、B 为活检标本 HE 染色。可见星芒状细胞条索状簇分布于黏液样间质中，局部可见含铁血黄素沉积（箭）

七、点评 / 解析

心脏黏液瘤是最常见的心脏原发性良性肿瘤，多为散发性，部分呈家族遗传性[1]。好发于左心房，女性多见，大部分为单发，少数可多发。心房内黏液瘤多呈息肉状或分叶状，多伴有长短不一的蒂，可随心动周期在心腔内运动[2]。部分患者可在心前区闻及随体位改变而变化的舒张期杂音，是本病特征性的临床体征。由于组织成分的差异，黏液瘤形态多样，有的甚至质地较实，因此对于黏液瘤的判断要将影像特征、生物学行为及心脏肿瘤流行病学三者结合起来评估。

本例 CMR 多序列扫描全面评估了肿瘤的组织学特征与生物学行为，包括该占位质地柔软、组织成分相对单一、单纯腔内生长、有血供但相对较少、无明显心肌浸润、变性坏死及心包积液等恶性肿瘤的生物学特点[3]，因此倾向于良性诊断。当然，老年、相对短病史（1 个月）、起源于右室的给线索倾向于恶性可能，但结合 PET/CT 的代谢特征，最适合诊断为良性肿瘤，而 CMR 显示相对柔软的质地及良好的活动度，也支持黏液瘤的诊断。

实际上，由于肿瘤组织成分的多样性与复杂性，影像学在诊断肿瘤病理类型方面一直具有挑战，尤其是一些特征不典型的肿瘤，影像学组织成分定性困难，但是良、恶性的判断必须尽量准确，因为这是关系到患者治疗策略的关键依据。

八、小结

心脏黏液瘤是最常见的原发性心脏肿瘤，大多数患者通过超声心动图即可满足诊断，但对于发生在非典型部位，甚至呈现非典型形态/组织特征的黏液瘤，CMR 可作为肿瘤性占位的诊断与鉴别诊断的重要的补充检查手段。

九、参考文献

［1］Abbas A, Garfath–Cox KA, Brown IW, et al. Cardiac MR assessment of cardiac myxomas. Br J Radiol, 2015 Jan, 88（1045）：2014，0599.

［2］Grebenc ML, Rosado–de–Christenson ML, Green CE, et al. Cardiac myxoma：imaging features in 83 patients. Radiographics, 2002 May–Jun，22（3）：673–689.

［3］O'Donnell DH, Abbara S, Chaithiraphan V, et al. Cardiac tumors：optimal cardiac MR sequences and spectrum of imaging appearances. AJR Am J Roentgenol, 2009 Aug，193（2）：377–387.

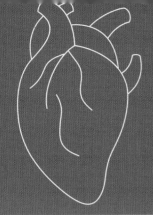

实战病例14

一、临床病史

男，32 岁，查体发现心电图异常 15 天。15 天前，患者常规体检时，发现心电图异常；心脏彩超提示：右心室肿物，未进行特殊治疗。患者平素不易感冒，无活动后心悸、气促，体力活动基本不受限，无下肢浮肿，无发绀，不喜蹲踞，无咯血及晕厥史。近来无发热，无头晕、头痛、乏力等症状。门诊以"右心室肿物，心脏扩大"收入院。起病以来，患者精神好，睡眠可，食欲佳，大小便正常，体重无明显改变，心功能 Ⅱ～Ⅲ 级（NYHA 分级）。心电图示：左前束支传导阻滞，顺钟向转位，如图实 14-1 所示。

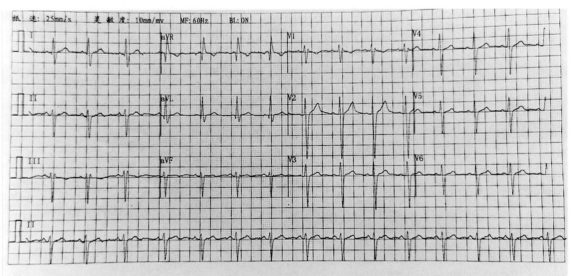

图实 14-1　12 导联心电图

二、CMR

图实14-2 A~C 分别为四腔心、右室两腔心及心室短轴中部电影序列舒张末期图；D~F 分别为对应层面收缩末期图

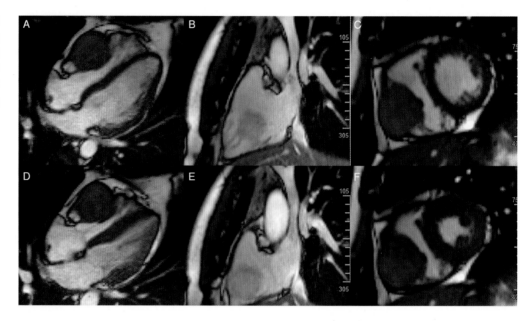

图实14-3 A~C 分别为四腔心非对比剂增强 T1WI，T2WI 及 T2STIR 图

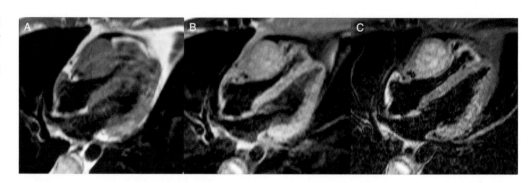

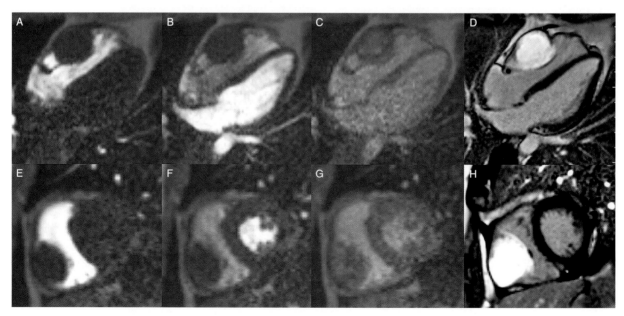

图实14-4 A~D 分别为四腔心首过灌注右室充盈期、左室充盈期、均衡期及延迟强化期图；E~H 为心室短轴层面对应对比剂增强图

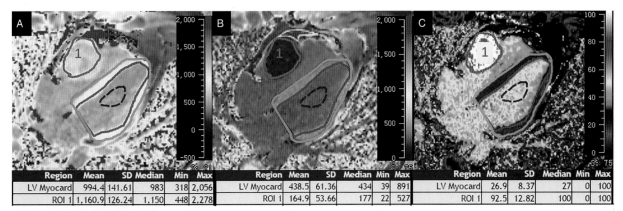

Region	Mean	SD	Median	Min	Max
LV Myocard	994.4	141.61	983	318	2,056
ROI 1	1,160.9	126.24	1,150	448	2,278

Region	Mean	SD	Median	Min	Max
LV Myocard	438.5	61.36	434	39	891
ROI 1	164.9	53.66	177	22	527

Region	Mean	SD	Median	Min	Max
LV Myocard	26.9	8.37	27	0	100
ROI 1	92.5	12.82	100	0	100

图实 14-5　A~C 分别为四腔心 Native T1 map 图、对比剂增强后 T1 map 图及 ECV 图,图下方对应为心肌及感兴趣区定量测量值

▌三、CMR诊断?

▌四、CMR解读及诊断思路

　　青年男性患者,无自觉症状,于查体时发现心电图异常,心脏超声发现右室占位。CMR提示右心室游离壁团块状占位,随心脏运动无明显形变,暂未引起明显血流动力学改变(图实14-2);肿块位于心肌壁间,呈均匀稍长T1、稍长T2信号(图实14-3);血流灌注信号增高,延迟扫描呈明显均匀强化(图实14-4),Native T1值升高,ECV值亦显著升高,局部达92.5%(图实14-5),提示主要为细胞外间质成分,考虑为纤维瘤可能性大。

▌五、最终诊断

　　右室壁占位性病变,纤维瘤可能性大

▌六、手术及病理

　　手术:患者完善各项术前检查后进行心室肿瘤切除术。术中见右室前壁近膈面室壁向腔内外突出,可触及8cm×10cm肿物,质地硬,表面心肌完整但变薄,隐约见肌肉下发白的纤维组织。肿物边缘为右冠状动脉但未累及。切开右室壁，沿心肌剥离肿物并完整切除，但肿瘤组织与心肌无分界无包膜，无法彻底切除。

病理：大体观：灰白色球形肿物一枚，大小3.5cm×3.0cm×3.0cm，重15g，未见明确包膜，切面实性、质韧。镜下观：肿瘤内较多薄壁血管，管壁透明样变性，血管间见数量不一的梭形肿瘤细胞，局部呈束状，可见纤维化或黏液样或水肿区。肿瘤细胞中等大小，核染色质疏松，未见核分裂象（图实14-6）。

病理诊断：（右室游离壁）富于细胞性血管纤维瘤

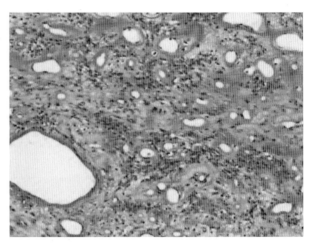

图实14-6　低倍镜下 HE 染色肿瘤细胞呈梭形，排列呈束状，间质可见较多小血管

七、点评 / 解析

心肌纤维瘤（myocardial fibroma）是常见的婴幼儿原发性心脏肿瘤，发病率仅次于横纹肌瘤，其中仅约15%见于青少年和成人，在左右心室的发生概率基本一致[1, 2]。心肌纤维瘤主要是由成纤维细胞和胶原纤维所组成[3]。绝大多数患者没有明显症状，只是在体检时偶然发现；也有少数患者因肿块压迫心脏传导系统而引起心律失常甚至猝死。心肌纤维瘤为良性肿瘤，大部分生长缓慢，但瘤体呈壁在性膨胀性生长，通常与正常心肌无法区分，故绝大多数患者手术中无法完整切除，而且有潜在性复发可能，因此，CMR早期的识别、诊断可提醒无明显症状的患者进行常规随访观察，而非立即手术切除。大部分纤维瘤的CMR表现为T1、T2成像双低信号，延迟强化扫描呈特征性的均匀明显强化；与本书经典病例另一纤维瘤（病例33）表现不同，本例纤维瘤与正常心肌相比，T1值并不低，为轻度升高，可见纤维瘤由于其细胞与胶原纤维组成比例的不同，其非对比剂增强T1值信号多样，可降低亦可升高，但一致的是，ECV值均显著升高。

八、小结

纤维瘤属于良性占位，无临床症状一般可不外科处理，但对于部分较大肿瘤，引起血流动力学或严重电生理异常的患者可考虑手术切除。术前CMR多序列扫描通常可对纤维瘤做出确定性诊断，对临床诊疗方案的制订及随访过程具有重要价值。

▍九、参考文献

［1］Tao T Y, Yahyavi–Firouz–Abadi N，Singh G K，et al. Pediatric cardiac tumors：clinical and imaging features. Radiographics, 2014，34（4）：1031–1046.

［2］Yong MS, Brink J, Zimmet AD. Right ventricular reconstruction after resection of cardiac fibroma.J Card Surg, 2015 Aug, 30（8）：640–642.

［3］Mo R，Mi L，Zhou Q，et al. Outcomes of surgical treatment in 115 patients with primary cardiac tumours：a 15–year experience at a single institution. J Thorac Dis, 2017，9（9）：2935–2941.

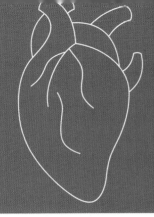

实战病例15

一、临床病史

　　男，66岁，发作性胸闷、气短20天。近20天来，患者劳累后出现平卧位胸闷、气短，坐位时好转，无心悸、心慌、大汗，无恶心、呕吐、呼吸困难，无呕血、黑便，无头痛、头晕、意识丧失。10天前，就诊于外院，予纠正心衰相关治疗后，症状缓解。为求进一步治疗，就诊于我院。既往高血压病史20年，血压最高160/100mmHg，口服药物血压控制可；2型糖尿病病史15年，口服药物血糖控制可；痛风5年。查体：心率64次/分，律齐，心界向左侧扩大，余无特殊。心电图（图实15-1）提示：下壁、前间壁心肌梗死；冠状动脉造影（图实15-2）提示：右冠优势型，右冠主干管壁不规则，轻度狭窄，后降支及左室后支近段重度狭窄，前降支近中段管壁不规则，轻度狭窄，中远段闭塞并可见侧支循环形成，D₁（高位对角支）60%~70%狭窄，D₂80%狭窄，左旋支中段轻度狭窄、远段中重度狭窄。

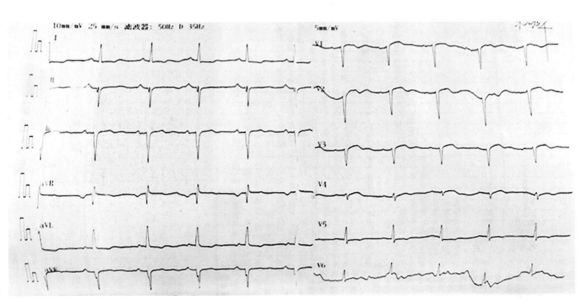

图实15-1　12导联心电图。窦性心律，V_1~V_4导联R波递增不良，下壁导联异常Q波，考虑下壁及前间壁心肌梗死

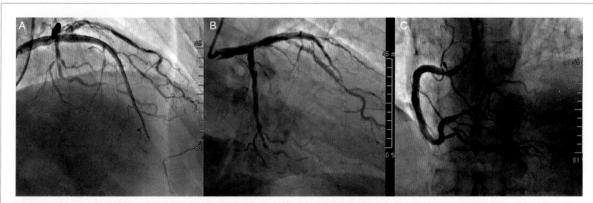

图实 15-2　A~C 分别为冠状动脉造影左冠脉左前斜、右前斜及右冠脉正位像

二、CMR

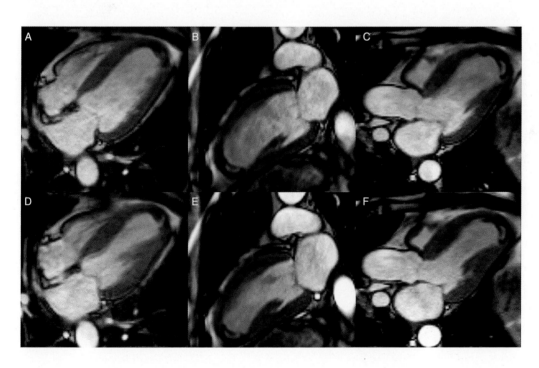

图实15-3　A~C 分别为四腔心、左室两腔心及左室流出道电影序列舒张末期图；D~F 分别为对应层面收缩末期图

图实15-4 A~C 分别为左室短轴位基底段、中段及心尖段电影序列舒张末期图；D~F 分别为对应层面收缩末期图，LVEDD 60mm，LVEF 40%

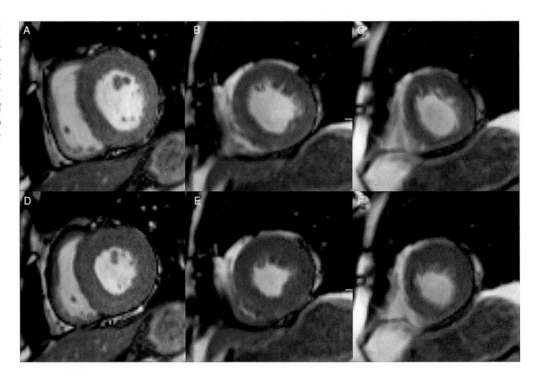

图实15-5 A~C 分别为左室短轴位基底段、中段及心尖段 T2 STIR 图；D~F 分别为心肌首过灌注四腔心及两层左室短轴图

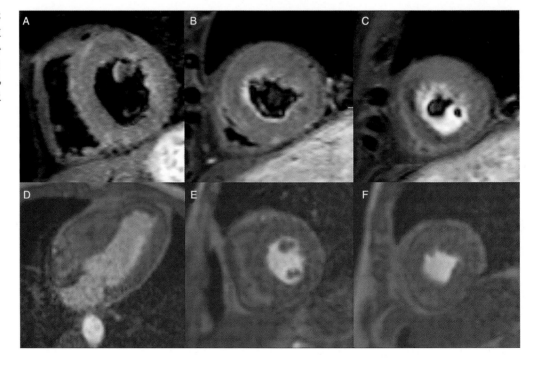

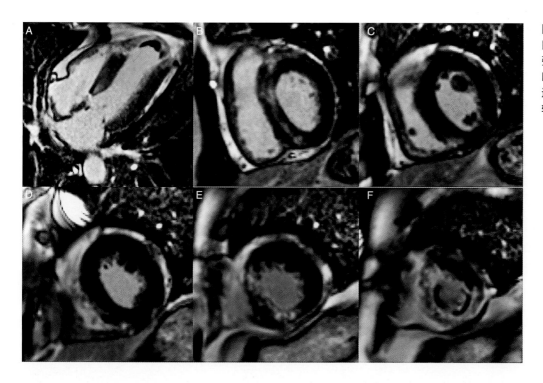

图实 15-6　A 为四腔心对比剂增强延迟强化图；B~F 为相同序列连续层面左心室短轴图

▌三、CMR诊断？

▌四、CMR解读及诊断思路

　　老年男性患者，以发作性胸闷、气短就诊，心电图、冠状动脉造影提示下壁心肌梗死（图实15-1，图实15-2），患者有高血压、糖尿病等冠心病相关危险因素，但无明确心肌梗死病史。CMR电影序列提示左心室轻度增大，左室心尖部肌壁变薄、形态圆钝，呈瘤样膨出及矛盾运动，并可见团块状低信号影附着（图实15-3）；左室整体收缩功能轻度降低（LVEF 40%，图实15-4），以上符合缺血性心脏病改变，左室短轴T2 STIR显示无心肌水肿，说明疾病不处于急性期，但心尖部室间隔面心内膜下信号明显减低，考虑心肌内出血可能，提示疾病处于亚急性阶段（图实15-5）；延迟增强扫描显示左室心尖部中心呈透壁性强化，附壁占位信号无强化（图实15-6），提示继发血栓形成，基底段室间隔心肌壁内异常强化，提示心肌纤维化，这可能与既往高血压相关。综上，虽然患者无明确心肌梗死病史，但结合心电图及CMR表现，该患者为一例典型的亚急性心肌梗死伴左室心尖部室壁瘤及附壁血栓形成。

▌五、最终诊断

冠状动脉粥样硬化心脏病，亚急性心肌梗死，左心房室扩大并左室收缩运动节段性减弱，心尖部室壁瘤及附壁血栓形成

▌六、点评 / 解析

心脏室壁瘤指室壁局部向外膨隆超出正常心脏轮廓，可分为先天性和后天获得性，前者常见于婴幼儿，部分于胎儿期即可明确诊断[1]；后者最常见于左心室心尖部，多为心肌梗死后并发症，在缺乏病史情况下，成年患者常难以与先天性室壁瘤区分。此外，临床工作中还需要重点鉴别真性/假性室壁瘤。血栓是心肌梗死后另一个常见的并发症，研究表明26%～68%的心肌梗死患者可伴有左室血栓[2]。需要特别指出的是，本例患者并无明确的急性心肌梗死临床表现，但心电图及影像学检查均提示典型的心肌梗死，说明该患者既往发生过无症状心肌梗死，也称作"沉默型心肌梗死"。沉默型心梗大致可分为两类，一类是临床有症状，但是症状未被及时发现；另一类是真正的沉默型心梗，患者没有任何临床症状，但能通过心电图、实验室检查、超声或其他影像学检查发现，亦或因心梗导致的心力衰竭就诊时发现。

▌七、小结

本例系一例较为典型的沉默型心肌梗死病例，但因心肌梗死范围较大，患者以心力衰竭症状就诊，疾病尚处于亚急性状态。在临床工作中，对于无明确临床病史，但CMR表现呈典型心肌梗死表现的患者，需要考虑沉默型心肌梗死诊断，并密切结合心电图、实验室检查等结果做出诊断。

▌八、参考文献

［1］Yamaguchi T, Miyamoto T, Yamauchi Y, et al. Congenital left ventricular aneurysm.Circ J, 2015，79（3）：668–669.

［2］Lee GY, Song YB, Hahn JY, et al. Anticoagulation in ischemic left ventricular aneurysm. Mayo Clin Proc, 2015 Apr，90（4）：441–449.

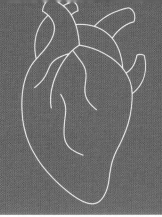

实战病例16

一、临床病史

男，48 岁，发作性胸闷、气短 4 年，加重 1 周。4 年前，患者活动后感胸闷、气短，无寒战、高热，无恶心、呕吐，无腹痛、腹胀、腹泻，休息后症状逐渐缓解，就诊于外院，行冠状动脉造影检查（具体结果不详），建议行冠状动脉支架植入术，患者拒绝，出院后口服药物保守治疗，症状控制可。3 月前，患者无明显诱因再次出现上述症状，伴双下肢水肿，夜间不能平卧，行冠状动脉造影检查及 PCI 术，于 LAD 近中段植入支架 2 枚，疗效欠佳。1 月前，为进一步治疗，就诊于我院，球囊扩张 OM1 病变后，症状明显改善。1 周前，患者活动后再次出现胸闷、气短，伴咳嗽，遂至我院就诊。既往高血压病史 10 年，最高血压 240/180mmHg，口服药物治疗，血压控制可。糖尿病病史 10 年，口服药物治疗，血糖控制可。查体：心率 81 次 / 分，心律齐，余无特殊。心脏超声提示：冠心病 PCI 术后，腱索水平以下广泛前壁及下壁心肌梗死，余室壁运动幅度普遍减低，低位乳头肌水平以下至心尖部间隔侧附壁血栓形成；左室大，双房略大；左室舒张及收缩功能减低。核素心肌灌注显像提示：左室扩大，心尖部、下壁及前间壁局部心肌梗死；左室后壁、前壁、后间壁局部心肌血流灌注减低；左室各壁室壁运动振幅普遍减低，心尖部无运动；左室收缩及舒张功能均减低。心电图提示：下壁心肌梗死，多个导联 T 波低平、倒置，如图实 16-1 所示。入院冠状动脉造影提示（图实 16-2）：RCA 近段为 80% 狭窄，中段为 100% 狭窄；LMT 为 50% 狭窄；LAD 近段为 30% 狭窄，远段为 80% 狭窄；LCX 近段为 30% 狭窄，中段为 50% 狭窄，远段为 90% 狭窄，OM1 为 99% 狭窄，OM2 为 90% 狭窄。

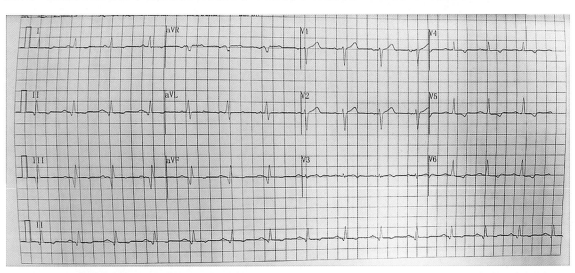

图实 16-1　12 导联心电图。窦性心律伴室性期前收缩。II、III、aVF 导联呈 qR 型，q 波 ≥ 0.04s，考虑下壁心肌梗死；V₁~V₃ 导联 R 波递增不良；I、II、III、aVL、aVF、V₄~V₆ 导联 T 波低平、倒置

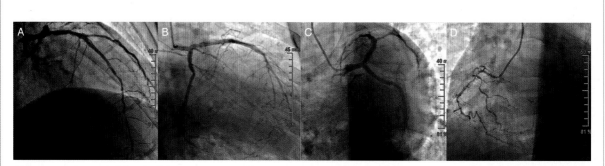

图实 16-2 A~D 分别为冠状动脉造影左冠脉左前斜、右前斜、蜘蛛位及右冠脉正位像

▌二、CMR

图实 16-3 A~C
分别为四腔心、左
室两腔心及左室流
出道电影序列舒张
末期图；D~F 分
别为对应层面收缩
末期图。LVEDD
60mm，LVEF
25%

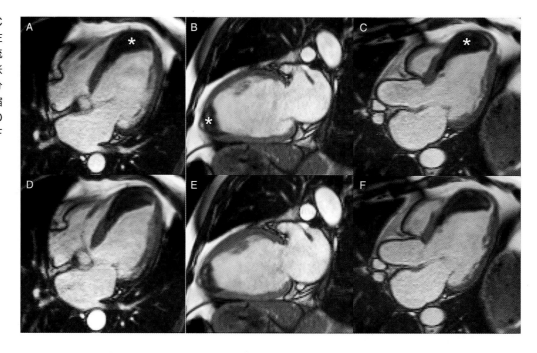

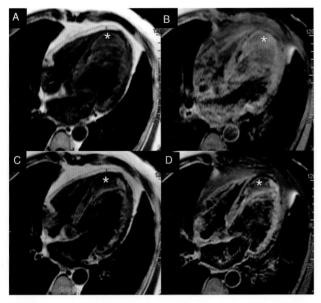

图实 16-4　A~D 分别为四腔心 T1WI、T1 FS、T2WI 及 T2 FS 图

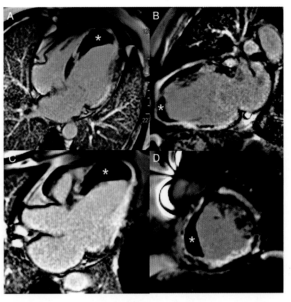

图实 16-5　A~D 分别为四腔心、左室两腔心、左室流出道及左室短轴中部延迟强化图

▌三、CMR诊断?

▌四、CMR解读及诊断思路

中青年男性患者，根据病史及相关检查结果，缺血性心脏病诊断比较明确。为进一步评估心肌梗死范围及程度进行CMR检查。电影序列提示左心房、心室明显增大，左室各壁变薄，以室间隔中远段及心尖部为著，3~4mm，室壁运动普遍减低，心尖部为著，呈矛盾运动，LVEF约25%（图实16-3），心尖部可见附壁组织异常信号，T1WI及T2WI呈中等略偏高信号（图实16-4），增强后延迟扫描心尖部附壁占位无强化，左室下壁、室间隔中远段及心尖部透壁性强化为主（图实16-5）。结合病史，本例系一典型陈旧性心肌梗死病例，同时伴心尖部室壁瘤及附壁血栓形成。

▌五、最终诊断

冠状动脉粥样硬化性心脏病，陈旧性透壁性心肌梗死，左室明显扩大伴收缩运动减低，左室心尖部室壁瘤并附壁血栓形成

▋ 六、点评 / 解析

本例系一典型的陈旧性心肌梗死合并室壁瘤及附壁血栓形成的病例。CMR检查的目的主要是评估心肌梗死的范围与梗死程度，辅助评估预后及是否具有进一步血运重建的必要。CMR延迟强化序列是无创性评估梗死心肌的"金标准"[1]。研究指出，运动减低但延迟强化透壁程度＜50%的非透壁性梗死区域，可能意味着存活心肌的存在，血运重建后运动改善的可能性较高[2]；对于≥75%透壁程度的节段，一般无血运重建的价值，且透壁性梗死发生不良心脏事件的可能性更高，预后更差。在本例中，电影序列显示左心功能严重减低（LVEF 25%），但延迟强化提示仍有部分运动减低的区域（前壁、前侧壁）未出现或仅出现少许心内膜下延迟强化，提示该部分心肌为存活心肌。

需要特别指出的是，本例患者并无明确的急性心肌梗死病史，但心电图及影像学检查为典型的陈旧心肌梗死表现，说明该患者既往发生过无症状心肌梗死，也属"沉默型心肌梗死"[3]。

▋ 七、小结

CMR是评估缺血性心脏病心脏运动、功能、并发症及远期预后的最佳无创性影像学检查手段，尤其是延迟强化序列，作为无创性评估梗死心肌的"金标准"，不仅可以评估梗死程度、范围，指导预后评估，还可结合电影序列评估是否存在存活心肌，为临床是否进行血运重建治疗提供依据。

▋ 八、参考文献

［1］Saraste A, Nekolla S, Schwaiger M. Contrast–enhanced magnetic resonance imaging in the assessment of myocardial infarction and viability. J Nucl Cardiol, 2008 Jan–Feb，15（1）：105–117.

［2］Zhang Y, Chan AK, Yu CM, et al. Strain rate imaging differentiates transmural from non–transmural myocardial infarction：a validation study using delayed–enhancement magnetic resonance imaging. J Am Coll Cardiol, 2005 Sep 6，46（5）：864–871.

［3］Gibson CM, Nafee T, Kerneis M. Silent Myocardial Infarction：Listen to the Evidence. J Am Coll Cardiol, 2018 Jan 2，71（1）：9–11.

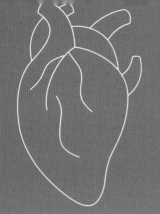

实战病例17

一、临床病史

女，29岁，咳嗽、咳痰10天。10天前，患者无明显诱因咳嗽、咳痰，咳白色黏痰，无发热等。就诊于当地医院，超声心动图及CT检查均提示"心脏肿瘤"，为求进一步诊治，就诊于我院。查体：血压120/65mmHg，心率85次/分，心律齐。心脏超声提示：右房、右室及部分右室流出道实性占位，右房明显扩大，心包积液（大量）；左室收缩功能正常；彩色血流提示：异常回声区内见少许血流信号；舒张期右房内少许血流绕过异常回声进入右室；三尖瓣反流（少量）。

二、CMR

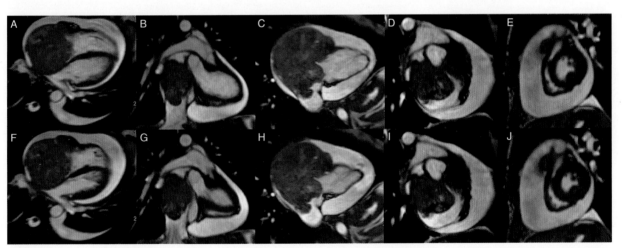

图实 17-1　A～E 分别为四腔心、下腔静脉、右室两腔心、心室短轴基底段及中段电影序列舒张末期图；F～J 分别为对应层面收缩末期图

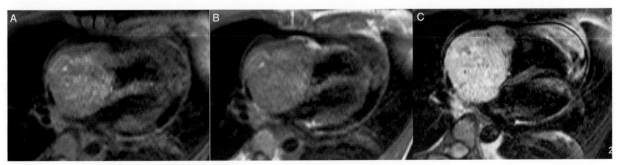

图实 17-2　A～C 分别为四腔心非对比剂增强 T1WI，T2WI 及 T2 STIR 图

图实 17-3　A~C
分别为四腔心、左
室短轴基底段及中
段首过灌注右室充
盈期；D~F 为对
应层面左室充盈
期；G~H 为对应
层面均衡期图

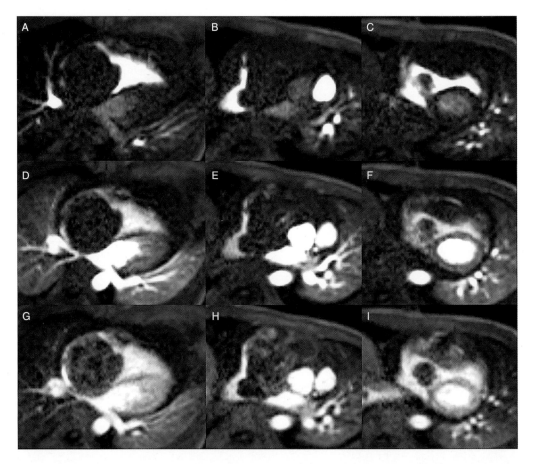

图实 17-4　A~C
分别为四腔心、右
房冠状位及右室流
出道冠状位延迟强
化图

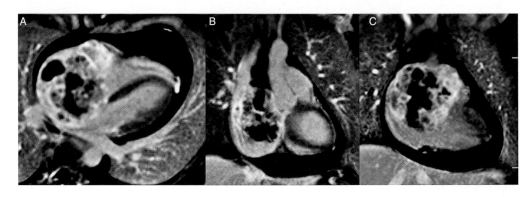

▋三、CMR诊断？

▋四、CMR解读及诊断思路

青年女性患者，因"咳嗽、咳痰10天"就诊，超声心动图及CT提示心脏占位，为明确诊断进行CMR

检查。CMR电影序列提示右房明显扩大，其内可见巨大团块状稍高信号影，充满右房，累及相邻的右室前壁及房间隔，并通过三尖瓣口突入右室而堵塞右室流入道，并累及下腔静脉（图实17-1）；T1WI及T2WI呈中等信号，无明显脂肪抑制，与正常心肌分界不清（图实17-2），心肌灌注早期呈不均匀轻度强化（图实17-3），延迟扫描呈不均匀明显强化，局部无强化（图实17-4）；心包少量积液及双侧胸腔少量积液。结合本书经典病例36，本例患者的临床表现及影像学特征均符合恶性肿瘤，具体包括：①病史较短，症状较重；②位于右心；③肿瘤较大，与正常心肌无分界不清④强化不均匀，且合并无强化区（提示变性坏死）；⑤多发浆膜腔积液（胸腔积液及心包积液）。结合心脏恶性肿瘤的流行病学特征，右心系统以间叶肉瘤类常见，尤其是血管肉瘤。

五、最终诊断

右房巨大占位性病变，恶性肿瘤可能性大，包括血管肉瘤等

六、手术及病理

患者完善各项检查后行右心占位切除术，术后病理结果提示间叶组织来源肿瘤，结合免疫组化结果，考虑血管肉瘤（图实17-5）。

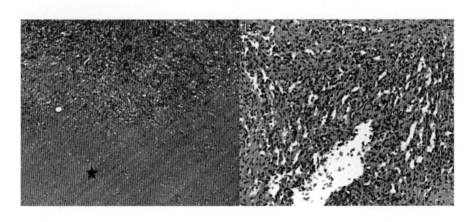

图实 17-5　A~B 分别为低倍及高倍镜下观。瘤细胞梭形或卵圆形，弥漫分布，伴大片状坏死（星号），细胞异型性明显，核分裂象多见，可见大量血管样腔隙，腔内可见红细胞。免疫组化结果显示：AE1/AE3（-），Bcl-2（+），CD31（+），CD34（+），CD99（±），D2-40灶性（+），ERG（+），F8（-），P53（+），STAT6（-），Vim（+），Ki-67 标记指数局部约 80%

七、点评 / 解析

原发性心脏恶性肿瘤虽罕见，但病势凶险，预后差[1]。血管肉瘤是心脏最常见的原发恶性肿瘤[2]，最初通常无症状，早期识别和干预可以延长生存时间。绝大多数（>90%）肿瘤发生于右心房，根据肿瘤与心脏传导系统和瓣膜的接近程度，表现为非特异性的心肺症状，包括心悸、呼吸困难或胸痛[3]。影像学检查

如若发现心脏占位呈现恶性肿瘤特征，如表面不规则、弥漫生长、密度或信号欠均匀、不均匀强化、心包积液等，尤其是肿瘤位于右心系统时，应考虑间叶来源的占位可能性较大。

█ 八、小结

相比超声心动图与CT，CMR在心脏肿瘤的良恶性判断及组织定性方面具有独特优势，可较准确地评估大多数心脏占位的组织特征并鉴别良恶性，从而辅助临床诊断及制订治疗方案。

█ 九、参考文献

［1］陆敏杰，赵世华，黄连军等. 原发性心脏心包恶性肿瘤的影像学评价. 中国综合临床，2006，22（7）：640–642.

［2］Amonkar GP, Deshpande JR. Cardiac angiosarcoma.Cardiovasc Pathol, 2006 Jan–Feb, 15（1）：57–58.

［3］Lindsey J, Stacey RB. Cardiac magnetic resonance in cardiac angiosarcoma. Echocardiography, 2017，34：1077–1081.

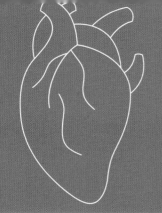

实战病例18

一、临床病史

男，45岁，活动后胸闷、气短2个月。2个月前，患者活动后感胸闷、气短，无心前区疼痛，无口唇发绀，无双下肢水肿。当地医院心脏超声检查提示"缩窄性心包炎"（具体不清）。查体：体温36.8℃，血压124/82mmHg，呼吸20次/分，心率121次/分，律不齐，房颤心律，未闻及病理性杂音。心脏超声提示：缩窄性心包炎，声学造影提

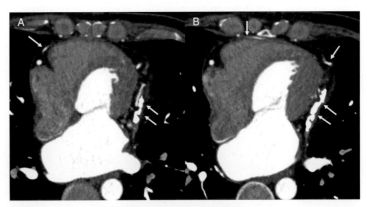

图实 18-1　A，B 分为对比剂增强心脏 CT 轴位相

示二尖瓣水平至心尖部左室后侧壁内异常回声区为实性占位性病变，考虑为心脏肿瘤。心脏 CT 增强检查提示：左室侧壁不对称性肥厚，相邻左侧心包增厚且钙化，右侧心包亦可见灶性钙化（图实 18-1，箭）。

二、CMR

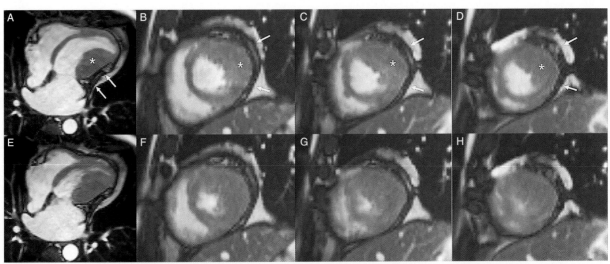

图实 18-2　A~D 分别为四腔心、心室短轴基底段、中段及心尖段电影序列舒张末期图；E~H 分别为对应层面收缩末期图。* 处厚度约 22mm

图实18-3　A~C
分别为四腔心非对
比剂增强 T1WI，
T2WI 及 T2STIR 图

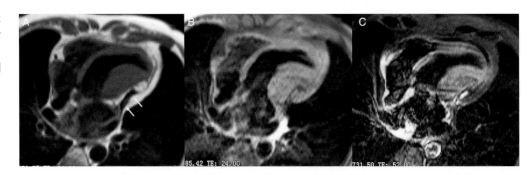

图实18-4　A~C
分别为四腔心、左
室短轴中段及基
底段首过灌注图；
D~F 为对应层面
延迟增强扫描图

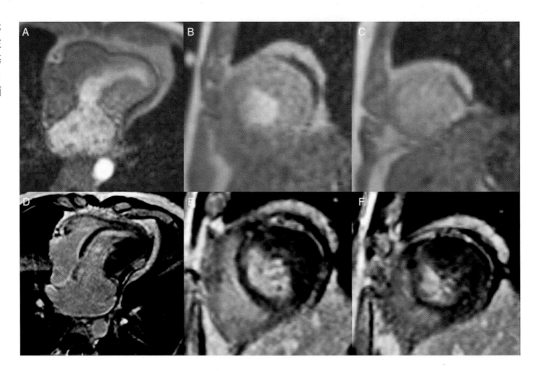

▌三、CMR诊断？

▌四、CMR解读及诊断思路

　　中年男性患者，以"活动后胸闷、气短2个月"就诊，除心电图提示房颤外无其他阳性征象。超声心动图提示缩窄性心包炎合并心脏肿瘤，患者为进一步明确诊断进行磁共振检查。CMR电影序列显示左室各节段收缩运动大致正常，舒张运动受限，左室侧壁明显非对称性增厚（最厚处约22mm，图实18-2），其T1WI及T2WI信号特点与周围心肌无区别（图实18-3）；另见左侧房室沟处心包低信号区明显增宽，脏壁层心包粘连，左室形态异常，室间隔明显膨向右室，动态电影显示收缩期室间隔明显"摆动征"。左侧房室瓣环向右侧移位，房室瓣口随心脏收缩运动无明显变化，左房明显扩大，右心房室无扩大；参数成像左侧房室沟处心包增厚，T1WI及T2WI主要为低信号（图实18-3），无明显首过灌注及延迟强化，左室侧壁肥厚处局部灶性高信号（图实18-4）。综上，本例CMR特征可归类为两点：一是心包增厚，二是心肌"增厚"。以上异常，结合左室舒张功能受限，对于"缩窄性心包炎"的诊断是比较明确的，而心肌的"增厚"到底是心脏占位、肥厚型心肌病还是反应性（代偿性）增厚则是本例诊断的难点。CMR提示"增厚"心肌随心脏舒缩规律运动，参数成像提示其与邻近的心肌组织特征几乎一致，因此考虑为肌性组织。由于肥厚型心肌病绝大部分都是发生于室间隔的非对称性肥厚，而肌性肿瘤（横纹肌瘤）的好发年龄与患者的发病年龄不符，结合本例流行病学及疾病自身特点，并不符合常见的肥厚型心肌病或肌性占位特征。如果以"一元论"解释本例室壁增厚与心包增厚间的联系，可能机制为：由于本例患者为局限性左室侧壁处心包增厚，该处心肌舒张受限更为显著，根据Frank-Starling定律，心脏收缩释放的能量（做功）是心肌纤维长度（心室舒张末期容积，EDV）的函数，即心脏的每搏量在所有其他因素保持不变的情况下，会随着心脏前负荷（心肌在收缩前所承受的负荷）的增加而增加。在一定的限度内，心脏的前负荷增加，回心血量增多，心脏内血液总体积增加（舒张末期容积增加），从而导致心排血量增加，因此，由于心包增厚处心肌舒张受限，心肌纤维无法达到最大收缩力长度，心肌为增加收缩力而代偿性肥厚。

▌五、最终诊断

1. 缩窄性心包炎，增厚心包主要位于左室侧壁及毗邻前侧壁、下侧壁心包
2. 左室侧壁近中段代偿性肥厚并左房继发性扩大

▌六、手术及病理

患者完善各项检查后行心包剥脱术，术中见心包粘连严重，心包腔消失，右房室沟、左室侧壁及下壁、膈面心包增厚明显，形成钙化及束带，最厚处15mm。切下标本送病理检查，结果提示（心包）慢性非特异性心包炎（图实18-5）。

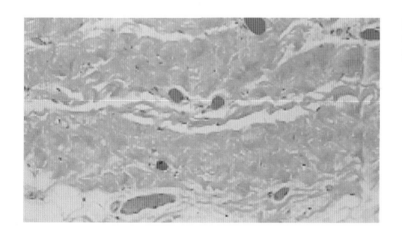

图实 18-5　手术心包切除标本低倍镜下 HE 染色心包纤维性增厚，提示（心包）慢性非特异性心包炎

▌七、点评 / 解析

缩窄性心包炎的病理学基础是心包纤维化和（或）钙化，可引起心包缩窄，导致心脏充盈受限[1]。通常认为正常心包厚度≤2mm，厚度≥4mm时提示心包增厚[2]，且增厚常是不均匀分布的，多见于房室沟内、右心室前壁和心脏膈面等[3]。心包增厚且合并功能性改变，则可诊断为缩窄性心包炎。CMR直接征象为心包增厚，边缘不规则，在T1WI、T2WI及电影序列均表现为低信号影、首过灌注及延迟增强扫描无强化。电影序列提示心脏收缩功能正常，而心室舒张充盈受限。在本例中，三种影像学检查（超声心动图、CMR及CTA）对于缩窄性心包炎的诊断意见一致，需要解决的关键问题是对左室侧壁异常"肥厚"的评估。超声声学造影对于心脏占位的评估受组织分辨力所限制，只能评估组织是否有血供，而对于具体组织成分评估困难。本例患者由于心肌肥厚，相应的心肌血供增多，导致声学造影显示类似于肿瘤血管；而CMR可以在评估组织血供基础上，进一步对组织进行直接定性评估，正如在本例中，通过结合电影序列结构和功能的评估及参数成像组织特征的评估，基本可肯定占位为肌性组织。

本例的特殊之处在于受累处心包对应的左室心肌发生明显的代偿性肥厚。其实在临床工作中，绝大多数缩窄性心包炎左室心肌可有一定程度的轻到中度的代偿性肥厚（<15mm），但罕见达到本例一样肥厚的程度（22mm）。可能原因为：一般缩窄性心包炎左、右室心包均受累，双室舒张功能均受限，而本例心包增厚较局限，主要位于左室侧壁心包，由于右室舒张功能不受限，肺循环几乎不受影响（患者无下肢水肿），左心回心血量不变；为保证体循环血供，左室在不能增加舒张末期容积的情况下只能增加心脏收缩力，因此收缩期可见室间隔"摆动征"，而左室侧壁由于明显舒张受限，出现代偿性增厚更为显著。

▌八、小结

本例CMR显示心包不均匀增厚伴部分强化，左室舒张功能受限，CT提示心包钙化，不难诊断为缩窄性心包炎。比较特殊的是，本例左室侧壁代偿性肥厚程度较重，容易误诊为肥厚型心肌病或肿瘤，需结合MR信号特征及血流动力学改变进行综合诊断。

▌九、参考文献

［1］ Welch TD, Oh JK. Constrictive Pericarditis. Cardiol Clin, 2017 Nov, 35（4）：539–549.

［2］ Talreja DR, Edwards WD, Danielson GK, et al. Constrictive pericarditis in 26 patients with histologically normal pericardial thickness. Circulation, 2003 Oct 14, 108（15）：1852–1857.

［3］ Welch TD. Constrictive pericarditis：diagnosis, management and clinical outcomes. Heart, 2018 May, 104（9）：725–731.

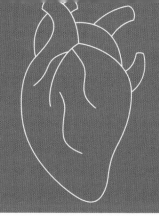

实战病例19

■ 一、临床病史

男，62岁，心律失常13年。13年前，患者无明显诱因下出现黑矇、晕厥，心电图提示窦性心动过速，予药物治疗后效果欠佳。近日，患者自觉乏力，爬楼2~3层即感气喘明显，门诊以"心律失常"收治入院。血常规及血生化未见明显异常。动态心电图提示：窦性心动过缓，偶发室早、房早，电轴右偏，V_2~V_4导联R波递增不良；可见Epsilon波，Ⅱ、Ⅲ、aVF、V_2~V_6导联T波低平、倒置（图实19-1）。胸部CT平扫显示右室流出道及右室扩大，如图实19-2所示。患者家中兄弟姐妹6人有类似病史。

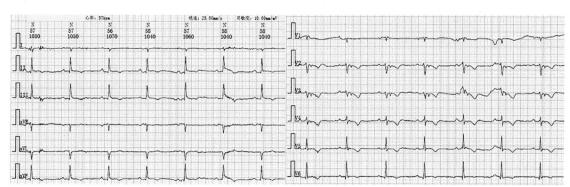

图实19-1　动态心电图（部分）。窦性心动过缓、偶发室早、房早、电轴右偏，V_2~V_4导联R波递增不良，可见Epsilon波，T波低平、倒置（Ⅱ、Ⅲ、aVF、V_2~V_6导联）

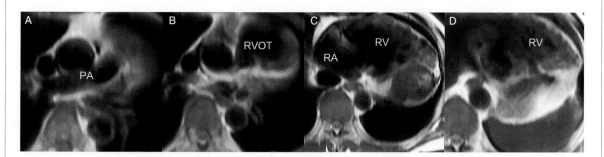

图实19-2　A~D连续层面的轴位黑血序列（HASTE）。PA 主肺动脉，RVOT 右室流出道，RA 左心房，RV 右心室

▍二、CMR

图实 19-3　A~C 四腔心、左室两腔心、左室流出道电影序列舒张末期图；D~F 对应层面电影序列收缩末期图。四腔心舒张末期右室内径约 7.0cm

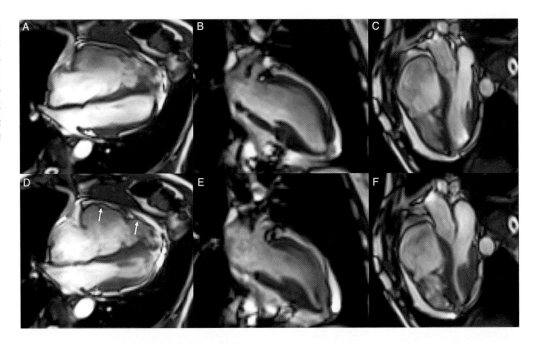

图实 19-4　A~C 左室短轴位基底段、中段、心尖段电影序列舒张末期图；D~F 对应层面电影序列收缩末期图。右室舒张末期容积指数 RVEDV 250.16 ml/m₂，RVEF 13%，LVEF 52%

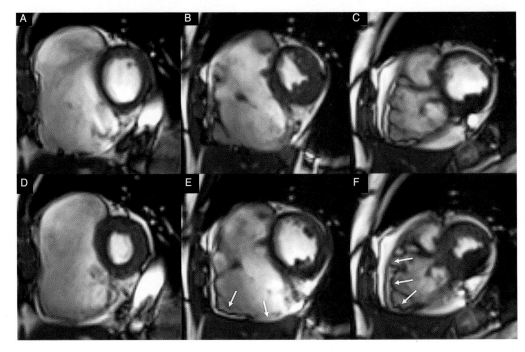

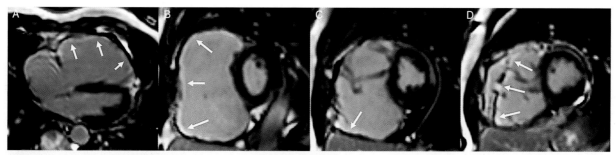

图实 19-5　四腔心、左室短轴位基底段、中段、心尖段延迟强化序列图

▌三、CMR诊断？

▌四、CMR解读及诊断思路

老年男性患者，以"心律失常"就诊，动态心电图提示房早、室早及Epsilon波。CMR电影序列提示右室流出道、右心房室明显扩张，但肺动脉无扩张（图实19-2），提示为右室原发性病变，继发性右心疾患基本可以排除，包括分流性先天性心脏病、各种肺动脉高压性疾病等；三尖瓣发育及起止位置无异常，瓣膜病亦可除外；右室收缩功能明显下降，局部呈小囊状室壁瘤（手风琴征，图实19-3，图实19-4），右室壁广泛延迟强化，提示纤维/脂肪替代（图实19-5）。结合临床症状、心电图典型的Epsilon波和T波低平以及家族史，可以诊断为致心律失常性右室型心肌病（arrhythmogenic right ventricular cardiomyopathy，ARVC）。

▌五、最终诊断

致心律失常性心肌病（右室型）

▌六、点评/解析

致心律失常性心肌病（arrhythmogenic cardiomyopathy，AC）的相关背景知识请参考本书经典病例21~23。本例的特殊性在于：①老年患者，晚于AC常见的发病年龄，需要在鉴别诊断中仔细排除右心扩大及功能障碍的继发心肺疾患。②AC的24小时心电图（Holter）常表现为几千次甚至几万次的室性心律失常，而本例仅提示偶发房早、室早，考虑与相关用药有关，可复查几次；但心电图提示Epsilon波具有重要的诊断价值，研究表明约30%的ARVC患者心电图V_1及V_2导联出现Epsilon波[1]。因此，Holter诊断不明确时，可参考常规心电图或复查Holter。③关于心肌脂肪浸润的评估。目前的ARVC诊断标准中，心肌脂肪浸润需要心肌活检等病理证据，而不是影像学（CT或CMR）依据[2]，这是由于右室壁薄，且随着年龄的增加，正常人心外膜亦常出现脂肪，而目前的无创影像学的空间分辨力尚不能明确鉴别正常右室心外膜脂肪和心肌脂肪浸润，因此在诊断标准中，影像学的价值主要是评估ARVC右心大小和功能（包括局部功能）。需要指出的是，CMR可以识别左室心外膜脂肪浸润，故可以诊断致心律失常性左室型心肌病或ARVC左室受累。[2-4] ④关于延迟强化。无论是脂肪和纤维组织在CMR延迟强化序列上均为高信号，若想鉴别心肌脂肪与纤维，可采用水脂分离技术。然而对于诊断来说，无论是纤维还是脂肪，均是AC的诊断依据[2-4]，因此一般情况下不必分别评估心肌脂肪及纤维。

▌七、小结

本例为典型的致心律失常性心肌病（右室型），几乎包括了所有典型的CMR特征，不难作出诊断。

▌八、参考文献

［1］黄静涵，孙兴国，赵世华，等. 比较心电图与超声心动图及磁共振成像诊断致心律失常性右心室心肌病的特征及诊断意义. 中国循环杂志，2013，28：330-333.

［2］沈梦婷，杨志刚，叶璐，等. 致心律失常性右室心肌病的磁共振诊断价值及研究进展. 磁共振成像，2019，10：469-473.

［3］Ma N, Cheng H, Lu M, et al. Cardiac magnetic resonance imaging in arrhythmogenic right ventricular cardiomyopathy：correlation to the QRS dispersion. Magn Reson Imaging, 2012, 30：1454-1460.

［4］te Riele AS, Bhonsale A, James CA, et al. Incremental value of cardiac magnetic resonance imaging in arrhythmic risk stratification of arrhythmogenic right ventricular dysplasia/cardiomyopathy–associated desmosomal mutation carriers. J Am Coll Cardiol, 2013, 62：1761-1769.

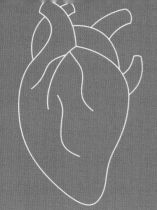

实战病例20

一、临床病史

男，55岁，胸闷气喘2周。2周前，患者出现胸闷气喘，活动后明显，爬楼2层即出现，后症状逐渐加重，步行200米即可出现。就诊于当地医院，胸部CT提示：双侧胸腔积液伴双下肺膨胀不全，纵隔淋巴结肿大。为求进一步诊治就诊于我院。查体：血压136/70mmHg，心率98次/分，心律齐，余无特殊。实验室检查提示：白细胞 9.95×10^9/L，中性粒细胞 7.71×10^9/L，常规心肌标志物正常。心电图提示窦性心律，未见明显异常。诊断性胸腔穿刺后病理提示未见恶性肿瘤细胞。胸部CT提示：左侧胸腔积液，心包少许积液，二尖瓣环钙化（图实20-1）。超声心动图提示：二尖瓣中度狭窄伴轻度关闭不全，极少量心包积液。

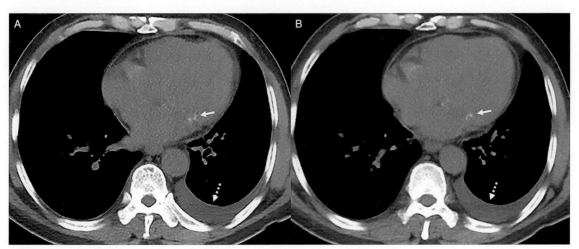

图实 20-1　A，B 轴位胸部 CT 平扫（纵隔窗）

▌二、CMR

图实20-2　A~C
电影序列四腔心、
左室两腔心、左室
流出道舒张末期
图；D~F对应层
面电影序列收缩
末期图。LVEDD
48mm，LVEF
66%

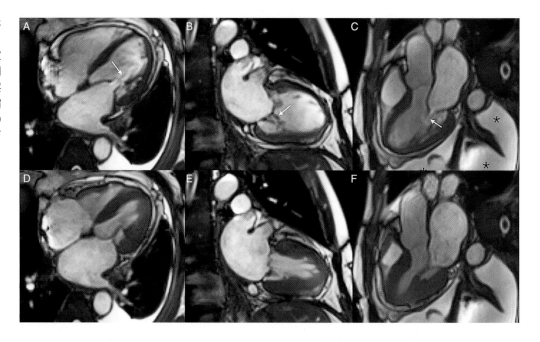

图实20-3　A~C
分别为左室短轴二
尖瓣口层面舒张末
期及收缩末期通过
平面的流速编码的
电影序列图。通过
二尖瓣瓣口峰值流
速约141.7cm/s，
平均流速约33.2
cm/s

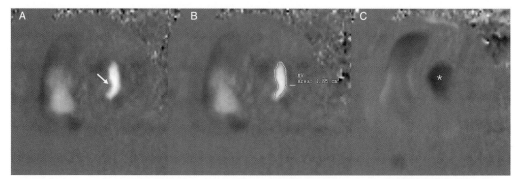

图实20-4　A~C
左室短轴位基底
段、中段、心尖段
延迟强化序列图；
D~F四腔心连续
层面延迟强化序
列图

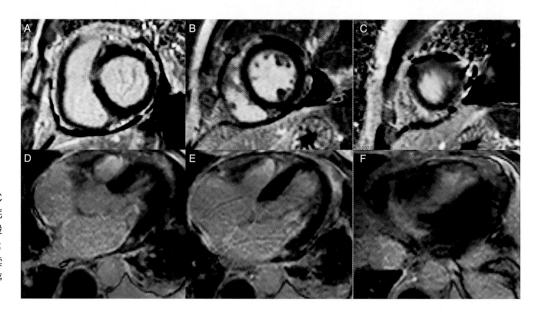

▌三、CMR诊断？

▌四、CMR解读及诊断思路

中老年男性患者，以胸闷气喘就诊，曾因胸腔积液及纵隔淋巴结肿大行诊断性胸腔穿刺，病理提示未见肿瘤细胞，可排除肿瘤性病变。CT胸部平扫二尖瓣环区少许钙化（图实20-1），超声心动图提示二尖瓣中度狭窄并轻度关闭不全，为明确诊断进行CMR检查。

CMR电影序列提示二尖瓣叶增厚，开放明显受限（瓣口面积约1.8cm^2），左室舒张期可见二尖瓣因粘连而呈穹窿状凸向左心室，此为二尖瓣狭窄最为直接的征象（图实20-2）；左室短轴电影可直接测量二尖瓣口开放面积，定量评估狭窄程度；流速编码的相位电影序列可进一步评估舒张期跨瓣压差（图实20-3）。本例患者二尖瓣充盈峰值流速141.7 cm/s，对应跨瓣压差8mmHg。左房明显增大、右心房室轻度扩大，心包积液、胸腔积液、中大量腹腔积液均为继发改变。CMR其他重要征象包括心室收缩及舒张功能大致正常、心肌延迟强化未见明显异常（图实20-4），间接提示心肌无器质性病变。综上，本例CMR诊断为瓣膜性心脏病，二尖瓣狭窄（中重度），左房继发性扩大。

▌五、最终诊断

1. 瓣膜性心脏病，二尖瓣狭窄（中重度），左房继发性扩大
2. 少量心包积液，右侧胸腔积液，腹腔积液

▌六、点评 / 解析

瓣膜性心脏病是临床的常见病、多发病，是各种致病因素或先天发育畸形导致的一个或多个瓣膜解剖结构和功能异常，表现为瓣口狭窄和（或）关闭不全的临床综合征[1]，最常累及二尖瓣和主动脉瓣，表现为二尖瓣狭窄和（或）关闭不全、主动脉瓣狭窄和（或）关闭不全以及联合瓣膜病变等临床病理类型，三尖瓣和肺动脉瓣受累较少。

本例可明确诊断瓣膜病，但病因诊断比较困难。本病例就以下几种可能病因进行分析：风湿性心脏病、退行性变、二尖瓣环钙化（MAC）、放射性瓣膜炎、先天性疾病、系统性炎症性疾病。一般来说，我国二尖瓣狭窄最常见的原因是风湿性心脏病（风心病），被认为与过度免疫反应有关，可累及任一心脏瓣膜，但最易累及二尖瓣[2, 3]。该病常见于中青年女性，既往一般有明确风湿热病史，而本例为中老年男性，既往无相关病史。其他引起二尖瓣狭窄的病因包括退行性变、MAC、放射性瓣膜炎、先天性疾病（单组乳头肌）、系统性炎症性疾病（如系统性红斑狼疮和类风湿关节炎）等[2]。本例似乎最可能诊断为退行

性变，但瓣膜退行性变一般以高龄老年人（＞70岁）多见，且以主动脉瓣受累更为显著，本例患者主动脉瓣形态及功能均正常，较不支持此诊断。因此，尚无法明确本病例的病因，仍需进一步流行病学和临床检查。

七、小结

本例中，结合临床、实验室及影像学检查仍无法明确具体瓣膜病变致病因素，故而CMR诊断可为瓣膜性心脏病。在瓣膜性心脏病中，CMR可全面评估瓣膜病变的严重程度及继发的心脏结构、功能及组织学特征，明确胸腔积液的性质，具有重要的临床应用价值。

八、参考文献

［1］Mrsic Z, Hopkins SP, Jared L Antevil JL, et al. Valvular heart disease. Prim Care, 2018，45：81–94.

［2］Harb SC, Griffin BP. Mitral valve disease：a comprehensive review. Curr Cardiol Rep, 2017，19：73.

［3］Abdelaziz HM, Tawfik AM, Abd–Elsamad AA, et al. Cardiac magnetic resonance imaging for assessment of mitral stenosis before and after percutaneous balloon valvuloplasty in comparison to two– and three dimensional echocardiography. Acta Radiol, 2020，61：1176–1185.

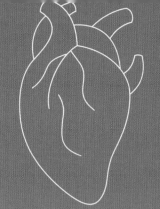

实战病例21

一、临床病史

男，45岁，干咳1年，胸痛12天。近1年来，患者反复发作干咳，无痰，长期口服西替利嗪和酮替芬治疗，效果不佳。近几天，患者夜间咳嗽加重，不能平卧。实验室检查提示：血沉62mm/h，cTnI 1.04ng/ml，LDH 874U/L，NT-proBNP 2036pg/ml。为求进一步诊治，就诊于我院。心脏彩超提示：未见明显异常；心电图提示：窦性心律，顺钟向转位，电轴左偏 −42°，T波改变；胸部CT提示：双肺感染伴间质性肺炎改变，双侧胸腔积液；冠状动脉CTA提示：冠脉未见明显异常，左室心尖部心肌增厚，密度略减低（图实21-1）。

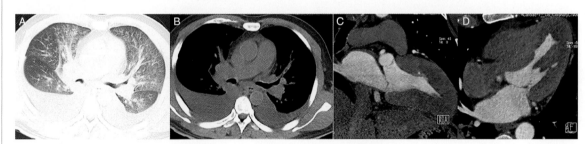

图实 21-1　A，B CT 平扫肺窗及软组织窗；C，D 增强 CT 左室两腔心及四腔心

二、CMR

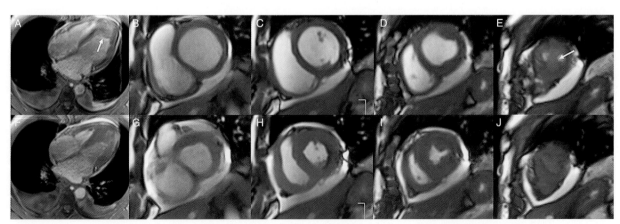

图实 21-2　A~E 四腔心、左室短轴位基底段至心尖段切面电影序列舒张末期图；F~J 对应层面电影序列收缩末期图

图实 21-3　A~C
分别为四腔心
T1WI，T2WI及延
迟强化序列图

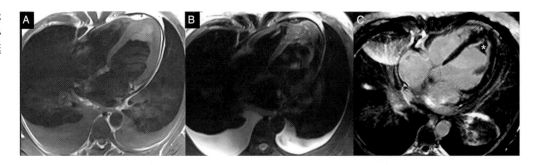

图实 21-4　A~F
为左室短轴位基底
段至心尖段延迟强
化序列图

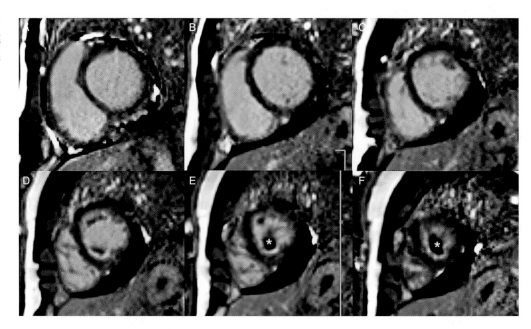

▌三、CMR诊断？

▌四、CMR解读及诊断思路

中年男性患者，因"胸痛"就诊，实验室检查提示心肌酶升高。CT平扫提示双侧肺野透光度降低，部分呈片状磨玻璃背景，双肺支气管血管束增粗，肺内多发模糊斑片影，双侧胸腔积液。增强CT提示左房偏大，左室壁偏厚，心尖部为著，密度略减低（图实21-1）。磁共振电影序列提示左室心尖部心腔内占位（图实21-2），信号不均匀，T1WI呈中等偏高信号，T2呈不均匀偏高信号，局部灶性低信号（图实21-3），余左室各节段室壁厚度及收缩功能大致正常，延迟强化心尖部心腔内可见低信号充盈缺损（图实21-3，图实21-4，*），其边缘与心内膜交界处轻度强化，余左室心肌未见异常强化。

根据患者当前症状，临床首先需要排除急性冠脉综合征。心电图提示未见典型的急性冠脉综合征心电图表现；冠状动脉CTA虽提示冠脉未见明显异常，但仍不能除外非冠脉梗阻性心肌梗死（MINOCA）。

CMR虽见左室心尖部附壁状占位病变，但相应室壁并无节段性变薄并收缩运动减弱，亦未见明显的心肌水肿，因此包括MINOCA在内的急性冠脉综合征（合并室壁瘤及附壁血栓）基本可除外。

心肌炎亦可引起心肌酶升高，但该患者既无典型的临床病史，LGE也不呈心肌炎常见的心外膜延迟强化，因此亦不支持心肌炎诊断。CMR电影及延迟强化序列均提示CT显示的室壁增厚处其实并非心肌，而是附壁于心尖心内膜的异常组织，心电图亦不符合心尖肥厚型心肌病典型的冠状T波（T波深倒），因此，可除外心尖肥厚型心肌病诊断。

此外，CMR参数成像及延迟强化特征提示，左室心尖部占位乏血供（无血供），附着于心尖部心内膜，且附着处心内膜明显延迟强化，提示纤维化（或机化）。常见的心尖部腔内乏血供占位包括血栓和乏血供肿瘤，如脂肪瘤、黏液瘤、淋巴管瘤等。根据CMR参数成像信号特征，本例占位不符合脂肪瘤诊断；黏液瘤少见于左室，常有蒂，具有一定活动性，亦与本例不符；淋巴管瘤通常为类圆形囊性占位，其内由富含水分的淋巴液组成，与本例明显不符，因此亦可排除。血栓的形成需要相应的环境，包括血流动力学环境（缓慢血流，如室壁瘤）和病理生理学环境（炎症状态）。本例血沉、心肌酶明显升高，伴有心包积液，均提示心肌炎症可能，应考虑为炎症状态引起的血栓，然而CMR延迟强化并未提示心肌炎常见的心外膜下强化，参考本书经典病例章节（病例15），考虑本例为一例特殊的心肌炎性病变——嗜酸粒细胞增多症。

▎五、血常规及骨髓活检

患者1月前查血常规提示：白细胞15.28×10^9/L，嗜酸粒细胞比率9.8%。入院后多次复查血常规均提示嗜酸粒细胞比率增高，最高达85%。

骨髓病理活检提示：骨髓增生极度活跃（90%），粒红比例明显增高，粒系以中性中幼粒及以下阶段为主，嗜酸粒细胞比例明显增高。

▎六、最终诊断

嗜酸粒细胞增多症累及心脏（Löffler心内膜炎）。

▎七、点评 / 解析

特发性嗜酸粒细胞增多综合征（idiopathic hypereosinophilic syndrome，IHES）是指血液或细胞中嗜酸粒细胞持续性增多，并伴有脏器损害的一种疾病，常无明确致病因素。IHES好发于中年男性，可累及各器官，以心脏、神经系统、皮肤及呼吸道受累常见[1]。心脏受累时致死及致残率高，因相关症状缺乏特异性，临床易误漏诊。心脏受累表现为左心室心内膜纤维化、心室收缩或舒张功能减低、血栓形成、限制型心肌病等[1, 2]，也称为Löffler心内膜炎。根据不同时期病理特点，Löffler心内膜炎可分为急性炎性坏死期、血栓形成期及纤维化期。①坏死期：常表现为嗜酸粒细胞及淋巴炎性细胞浸润，心肌水肿，累及范围通常不超过心肌内层的2/3；②血栓形成期：炎症反应逐渐减弱，凝血功能增高，心内膜逐渐增厚，血栓形成；③纤维化期：炎症细胞消失，心内膜面纤维组织增生，可累及心尖部、腱索及乳头肌，从而引起心尖部闭塞、心腔变形及舒张功能受限，最终导致继发性心房、室扩大，不同程度的房室瓣膜关闭不全及血栓形成[3]。Löffler心内膜炎在磁共振上表现以心尖闭塞（左、右室可单发或同时累及）为特征，血流动力学呈限制型心肌病表型，包括心房扩大、心内膜延迟强化、浆膜腔积液（心包积液、胸腔积液、腹腔积液）等[1-3]。本例患者LGE图像提示左室心尖部心内膜下条状延迟强化，心尖部血栓形成，是该病纤维化期的典型表现。

■ 八、小结

由于IHES发病率低，对其CMR表现的认识尚不足，需要结合临床、实验室检查甚至骨髓细胞学或活检进行综合判断；然而，CMR在IHES中的作用仍然是重要且肯定的，不仅有助于评估疾病的分期、辅助诊断，还可评估治疗效果及预后。

■ 九、参考文献

［1］Yune S, Choi DC, Lee BJ, et al. Detecting cardiac involvement with magnetic resonance in patients with active eosinophilic granulomatosis with polyangiitis. Int J Cardiovasc Imaging, 2016, 32 Suppl 1：155–162.

［2］Leurent G, Lederlin M, Tas P, et al. Non–tropical endomyocardial fibrosis：A rare cause of bi–apical filling. Diagn Interv Imaging, 2016, 97（3）：377–379.

［3］杜纪兵，李文宇，陈树涛，等. 酷似急性心肌梗死的Loffler心内膜炎一例. 中华急诊医学杂志，2019（02）：256–257.

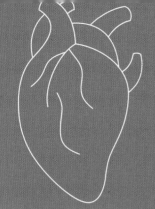

实战病例22

一、临床病史

女，19岁，发热伴心慌1周。1周前，患者无明显诱因出现发热伴心慌，休息后不能缓解。就诊于当地医院，实验室检查提示白细胞增高，心电图提示完全性右束支传导阻滞，遂于我院就诊。实验室检查提示：血红蛋白94g/L（↓）；血沉54mm/h（↑）。超声心动图提示：右心室占位，轻度三尖瓣关闭不全。胸部CT提示：右室占位（图实22-1）。

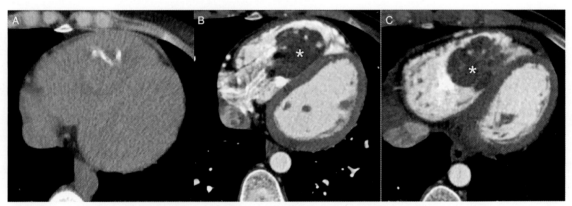

图实 22-1　A. CT 心脏平扫轴位相；B，C 为增强 CT 轴位相

▌二、CMR

图实 22-2 A~D 分别为标准四腔心及低位四腔心切面电影序列舒张末期（A，C）及收缩末期（B，D）序列图

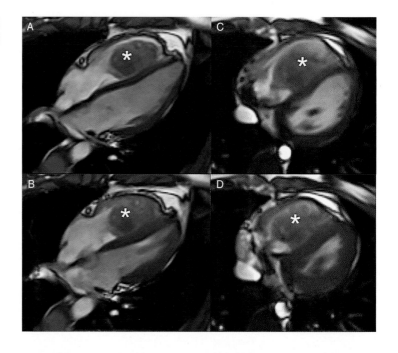

图实 22-3 A~C 分别为四腔心 T1WI、T2WI、T2 STIR 图；D~F 分别为四腔心首过灌注序列右室充盈期、左室充盈期及均衡期图像；G~I 分别为右室流出道及平行四腔心两个层面的增强 T1WI 图

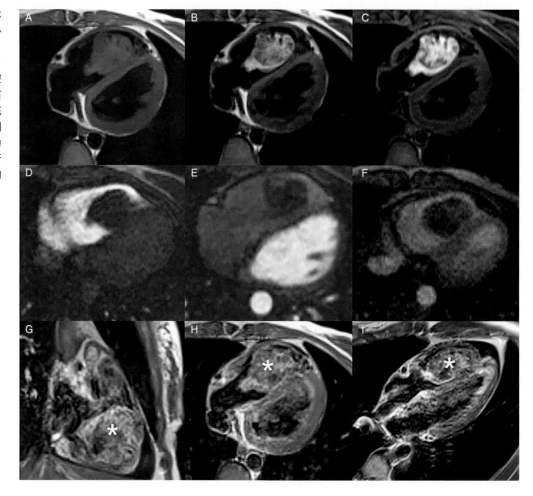

▌三、CMR诊断?

▌四、CMR解读及诊断思路

本例因"发热伴心慌1周"入院，临床无明显特异性。CT发现右室占位伴钙化及不均匀片絮状强化，无法明确定性（图实22-1*）。CMR提示右室内团块分叶状占位，边界欠光滑，大小45mm×28mm，广基底附着于室间隔右室面，活动度较小，不影响三尖瓣功能（图实22-2*）。占位边界尚清，以见窄基底与室间隔相连，T1WI以中等偏低信号为主，T2WI以中高信号为主，局部T1及T2均为低信号，结合CT考虑为钙化，T2 STIR序列占位信号明显增高，以上提示该占位为含水相对丰富但又伴有钙化的软组织占位，据此可除外脂肪瘤、纤维瘤。对比剂增强扫描后，该占位早期无灌注，晚期瘤体表面轻度强化，据此可以除外无血供占位（血栓）及富血供占位（图实22-3），包括血管瘤、间叶来源恶性肿瘤等。综上，本例考虑为比较少见的右心室黏液瘤可能性大。

▌五、手术及病理

完善各项术前检查后，患者在全麻体外循环下行"右心室肿瘤摘除术、三尖瓣直视成形术"，术后病理提示为右心室黏液瘤伴胶原变性及钙化，其病理切片染色如图实22-4所示。

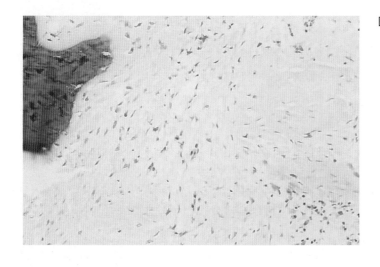

图实 22-4　病理 HE 染色切片 提示黏液瘤伴钙化变性

▌六、最终诊断

黏液瘤伴钙化变性

▌七、点评/解析

　　黏液瘤是心脏最常见的原发性良性肿瘤,最常见发生于左心房,尤其是卵圆窝附近,以窄蒂与房间隔相连[1],仅有2.5%～4%发生于心室[2]。黏液瘤临床上,黏液瘤患者可能会出现心脏梗阻症状(呼吸困难或端坐呼吸)、全身栓塞现象(脑梗死、下肢动脉栓塞)和全身症状(发热、不适、体重减轻、贫血和血沉增快。相关背景知识可参考本书经典病例(病例34)。

　　本例占位虽发生在右心室,但形态及CMR特征较符合典型黏液瘤表现,即病灶呈椭圆形分叶状,以蒂与室间隔相连,随心动周期运动,T1WI呈等信号,T2WI呈不均匀高信号,因内部含有钙化及黏液胶原成分而呈局部低信号区[1,3]。尽管病理是诊断占位的金标准,但CMR多参数、多序列成像可以协助识别占位性质(良恶性判别),进而促进早期干预。黏液瘤主要需要与其他良性占位鉴别。首先是血栓,本书多个病例谈到血栓是一个继发表现,其形成是要有相应的血流动力学及病理生理学条件的,显然该患者并不支持,且该占位的组织特征亦不符合血栓,因此,可以除外血栓。其他常见的心腔内占位,无论良恶性(脂肪瘤、血管瘤、淋巴管瘤及各种肉瘤)通过CMR良好的组织特征成像及对比剂增强特征[1,3]基本均可排除。

▌八、小结

　　虽然绝大多数黏液瘤好发于左房,但仍可出现在其他心腔,且可发生不同程度的变性(钙化、出血等)。无论位置如何变换,是否发生变性,CMR以其良好的软组织对比结合运动功能评估,在黏液瘤的诊断与鉴别诊断中具有显著优势。

▌九、参考文献

［1］Li X, Chen Y, Liu J, et al. Cardiac magnetic resonance imaging of primary cardiac tumors. Quant Imaging Med Surg, 2020,10:294-313.

［2］Lu C, Yang P, Hu J. Giant right ventricular myxoma presenting as right heart failure with systemic congestion:a rare case report. BMC Surg, 2021,21:64.

［3］Pazos-López P, Pozo E, Siqueira ME, et al. Value of CMR for the differential diagnosis of cardiac masses. JACC Cardiovasc Imaging, 2014,7:896-905.

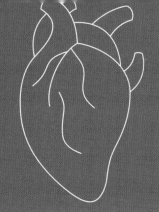

实战病例23

一、临床病史

　　女，48岁，背痛1周，发热4天。1周前，患者突感背部疼痛，后症状逐渐加重。4天前，开始出现发热症状。实验室检查提示：白细胞 $13.7 \times 10^9/L$（↑），单核细胞 $1.15 \times 10^9/L$（↑），中性粒细胞 $9.89 \times 10^9/L$（↑），超敏C-反应蛋白 >90mg/L（↑），血糖及血脂正常范围，肝肾功能正常。否认高血压、糖尿病病史。主动脉CTA提示：升主动脉、主动脉弓及降主动脉起始部周围环状低密度影，考虑壁间血肿可能，累及左颈总动脉及左锁骨下动脉起始处（图实23-1）。超声心动图提示：左房稍大，轻度二尖瓣关闭不全，轻度三尖瓣关闭不全，少量心包积液。

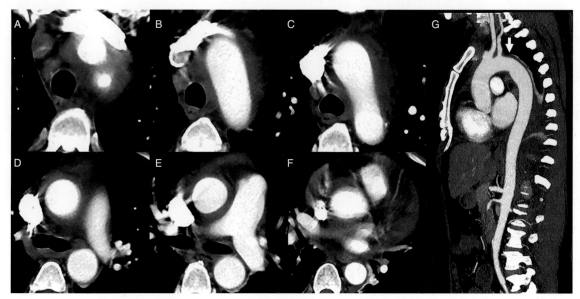

图实23-1　A~F为主动脉CTA轴位相，G为主动脉CTA矢状位MIP重建相

二、CMR

图实 23-2　胸部 MR 轴位成像。A~C T1WI，D~F Dixon T2WI，G~I T1WI 增强

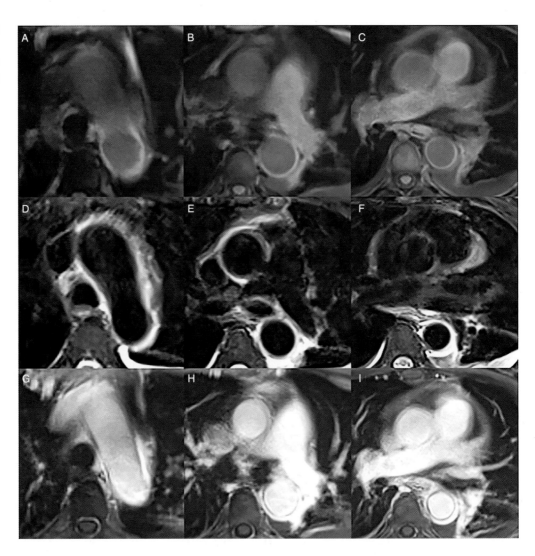

三、CMR诊断?

四、CMR解读及诊断思路

中年女性患者，以背痛伴发热就诊。主动脉CTA提示管壁周围低密度影（图实23-1），拟诊为主动脉壁间血肿。该患者无高血压、动脉粥样硬化等相关危险因素，虽有胸痛，但同时伴有发热及白细胞增高，提示感染，这与急性主动脉综合征之一的主动脉壁内血肿不符。CMR显示主动脉弓、降主动脉管壁增厚，增厚管壁呈稍长T1长T2信号影，增强可见管壁增厚强化（图实23-2），提示管壁水肿伴炎性改变，不符合

壁间血肿特征（典型的壁间血肿较少出现水肿及强化，且T1WI多呈高信号）。结合本例患者为女性，临床及实验室检查亦提示炎性改变，考虑诊断为大动脉炎（活动期）；其后患者进行激素治疗，复查时管壁增厚明显减轻，进一步支持了大动脉炎的诊断。

五、最终诊断

大动脉炎（活动期）

六、点评 / 解析

大动脉炎（Takayasu arteritis，TA）是一种慢性非特异性大血管炎症，好发于亚洲年轻女性（20～40岁），在女性患者中易累及胸主动脉及其分支，男性患者中倾向于累及腹主动脉及其分支，且孕期患者及胎儿均易受影响[1]。TA的病理改变以大动脉管壁中膜损害为主，中膜弹力纤维和平滑肌细胞损害，继发内膜和外膜纤维增厚，导致管腔狭窄或闭塞，从而出现间歇性跛行、无脉、高血压等症状，甚至发生心梗或脑血管意外[1]。

TA有多种分型，临床上一般根据病变部位分为4种类型[2, 3]：①头臂动脉型（主动脉弓综合征）；②胸腹主动脉型；③广泛型；④肺动脉型。其中以第1型最为常见（如本例）。

TA常见的影像学特征包括受累大动脉及主要分支管壁节段性、均匀性环形增厚伴管腔狭窄、扩张或动脉瘤形成，呈"珍珠串"征及"鼠尾"征表现；CT增强后静脉期呈双环形（double ring）改变，即内侧低密度提示内膜肿胀，外侧高密度表示中外膜炎性改变。需要指出的是，TA还可引起以下病变，包括：①冠状动脉病变：弥漫性或节段性狭窄、动脉瘤；②瓣膜病：主动脉瓣反流；③心肌受累：心肌炎、心肌纤维化；④心包受累：心包炎[4]。此外，鉴别TA是否处于活动期，对制订针对性治疗方案、评估疗效至关重要，有助于改善患者预后及远期生存。病理活检为评估TA活动状态的金标准，但为有创检查，实际临床应用受限，因此影像学在诊断TA尤其在评估TA活动状态中越来越被重视。目前，多种影像技术均可用于评估TA，包括PET-CT、PET-MRI、多普勒超声、CT和磁共振血管成像（MRA）。其中，MRI作为软组织对比度最高的无辐射、无创性影像学手段，不仅可以通过T1WI判断血管管壁增厚程度及管腔狭窄等形态学改变，还可通过T2WI及增强序列观察管壁水肿及强化程度判断TA活动度，是目前评估TA活动期的首选影像学检查[2, 4]。需要注意的是，大动脉炎也可以累及心肌及瓣膜，如果患者有相应的临床症状，进行心脏MR检查时也应注意观察。

七、小结

CMR不仅在诊断大动脉炎中具有重要的作用，而且对大动脉炎引起的其他多种病变具有重要的诊断价值。虽然病理是判断大动脉炎活动期的金标准，但CMR亦可以及时准确地判断疾病活动状态，可作为评估大动脉炎活动期首选的无创性影像学替代检查方法。

┃ 八、参考文献

［1］Seyahi E. Takayasu arteritis：an update. Curr Opin Rheumatol, 2017，29：51–56.

［2］Mavrogeni S, Dimitroulas T, Chatziioannou SN, et al. The role of multimodality imaging in the evaluation of Takayasu arteritis. Semin Arthritis Rheum, 2013，42：401–402.

［3］Hata A, Noda M, Moriwaki R, et al. Angiographic findings of Takayasu arteritis：new classification. Int J Cardiol, 1996，54 Suppl：S155–163.

［4］Broncano J, Vargas D, Bhalla S, et al. CT and MR imaging of cardiothoracic vasculitis. Radiographics, 2018；38：997–1021.

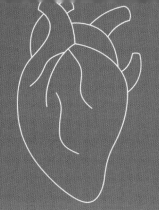

实战病例24

一、临床病史

男，42岁，咳嗽喘憋1个月，加重2天。1个月前，患者无明显诱因出现咳嗽，伴少量白色泡沫痰，无胸痛、咯血。以"呼吸道感染"治疗后症状未见缓解，憋气进行性加重，稍活动后胸闷、心悸明显，夜间不能平卧伴端坐呼吸。2天前，患者症状进一步加重，并伴发下肢水肿，遂就诊于我院。既往饮高度白酒10年，每日100~150g；否认心律失常病史。入院查体：心率159次/分，血压109/79mmHg，心浊音界向两侧扩大，可及奔马律。实验室检查提示：肌钙蛋白及肌酸激酶同工酶正常，BNP 1497pg/ml。心脏超声提示：全心增大，室间隔及左室壁厚度正常，增厚率普遍明显减低，EF 20%。心电图提示：房颤心律，胺碘酮治疗后转为窦性心率。胸部CT提示：双肺间质性肺水肿，双侧胸腔积液，心包积液。冠状动脉CTA提示：冠脉未见明显狭窄征象。

二、CMR征象

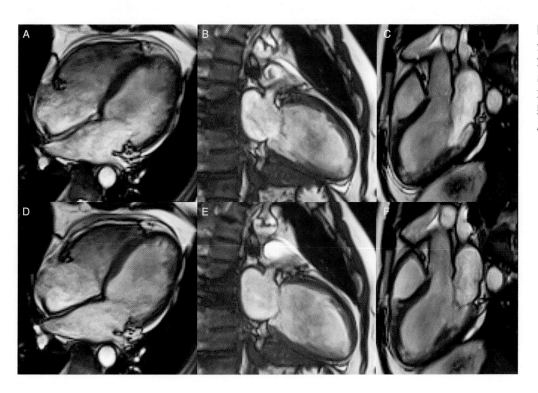

图实24-1 A~C分别为四腔心、左室两腔心及左室流出道电影序列舒张末期图；D~F分别为对应层面电影序列收缩末期图

图实24-2　A～C分别为左室短轴基底段、中段及心尖段电影序列舒张末期图；D～F分别为对应层面电影序列收缩末期图；G～H分别为对应层面延迟强化图。LVEDD 65mm，LVEF 25%，EDV为233ml，ESV为196ml

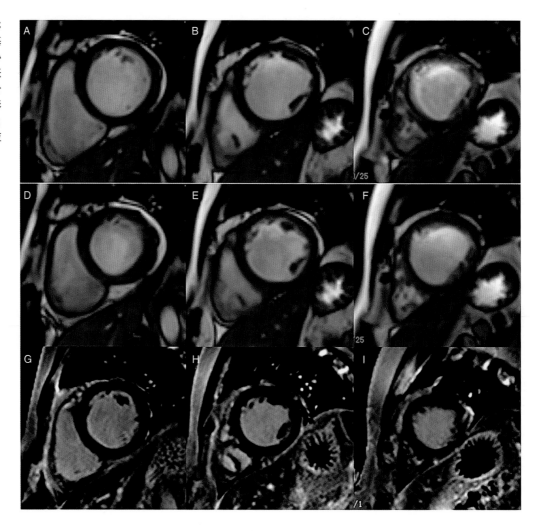

▌三、CMR诊断?

▌四、CMR解读及诊断思路

　　中青年男性患者，因心力衰竭症状及体征就诊，相关实验室检查、超声心动图及胸部CT均支持严重左心功能不全。CMR电影序列提示患者全心增大，以左心室增大为主，室壁厚度尚在正常范围，但室壁增厚率弥漫性减低（LVEF25%），右室收缩功能亦明显减低；心肌未见出血、水肿及脂肪信号；注入对比剂后心肌未见明显灌注缺损，延迟扫描左室侧壁心尖部可见小灶性强化（图实24-1，图实24-2）。以上信息提示虽然该患者全心扩大，双室收缩功能明显减低，但心肌无明确替代性纤维化，因此考虑该患者心功能不全为后天获得性因素导致可能性大，亦不排除特发性扩张型心肌病可能。

　　引起继发性心功能不全的病因包括高血压、冠心病、瓣膜病、先天性心脏病、化学毒物、妊娠等原因。本例患者既往无高血压病史，冠脉CTA正常，目前影像学检查未见结构性心脏病（瓣膜病、先心病）证据；通过追问病史，患者无化学毒物接触史及肿瘤药物等细胞毒性药物相关应用史，唯一明确的是长期饮酒史，参考本书经典病例13，本例患者饮酒持续时间满足酒精性心肌病诊断标准，但每日酒精摄取量并未达诊断标准（以50°高度白酒为例，需每日饮酒160ml，即3两以上），因此本例诊断酒精性心肌病证据尚不足。综上，特发性扩张型心肌病可能是本例最合适的诊断，长期酒精接触史可作为其加重因素。

五、最终诊断

非缺血性心肌病，特发性扩张型心肌病可能性大，酒精性因素并存

六、点评／解析

本例患者以心力衰竭症状与体征就诊，诊断的关键是明确心力衰竭病因，首先需要鉴别缺血与非缺血性心脏病。本例既往无明确心肌梗死病史，心电图、实验室检查均无缺血性心脏病证据，冠状动脉CTA未见明确阻塞性病变，超声心动图及CMR均无节段性室壁运动异常征象，且CMR未见与冠脉分布匹配的延迟强化。综上，可排除缺血性心脏病所致的心力衰竭。

至于非缺血性心脏病，首先需要鉴别特发性扩张型心肌病与继发性心力衰竭，而本例重点主要为酒精性心肌病与特发性DCM的鉴别。本例患者CMR延迟强化表现为左室侧壁心尖部小灶性强化，与DCM典型的室间隔心壁内强化不符；值得注意的是，并非所有的DCM患者均有心肌壁内延迟强化（发生率<50%）[1]，而患者有长期（10年）饮酒史，似乎更倾向于诊断为酒精性心肌病。

酒精性心肌病（alcoholic cardiomyopathy，ACM）系长期摄入过量酒精后出现的继发性扩张型心肌病，多好发于男性，临床主要表现为心功能不全和心律失常，早期左心室功能损害可无明显症状[2]。ACM的发病机制尚不明确，目前认为ACM与酒精摄入量、摄入方式及遗传基因等可能影响酒精在体内代谢的多种因素相关。ACM的CMR主要表现为左心室扩张、心室壁变薄、心室质量增加及心肌收缩功能减退，常被误诊为扩张型心肌病，ACM的延迟强化可以表现为肌壁间强化、局灶性斑片状强化及弥漫性强化，其中以肌壁间强化的鉴别诊断价值最高[3]。ACM的预后优于其他类型的扩张型心肌病，主要与每天酒精摄入量及持续时间有关，酒精摄入量>80g/天、持续至少5年以上，可显著增加ACM的发生风险[2]，而戒酒或药物干预可以延缓甚至逆转心肌病变。ACM目前没有明确的诊断标准，如符合以下条件且排除严重冠心病、明显瓣膜病、心肌炎者，可以诊断ACM[4]：①符合1995年世界卫生组织／国际心脏病学标准协会关于扩张型心肌病的诊断标准；②酒精摄入量>90g/天，且饮酒史>5年；③出现慢性心力衰竭临床症状≥6个月，左心室射血分数<50%。综上，诊断ACM需要密切结合临床病史。

▌七、小结

　　心力衰竭几乎是所有心脏病终末期的表现，目前认为CMR是筛查心力衰竭病因最好的无创影像学方法，但"同病异影，异病同影"也同样是干扰心力衰竭病因诊断的重要问题，因此CMR的诊断需要综合影像、临床及实验室检查，抽丝剥茧、去伪存真，探究引起心力衰竭的始发因素，最大可能还原心力衰竭的病理生理过程，可为后续的诊治提供重要的参考依据。

▌八、参考文献

［1］ Assomull RG, Prasad SK, Lyne J, et al. Cardiovascular magnetic resonance, fibrosis, and prognosis in dilated cardiomyopathy. J Am Coll Cardiol, 2006, 48（10）: 1977-1985.

［2］ Mirijello A, Tarli C, Vassallo GA, et al. Alcoholic cardiomyopathy: What is known and what is not known. Eur J Intern Med, 2017, 43（1）: 1-5.

［3］ 相里伟，赵世华，陆敏杰，等. 心脏磁共振成像预测酒精性心肌病心力衰竭患者心脏不良事件. 中国医学影像技术，2014，30（9）: 1300-1304.

［4］ P Richardson, W McKenna, M Bristow, et al. Report of the 1995 World Health Organization/International Society and Federation of Cardiology Task Force on the Definition and Classification of cardiomyopathies. Circulation, 1996, 93（5）: 841-842.

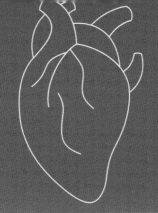

实战病例25

一、临床病史

男，64岁，胸闷气短1个月，伴一过性晕厥1次。1个月前，患者无明显诱因出现胸闷、气短，休息时不能缓解，轻咳，无发热、咯血、胸痛。就诊于当地医院，心脏超声提示心力衰竭改变。其后转入上级医院，CTPA检查提示：双侧肺栓塞，双侧胸腔积液伴右肺下叶部分不张，心脏增大，心包积液，给予肝素抗凝治疗，症状缓解后出院。1周前，患者外出活动时，出现一过性晕厥伴大小便失禁，具体持续时间不详，自行缓解。既往史：1个月前外院诊断为"冠状动脉粥样硬化性心脏病"（具体不详）。查体：血压96/64mmHg，心率80次/分，律齐，余未见阳性体征。实验室检查提示：NT-proBNP 3614.00pg/ml；血液 Kap 型免疫球蛋白504 mg/dl，Lam 型免疫球蛋白211 mg/dl，均减低；尿微量蛋白21.6mg/24h；尿量总蛋白120mg/24h；骨髓涂片：幼浆细胞增高达17%，网状细胞易见，可见嗜血现象。心电图提示：窦性心动过速；$V_1 \sim V_3$ 导联异常"Q"波，ST-T改变（图实25-1）。超声提示：左心室对称性肥厚，回声增强，双房扩大（图实25-2）。

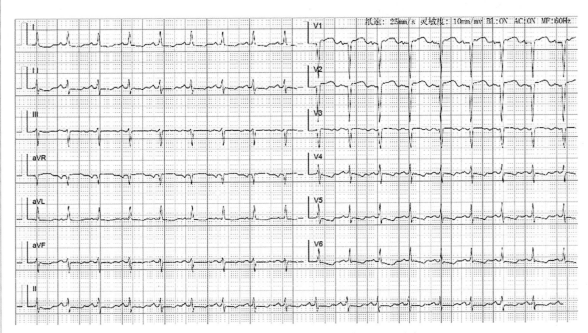

图实 25-1　标准 12 导联心电图。窦性心动过速；异常"Q"波（$V_1 \sim V_3$）；ST-T 改变

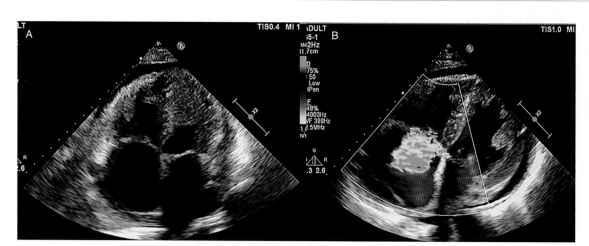

图实 25-2 A，B 分别为 2D 经胸超声心动图四腔心切面常规电影及多普勒图

二、CMR

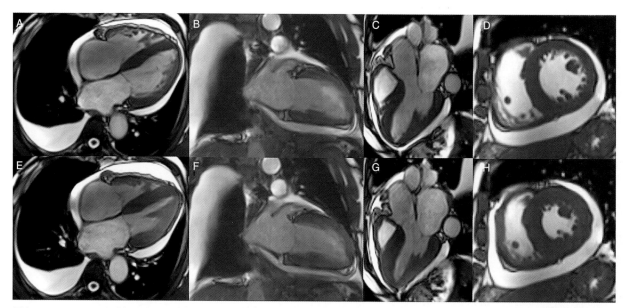

图实 25-3 A~D 分别为四腔心、左室两腔心、左室流出道及左室短轴中段电影序列舒张末期图；E~H 分别为对应层面电影序列收缩末期图

图实 25-4 A~C 分别左室短轴中段切面 T1WI、T2WI 及 T2 STIR 图

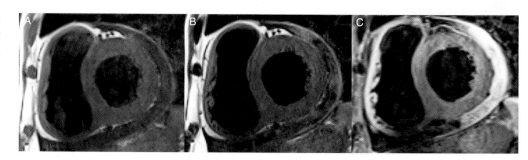

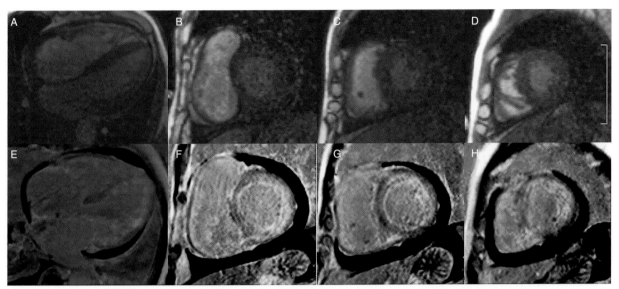

图实 25-5　A~D 分别四腔心、左室短轴基底段、中段及心尖段首过灌注均衡期图；E~H 分别为对应层面延迟强化图

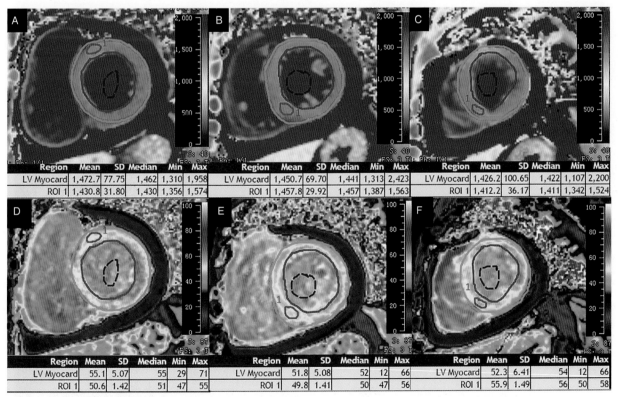

图实 25-6　A~C 分别左室短轴基底段、中段及心尖段 Native T1 map 图；D~F 分别为对应层面细胞外间质分数（ECV）map 图

▌ 三、CMR诊断？

▌ 四、CMR解读及诊断思路

老年男性患者，以胸闷、气短伴晕厥就诊，1月前确诊为肺栓塞及冠心病，否认高血压病史。入院查体血压偏低，实验室检查提示严重心衰、肾功能不全。骨髓涂片提示幼浆细胞比率增高达17%，血液检查Kap及Lam型免疫球蛋白减低。CMR电影序列提示双房轻度增大，左心室心肌均匀性增厚、左室收缩及舒张功能均明显减低，心包腔及右侧胸腔可见少中量积液信号（图实25-3）；常规参数成像心肌信号不均匀，少量心包积液，其他无明显阳性发现（图实25-4）；左室心肌灌注均匀性减低，但未见明确灌注缺损，延迟强化呈弥漫性粉尘样强化，以心内膜下更为显著（图实25-5）；进一步T1 map图及ECV图提示左室心肌T1值及ECV值均显著升高（图实25-6）。以上CMR征象高度提示该患者心力衰竭源于左室心肌器质性病变，而肺栓塞及冠心病系为心肌病变的继发或非特异表现。结合本书经典病例19，本例不难诊断为心肌淀粉样变性。需要注意的是，本例延迟强化图像显示，右心室及双侧心房壁亦呈弥漫性强化，因此更加支持心肌淀粉样变性的诊断。

▌ 五、最终诊断

心肌淀粉样变性

▌ 六、点评／解析

心肌淀粉样变性（cardiac amyloidosis，CA）是指淀粉样物质沉积于心肌组织，可以作为系统性淀粉样变性的组成部分，也可表现为孤立性心脏病，临床上以前者常见。机体B细胞功能障碍性疾病，如骨髓瘤、淋巴瘤和巨球蛋白血症均可伴发淀粉样变性[1]。本例的实验室及骨髓涂片提示，患者存在免疫球蛋白轻链型浆细胞病。

80%以上的淀粉样变性与轻度或"良性"的单克隆丙种球蛋白病有关，临床以轻链沉积型最为常见，约占50%以上。淀粉样变性多表现为多器官受累，发病年龄多在50岁以上，少数患者三十多岁即可发病，无明显性别差异。活检证实90%的轻链沉积患者可发生心脏受累，这些患者中约50%表现为以舒张功能受限为主的右心衰竭。目前，临床疑诊CA的线索包括：晕厥，头晕，直立性低血压，容易瘀伤（10%），痛觉性多发性神经病（10%~20%），腕管综合征（20%），肝、脾大等。此外，眼眶周围紫癜和巨舌症诊断系统性轻链沉积型淀粉样变性的敏感性较低（10%~20%），但特异度很高[1]。

在临床上，对所有临床疑诊CA的患者进行心肌活检诊断并不现实。心电图提示低电压及超声心动图对本病诊断有一定提示价值，但CMR仍是目前可准确诊断CA并提供客观证据的最佳的无创影像技术。关于CA的CMR表现详见本书经典病例19。早期化疗可以改善甚至逆转心肌淀粉样物质沉积程度，因此早期诊断尤为重要需要指出的是，目前核素检查对于心肌淀粉样变性的诊断具有优势，可对其进行亚型（转甲状腺素蛋白型）诊断。

▌七、小结

本例CMR表现符合心肌淀粉样变性改变，且几乎包括了CA的所有典型的CMR特征，结合本书经典病例部分对CA相关内容的介绍，本例不难做出诊断。

▌八、参考文献

[1] Vogelsberg H, Mahrholdt H, Deluigi CC, et al. Cardiovascular magnetic resonance in clinically suspected cardiac amyloidosis: noninvasive imaging compared to endomyocardial biopsy. J Am Coll Cardiol, 2008 Mar 11, 51（10）: 1022–1030.

缩略词表

AC	致心律失常性心肌病	ECV	细胞外间质容积
ACM	酒精性心肌病	EDVi	舒张末期容积指数
ACR	急性排斥反应	EF	射血分数
AHCM	心尖肥厚型心肌病	EGE	早期对比剂增强
ALT	谷丙转氨酶	EMF	心内膜心肌纤维化
ALVC	致心律失常性左室型心肌病	ESVi	收缩末期容积指数
ARVC	致心律失常性右室型心肌病	FT，Feature Tracking	特征追踪技术
AST	谷草转氨酶	Flow	血流
BNP	脑钠肽	FS，SPIR	脂肪抑制
CA	心肌淀粉样变性	GCM	巨细胞心肌炎
CAP	先天性心包缺如	GGT	谷氨酰转移酶
CI	心指数	HCM	肥厚型心肌病
CK-MB	肌酸激酶同工酶	HFpEF	射血分数保留型心力衰竭
CMR	心脏磁共振	hsCRP	高敏C-反应蛋白
CO	心排血量	hs-cTnI	高敏肌钙蛋白I
CP	缩窄性心包炎	IABP	主动脉内气囊反搏术
Cr	血清肌酐	ICD	植入型心律转复除颤器
cTnI	肌钙蛋白I	IDCM	特发性扩张型心肌病
CTPA	CT肺动脉成像	IL-6	白介素-6
CVP	中心静脉压	IMH	心肌内出血
DCM	扩张型心肌病	IOC	铁过载心肌病
DE-MRI	晚期延迟强化序列	K	钾
DM	皮肌炎	LAD	左前降支
ECG	心电图	LCX	左回旋支

LDH	乳酸脱氢酶	RCA	右冠状动脉
LGE	延迟强化	RCM	限制型心肌病
LM	钝缘支	RV	右心室
LV	左心室	SSFP	稳态自由进动
LVAH	左室心尖发育不良	STEMI	ST段抬高型心肌梗死
LVNC	左心室心肌致密化不全	STIR	短反转时间反转恢复序列
MFS	马方综合征	SV	每搏输出量
MINOCA	非冠脉狭窄性心肌梗死	SWI	磁敏感加权成像
MIP	最大密度投影	T1 mapping	定量T1成像
MVO	微循环栓塞	T1WI	T1加权像
MYO	肌红蛋白	T2 mapping	定量T2成像
NT-proBNP	氨基末端脑钠肽前体	T2WI	T2加权像
PAP	肺动脉压	TA	大动脉炎
PAWP	肺毛细血管楔压	TNF	肿瘤坏死因子
PC	心包囊肿	TnT	肌钙蛋白T
PC	相位对比	TSE，FSE	快速自旋回波
PCI	经皮冠状动脉介入治疗	UA	尿酸
Peak VO$_2$	峰值摄氧量	Urea	尿素
PLA	左室后支	VE/VCO$_2$	二氧化通气排出效能
PLT	血小板	VRT	容积再现技术
PLT	血小板计数	VSR	室间隔穿孔
PSIR	相位敏感反转恢复	WBC	白细胞
PVR	肺血管阻力	α-HBD	α-羟丁酸脱氢酶
RBC	红细胞		